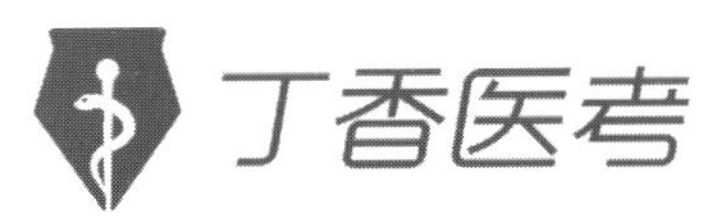

内科学(中级)考前冲刺 1000 题

主编 ◎ 丁香医考教学研究中心

答案与解析

每题均包含以下内容:

【押题点】本题对应的大纲考点,告诉你考什么。

【答案精析】每个选项都有详细解析,教会你怎么做。

【教材定位】考点对应的教材页码,方便你快速定位。

部分题目还有:

【拓展】带你延伸串联知识点,高效复习。

注:本书提到的教材均由人民卫生出版社出版。

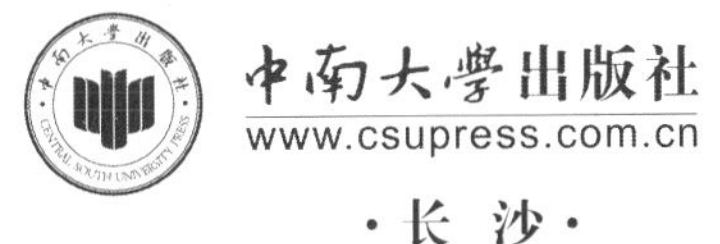

·长 沙·

目 录

基础知识卷一答案与解析 …… 1
基础知识卷二答案与解析 …… 15
基础知识卷三答案与解析 …… 28
相关专业知识卷一答案与解析 …… 41
相关专业知识卷二答案与解析 …… 54
相关专业知识卷三答案与解析 …… 68
专业知识卷一答案与解析 …… 82
专业知识卷二答案与解析 …… 97
专业知识卷三答案与解析 …… 111
专业实践能力卷一答案与解析 …… 125
专业实践能力卷二答案与解析 …… 141
专业实践能力卷三答案与解析 …… 156

基础知识卷一答案与解析

1.【参考答案】A。

【押题点】热型。

【答案精析】稽留热：体温恒定地维持在 39～40 ℃或以上的高水平，达数天或数周，24 h 内体温波动范围不超过 1 ℃。常见于大叶性肺炎、斑疹伤寒。余项热型不常见于大叶性肺炎(选 A)。弛张热：体温常在 39 ℃以上，波动幅度大，24 h 内体温波动范围超过 2 ℃，但都在正常水平以上，又称败血症热型。常见于败血症、风湿热、重症肺结核。大叶性肺炎不常见此热型(不选 B)。间歇热：体温骤升，达高峰后持续数小时，又迅速降至正常水平，无热期(间歇期)可持续 1 天至数天，高热期与无热期反复出现。常见于疟疾、急性肾盂肾炎。大叶性肺炎不常见此热型(不选 C)。波状热：体温逐渐上升达 39 ℃或以上，数天后又降至正常水平，持续数天后又逐渐升高，如此反复。常见于布鲁氏菌病。大叶性肺炎不常见此热型(不选 D)。不规则热：发热的体温曲线无一定规律，可见于结核病、风湿热、肺炎及渗出性胸膜炎等。大叶性肺炎不常见此热型(不选 E)。

【教材定位】《诊断学》P10～11(第 9 版)。

【拓展】本考点有多种变形考法，往年考查过稽留热常见/不常见的疾病，以及各种热型对应的常见疾病。

2.【参考答案】C。

【押题点】中暑的发病机制。

【答案精析】中暑的病因：大气温度升高(>32 ℃)、湿度较大(>60%)、对高热环境不能充分适应及工作时间长、剧烈运动或军事训练，又无充分防暑降温措施时，极易发生中暑。此外，在室温较高而无空调时，肥胖、营养不良、年老体弱和慢性疾病患者更易发生中暑。据统计，心肌梗死、脑血管意外等疾病可使中暑发生率增加 10 倍。通常，发生中暑的原因有以下几类。①环境温度过高：人体能从外界环境获取热量。②产热增加：重体力劳动、发热疾病、甲状腺功能亢进症和应用某些药物(如苯丙胺)可使产热增加。③散热障碍：如湿度大、肥胖、穿透气不良衣服或无风天气等。④汗腺功能障碍：人体主要通过皮肤汗腺散热，系统性硬化症、广泛皮肤瘢痕或先天性无汗症、抗胆碱能药或滥用毒品可抑制出汗。上述因素会促发和导致中暑。综上，中暑的发生机制是产热过多或散热障碍(选 C)。无菌性坏死组织吸收为外源性致热原所导致的发热(不选 A)。抗原-抗体反应为外源性致热原所导致的发热(不选 B)。体温调节中枢功能失常导致的发热为非致热原性发热，如颅脑外伤、出血、炎症等，以及内源性致热原通过血脑脊液屏障直接作用于体温调节中枢的体温调定点，使机体产热增多(不选 D)。自主神经功能紊乱为外源性致热原所导致的发热(不选 E)。

【教材定位】《内科学》P17(第 9 版)，《诊断学》P8(第 9 版)。

3.【参考答案】E。

【押题点】发热的发生机制。

【答案精析】发热指的是各种原因导致的产热增加或散热减少，其发生机制如下：

1. 致热原性发热 (1)外源性致热原：①各种病原体及产物包括细菌、病毒等；②炎性渗出物及无菌性坏死组织：如手术/烧伤后瘢痕修复；③多糖体成分等；④类固醇类物质。(2)内源性致热原：又称白细胞致热原，如白细胞介素、肿瘤坏死因子、干扰素等，包括各种肿瘤(如肝脏肿瘤、肾脏肿瘤、恶性淋巴瘤、多发性骨髓瘤)、变态反应等(选 E)。

2. 非致热原性发热 (1)体温调节中枢受损：如颅脑外伤、出血、炎症等。(2)引起产热过多的疾病：如癫痫状态、甲亢等。(3)引起散热减少的疾病：如广泛性皮肤病变、心力衰竭等(不选 A、B、C、D)。

【教材定位】《诊断学》P8(第 9 版)。

【拓展】致热原的分类要熟记，各种形式都考查过。

4.【参考答案】B。

【押题点】发热的常见原因。

【答案精析】低热仅发生于夏季，秋凉后自行退热，且每年如此反复出现，称夏季低热，属于自主神经功能紊乱性低热的一种(选 B)。感染性发热：随疾病治愈或应用退热药物后好转，不会随季节自行缓解(不选 A)。风湿性关节炎：随风湿活动，除发热外，患者还会有关节痛、皮肤红斑、心脏受累表现(不选 C)。感染治愈后低热：属于自主神经功能紊乱性低热的一种，指感染致发热后，低热不退，而原有感染已治愈(不选 D)。周期热：指体温突然或逐渐升高，到达高峰后，持续数小时、数天乃至 10 余天，经过数小时、数天或 10 余天无热期后再发热，持续一定的时间后又下降至正常，见于布鲁氏杆菌病(波状热)、回归热、疟疾、鼠咬热、化脓性感染(不选 E)。

【教材定位】《诊断学》P10(第 9 版)。

5.【参考答案】C。

【押题点】咳痰的临床表现。

【答案精析】厌氧菌感染时，痰的特征是有恶臭味(选C)。慢性阻塞性肺疾病：一般在清晨排痰较多，为白色黏液或浆液性泡沫痰，偶可带血丝。急性发作期痰量增多，可有脓痰(不选A)。支气管扩张：患者会有慢性咳嗽、咳大量脓痰的表现，并发急性感染时，每天可咳出数百毫升的黄绿色脓痰，将痰液收集于玻璃瓶中静置后可出现分层的特征，即上层为泡沫(下悬脓性成分)，中层为混浊黏液，下层为坏死组织沉淀物(不选B)。白念珠菌感染：痰白黏稠、牵拉成丝难以咳出(不选D)。急性左心衰竭：心脏收缩舒张功能减弱，心排血量下降，造成肺淤血，形成肺水肿，咳粉红色泡沫样痰(不选E)。

【教材定位】《诊断学》P17(第9版)。

【拓展】各类特点的痰对应的疾病应熟记，往年也考查过两次D选项的内容。

6.【参考答案】D。

【押题点】咯血的病因。

【答案精析】由于严重二尖瓣狭窄，左心房压力突然增高，肺静脉压增高，支气管静脉破裂出血，可为二尖瓣狭窄的首发症状(选D)。肺结核咯血的机制为结核病变使毛细血管通透性增高，血液渗出导致痰中带血或小血块，如病变累及小血管，使管壁破溃，可造成中等量咯血，如空洞壁肺动脉分支形成的小动脉瘤破裂或继发的支气管扩张形成的动静脉瘘破裂则可造成大量咯血(不选A)。其他疾病也不是由支气管静脉破裂引起的咯血(不选B、C、E)。

【教材定位】《诊断学》P19(第9版)。

【拓展】2023年考查了“咯血常见的心脏疾病”，也是选C。

7.【参考答案】B。

【押题点】发绀的发生机制。

【答案精析】亚硝酸盐具有强氧化性，能够使正常的血红蛋白(Fe^{2+})氧化成为失去携氧能力的高铁血红蛋白(Fe^{3+})，当高铁血红蛋白含量超过血红蛋白总量的1%，称为高铁血红蛋白血症；达总量的10%时，皮肤、黏膜出现发绀，引起全身组织器官缺氧(选B)。法洛四联症是一种先天性心脏畸形，基本病理包括右心室流出道梗阻、室间隔缺损、主动脉骑跨合并右心室肥厚，由于存在异常通道分流，使部分静脉血未通过肺部氧合进入体循环，引起发绀，并非亚硝酸盐中毒机制(不选A)。一般来说，CO中毒后吸入的CO与血液中血红蛋白结合形成稳定的碳氧血红蛋白，造成组织细胞缺氧，但皮肤、黏膜呈现特征性樱桃红色(不选C)。急性有机磷中毒后能够抑制体内乙酰胆碱酯酶的活性，引起生理效应部位乙酰胆碱大量蓄积，出现毒蕈碱样、烟碱样、中枢神经系统等中毒症状、体征，并不会改变皮肤黏膜等颜色，出现发绀(不选D)。Raynaud病是由肢端小动脉阵发性痉挛而引起指(趾)端缺血的一种疾病，可出现局部手指或脚趾末梢发绀等现象，属于风湿免疫系统疾病，并非亚硝酸盐中毒机制(不选E)。

【教材定位】《内科学》P279、P833、P882、P906、P908(第9版)。

【拓展】尤其要记清B、C选项的机制。

8.【参考答案】C。

【押题点】胸痛的临床表现。

【答案精析】心绞痛或心肌梗死的胸痛部位主要在胸骨体中、上段之后，可波及心前区，手掌大小范围，也可横贯前胸，界限不是非常清楚。常放射至左肩、左臂内侧，达无名指和小指，或至颈、咽或下颌部(选C)。肝胆疾病或膈下脓肿引起的胸痛多在右下胸，侵犯膈肌中心部时疼痛放射至右肩部(不选A)。超过80%的主动脉夹层患者有突发前胸或胸背部持续性、撕裂样或刀割样剧痛，部位往往与夹层病变的起源位置密切相关，起病后即达高峰，可放射到肩背部，亦可沿肩胛间区向胸腹部及下肢等处放射(不选B)。胸痛位于胸骨后，于进食或吞咽困难时加重，提示食管、纵隔病变(不选D)。肺尖部癌肿压迫或侵犯臂丛神经，引起同侧肩关节、上肢内侧剧烈疼痛(不选E)。

【教材定位】《诊断学》P23(第9版)。

【拓展】2019年考查过心绞痛的部位，还考查过心绞痛的性质为牵涉痛。

9.【参考答案】B。

【押题点】胸痛的常见病因。

【答案精析】胸痛主要由胸部疾病所致，常见原因包括胸壁疾病、心血管疾病、呼吸系统疾病、纵隔疾病、食管炎、膈下脓肿等，其中心血管疾病是最常见的原因(选B)。

【教材定位】《诊断学》P23(第9版)。

10.【参考答案】E。

【押题点】呼吸困难的临床表现。

【答案精析】吸气性呼吸困难是肺源性呼吸困难，特点是吸气费力，重者因吸气肌极度用力，表现为胸骨上窝、锁骨上窝、肋间隙凹陷，称三凹征(选E)。端坐呼吸为心源性呼吸困难(不选A)；潮式呼吸和Kussmaul呼吸均见于中毒性呼吸困难(不选B、D)；哮鸣音见于呼气性呼吸困难(不选C)。

【教材定位】《诊断学》P21(第9版)。

11.【参考答案】A。

【押题点】腹痛的发生机制。

【答案精析】内脏性腹痛是腹内某器官的痛觉信号由交感神经传入脊髓引起。其疼痛特点为：①疼痛部位不确切，接近腹中线(不选D)；②疼痛感觉模糊，多为痉挛、钝痛、灼痛(选A，不选B)；③常伴恶心、呕吐、出汗等其他自主神经兴奋症状(不选E)。

【教材定位】《诊断学》P32(第9版)。

【拓展】往年考查过不属于内脏性腹痛特点的是“因咳嗽、体位变化而加重”(该特点属于躯体性腹痛)。此外，3种腹痛的特点要记清楚。

12.【参考答案】D。

【押题点】腹泻的临床表现。

【答案精析】腹泻伴重度失水，常见于分泌性腹泻，如霍乱、尿毒症等(选 D)。腹泻伴里急后重，提示病变以结直肠为主，如细菌性痢疾、直肠肿瘤等(不选 A)。腹泻伴明显消瘦，提示病变位于小肠，如胃肠恶性肿瘤、肠结核等(不选 B)。腹泻伴腹部包块，常见于胃肠道肿瘤、克罗恩病等(不选 C)。腹泻伴有关节痛或肿胀，常见于肠结核、克罗恩病、系统性红斑狼疮等(不选 E)。

【教材定位】《诊断学》P35(第 9 版)。

13.【参考答案】C。

【押题点】呕血的常见病因。

【答案精析】以上所有选项均可引起呕血，但消化性溃疡是最常见的病因(选 C)。

【教材定位】《诊断学》P30(第 9 版)。

14.【参考答案】C。

【押题点】呕血量评估。

【答案精析】出血量达循环血量的 20%以上，可出现冷汗、四肢厥冷、心悸、脉搏增快等急性失血症状(选 C)。出血量在 10%以下，不出现明显的临床表现(不选 A)。出血量为 10%~20%，可有头晕、乏力等症状，多无血压、脉搏的变化(不选 B)。出血量在 30%以上，则有神志不清、面色苍白、心率加快、呼吸急促等急性周围循环衰竭的表现(不选 D、E)。

【教材定位】《诊断学》P45(第 9 版)。

15.【参考答案】C。

【押题点】黄疸的实验室及其他检查。

【答案精析】完全性阻塞性黄疸时，阻塞上方胆管内压力升高，致小胆管及毛细胆管破裂，胆汁中的胆红素返流入血，血中的结合胆红素增高，尿胆红素试验呈阳性。因为肠肝循环途径被阻断，所以尿胆原和粪胆原减少或缺如(选 C)。

【教材定位】《诊断学》P38(第 9 版)。

【拓展】2012 年和 2019 年还考查过“胆汁淤积性黄疸的特点为结合胆红素明显增高，尿胆红素呈强阳性”。

16.【参考答案】C。

【押题点】正常胆红素代谢。

【答案精析】非结合胆红素通过血液循环被运输至肝脏，与白蛋白分离后被肝细胞摄取，在肝细胞内与 Y、Z 两种载体蛋白结合，并被运输至肝细胞光面内质网的微粒体部分(不选 A)，经葡糖醛酸转移酶的催化作用与葡糖醛酸结合，形成胆红素葡糖醛酸酯或称结合胆红素(不选 B)。结合胆红素为水溶性(不选 D)，可通过肾小球滤过，从尿中排出(不选 E)。因此，说法不正确的是 C 选项(选 C)。

【教材定位】《诊断学》P37(第 9 版)。

17.【参考答案】B。

【押题点】腹腔积液的分类及鉴别。

【答案精析】正常人体生理状态下，腹腔含有少量液体，一般<50 mL，病理状态下，液体量增多为腹腔积液，根据性质不同分为漏出液、渗出液。漏出液指的是非炎症积液，主要由血浆胶体渗透压降低等引起；渗出液为炎性积液，包括感染性及非感染性。漏出液和渗出液的鉴别主要依靠以下项目。①比重：渗出液比重多≥1.018，漏出液反之(不选 E)。②蛋白定量测定：渗出液蛋白总量常在 30 g/L 以上，漏出液<25 g/L(不选 A)。③LDH 含量：渗出液多>200 IU/L，漏出液反之(不选 C)。④ADA 含量：ADA>45 U/L 提示结核性可能性较大，为渗出液(不选 D)。⑤细胞：渗出液细胞数常>500×10^9/L，漏出液细胞数常<100×10^9/L。⑥SAAG 指的是血清白蛋白与同日腹腔积液内白蛋白的差值，若 SAAG>11 g/L，则提示漏出性腹腔积液(选 B)。

【教材定位】《诊断学》P330~331(第 9 版)。

18.【参考答案】A。

【押题点】肝大的常见病因。

【答案精析】肝大可分为弥漫性肝大、局限性肝大；弥漫性肝大见于病毒性肝炎、肝淤血、脂肪肝、早期肝硬化、巴德-吉亚利综合征、白血病、血吸虫病、华支睾吸虫病等(不选 B、C、E)。局限性肝大见于肝脓肿、肝肿瘤及肝囊蚴病；肝脓肿是一大类由细菌或其他病原体侵入肝脏实质或胆管内，引发局部炎症反应，进而导致肝脏内部形成脓肿的疾病，通常伴有发热、寒战、右上腹疼痛等(选 A)。肝癌多以进行性、弥漫性增大为主，伴有质地坚硬，表面凹凸不平，有大小不等的结节；可能会出现进行性消瘦、发热、乏力等全身表现，并非所有肝癌患者均会出现发热(不选 D)。

【教材定位】《诊断学》P180(第 9 版)。

19.【参考答案】B。

【押题点】皮肤检查。

【答案精析】紫癜是指直径为 3~5 mm 的皮下出血(选 B)。瘀斑是指直径超过 5 mm 的皮下片状出血(不选 A)。血疱是指暗黑色或紫红色水疱状出血(不选 C)。血肿是指皮下出血伴皮肤明显隆起(不选 D)。出血点又称瘀点，指直径不超过 2 mm 的皮肤、黏膜出血，大多如针头大小，可见于全身各部位，尤以四肢和躯干下部多见(不选 E)。

【教材定位】《诊断学》P97(第 9 版)。

【拓展】紫癜和瘀点的直径都考查过，故应以该题为代表一起记忆。

20.【参考答案】E。

【押题点】腹部检查。

【答案精析】脾缘不超过肋下 2 cm，为轻度肿大(不选 B)。超过 2 cm，在脐水平线以上为中度肿大。超过脐水平线或前正中线则为高度肿大，即巨脾(选 E)。脾肋下>2 cm 且在脐水平线以上、脾肋下>5 cm 且在脐水平线以上及脾脏达脐水平线但未超过均为中度肿大(不选 A、C、D)。

【教材定位】《诊断学》P182(第 9 版)。

【拓展】2019 年考查了“慢性髓系白血病会引起重度脾肿大”。

21.【参考答案】C。

【押题点】尿比重。

【答案精析】正常成年人尿比重的正常值为 1.015~1.025，晨尿最高，一般大于 1.020。因此，正常成年人限水

12 h后，基本接近晨尿的尿比重，即大于1.020（选C）。

【教材定位】《诊断学》P302（第9版）。

22.【参考答案】C。

【押题点】尿频的临床意义。

【答案精析】病理性尿频有以下几种。①多尿性尿频：每次尿量不少，见于糖尿病、尿崩症、急性肾衰竭的多尿期等（选C）。②炎症性尿频：每次尿量少，多伴有尿急、尿痛，见于泌尿系感染、前列腺炎等（不选A、B）。③神经性尿频：每次尿量少，不伴尿急、尿痛，尿液镜检无炎症细胞，见于癔症、神经源性膀胱（不选E）。④膀胱容量减少性尿频：持续性尿频，每次尿量少，见于膀胱占位性病变、膀胱纤维性缩窄等（不选D）。⑤尿道口周围病变：如尿道口息肉等。

【教材定位】《诊断学》P45（第9版）。

23.【参考答案】E。

【押题点】血尿的鉴别诊断。

【答案精析】血尿与血红蛋白尿最根本的区别是血尿中有一定量的红细胞（100 mL尿液所含血量超过1 mL，外观可出现红色的尿液称为肉眼血尿），而血红蛋白尿则没有，故尿沉渣为最主要的区别方法（选E）。血尿的颜色与出血量有关，可以呈淡红色，洗肉水样或者鲜红色，而血红蛋白尿可以呈浓茶色或酱油色，但不同人对色彩的分辨能力不同，所以不是鉴别的主要方法（不选A）。两者尿隐血试验均可表现为阳性（不选C）。尿胆原试验一般用于黄疸的鉴别（不选B）。尿三杯试验主要用于粗略判断泌尿系血尿的来源，并不能作为血尿和血红蛋白尿的区别方法（不选D）。

【教材定位】《诊断学》P303（第9版）。

24.【参考答案】A。

【押题点】血尿的临床意义。

【答案精析】血尿伴出血倾向见于血液病和某些感染性疾病，血小板减少性紫癜可引起（选A）。血尿伴乳糜尿见于丝虫病、慢性肾盂肾炎等（不选B）。血尿伴高血压见于肾小球肾炎（不选C）。血尿伴疼痛见于肾或输尿管结石，膀胱炎、肾盂肾炎、尿道炎等（不选D）。无症状性血尿见于肾结核、肾癌或膀胱癌早期（不选E）。

【教材定位】《诊断学》P45（第9版）。

25.【参考答案】D。

【押题点】头晕的常见病因。

【答案精析】中枢性眩晕是指前庭神经颅内段、前庭神经核及其纤维联系、小脑、大脑等病变引起的眩晕。可见于颅内血管性疾病（包括基底动脉供血不足、脑动脉粥样硬化等）、颅内占位性病变、颅内感染性疾病、颅内脱髓鞘疾病、癫痫等（选D）。梅尼埃病、前庭神经元炎引起的眩晕属于周围性眩晕（不选A、B）。低血压、重症肝炎引起的眩晕属于全身疾病性眩晕（不选C、E）。

【教材定位】《诊断学》P55～56（第9版）。

26.【参考答案】B。

【押题点】意识障碍的临床表现。

【答案精析】Glasgow评分包括睁眼、语言及运动反应，三者相加表示意识障碍程度，最高15分，表示意识清醒，8分以下为昏迷，最低3分，分数越低表明意识障碍越严重。①睁眼反应：有目的地和自发性地（4分），服从口头命令（3分），疼痛刺激（2分），无反应（1分）。②语言反应：定向和对答（5分），应答错误（4分），言语错乱（3分），含混发音（2分），无反应（1分）。③运动反应：服从口头命令（6分），对疼痛的局部反应（5分），对疼痛的逃避反应（4分），屈曲反应（去皮层强直）（3分），伸展反应（去大脑强直）（2分），无反应（1分）。该患者睁眼反应（呼唤可睁眼）3分+语言反应（答非所问、字语不当）3分+运动反应（能躲避疼痛）4分，故Glasgow评分为10分。意识模糊是指患者保持简单的精神活动，但对时间、地点、人物的定向能力发生障碍。该患者的表现符合意识模糊（选B）。

【教材定位】《诊断学》P60（第9版）。

27.【参考答案】B。

【押题点】一般体格检查：体位与姿势。

【答案精析】心、肺功能不全患者常呈强迫坐位，以便于辅助呼吸肌参与呼吸运动，加大膈肌活动度，增加肺通气量，并减少回心血量和减轻心脏负担。强迫蹲位多见于先天性发绀型心脏病（选B）。强迫仰卧位是指患者仰卧，双腿蜷曲，借以减轻腹部肌肉的紧张程度，多见于急性腹膜炎（不选A）。一侧胸膜炎的患者采用患侧卧位，可限制患侧胸廓活动而减轻疼痛，并有利于健侧代偿呼吸（不选C）。角弓反张位可见于破伤风患者及小儿脑膜炎（不选D）。辗转体位见于胆道蛔虫病、胆石症、肾绞痛等（不选E）。

【教材定位】《诊断学》P94（第9版）。

28.【参考答案】E。

【押题点】Addison病的典型特征。

【答案精析】Addison病称肾上腺皮质功能减退症，临床上会出现各种皮质激素不足的表现，最具特征性者为全身皮肤色素加深，黏膜色素沉着见于牙龈、舌部、颊黏膜等处。色素沉着的原因是糖皮质激素减少时，对黑色素细胞刺激素（MSH）和促肾上腺皮质激素（ACTH）分泌的反馈抑制减弱，导致黑色素细胞刺激素分泌增多。因此口腔黏膜可出现蓝黑色色素沉着（选E）。库欣综合征中的原发性色素结节性肾上腺皮质病会出现面、颈、躯干皮肤及口唇、结膜、巩膜着色斑及蓝痣，但色素沉着不如Addison病多见（不选A）。出血性疾病可表现为口腔黏膜血疱，一般不出现口腔黏膜蓝黑色色素沉着（不选B）。系统性红斑狼疮可表现为口腔及鼻黏膜无痛性溃疡和脱发，面部蝶形红斑，一般不出现口腔黏膜蓝黑色色素沉着（不选C）。麻疹：临床上以发热、上呼吸道炎症、眼结膜炎及皮肤出现红色斑丘疹和颊黏膜上有麻疹黏膜斑，疹退后遗留色素沉着伴糠麸样脱屑为特征，而非单纯性色素沉着（不选D）。

【教材定位】《内科学》P707（第9版）。

29.【参考答案】E。

【押题点】肝硬化的并发症。

【答案精析】蜘蛛痣是指皮肤小动脉末端分支性扩张所形成的血管痣，形似蜘蛛，称为蜘蛛痣；多出现在上腔静脉分布的区域，如面、颈、手背、上臂、前胸、肩部等处，大小不等；蜘蛛痣多发生于急、慢性肝炎或肝硬化患者（选 E）。

【教材定位】《诊断学》P96（第 9 版）。

30.【参考答案】B。

【押题点】气管偏移判断疾病。

【答案精析】根据气管偏移的方向可判断病变的性质。如大量胸腔积液、积气、纵隔肿瘤以及单侧甲状腺肿大可将气管推向健侧，而肺不张、肺硬化、胸膜黏连可将气管拉向患侧。因此，左肺不张时气管向左侧偏移（选 B）。左侧胸腔积液时气管被推向右侧（不选 A）。左侧气胸时气管被推向右侧（不选 C）。右侧胸膜黏连可将气管拉向右侧（不选 D）。心包积液不会使气管产生偏移（不选 E）。

【教材定位】《诊断学》P116（第 9 版）。

31.【参考答案】D。

【押题点】颈部检查。

【答案精析】颈静脉充盈提示颈静脉压升高，见于右心衰竭、缩窄性心包炎、上腔静脉综合征，以及胸腔、腹腔压力增加等情况（不选 A）。左心功能不全时，心排血量降低，颈静脉压降低，无颈静脉充盈（选 D）。正常人坐位或立位时颈静脉常不显露，平静时充盈的水平仅限于锁骨上缘至下颌角距离的下 2/3（不选 B、C）。右心衰竭时可见颈静脉充盈怒张，肝淤血，肝颈静脉反流征呈阳性则更具特征性（不选 E）。

【教材定位】《诊断学》P114（第 9 版），《内科学》P167（第 9 版）。

【拓展】B、C 选项 2016 年也单独考查过；关于颈静脉，《诊断学》P114（第 9 版）的最后一段话每个字都是考点。

32.【参考答案】B。

【押题点】颈部检查。

【答案精析】颈静脉充盈伴搏动提示颈静脉压升高，可见于三尖瓣关闭不全（选 B）。主动脉瓣关闭不全时，查体可见明显的颈动脉搏动、非颈静脉搏动（不选 A）。二尖瓣关闭不全最主要的体征是听诊心尖部收缩期杂音（不选 C）。肺动脉瓣关闭不全体征为第二心音（S2）分裂，在胸骨左缘第 2 肋间最明显。胸骨左缘第 4 肋间常闻及有第三心音和第四心音（S4），吸气时增强（不选 D）。黏连性心包炎在心脏收缩时，心尖部胸壁搏动内陷，为负性心尖搏动（不选 E）。

【教材定位】《诊断学》P114、P143、P145（第 9 版）。

33.【参考答案】E。

【押题点】肺下界的位置及其意义。

【答案精析】平静呼吸时肺下界位于锁骨中线第 6 肋间，腋中线第 8 肋间，肩胛线第 10 肋间，两侧肺下界大致相同，但此位置可因体形、发育情况的不同而有差异，如矮胖者肺下界可上升 1 肋间隙，瘦长者可下降 1 肋间隙（选 E）。胸腔积液时液体积聚于肺与膈肌之间，使肺下界上移、膈肌下移（不选 A）。肺气肿时肺内充气，体积相对增大，肺下界下降，与题目不符（不选 B）。气胸时患侧叩诊呈鼓音，气体可位于肺与膈肌之间，导致肺下界上移、膈肌下移（不选 C）。心包积液是指心包腔内积聚过多液体，叩诊可发现心浊音界向两侧扩大，卧位时心底部浊音界增宽，坐位则心尖部增宽，与题目描述的症状、体征不符（不选 D）。

【教材定位】《诊断学》P132（第 9 版）。

34.【参考答案】D。

【押题点】肺部检查。

【答案精析】肺换气是指肺泡与肺毛细血管血液之间的气体交换，而不是与器官之间（选 D）。潮气量是指每次呼吸时吸入或呼出的气体量。正常成年人平静呼吸时的潮气量为 400~600 mL（不选 A）。肺通气量是每分钟吸入或呼出的气体总量，是潮气量和呼吸频率的乘积。正常成年人平静呼吸时的潮气量为 500 mL，呼吸频率为 12~18 次/min，则每分通气量为 6~9 L（不选 B）。影响肺泡毛细血管弥散的因素有弥散面积、弥散厚度、肺泡与毛细血管的氧分压差、气体分子量、气体溶解度、肺泡毛细血管血流及气体与血红蛋白的结合力（不选 C）。肺泡与毛细血管的气体交换是通过呼吸膜以弥散方式进行的（不选 E）。

【教材定位】《生理学》P147、P155、P160、P544（第 9 版）。

35.【参考答案】A。

【押题点】肺部叩诊。

【答案精析】肺下界的移动范围，而不是肺下界，相当于深呼吸时横膈的移动范围（选 A）。两侧肺下界大致相同，平静呼吸时位于锁骨中线第 6 肋间（不选 B），腋中线第 8 肋间，肩胛线第 10 肋间（不选 C）。肺下界降低见于肺气肿、腹腔内脏下垂（不选 D）。肺下界上升见于肺不张、腹内压升高使膈上升，如鼓肠、腹腔积液、腹水（不选 E）。

【教材定位】《诊断学》P132（第 9 版）。

36.【参考答案】B。

【押题点】心脏叩诊。

【答案精析】二尖瓣狭窄时，左心房与肺动脉段均增大，胸骨左缘第 2、3 肋间心界增大，心腰更为丰富，心界如梨形（选 B）。二尖瓣狭窄时，左侧心界增大，心腰丰富，右侧心界通常变化不大（不选 A）。靴形心主要见于主动脉瓣关闭不全（不选 C）。普大型心主要见于扩张型心肌病（不选 D）。烧瓶形心见于心包积液（不选 E）。

【教材定位】《诊断学》P147（第 9 版）。

【拓展】心血管检查各知识点建议看《丁香宝典》上的总结表格，不能单一掌握，比如这题考查了梨形心，2017 年就考查了靴形心。

37.【参考答案】D。

【押题点】心脏杂音的临床意义。

【答案精析】收缩中、晚期喀喇音高调、短促、清脆，如关门落锁的 Ka-Ta 样声音，在心尖区及其稍内侧最清楚，此音可由房室瓣（多为二尖瓣）在收缩中、晚期脱入左心房，瓣叶突然紧张或其腱索的突然拉紧产生震动所致，常见于二尖瓣脱垂(选D)。Graham-Steel杂音属于舒张期杂音，柔和、较局限、呈舒张期递减型、吹风样，于吸气末增强，常合并P2亢进，常见于二尖瓣狭窄伴明显肺动脉高压(不选A)。Austin-Flint杂音属于舒张期杂音，主要见于中、重度主动脉瓣关闭不全，导致左心室舒张期容量负荷过高，使二尖瓣基本处于半关闭状态，呈现相对狭窄而产生杂音(不选B)。胸骨左缘第3~4肋间收缩期喷射性杂音常见于室间隔缺损，另外肥厚型梗阻性心肌病由于流出道梗阻，可于胸骨左缘第3~4肋间闻及较粗糙的收缩期喷射性杂音(不选C)。胸骨左缘第2肋间可闻及Gibson杂音，常见于先天性心脏病(动脉导管未闭)(不选E)。

【教材定位】《诊断学》P157~158(第9版)。

【拓展】本题原题为B型题，另外两问为"动脉导管未闭(选E)""肥厚型梗阻性心肌病(选C)"。

38.【参考答案】D。

【押题点】心脏瓣膜病的体征。

【答案精析】患者心尖区舒张期杂音及开瓣音提示二尖瓣狭窄，负性心尖搏动考虑三尖瓣关闭不全，诊断考虑二尖瓣狭窄合并三尖瓣关闭不全。严重的三尖瓣反流患者，由于扩张的右心室占据了心尖部位，在收缩期将血液反流至位于胸骨附近扩张的右心房，导致了一种特征性的搏动——心尖部在收缩期内向运动而胸骨体下部左右两侧收缩期出现外向运动。患者二尖瓣狭窄，会导致左心房淤血，左心房与肺静脉相连，肺静脉淤血之后，肺动脉压力增高，增加了右心室的负担，结合负性心尖搏动，考虑右心室明显增大(选D)。患者二尖瓣狭窄，会导致左心房淤血，左心室血流减少，因此左心室不会增大(不选A、B、E)。患者二尖瓣狭窄，会导致左心房淤血，左心房与肺静脉相连，肺静脉淤血之后，肺动脉压力增高，增加了右心室的负担，结合负性心尖搏动，考虑右心室增大明显，故不考虑右心室轻度增大(不选C)。

【教材定位】《内科学》P286(第9版)。

39.【参考答案】D。

【押题点】脉波的类型。

【答案精析】水冲脉是由于周围血管扩张、血流量增大，或存在血液分流、反流所致，前者常见于甲亢、严重贫血、脚气病等，后者常见于主动脉瓣关闭不全、先天性心脏病(动脉导管未闭)、动静脉瘘等，因此心力衰竭不会引起水冲脉，而是引起交替脉(选D，不选A、B、C、E)。

【教材定位】《诊断学》P160(第9版)。

40.【参考答案】D。

【押题点】体格检查：心血管检查。

【答案精析】主动脉瓣关闭不全患者可在主动脉瓣区闻及高调递减型叹气样舒张期杂音。胸骨左缘第2肋间为肺动脉瓣区，且主动脉瓣关闭不全患者可闻及舒张期杂音，为非持续性杂音，故该选项不是主动脉瓣关闭不全的体征(选D)。主动脉瓣关闭不全时，动脉收缩压增高，舒张压降低，脉压增宽，可出现周围血管征，如点头征、水冲脉、股动脉枪击音和毛细血管搏动征，听诊器压迫股动脉可闻及Duroziez双重音(不选A、B、C、E)。

【教材定位】《内科学》P299(第9版)。

【拓展】2021年也考查了这个知识点，但正确项改成了"奇脉"。

41.【参考答案】C。

【押题点】血管触诊。

【答案精析】交替脉是指节律规则而强弱交替的脉搏，一般认为系左心室收缩力强弱交替所致，为左心衰竭的重要体征之一，常见于高血压性心脏病、急性心肌梗死和主动脉瓣关闭不全导致的心力衰竭等(选C)。奇脉是指吸气时脉搏明显减弱或消失，系左心室搏血量减少所致，又称"吸停脉"，见于心脏压塞或心包缩窄时(不选A)。无脉即脉搏消失，可见于严重休克及多发性大动脉炎，后者系由于某部位动脉闭塞而致相应部位脉搏消失(不选B)。水冲脉：脉搏骤起骤落，犹如潮水涨落，是周围血管扩张、血流量增大，或存在血液分流、反流所致，前者常见于甲亢、严重贫血、脚气病等，后者常见于主动脉关闭不全、先天性心脏病(动脉导管未闭)、动静脉瘘等(不选D)。脉搏短绌为脉率小于心率，常见于心房颤动(不选E)。

【教材定位】《诊断学》P160(第9版)。

【拓展】本题历年考查过多次。

42.【参考答案】D。

【押题点】心脏瓣膜病的临床表现和诊断。

【答案精析】根据题干信息，患者有风心病二尖瓣病史，肺底水泡音并有肝大和下肢水肿，考虑患者存在心力衰竭。当同时存在舒张早期和舒张晚期奔马律且心率<120次/min时，听诊呈4个音，称为四音律，又称火车头奔马律。患者全心衰竭，且心率108次/min(心率<120次/min)，考虑火车头奔马律(选D)。舒张早期奔马律提示有严重器质性心脏病，常见于心力衰竭、急性心肌梗死、重症心肌炎与扩张型心肌病等。根据舒张早期奔马律不同来源又可分为左心室奔马律与右心室奔马律。因患者心力衰竭、心率108次/min，考虑患者同时存在舒张早期奔马律和舒张晚期奔马律，故不考虑左心室奔马律(不选A)。右心室奔马律是舒张早期奔马律之一。因患者心力衰竭、心率108次/min，考虑患者同时存在舒张早期奔马律和舒张晚期奔马律，故不考虑右心室奔马律(不选B)。因患者心力衰竭、心率108次/min，考虑患者同时存在舒张早期奔马律和舒张晚期奔马律，故不考虑右心房舒张晚期奔马律(不选C)。房性奔马律，即舒张晚期奔马律，多见于阻力负荷过重引起心室肥厚的心脏病，如高血压性心脏病、肥厚型心肌病、主动脉瓣狭窄等。因患者心力衰竭、心率108次/min，考虑患者同时存在舒张早期奔马律和舒张晚期奔马律，故不考虑舒张晚期奔马律(不选E)。

【教材定位】《内科学》P174~176(第9版)，《诊断学》P152~153(第9版)。

43.【参考答案】B。

【押题点】肝大的病因。

【答案精析】亚急性重症肝炎的病理表现为肝体积缩小，表面包膜皱缩不平，部分区域呈大小不一的结节状（选 B）。急性白血病会出现肝脾大，多为轻中度（选 A）。淀粉样变是不溶性淀粉样蛋白沉积在器官和组织中的一组临床症候群，累及肝脏时，会出现肝大（不选 C）。肝脏结核可表现为肝大，占 88%，大多数在肋缘下 2~6 cm，可在 10 cm 以上，边缘钝，中等硬度，有轻或中等压痛（不选 D）。急性普通型肝炎的病理表现为肝脏肿大、质地软、表面光滑（不选 E）。

【教材定位】《病理学》P119、P221（第 9 版），《内科学》P571（第 9 版），《实用内科学》P538、P2670（第 15 版）。

44.【参考答案】A。

【押题点】腹部视诊。

【答案精析】脐周围或下腹壁呈蓝色，为腹腔内或腹膜后大出血的征象（Cullen 征），见于出血坏死性胰腺炎及宫外孕破裂（选 A）。皮肤皱褶处（如腹股沟及系腰带部位）有褐色素沉着，常见于肾上腺皮质功能减退症（不选 B）。Grey-Turner 征常见于急性出血坏死性胰腺炎（不选 C）。腹部和腰部不规则的斑片状色素沉着，见于多发性神经纤维瘤（不选 D）。腹部散在点状深褐色色素沉着，见于血色病（不选 E）。

【教材定位】《诊断学》P172（第 9 版）。

45.【参考答案】D。

【押题点】腹部叩诊。

【答案精析】当腹腔内游离腹腔积液在 1000 mL 以上时，即可查出移动性浊音（选 D，不选 B）。当腹腔内积液大于 3000 mL 时，液波震颤阳性（不选 E）。当患者积液量小于 1000 mL 时，移动性浊音阴性（不选 A、C）。如果腹腔积液量少，可让患者取肘膝位，由侧腹部向脐部叩诊，如由鼓音转为浊音，则提示有 120 mL 以上腹腔积液的可能（即水坑征）。

【教材定位】《诊断学》P176（第 9 版）。

【拓展】①2015 年考点：当腹腔内积液大于 3000 mL 时，液波震颤阳性。②2022 年考点：肝硬化大量腹水，第一次单纯放腹水量小于 1000 mL。

46.【参考答案】A。

【押题点】脊柱、四肢关节检查。

【答案精析】坐位屈颈试验：患者取仰卧位，检查者一手置于患者胸部前，另一手置于枕后，缓慢、用力上抬其头部，使颈前屈，若下肢出现放射痛，则为阳性。常见于脊柱外伤或神经根病变，阳性者主要见于腰椎间盘突出症的“根肩型”患者。直腿抬高试验：患者取仰卧位，双下肢伸直，检查者一手扶住患者膝部使其膝关节伸直，另一手握住踝部并缓缓将之抬高，直至患者产生下肢放射痛为止，此时下肢与床面的角度若不足 70°，且伴有下肢后侧的放射痛，则为阳性，用于检测腰椎间盘突出症（选 A）。腰骶关节试验主要用于检查腰骶部疾患（不选 B），髋外展外旋试验阳性说明有骶髂关节病变（不选 C），跟臀试验主要用于诊断腰椎或腰骶关节疾患（不选 D）。瑞-舒测试法：以髂嵴为中心，在其上 10 cm、下 5 cm 各作一标志，正常弯曲可增加 4~8 cm，该检查法可对幼年强直性脊柱炎患者进行动态观察（不选 E）。

【教材定位】《诊断学》P203（第 9 版）。

47.【参考答案】D。

【押题点】自主神经功能检查。

【答案精析】自主神经反射检查方法包括眼心反射、卧立位试验、皮肤划痕试验、竖毛反射、发汗试验、Valsalva 动作、握拳试验等（不选 A、B、C、D）。踝阵挛属于深反射（选 D）。

【教材定位】《诊断学》P220（第 9 版）。

【拓展】明确常见的神经反射分类。2016 年考点：属于深反射的是桡骨骨膜反射。2021 年考点：桡骨膜反射的正常表现是旋前及屈肘。

48.【参考答案】D。

【押题点】COPD 的病理生理。

【答案精析】阻塞性肺气肿的基本病理改变为呼吸性细支气管和肺泡的扩张和破坏，这些病理改变造成肺泡残气量的增加，虽然肺总量也增加，但是残气量增加更明显，因此会出现残气量/肺总量增加，如果 RV/TLC>40%，则表明有肺气肿的存在（选 D）。PaO_2 降低、FVC（用力肺活量）降低、潮气量降低均可见于阻塞性肺气肿，但并不是特征性表现（不选 A、B、C）。不合并其他疾病的阻塞性肺气肿不出现 $PaCO_2$ 降低（不选 E）。

【教材定位】《内科学》P23（第 9 版）。

49.【参考答案】A。

【押题点】COPD 的病理生理。

【答案精析】慢性阻塞性肺疾病特征性的病理生理变化是持续气流受限致肺通气功能障碍（选 A）。肺总量增加见于肺气肿、老年肺（不选 B）。残气容积和功能残气量增加见于支气管哮喘或肺气肿（不选 C）。肺泡壁的断裂见于肺气肿、透明肺（不选 D）。肺泡血管的破坏见于肺气肿（不选 E）。

【教材定位】《内科学》P22~23（第 9 版）。

【拓展】2016、2021 年都考查了“慢性阻塞性肺疾病的主要特征是持续的、不完全可逆的气流受限”，请牢记。

50.【参考答案】D。

【押题点】哮喘的发病机制。

【答案精析】哮喘是一种以慢性气道炎症和气道高反应性为特征的异质性疾病，临床表现为反复发作的喘息、气急、胸闷等，表现为呼气性呼吸困难。哮喘发作时呈阻塞性通气功能障碍表现，用力肺活量 FVC 正常或下降，第一秒用力呼气容积（FEV_1）、一秒率（FEV_1/FVC）、最高呼气流量（PEF）均下降，残气量与肺总量的比值增加（选 D）。

【教材定位】《内科学》P30（第 9 版）。

51.【参考答案】D。

【押题点】支气管哮喘的治疗要点。

【答案精析】目前认为气道炎症是导致气道高反应性的重要机制之一，当气道受到变应原或其他刺激后，由于多种炎症细胞、炎症介质和细胞因子参与，气道上皮和上皮内神经的损害等，机体会出现气道高反应性。糖皮质激素的主要作用机制是抑制炎症细胞的迁移和活化，抑制细胞因子的生成，抑制炎症介质的释放，是最有效的控制气道炎症的药物(选 D)。重度哮喘发作患者气道阻塞严重，易于产生呼吸道和肺部感染，故应酌情选用广谱抗生素静脉滴注(不选 A)。缓解哮喘急性发作的首选药物为 β 受体激动药(不选 B)。抗胆碱药物可以阻断节后迷走神经通路，降低迷走神经兴奋性而起舒张支气管作用(不选 C)。H2 受体拮抗药能选择性地阻断壁细胞膜上的 H2 受体，使胃酸分泌减少，主要用于治疗胃和十二指肠溃疡(不选 E)。

【教材定位】《内科学》P33(第 9 版)。

52.【参考答案】A。

【押题点】肺炎的发病机制。

【答案精析】大叶性肺炎的并发症。①肺脓肿、脓胸：肺组织发生坏死液化，坏死阻滞或脓液阻塞细支气管，形成单向活瓣作用，产生张力性气胸(选 A)。②肺肉质变：肺泡腔内渗出的纤维素不能完全溶解，由肉芽组织取代机化，肺组织的功能永久性丧失。③败血症或脓毒败血症：见于严重感染时；患者以高热、寒战等为表现。④中毒性休克：早期出现中毒症状、末端循环衰竭等休克症状(不选 B、C、D、E)。

【教材定位】《内科学》P46(第 9 版)。

53.【参考答案】D。

【押题点】呼吸衰竭的病因。

【答案精析】肺实质和肺血管病变常引起换气功能障碍，表现为Ⅰ型呼吸衰竭，如肺水肿、各类型肺炎、肺栓塞、气胸(不选 A、B、C、E)。驱动或调控呼吸运动的中枢神经系统、外周神经系统、神经肌肉组织(包括神经-肌肉接头和呼吸肌)以及胸廓统称为呼吸泵，这些部位的功能障碍引起的呼吸衰竭称为泵衰竭(通气性呼吸衰竭)。通常泵衰竭主要引起通气功能障碍，表现为Ⅱ型呼吸衰竭(选 D)。严重的气道阻塞性疾病(如慢性阻塞性肺疾病)影响通气功能，造成Ⅱ型呼吸衰竭。

【教材定位】《内科学》P136(第 9 版)。

【拓展】还考查过“可出现Ⅱ型呼吸衰竭的疾病是重度哮喘急性发作”。

54.【参考答案】E。

【押题点】心力衰竭的病理生理。

【答案精析】心衰时交感神经兴奋，对心脏有正性变时、正性变力、正性传导的作用，可以代偿性地增加心排血量(不选 A)。迷走神经对心脏的作用是负性变时、负性变力、负性传导的作用，减少心排血量，在心衰时不被兴奋，不是心功能不全的代偿机制(选 E)。心室重塑、RAAS 被激活也是代偿方式(不选 B、C、D)。

【教材定位】《内科学》P164～165(第 9 版)。

55.【参考答案】C。

【押题点】高血压病的病因。

【答案精析】高血压病的并发症主要发生在心、脑、肾，并可导致心肌梗死、心律失常、心功能不全、肾衰竭等而死亡。目前在我国，高血压病所致的脑血管意外仍是引起死亡的最常见的原因(选 C)。我国人群监测数据显示，我国心脑血管死亡占总死亡人数的 40%以上，其中高血压是首位危险因素。

【教材定位】《内科学》P249(第 9 版)。

56.【参考答案】A。

【押题点】急性心肌梗死的特点。

【答案精析】急性心肌梗死指由于冠脉血供急剧减少或中断，使相应的心肌细胞缺血坏死，根据梗死位置不同可分为前壁、下壁、侧壁等；通常来说，急性前壁心肌梗死由于梗死面积较大，病情相对较重(选 A)。急性心肌梗死的定位可根据出现特征性改变的导联来判断，通常来说，广泛前壁心肌梗死对应导联为 V1～V4 导联；下壁对应导联为Ⅱ、Ⅲ、aVF 导联；高侧壁对应导联为Ⅰ、aVL 导联；后壁对应导联为 V7、V8 导联(不选 B、C)。急性心肌梗死的发生部位与冠状动脉病变的供血范围相关，通常来说，前降支闭塞可引起前壁、心尖部、前间隔等部位梗死；右冠状动脉闭塞可引起下壁、后间隔、右心室梗死；左回旋支闭塞可引起左心室高侧壁、膈面及左心房梗死；左主干闭塞可引起左心室广泛梗死(不选 D、E)。

【教材定位】《内科学》P235、P238(第 9 版)。

57.【参考答案】A。

【押题点】心绞痛的处理措施。

【答案精析】变异型心绞痛及冠状动脉痉挛的治疗：在戒烟、戒酒基础上，钙通道阻滞药(CCB)和硝酸酯类药物是治疗冠状动脉痉挛的主要手段(选 A)。β 受体拮抗药可能加重或诱发痉挛，但伴有固定性狭窄的患者并非禁忌。ACEI 或 ARB 可以使冠心病患者的心血管死亡、非致死性心肌梗死等主要终点事件的相对危险性显著降低。稳定型心绞痛患者合并高血压、糖尿病、心力衰竭或左心室收缩功能不全的高危患者建议使用 ACEI(不选 B)。螺内酯等抗醛固酮制剂作为保钾利尿药，能阻断醛固酮效应，抑制心血管重塑，改善心衰的远期预后(不选 C)。美托洛尔为 β 受体拮抗药，能抑制心脏 β 肾上腺素能受体，减慢心率、减弱心肌收缩力、降低血压，从而降低心肌耗氧量以减少心绞痛发作和增加运动耐量(不选 D)。曲美他嗪可通过抑制脂肪酸氧化和增加葡萄糖代谢，提高氧利用率而治疗心肌缺血(不选 E)。

【教材定位】《内科学》P171、P225～226、P245(第 9 版)。

58.【参考答案】A。

【押题点】心脏瓣膜病的病理生理。

【答案精析】主动脉明显狭窄时左心室和主动脉之间收缩期的压力阶差明显，可导致血流梗阻及进行性的左心室阻力负荷增加(选 A)。肺动脉狭窄主要的病理生理为右心室排血受阻，右心室压力增高，右心室代偿性肥厚，最终右心室扩大以致衰竭(不选 D)。动脉导管连接肺动脉总干与降主动脉，动脉导管未闭时存在左向右分流，肺循环血流量增多，致左心容量负荷加重，左心随之增大(不选 C)。

【教材定位】《内科学》P274～275(第 9 版)，《实用内科学》P1025（第15版）。

【拓展】本题原题为B型题，另外两问为“肺动脉狭窄的血流动力学是（选D）”“动脉导管未闭的血流动力学是（选C）”。

59.【参考答案】B。

【押题点】心脏瓣膜病的病因。

【答案精析】心脏瓣膜病的常见病因包括炎症黏液样变性、先天性畸形、缺血性坏死、创伤等，其中风湿炎症导致的瓣膜损害称为风湿性心脏病。在我国，瓣膜性心脏病仍以风湿性心脏病最为常见（选B）。随着生活方式的改变和人口老龄化进程的加速，老年性瓣膜病的发病率在我国逐年增加。先天性畸形、缺血性坏死、创伤均不是心脏瓣膜病的常见原因（不选A、C、D、E）。

【教材定位】《内科学》P285（第9版）。

【拓展】实际考试时出现过不同的心脏瓣膜病最常见的病因，但都是选择风湿性相关的答案，包括题目是关于瓣膜病的表现，其中患者最重要的病史也是风湿热感染史（2023年）。

60.【参考答案】E。

【押题点】预激综合征合并心房颤动的治疗。

【答案精析】预激综合征合并心房扑动或心房颤动时，若伴有晕厥或低血压，应立即电复律；治疗药物应选择延长房室旁路不应期的药物，如普罗帕酮或胺碘酮（选E）。腺苷作为室上性心动过速（简称室上速）患者的首选药物，预激综合征发生顺向型房室折返性心动过速，应参照房室结内折返性心动过速处理，刺激迷走神经无效后，首选药物应为腺苷（静脉注射）（不选A）。预激综合征合并心房颤动患者，应用洋地黄、利多卡因与维拉帕米等会抑制房室结-浦肯野纤维传导而加速心室率，甚至会诱发心室颤动（简称室颤），因此应禁用（不选B、C、D）。

【教材定位】《内科学》P195（第9版）。

【拓展】还考查过“预激综合征发生顺向型房室折返性心动过速时，首选的治疗药物是腺苷”。

61.【参考答案】D。

【押题点】肝硬化的临床表现。

【答案精析】肝硬化时肝脏合成功能差，白蛋白明显降低（选D）。AFP水平增高见于肝癌（不选B）。血尿淀粉酶升高见于急性胰腺炎（不选C）。直接胆红素升高见于梗阻性黄疸等（不选E）。肝性脑病时支链氨基酸减少，芳香族氨基酸增多，进入大脑，假性神经递质的形成增多，造成肝性脑病（不选A）。

【教材定位】《内科学》P406（第9版）。

62.【参考答案】C。

【押题点】肝硬化的并发症。

【答案精析】腹腔积液是肝功能减退和门静脉高压的共同结果，是肝硬化失代偿期最突出的临床表现。低蛋白血症是指白蛋白低于30 g/L时，血浆胶体渗透压降低，毛细血管内液体漏入腹腔或组织间隙。长期钠摄入不足及利尿、大量放腹腔积液腹泻和继发性醛固酮增多均是导致电解质紊乱的常见原因。肝合成凝血因子减少，会导致凝血酶原时间异常。肝性脑病是指在肝硬化基础上由肝功能不全和（或）门-体分流引起的，以代谢紊乱为基础、中枢神经系统功能失调的综合征，严重者可出现意识障碍、行为失常和昏迷。本题中的五个选项，除血清电解质外，均能反映肝硬化病情的轻重，与预后有关。肝脏的储备功能是利用Child-pugh分级来评定的，其包含的项目包括肝性脑病、腹腔积液、白蛋白、凝血酶原时间，其评定项目中不包含电解质，同时由于血清电解质可以受肝脏以外诸多因素的影响，所以用血清电解质判断肝硬化患者的预后意义不大（选C，不选A、B、D、E）。

【教材定位】《实用内科学》P1593（第15版）。

63.【参考答案】D。

【押题点】消化性溃疡的病理特点。

【答案精析】溃疡和糜烂的主要区别在于黏膜损伤的深度。溃疡的黏膜损伤超过黏膜肌层，糜烂不超过黏膜肌层（选D）。溃疡和糜烂的主要区别在于黏膜损伤的深度，与病因、发病时间、损伤范围、修复程度无关（不选A、B、C、E）。

64.【参考答案】B。

【押题点】消化性溃疡的病因。

【答案精析】非甾体抗炎药的摄入是急性胃炎的主要原因，并不是消化性溃疡最主要的原因（选B），幽门螺杆菌感染是消化性溃疡最主要的原因（不选D）。消化性溃疡指胃肠黏膜发生的炎性缺损，通常与胃液中胃酸的消化作用有关，病变穿透黏膜肌层或达更深层次（不选A）。消化性溃疡常发生于胃、十二指肠，可发生于食管胃吻合口、胃空肠吻合口或附近，含有胃黏膜的Meckel憩室等（不选C、E）。

【教材定位】《内科学》P358（第9版）。

65.【参考答案】E。

【押题点】上消化道出血的临床表现。

【答案精析】胆汁经胆总管分泌，胆总管斜穿十二指肠降部后内侧壁，与胰管汇合，形成略膨大的肝胰壶腹状结构，称为肝胰壶腹，开口于十二指肠大乳头。患者有上消化道出血，呕吐胆汁，说明出血部位在十二指肠大乳头开口处以下（选E）。食管、胃小弯、胃大弯、十二指肠上部位置都在肝胰壶腹以上，若出血，不会呕吐胆汁（不选A、B、C、D）。

【教材定位】《内科学》P450~451（第9版）。

66.【参考答案】A。

【押题点】急性胰腺炎。

【答案精析】血淀粉酶的高低与病情程度无确切关联。部分患者血淀粉酶可不升高，胰源性腹腔积液、胰腺假性囊肿囊液患者的淀粉酶水平常明显升高（选A）。胰腺的急性水肿、炎症刺激和牵拉其包膜上的神经末梢，以及胰腺的炎性渗出液刺激毗邻的腹膜和腹膜后组织，均可造成剧烈腹痛，蜷曲体位和前倾体位可使疼痛缓解（不选B）。胆石症及胆道感染等是急性胰腺炎的主要病因，其他原因还包括酒精、胰管阻塞等（不选C）。急性胰腺炎时血淀粉酶升高，循环中淀粉酶可通过肾脏排泄，尿淀粉酶因此升高；因此，血淀粉酶在发病数小时开始升高，尿淀粉酶在24 h才开始升高(不选D)。急性胰腺炎时磷脂酶A和脂肪酶激活，产生脂肪酸，脂肪酸与血钙发生皂化作用；重症时，白蛋白水平降低可使总钙的测定数值降低；降钙素分泌增加时血钙下降；钙-甲状旁腺轴失平衡，后者对低血钙的反应性减弱，钙被转移至脂肪、肌肉和肝组织中(不选E)。

【教材定位】《实用内科学》P1645~1646(第15版)，《外科学》P459(第9版)，《内科学》P429、P431(第9版)。

67.【参考答案】B。

【押题点】急性胰腺炎的病因和发病机制。

【答案精析】各种致病因素导致胰管内高压腺泡细胞内Ca^{2+}水平显著上升，溶酶体在腺泡细胞内提前激活酶原，大量活化的胰酶消化胰腺自身，故胰酶在胰管内被激活是引起胰腺局部炎症的先决条件(选B)。而胰蛋白酶原转化成胰蛋白酶是整个胰酶系统被激活的起始步骤，随后产生一系列病理生理过程，包括磷脂酶A2分解细胞膜的磷脂产生溶血卵磷脂、弹力蛋白酶水解血管壁的弹力纤维、激肽酶原水解为缓激肽等(不选A、C、D、E)。

【教材定位】《内科学》P577(第3版)。

68.【参考答案】B。

【押题点】泌尿系感染的治疗。

【答案精析】急性肾盂肾炎症状较轻者可在门诊口服药物治疗，疗程为10~14天；严重感染全身中毒症状明显者，需住院静脉输液治疗，完成2周疗程(选B)。A、D选项为干扰项(不选A、D)。尿路感染复发时，去除诱因后予以抗生素治疗，疗程不少于6周(不选C)。对半年内发生2次以上尿路感染者，可用长程低剂量抑菌治疗，连用半年(不选E)。

【教材定位】《内科学》P496(第9版)。

69.【参考答案】A。

【押题点】急性肾衰竭的病因。

【答案精析】患者无肾前性及肾后性急性肾损伤的证据，造影剂可引起造影剂肾病，机制包括肾脏血流动力学变化、对肾小管的直接肾毒性、氧自由基损伤等，引起急性肾小管坏死，而造成急性肾衰竭(选A，不选B、C、D、E)。

【教材定位】《实用内科学》P1937(第15版)。

70.【参考答案】C。

【押题点】肾衰竭的病因和发病机制。

【答案精析】慢性肾衰竭的内在机制颇为复杂，除原发病因、各种肾脏疾病特异性的病理生理改变之外，还存在一系列共同机制，其中包括肾小球高滤过、矫枉失衡、肾小管高代谢、蛋白尿、尿毒症毒素等学说(不选A、B、D、E)。营养不良为肾衰竭所致的结果，不是其进展的共同机制(选C)。如果问哪项是肾衰竭进展的共同机制，优先选E。

【教材定位】《实用内科学》P1940(第15版)。

71.【参考答案】E。

【押题点】MODS的发病机制。

【答案精析】MODS的病因：①感染性因素最常见(选E)，如败血症和严重感染(选E)。②非感染性因素，如大手术和低血容量休克、严重营养不良等均不是MODS最常见的原因(不选A、B、C)。长期酗酒不是引起MODS的病因，是发生MODS的危险因素(不选D)。

【教材定位】《病理生理学》P271(第9版)。

【拓展】2019年考查过"导致MODS的常见原因不包括低蛋白血症，其余选项为大量输血、休克、重症感染、中毒"。

72.【参考答案】A。

【押题点】贫血的分类。

【答案精析】小细胞低色素性贫血见于缺铁性贫血、铁粒幼细胞贫血、珠蛋白生成障碍性贫血(选A)。大细胞性贫血见于巨幼细胞贫血、伴网织红细胞大量增生的溶血性贫血、骨髓增生异常综合征(MDS)、肝脏疾病(不选B)。急性失血性贫血为正常细胞性贫血。正常细胞性贫血还见于再生障碍性贫血、纯红细胞再生障碍性贫血、溶血性贫血、骨髓病性贫血(不选C)。镰状细胞贫血又称血红蛋白S病，由于β珠蛋白链第6位谷氨酸被缬氨酸替代(不选D)。球状细胞贫血见于球形红细胞增多症，是一种遗传性红细胞膜缺陷导致的溶血性贫血(不选E)。

【教材定位】《内科学》P536、P553、P557(第9版)。

【拓展】本题错误选项也要掌握。

73.【参考答案】A。

【押题点】缺铁性贫血的铁代谢。

【答案精析】铁吸收的主要部位在十二指肠及空肠上段(不选B)。吸收入血的二价铁经铜蓝蛋白氧化成三价铁，与转铁蛋白结合后转运到组织或通过幼红细胞膜转铁蛋白受体胞饮入细胞内，再与转铁蛋白分离并还原成二价铁，参与形成血红蛋白(不选C)。维生素C可促进铁的吸收(不选D)。铁调素是食物铁自肠道吸收和铁从巨噬细胞释放的主要负调控因子，可抑制铁的吸收(选A)。鞣酸抑制铁的吸收(不选E)。

【教材定位】《内科学》P541(第9版)，《实用内科学》P1690(第15版)。

74.【参考答案】A。

【押题点】白血病的分类。

【答案精析】急性早幼粒细胞白血病易并发DIC，使凝血异常而出现全身广泛性出血(选A)。急性淋巴细胞白血病的常见表现为淋巴结肿大(不选B)。慢性粒细胞白血病白细胞显著增高时，可发生白细胞淤滞症(不选C)。慢性淋巴细胞白血病可并发自身免疫性疾病，如自身免疫性溶血性贫血等(不选D)。霍奇金淋巴瘤表现为无痛性淋巴结肿大，以及发热、盗汗、消瘦等全身症状(不选E)。

【教材定位】《内科学》P571、P577、P581、P585(第9版)。

75.【参考答案】C。

【押题点】急性白血病的分类。

【答案精析】M3(急性早幼粒细胞白血病)：骨髓中以

颗粒增多的早幼粒细胞为主，此类细胞在非红系细胞(NEC)中≥30%(不选A)。M2a(急性粒细胞白血病部分分化型)：原粒细胞占骨髓NEC的30%~89%，早幼粒细胞以下阶段≥10%，单核细胞<20%(不选B)。M2b骨髓中原粒细胞及早幼粒细胞明显增多，以异常的中性中幼粒细胞增生为主，此类细胞>30%(选C)。M6(红白血病)：骨髓中幼红细胞≥50%，NEC中原始细胞(Ⅰ型+Ⅱ型)≥30%(不选D)。M1(急性粒细胞白血病未分化型)：原粒细胞占NEC的90%以上，其中3%以上的细胞MPO呈阳性(不选E)。

【教材定位】《实用内科学》P1741(第15版)。

【拓展】记住各型的骨髓象特点，尤其是M3。

76.【参考答案】A。

【押题点】糖尿病。

【答案精析】促进胰岛素分泌为磺脲类药物的降糖机制(选A)。增加外周组织对葡萄糖的利用是双胍类药物的降糖作用机制(不选B)。可见降低胰岛素敏感性不是降糖药的机制(不选C)。阿卡波糖是α-葡萄糖苷酶抑制药类新型口服降血糖药，延缓葡萄糖在肠道的吸收是α-葡萄糖苷酶抑制药的降糖机制(不选D)。抑制多糖分解为单糖是胰岛素的降糖机制(选E)。

【教材定位】《药理学》P349、P353、P355(第8版)。

【拓展】①各类降糖药的机制都要掌握，原题是B型题；②2013年考点：磺脲类药物的主要不良反应是低血糖反应。

77.【参考答案】B。

【押题点】糖尿病的分型。

【答案精析】GADAb指谷氨酸脱羧酶抗体，属于糖尿病自身抗体四项检查之一。作为一种糖尿病患者自身抗体，该抗体与胰岛B细胞功能、糖尿病进程密切相关。因此，该抗体可作为检测糖尿病的指标之一，协助糖尿病分型和指导治疗(选B)。GHbA1是糖化血红蛋白，反映患者近8~12周的血糖水平，对分型无意义(不选A)。FA是果糖胺，反映患者近2~3周的血糖水平，对分型无意义(不选C)。OGTT是口服葡萄糖耐量试验，是诊断糖尿病的主要依据，对分型无意义(不选D)。空腹血糖同样是诊断糖尿病的主要依据，对分型无意义(不选E)。

【教材定位】《内科学》P727、P732(第9版)。

【拓展】2023年考点：妊娠期行葡萄糖耐量试验需要空腹8 h以上。

78.【参考答案】D。

【押题点】糖尿病的病因和发病机制。

【答案精析】2型糖尿病是由遗传因素及环境因素共同作用而引起的多基因遗传性复杂病。肥胖、高热量饮食、体力活动不足和年龄的增长是2型糖尿病的主要环境因素。高血压和血脂谱紊乱患者的2型糖尿病患病风险增加。在这些环境因素中，肥胖居于中心地位，因为它既是许多环境因素的结果，又可能是多环境因素的原因(选D，不选A、B、C、E)。

【教材定位】《内科学》P1080(第3版)。

【拓展】2型糖尿病主要的死亡原因是心脑血管意外。

79.【参考答案】D。

【押题点】甲状腺功能亢进症的鉴别诊断。

【答案精析】甲状腺功能亢进症时，^{131}I摄取率表现为总摄取量增加，摄取高峰前移，在3~6 h出现。亚急性甲状腺炎在早期^{131}I摄取率减低，血清T3、T4升高，TSH降低，出现分离现象(选D)。二者都可出现血清T3、T4升高，TSH降低，不可用作区别(不选A、B)。二者都有甲状腺肿大，体格检查不易区别(不选C)。亚急性甲状腺炎除甲状腺明显疼痛外，可有全身不适、发热、心动过速、多汗等甲亢的临床表现，不易与甲亢区分(不选E)。

【教材定位】《内科学》P692(第9版)。

80.【参考答案】C。

【押题点】甲状腺功能亢进症的病因和病理。

【答案精析】TSAb(甲状腺刺激性抗体)：与TSHR细胞外结合域结合，激活THSR，引起甲亢和甲状腺肿(不选A)。TGI(甲状腺生长刺激免疫球蛋白)：与TSHR结合，促进甲状腺肿大(不选B)。TSBAb(甲状腺刺激阻断性抗体)：与TSHR结合，阻断和抑制甲状腺功能(选C)。TPOAb(甲状腺过氧化物酶抗体)、TGAb(甲状腺球蛋白抗体)：均不与TSHR结合(不选D、E)。

【教材定位】《内科学》P986(第3版)。

【拓展】Graves病患者可见TSAb抗体阳性。

81.【参考答案】E。

【押题点】系统性红斑狼疮。

【答案精析】狼疮性肾炎是系统性红斑狼疮的肾脏损害。典型的免疫病理表现为肾小球IgG、IgA、IgM、C3、C4、C1q均阳性，称为“满堂亮”(选E，不选A、B、C、D)。

【教材定位】《内科学》P481(第9版)。

【拓展】2019年考点：关于狼疮性肾炎的描述，不正确的是“镜下检查均可见肾脏损害”，狼疮性肾炎病理分型可分为6型，其中Ⅰ型为系膜轻微病变性狼疮性肾炎，光镜下正常，仅免疫荧光检查可见系膜区免疫复合物沉积。

82.【参考答案】D。

【押题点】类风湿关节炎。

【答案精析】该患者出现晨僵超过1 h，出现4个关节区的关节炎(双腕关节、双指间关节)，出现手关节炎、对称性关节炎，满足ACR 1987年修订的类风湿关节炎分类标准中7项条目中的4项。诊断考虑类风湿关节炎可能性大(选D)。强直性脊柱炎多见于青壮年患者，男性，外周关节受累以非对称性的下肢大关节炎为主，极少累及手关节(不选A)。银屑病关节炎多于银屑病若干年后发生，部分患者表现为对称性多关节炎，但本病累及远端指关节处更明显，且表现为该关节的附着端炎和手指炎(不选B)。骨关节炎主要累及膝、脊柱等负重关节，活动时关节疼痛加重。手骨关节炎常影响远端指间关节(不选C)。风湿性关节炎呈游走性、多发性关节，关节疼痛通常在2周内消退，发作后无遗留变形(不选E)。

【教材定位】《内科学》P805、P810~811(第9版)。

83.【参考答案】C。

【押题点】类风湿关节炎的病理。

【答案精析】类风湿关节炎的基本病理改变是滑膜炎(选C)。急性期滑膜表现为渗出和细胞浸润(不选D)。病变进入慢性期,滑膜变得肥厚,形成许多绒毛样突起,绒毛又名血管翳,是造成关节破坏、畸形、功能障碍的病理基础(不选B)。滑膜炎性纤维素性渗出、吸收和机化,造成关节面纤维素性强直,进一步骨质增生和钙盐沉着,关节呈骨性强直(不选A)。血管炎仅见于关节外组织,类风湿结节是血管炎的一种表现(不选E)。

【教材定位】《内科学》P807(第9版)。

【拓展】系统性红斑狼疮的基本病理变化是血管炎。

84.【参考答案】B。

【押题点】蛛网膜下腔出血。

【答案精析】蛛网膜下腔出血最突出的症状为剧烈头痛;动脉瘤性蛛网膜下腔出血患者的典型表现是突发异常剧烈全头痛,患者将其描述为“一生中经历过的最严重的头痛”,头痛不能缓解并呈进行性加重(选B)。蛛网膜下腔出血剧烈头痛时常伴发一过性意识障碍和恶心、呕吐;部分蛛网膜下腔出血患者可出现精神症状,如烦躁不安;蛛网膜下腔出血时,可并发脑血管痉挛,系血凝块缠绕血管所致,常表现为波动性的偏瘫与失语。但以上均非蛛网膜下腔出血最突出的症状(不选A、C、D、E)。

【教材定位】《神经病学》P216(第9版)。

【拓展】蛛网膜下腔出血历年考点总结:①蛛网膜下腔出血时,早期症状不包括偏瘫;②蛛网膜下腔出血通常发病3~5天后可出现脑血管痉挛,可能会引起波动性轻偏瘫;③蛛网膜下腔出血绝对卧床时间为4~6周;④蛛网膜下腔出血和脑出血的主要鉴别点是有无神经系统定位体征。

85.【参考答案】E。

【押题点】脑血管的解剖和危险因素。

【答案精析】基底动脉环的组成包括颈内动脉末端、大脑前动脉起始段、前交通动脉、大脑后动脉和后交通动脉(不选A、B、C、D);不包括椎动脉(选E)。

【教材定位】《神经病学》P22(第8版)。

86.【参考答案】A。

【押题点】脑变性疾病的病理改变。

【答案精析】帕金森病是一种常见于中老年退行性神经系统疾病,临床上以静止性震颤、运动迟缓、肌强直、姿势平衡障碍为主要特征,主要病理改变是以黑质多巴胺能神经元进行性退变、路易体形成,导致纹状体多巴胺递质降低、多巴胺与乙酰胆碱失平衡的生化变化(选A,不选B、C、D、E)。

【教材定位】《神经病学》P329(第8版)。

【拓展】帕金森病属于神经系统变性疾病。

87.【参考答案】A。

【押题点】周围神经疾病的发病原因。

【答案精析】急性炎症性脱髓鞘性多发性神经病是一种自身免疫介导的周围神经病,主要损害多数脊神经根和周围神经,也常累及脑神经(选A)。脱髓鞘为该病的病理改变,非定性诊断(不选B)。血管性、变性及遗传均不属于该病的定性诊断(不选C、D、E)。

【教材定位】《神经病学》P399~402(第8版)。

【拓展】急性炎性脱髓鞘性多发性神经根病历年考点汇总:①属于前驱表现的是腹泻;②首发症状通常为四肢远端对称性无力;③常见的主要危险是呼吸肌麻痹。

88.【参考答案】C。

【押题点】艾滋病(AIDS)。

【答案精析】艾滋病分为急性期、无症状期、艾滋病期。其中,艾滋病期为感染HIV的终末期,此期主要的临床表现为HIV相关症状、机会性感染和肿瘤(选C)。

【教材定位】《传染病学》P126(第9版)。

89.【参考答案】E。

【押题点】伤寒的病理解剖特点。

【答案精析】极期和缓解期时,小肠病理改变仍处于溃疡期,当坏死和溃疡累及血管时,可出现肠出血;当溃疡侵犯小肠的肌层和浆膜层时,可引起肠穿孔(选E)。肠梗阻、肠麻痹、休克、颈项强直均不是伤寒的病理特点(不选A、B、C、D)。

【教材定位】《传染病学》P156(第9版)。

【拓展】①肠伤寒最常见的并发症是肠出血、肠穿孔伤;②伤寒患者最严重的并发症是肠穿孔。

90.【参考答案】C。

【押题点】肺结核的发病机制。

【答案精析】结核分枝杆菌菌体成分主要是类脂质、蛋白质和多糖。菌体蛋白质以结合形式存在,是结核菌素的主要成分,诱发皮肤变态反应(选C)。类脂质中的蜡质与结核病的组织坏死、干酪液化、空洞发生以及结核变态反应有关。多糖类与血清反应等免疫应答有关。

【教材定位】《内科学》P62(第9版)。

【拓展】2023年考点:结核结节与结核分枝杆菌的类脂质结构相关。

91.【参考答案】C。

【押题点】血行播散型肺结核的发病机制。

【答案精析】血行播散型肺结核大多跟随于原发性肺结核,儿童较多见(不选A、B)。在成人,原发感染后潜伏性病灶中的结核菌破溃进入血液,偶尔由肺或其他脏器继发性活动性结核病灶侵蚀邻近淋巴血道而引起(不选E)。本型肺结核发生于免疫力极度低下者,诱因包括麻疹、百日咳、糖尿病、分娩以及免疫抑制状态等(选C)。临床表现复杂多变,常伴有结核性脑膜炎和其他脏器结核(不选D)。

【教材定位】《实用内科学》P530(第15版)。

92.【参考答案】B。

【押题点】急性一氧化碳中毒的发病机制。

【答案精析】CO吸入后经肺毛细血管膜迅速弥散,与血液中红细胞的血红蛋白结合,形成稳定的COHb,COHb不能携带氧且不易解离,是氧合血红蛋白解离速度的1/3600。COHb与血红蛋白中的血红素部分结合,抑制其他3个氧结合位点释放氧至外周组织的能力，导致血红蛋白氧解离曲线左移，加重组织细胞缺氧(选B)。使正常的血红蛋白氧化为失去携氧运输能力的高铁血红蛋白是亚硝酸盐中毒的主要机制(不选A)。形成大量活性氧自由基及过氧化物离子是急性百草枯中毒的机制(不选D)。阿片类中毒常导致呼吸抑制(不选E)。

【教材定位】《内科学》P906(第9版)。

93.【参考答案】B。

【押题点】有机磷中毒的毒物代谢。

【答案精析】有机磷主要经胃肠、呼吸道及皮肤黏膜吸收。吸收后迅速分布至全身各器官，其中以肝内浓度最高，其次为肾、肺、脾等，肌肉和脑含量最少。有机磷主要在肝内进行生物转化和代谢(选B，不选A、C、D、E)。

【教材定位】《诊断学》P883(第9版)。

94.【参考答案】E。

【押题点】冠心病。

【答案精析】急性心包炎可有剧烈而持久的心前区疼痛，呼吸和咳嗽时加重(选E)。急性心肌梗死：胸痛持续时间长，程度重，可达数小时或更长，休息和含服硝酸甘油不能缓解，常有烦躁不安、出汗、恐惧、胸闷或有濒死感(不选A)。劳力性心绞痛也称稳定型心绞痛，特点为阵发性的前胸部压榨性疼痛或憋闷感觉，主要位于胸骨后部，常发生于劳力负荷增加时，持续数分钟，休息或用硝酸酯制剂后疼痛消失(不选B)。主动脉夹层动脉瘤：胸痛一旦开始即达高峰，常放射到背、肋、腹、腰和下肢，双上肢的血压和脉搏可有明显差别，偶有意识模糊和偏瘫等神经系统受损症状(不选C)。肺栓塞可发生胸痛、咯血、呼吸困难和休克，有右心负荷急剧增加的表现，如发绀、肺动脉瓣区第二心音亢进、颈静脉充盈、肝大、下肢水肿(不选D)。

【教材定位】《内科学》P219、P236、P240(第9版)。

95.【参考答案】B。

【押题点】冠心病。

【答案精析】劳力性心绞痛也称稳定型心绞痛，特点为阵发性的前胸部压榨性疼痛或憋闷感觉，主要位于胸骨后部，常发生于劳力负荷增加时，持续数分钟，休息或用硝酸酯制剂后疼痛消失(选B)。急性心肌梗死：胸痛持续时间长，程度重，可达数小时或更长，休息和含服硝酸甘油不能缓解，常有烦躁不安、出汗、恐惧、胸闷或有濒死感(不选A)。主动脉夹层动脉瘤胸痛：一旦开始即达高峰，常放射到背、肋、腹、腰和下肢，两上肢的血压和脉搏可有明显差别，偶有意识模糊和偏瘫等神经系统受损症状(不选C)。肺栓塞可发生胸痛、咯血、呼吸困难和休克，有右心负荷急剧增加的表现，如发绀、肺动脉瓣区第二心音亢进、颈静脉充盈、肝大、下肢水肿(不选D)。急性心包炎可有剧烈而持久的心前区疼痛，呼吸和咳嗽时加重(不选E)。

【教材定位】《内科学》P219、P236、P240(第9版)。

96.【参考答案】C。

【押题点】抗菌药物的使用。

【答案精析】产生多重耐药的主要细菌及机制：对三代头孢菌素耐药的G^-杆菌，包括产生超广谱β-内酰胺酶与产生Ⅰ类染色体介导的β-内酰胺酶的G^-杆菌，临床分离的对第三代头孢菌素耐药的G^-杆菌，如大肠埃希菌、肺炎克雷伯菌、阴沟肠杆菌中都可从同一菌株中分离到广谱酶、超广谱酶与染色体介导的Ⅰ类AmpC酶(选C)。据答案精析，大肠埃希菌为正确选项。肺炎链球菌、厌氧菌、军团菌、铜绿假单胞菌不是最常产生超广谱抗β-内酰胺酶的耐药菌(不选A、B、D、E)。

【教材定位】《药理学》P363(第8版)。

97.【参考答案】A。

【押题点】肺部感染性疾病。

【答案精析】社区获得性肺炎是指在医院外罹患的感染性肺实质炎症，包括具有明确潜伏期的病原体感染而在入院后平均潜伏期内发病的肺炎。社区获得性肺炎的常见病原体为肺炎链球菌、支原体、衣原体、流感嗜血杆菌和呼吸道病毒(甲、乙型流感病毒，腺病毒，呼吸道合胞病毒和副流感病毒)等。社区获得性肺炎的最常见致病菌是肺炎链球菌(选A)。厌氧菌多见于支气管肺炎、脓胸、脓气胸、多发性肺脓肿(不选B)。大肠埃希菌多见于支气管肺炎、脓胸(不选C)。社区获得性肺炎的常见病原体不包括军团菌(不选D)。铜绿假单胞菌多见于弥漫性支气管炎、早期肺脓肿(不选E)。

【教材定位】《内科学》P42、P44(第8版)。

98.【参考答案】A。

【押题点】抗菌药的使用。

【答案精析】抗菌药物作用靶位改变：①由于改变了细胞内膜上与抗生素结合部位的靶蛋白，降低与抗生素的亲和力，使抗生素不能与其结合，导致抗菌的失败，如肺炎链球菌对青霉素的高度耐药就是通过此机制产生的。②细菌与抗生素接触之后产生一种新的、原来敏感菌没有的靶蛋白，使抗生素不能与新的靶蛋白结合，产生高度耐药，如耐甲氧西林金黄色葡萄球菌(MRSA)比敏感的金黄色葡萄球菌的青霉素结合蛋白组成多一个青霉素结合蛋白2a(PBP2a)。③靶蛋白数量的增加，药物存在时仍有足够量的靶蛋白可以维持细菌的正常功能和形态，导致细菌继续生长、繁殖，从而对抗菌药物产生耐药，如肠球菌对β-内酰胺类的耐药性是既产生β-内酰胺酶又增加青霉素结合蛋白的量，同时降低青霉素结合蛋白与抗生素的亲和力，形成多重耐药机制。结合答案精析，肺炎链球菌对青霉素的高度耐药就是通过改变细胞内膜上与抗生素结合部位的靶蛋白，降低与抗生素的亲和力，使抗生素不能与其结合，导致抗菌的失败产生的(选A)。某些细菌能将进入菌体的药物泵出体外，这种泵因需能量，故称主动流出系统。由于这种主动流出系统的存在及它对抗菌药物选择性的特点，使大肠埃希菌、金黄色葡萄球菌、表皮葡萄球菌、铜绿假单胞菌、空肠弯曲杆菌对四环素、喹诺酮类、大环内酯类、氯霉素、β-内酰胺类产生多重耐药(不选C)。改变细菌外膜通透性：很多广谱抗菌药都对铜绿假单胞菌无效或作用很弱，主要是抗菌药不能进入铜绿假单胞菌菌体内，故产生天然耐药(不选E)。

【教材定位】《药理学》P361~362(第8版)。

【拓展】2012年考查过对广谱青霉素不敏感的细菌是铜绿假单胞菌。抗生素的耐药机制：①产生灭活菌；②抗菌药物作用靶位改变；③改变细菌外膜通透性；④影响主动流出系统。

99.【参考答案】B。

【押题点】不同药物的肾脏损害。

【答案精析】吲哚美辛属于非甾体抗炎药(NSAIDs)，该类药可引起急性缺血性肾病、镇痛剂肾病和急性间质性肾炎等多种表现。急性间质性肾炎又可分为两型：一型为偶见的伴或不伴肾乳头坏死的、不伴任何肾小球损伤的急性间质性肾炎；另一型为常见的(约占86%)伴肾小球肾炎(微小病变型肾病，个别可为膜性肾病)的急性间质性肾炎，认为与选择性环氧化酶-2抑制药有关，此型可呈大量蛋白尿、肾病综合征和肾衰竭，非诺洛芬是本类药物中最易引起本型急性间质性肾炎者。根据答案精析，服用吲哚美辛后，易出现微小病变型肾病合并急性间质性肾炎，单独微小病变型肾病不完全(选B，不选A)。新月体肾炎、溶血尿毒症综合征、慢性间质性肾炎不是非甾体抗炎药相关肾毒性导致的肾损害(不选C、D、E)。

【教材定位】《实用内科学》P2135(第15版)。

【拓展】各型肾病综合征的各方面特点可以看《丁香宝典》上的表格综合记忆，会从各种角度考查。

100.【参考答案】E。

【押题点】不同药物的肾脏损害。

【答案精析】抗肿瘤药物相关的肾毒性：①顺铂可引起患者肾小球滤过率(GFR)下降、急性肾衰竭和慢性间质性肾炎。有慢性间质性肾炎者约半数有肾性失镁、肾性失钾和浓缩功能下降。有报道显示，用药前适度水化和形成钠利尿状态、用微量泵延长给药时间(数小时至数日)等方法可降低发病率。卡铂等新药则较为安全。②异环磷酰胺：代谢产物有肾小管毒性，可引起急性和慢性肾功能不全、肾小管功能障碍和间质损害。③亚硝脲类：本组药物有剂量相关肾毒性，可引起肾小球硬化、慢性间质性肾炎(肾小管萎缩和间质纤维化)，以近端小管功能障碍为突出。最早的表现为蛋白尿，一经发现，应立即停药；出现氮质血症时应永久停药。重复用药，即便间隔数周，导致慢性肾衰竭的可能性也极高。本组药物亦可引起急性肾小管坏死。根据答案精析，顺铂可引起患者GFR降低、急性肾衰竭和慢性间质性肾炎；异环磷酰胺可引起急性和慢性肾功能不全、肾小管功能障碍和间质损害；亚硝脲类引起肾小球硬化、慢性间质性肾炎(肾小管萎缩和间质纤维化)，故慢性间质性肾炎为化疗药物可导致的肾脏疾病(选E)。非甾体抗炎药(NSAIDs)可引起急性缺血性肾病、镇痛剂肾病和急性间质性肾炎等多种表现。急性间质性肾炎又可分为两型：一型为偶见的伴或不伴肾乳头坏死的、不伴任何肾小球损伤的急性间质性肾炎；另一型为常见的(约占86%)伴肾小球肾炎(微小病变型肾病，个别可为膜性肾病)的急性间质性肾炎。故A、B选项不是化疗药物导致的肾脏损害，不作为正确选项(不选A、B)。急进性肾小球肾炎是以急性肾炎综合征、肾功能急剧恶化、多在早期出现少尿性急性肾衰竭为临床特点，病例类型为新月体肾炎的一组疾病。根据答案精析，新月体肾炎不是常见化疗药物导致的肾脏疾病(不选C)。根据答案精析，溶血尿毒症综合征不是常见化疗药物导致的肾脏疾病(不选D)。

【教材定位】《实用内科学》P2135(第15版)，《内科学》P471(第8版)。

基础知识卷二答案与解析

1.【参考答案】B。

【押题点】正常体温与生理变异。

【答案精析】正常人体温一般为 36~37 ℃，可因测量方法不同而略有差异。正常体温在不同个体之间略有差异，且常受机体内、外因素的影响稍有波动。在月经周期中，体温在卵泡期较低，排卵日最低，排卵后升高 0.3~0.6 ℃。故女子基础体温排卵日最高不符合体温生理变异（选 B）。剧烈运动、劳动或进餐后温度可略升高，但体温波动范围一般不超过 1 ℃。符合体温生理变异（不选 A）。清晨 2~6 时最低，下午 1~6 时最高。符合体温生理变异（不选 C）。新生儿由于其体温调节机构尚未发育完善，调节体温的能力较差，体温易波动；老年人因代谢率偏低，体温相对低于青壮年。符合体温生理变异（不选 D）。通常情况下，儿童略高于成人，成年女性的体温平均高于男性 0.3 ℃。符合体温生理变异（不选 E）。

【教材定位】《诊断学》P8（第 9 版）。

2.【参考答案】A。

【押题点】发热的热型。

【答案精析】回归热：体温骤升，在 39 ℃以上，持续数天后再骤降至正常，高热期与无热期各持续若干天后规律性交替一次，常见于回归热、霍奇金病等（选 A）。稽留热：体温恒定维持在 39~40 ℃或以上的高水平，达数天或数周，24 h 内体温波动不超过 1 ℃，常见于大叶性肺炎、斑疹伤寒（不选 B）。弛张热：体温常在 39 ℃以上，波动幅度大，24 h 内体温波动范围超过 2 ℃，但都在正常水平以上，常见于败血症、风湿热及重症肺结核等（不选 C）。不规则热：发热的体温曲线无一定的规律，可见于结核病、风湿热等（不选 D）。波状热：体温逐渐上升至 39 ℃或以上，数天后又逐渐下降至正常水平，持续数天后又逐渐升高，如此反复多次，常见于布鲁氏菌病（不选 E）。

【教材定位】《诊断学》P9~11（第 9 版）。

3.【参考答案】D。

【押题点】发热的常见原因。

【答案精析】感染性发热即各种病原体引起的发热，本题很容易选出（选 D）。其他原因引起的发热属于非感染性发热，其中风湿热属于变态反应性疾病（不选 A、B、C、E）。

【教材定位】《诊断学》P9（第 9 版）。

4.【参考答案】C。

【押题点】发热的诊断方法与步骤。

【答案精析】发热临床上分为感染性发热和非感染性发热（不选 A）。稽留热表现为体温恒定维持在 39~40 ℃或以上，24 h 温差不超过 1 ℃（不选 B）。高热、右上腹痛、皮肤黄染、肝区叩痛，符合肝胆系统感染表现（选 C）。PCT 可作为感染及非感染性疾病的鉴别依据，但慢性局限性感染等情况可能不升高，有力指导抗生素应用的是分泌物培养及药敏试验（不选 D）。红细胞沉降率指红细胞在一定条件下沉降的速率，受多种因素影响，无特异性，所以显著升高的情况不能除外细菌感染（不选 E）。

【教材定位】《诊断学》P12（第 9 版）。

5.【参考答案】D。

【押题点】咳嗽的临床表现。

【答案精析】咳嗽无痰或痰量极少，称为干性咳嗽。干咳或刺激性咳嗽常见于急性或慢性咽喉炎、喉癌、急性支气管炎初期、气管受压、支气管异物、支气管肿瘤、胸膜疾病、原发性肺动脉高压及二尖瓣狭窄等（选 D）。咳嗽有痰称为湿性咳嗽，常见于慢性支气管炎、支气管扩张、肺炎、肺脓肿和空洞型肺结核等（不选 A、B、C、E）。

【教材定位】《诊断学》P17（第 9 版）。

6.【参考答案】D。

【押题点】咯血的临床表现。

【答案精析】一般认为，日咯血量在 100 mL 以内为小量咯血，日咯血量 100~500 mL 为中等量咯血，日咯血量在 500 mL 以上或单次咯血量超过 300 mL 为大量咯血（选 D，不选 A、B、C、E）。

【教材定位】《诊断学》P19（第 9 版）。

【拓展】关于大量咯血，2012 年还考查过大量咯血常见于"支气管动脉破裂"。

7.【参考答案】D。

【押题点】发绀的分类。

【答案精析】右心衰竭时体循环静脉淤血，血流障碍，导致发绀，属于周围性发绀（选 D）。中心性发绀的原因多由心、肺疾病引起呼吸功能衰竭、通气与换气功能障碍、肺氧合作用不足而导致血氧饱和度（SaO_2）降低所致，如心性混合性发绀包括先心病（法洛四联症）等，肺性发绀包括肺炎、肺气肿、肺淤血等（不选 A、B、C、E）。

【教材定位】《诊断学》P20（第 9 版）。

【拓展】发绀分类的典型疾病都要记清楚，2023 年考查了中心性发绀，2022 年考查了法洛四联症发绀的类型。

8.【参考答案】D。

【押题点】胸痛的临床表现。

【答案精析】心肌梗死则疼痛更为剧烈并有恐惧、濒死感(不选A);心绞痛呈绞榨样痛并有重压窒息感(不选B);急性左心衰竭出现呼吸困难和发绀,无剧烈胸痛(不选C);肺梗死亦可突然发生胸部剧痛或绞痛,常伴呼吸困难与发绀(选D);大叶性肺炎无剧烈胸痛且有高热(不选E)。

【教材定位】《诊断学》P24(第9版)。

9.【参考答案】B。

【押题点】呼吸困难的分类及病因。

【答案精析】呼吸困难的分类及典型疾病要对应记清,考得最多的是吸气性呼吸困难。肺源性呼吸困难分为吸气性、呼气性和混合性呼吸困难。吸气性呼吸困难指吸气显著费力,严重者吸气可见三凹征,常见于喉部、气管、大支气管的狭窄及阻塞,多见于肿瘤或异物(选B)。呼气性呼吸困难的主要特点表现为呼气费力、呼气缓慢、呼吸时间明显延长,常伴有呼气哮鸣音,常见于慢性支气管炎、慢性阻塞性肺疾病、支气管哮喘、弥漫性泛细支气管炎。混合性呼吸困难指吸气、呼气均感到费力,多见于重症肺炎、重症肺结核等(不选A、C、D、E)。

【教材定位】《诊断学》P22~23(第9版)。

10.【参考答案】A。

【押题点】水肿的病因及特点。

【答案精析】肾源性水肿一般从眼睑、颜面开始而延及全身,发展较迅速,而心源性水肿一般从足部开始,向上延及全身,发展较缓慢,首先出现在身体低垂部位,能起床者多在脚踝部,经常卧床者在腰骶部;水肿为对称性、指凹性;此外还可伴有静脉怒张、肝大、静脉压升高等其他右心衰竭表现(选A,不选B、C、D、E)。

【教材定位】《诊断学》P14(第9版)。

11.【参考答案】D。

【押题点】腹痛的临床表现。

【答案精析】部分机械性肠梗阻与腹部手术相关(不选A)。呕吐后缓解的上腹痛多为胃肠疾病(不选B)。胰体癌患者取仰卧位后疼痛明显,取前倾位或俯卧位后疼痛减轻(不选C)。十二指肠壅滞症患者取膝胸位或俯卧位后,腹痛及呕吐等症状缓解(选D)。腹部剧痛伴有休克、贫血者,常为肝、脾破裂所致(不选E)。腹腔外疾病如心肌梗死,也可有剧烈腹痛伴休克。

【教材定位】《诊断学》P34(第9版)。

12.【参考答案】A。

【押题点】腹泻的临床表现。

【答案精析】患者有不洁饮食史,有发热、腹泻症状,便中有黏液及脓血,故首先考虑肠道感染,最常见的为细菌性痢疾(选A)。血吸虫病急性期虽然可有发热和脓血便症状,但更多见的是咳嗽、胸痛等肺部症状(不选B)。肠易激综合征属于功能性胃肠病,不会有发热和脓血便(不选C)。阿米巴痢疾可有发热、腹泻等肠道感染症状,但少见,不作为首要考虑(不选D)。溃疡性结肠炎为慢性病程(不选E)。

【教材定位】《诊断学》P35(第9版)。

13.【参考答案】B。

【押题点】便血的病因。

【答案精析】血液在肠道内停留时间久,则为暗红色,不能提示出血量多少(不选A)。粪便表面带鲜血或排便前后有鲜血滴出者提示肛门或肛管疾病(选B)。柏油样便常见于消化道出血,但胆道与胰腺的出血,空回肠甚至右半结肠的出血,如果在肠道停留时间长,也可表现为柏油样便(不选C)。阿米巴痢疾的典型表现为果酱样便伴有腥臭味(不选D)。每日消化道出血>5 mL,大便隐血试验阳性(不选E)。

【教材定位】《内科学》P450(第9版),《诊断学》P31(第9版)。

14.【参考答案】D。

【押题点】黄疸的鉴别诊断及实验室检查。

【答案精析】黄疸分类。①溶血性黄疸:包括先天性和后天获得性(自身免疫性溶血性贫血)(不选A)。病因是大量红细胞破裂,形成大量游离胆红素(不选B)。②肝细胞性黄疸:各种肝细胞严重损害的疾病均可导致,一方面为肝细胞摄取降低,另一方面为胆汁排泄受阻,使游离胆红素及结合胆红素均升高(不选C)。③胆汁淤积性黄疸:分为肝内性和肝外性,胆道堵塞,胆管破裂,胆汁中的胆红素反流入血,故以结合胆红素增加为主(选D)。④先天性非溶血性黄疸。其中以前三类黄疸最常见,特别是肝细胞性黄疸和胆汁淤积性黄疸(不选E)。

【教材定位】《诊断学》P37(第9版),《实用内科学》P1477(第15版)。

15.【参考答案】A。

【押题点】腹水的发生机制。

【答案精析】腹水的发生机制:①腹腔静水压升高,组织回流减少进入腹腔。胶体渗透压降低,毛细血管内液体漏入腹腔(选A,不选B)。②继发性醛固酮增多及抗利尿激素分泌过多,导致水钠潴留(不选D、E)。③淋巴引流障碍可产生渗出液(不选C)。

【教材定位】《内科学》P407(第9版)。

16.【参考答案】A。

【押题点】腹部检查。

【答案精析】正常在剑突下可触及肝下缘,多在3 cm以内(选A)。腹上角较锐的瘦高者,剑突根部下可达5 cm,但不会超过剑突根部至脐距离的中上1/3交界处,如超出上述标准,肝上界升高或正常,肝上下径超过正常范围,则为肝大(不选C)。肺气肿患者肝可有下移,但不会出现肝大(不选B)。正常人的肝脏,一般在肋缘下触不到(不选D)。但腹壁松软的正常人于深吸气时,于肋弓下触及肝下缘,但在1 cm以内(不选E)。

【教材定位】《诊断学》P180(第9版)。

17.【参考答案】B。

【押题点】淋巴结检查。

【答案精析】老年人+咳嗽、痰中带血、消瘦+右上肺边界不清的阴影=肺癌。肺癌淋巴结转移中，锁骨上窝淋巴结是常见部位，多位于胸锁乳突肌附着处的后下方，可单个、多个，固定质硬，逐渐增大、增多，可以融合，多无疼痛及压痛（选 B）。左锁骨上窝 Virchow 淋巴结改变主要见于胃癌（不选 C）。

【教材定位】《内科学》P78（第 9 版）。

18.【参考答案】A。

【押题点】紫癜的常见原因。

【答案精析】紫癜属于皮肤黏膜出血，基本病因有三个因素，即血管壁功能异常、血小板数量或功能异常及凝血功能障碍。过敏性紫癜属于血管壁功能异常所致的紫癜。当毛细血管壁存在先天性缺陷或受损伤时，则不能正常地收缩发挥止血作用，致皮肤黏膜出血（选 A）。血小板无力症和 DIC 都属于血小板异常所致的紫癜，前者为遗传性血小板功能异常所致，后者为血小板消耗过多所致（不选 B、C）。异常纤维蛋白原血症和血友病都属于凝血功能障碍所致的紫癜（不选 D、E）。

【教材定位】《诊断学》P13（第 9 版）。

19.【参考答案】A。

【押题点】夜尿增多的定义及临床意义。

【答案精析】本题为定义题。夜间尿量超过白天尿量、夜间尿量持续超过 750 mL 是夜尿增多的表现（选 A）。

【教材定位】《诊断学》P346（第 9 版）。

20.【参考答案】C。

【押题点】尿量异常：少尿、无尿的定义及临床意义。

【答案精析】正常人 24 h 尿量为 1000～2000 mL，少尿指的是 24 h 尿量少于 400 mL 或每小时尿量少于 17 mL，无尿指的是 24 h 尿量少于 100 mL，或 12 h 完全无尿；24 h 尿量超过 2500 mL 称为多尿（选 C，不选 A、B、D、E）。

【教材定位】《诊断学》P46（第 9 版）。

【拓展】无尿的定义也要一并掌握。

21.【参考答案】B。

【押题点】血尿的鉴别诊断。

【答案精析】血尿包括镜下血尿和肉眼血尿。镜下血尿即尿色正常，需离心沉淀后的尿液每高倍镜视野有红细胞 3 个以上；或 12 h 尿 Addis 计数红细胞超过 5×10^5 个（选 B，不选 A、D）。肉眼血尿即尿呈洗肉水样，肉眼即可见。红色尿不一定是血尿，血红蛋白尿、卟啉尿、服用利福平等药物时也会出现红色尿（不选 E）。血尿不包括阴道及直肠出血污染尿液所致（不选 C）。

【教材定位】《诊断学》P44（第 9 版）。

【拓展】A 选项的正确表述往年考查过不止一次，记住关键数字“3”。

22.【参考答案】A。

【押题点】血尿的鉴别诊断。

【答案精析】阵发性睡眠性血红蛋白尿是由于红细胞膜缺陷对补体敏感而在血管内被破坏，因而是血管内溶血（选 A）。

【教材定位】《内科学》P559（第 9 版）。

23.【参考答案】B。

【押题点】头痛的临床表现。

【答案精析】头痛的程度与病情的轻重并无平行关系。三叉神经痛、偏头痛及脑膜刺激的疼痛最为剧烈（选 B，不选 A）。颅内深部病变的头痛部位不一定与病变部位相一致，但疼痛多向病灶同侧放射（不选 C）。头痛伴剧烈呕吐，多见于颅内压增高，头痛在呕吐后减轻者见于偏头痛（不选 D）。低颅压性头痛可在坐位或立位时出现，卧位时减轻或缓解，而丛集性头痛无此特点（不选 E）。

【教材定位】《诊断学》P54（第 9 版）。

【拓展】2016 年考查过电击样头痛是“三叉神经痛”。

24.【参考答案】B。

【押题点】意识障碍的临床症状。

【答案精析】浅昏迷时意识大部分丧失，无自主运动，对声、光刺激无反应，对疼痛刺激尚可出现痛苦的表情或肢体退缩等防御反应。角膜反射、瞳孔对光反射、眼球运动、吞咽反射等可存在（选 B）。深昏迷时全身肌肉松弛，对各种刺激全无反应。深、浅反射均消失（不选 A）。嗜睡是一种病理性倦睡，患者陷入持续的睡眠状态，可被唤醒，并可正确回答和做出各种反应。当刺激去除后很快再入睡。该患者不可唤醒，排除该选项（不选 C）。意识模糊是意识水平轻度下降，较嗜睡为深的一种意识障碍。患者能保持简单的精神活动，但对时间、地点、人物的定向能力发生障碍。该患者不符合，可排除（不选 D）。昏睡时患者不易唤醒，虽在强烈刺激下可被唤醒，但很快再入睡。醒时答话含糊或答非所问。该患者不可唤醒，排除该选项（不选 E）。

【教材定位】《诊断学》P60～61（第 9 版）。

25.【参考答案】B。

【押题点】嗅诊。

【答案精析】本题为记忆性题目。呼气有肝腥味见于肝性脑病者（选 B）。呼气有氨味见于尿毒症（不选 A）。呼气有烂苹果味见于糖尿病酮症酸中毒（不选 C）。呼气有刺激性大蒜味见于有机磷杀虫剂中毒（不选 D）。呼气有浓烈酒味见于醉酒者（不选 E）。

【教材定位】《诊断学》P88（第 9 版）。

26.【参考答案】D。

【押题点】全身状态检查。

【答案精析】黏液性水肿面容：面色蜡黄，颜面水肿，睑厚面宽，目光呆滞，反应迟钝，毛发稀疏，是甲状腺功能减退症的特征性面容（不选 A）。甲亢面容：面容惊愕，眼裂增宽，眼球突出，目光炯炯，兴奋不安，烦躁易怒（不选 B）。肢端肥大症面容：头颅增大，脸部变长，下颌大而前突，颧部突出，眉弓隆起，耳鼻增大，唇舌肥厚，牙齿稀而错位等（不选 C）。满月面容：面圆如满月，皮肤发红，常伴头背部痤疮和胡须生长，呈多血质外貌，多血质外貌与皮肤非薄、微血管易透见及红细胞计数增多、血红蛋白增多有关，见于库欣综合征及长期应用糖皮质激素者（选 D）。面具面容表现为面部呆板、无表情，似面具样，见于帕金森病、脑炎等（不选 E）。

【教材定位】《诊断学》P93(第9版)。

27.【参考答案】B。

【押题点】皮下出血。

【答案精析】皮下出血按照其直径大小及伴随情况分为：①瘀点，小于2 mm；②紫癜，3~5 mm；③瘀斑，大于5 mm；④血肿，片状出血并伴皮肤显著隆起(选B，不选A、C、D、E)。

【教材定位】《诊断学》P97(第9版)。

【拓展】各类皮下出血名称及对应直径一定要记清楚，反复考。

28.【参考答案】E。

【押题点】淋巴结检查。

【答案精析】胸部肿瘤如肺癌可向右侧锁骨上或腋窝淋巴结转移；胃癌多向左侧锁骨上淋巴结转移，这种肿大的淋巴结称为Virchow淋巴结，常为胃癌、食管癌转移的标志(选E，不选A、B、C、D)。

【教材定位】《诊断学》P101(第9版)。

29.【参考答案】A。

【押题点】上腔静脉阻塞综合征。

【答案精析】患者为肺癌，出现头面部、颈部和上肢水肿，查体可见颈静脉怒张，可推断患者为肺部肿瘤压迫上腔静脉引起的综合征即上腔静脉阻塞综合征。上腔静脉阻塞综合征患者常出现急性或亚急性呼吸困难和面颈肿胀。检查可见面颈、上肢和胸部淤血，水肿，严重者出现缺氧和颅内压增高。与本患者症状、体征相符，为最佳选项(选A)。下腔静脉阻塞综合征是因下腔静脉血液回流障碍而出现的一系列临床症候群。因发生部位的不同临床表现也不同。常见的表现为下肢水肿。本患者尚未有腹部及下肢的表现，所以暂不考虑(不选B)。呼吸困难是心包积液时最突出的症状，此外尚有上腹部疼痛、肝大、全身水肿、胸腔积液或腹腔积液等症状，均与本患者不符，暂不考虑(不选C)。癌转移至胸腔可出现大量积液，大量胸腔积液患者最明显的表现即呼吸困难，而该患者仅为头面部、颈部和上肢水肿，与之不符，暂不考虑(不选D)。根据上述解析，E选项明显不对(不选E)。

【教材定位】《内科学》P78(第9版)。

30.【参考答案】A。

【押题点】小儿颅型的特点。

【答案精析】小儿方颅最常见于小儿佝偻病或先天性梅毒(选A)。先天性甲减患儿可表现为智力发育障碍、体温低、食欲不振、反应迟钝等，一般无头颅改变(不选B)。脑积水一般表现为巨颅：额、顶、颞及枕部突出膨大呈圆形(不选C)。脑膜炎一般不引起头颅畸形(不选D)。头颅畸形为患者的临床表现，并非原发疾病的诊断(不选E)。

【教材定位】《儿科学》P37(第9版)。

【拓展】2016年还考查过“儿童鸡胸时易合并的颅型是方颅”。

31.【参考答案】C。

【押题点】颈部检查。

【答案精析】正常人呈立位或坐位时，颈外静脉常不显露，平卧时可稍见充盈，充盈的水平仅限于锁骨上缘至下颌角距离的下2/3以内。在半坐位(身体呈45°)时，如颈静脉充盈明显、怒张、搏动时，为异常征象，提示颈静脉压增高(选C，不选A、B、D、E)。

【教材定位】《诊断学》P114(第9版)。

32.【参考答案】A。

【押题点】体格检查：颈部检查。

【答案精析】甲状腺峡部位于环状软骨下方第2~4气管环前面(选A，不选B、C、D、E)。

【教材定位】《诊断学》P115(第9版)。

33.【参考答案】A。

【押题点】肺部的检查：视诊。

【答案精析】Cheyne-Stokes呼吸又称潮式呼吸，是一种由浅慢逐渐变为深快，然后再由深快转为浅慢，随之出现一段呼吸暂停后，又开始如上变化的周期性呼吸(特点也考查过)。多发生于中枢神经系统疾病，如脑炎、脑膜炎、颅内压增高及某些中毒，如巴比妥中毒等(选A)。

【教材定位】《诊断学》P127~128(第9版)。

【拓展】D选项也考查过。

34.【参考答案】A。

【押题点】肺部触诊。

【答案精析】语音震颤减弱或消失，主要见于：①肺泡内含气量过多，如慢性阻塞性肺疾病；②支气管阻塞，如阻塞性肺不张；③大量胸腔积液或气胸；④胸膜显著增厚黏连；⑤胸壁皮下气肿。语音震颤增强，主要见于：①肺组织实变，如大叶性肺炎实变期、大片肺梗死等；②接近胸膜的肺内巨大空腔，如空洞型肺结核、肺脓肿等(选A)。胸壁皮下气肿语音震颤减弱(不选B)。上腔静脉阻塞综合征表现为上肢、颈面部水肿和胸壁静脉曲张，语音震颤正常(不选C)。支气管肺炎可导致支气管管腔部分或完全阻塞而引起肺气肿或肺不张，语音震颤减弱(不选D)。慢性支气管炎伴肺气肿时，语音震颤减弱(不选E)。

【教材定位】《诊断学》P129(第9版)，《儿科学》P253(第9版)，《内科学》P78(第9版)。

【拓展】语音震颤减弱及增强对应疾病都考查过多次，语音震颤的强弱主要取决于气管、支气管是否通畅，胸壁传导是否良好。

35.【参考答案】A。

【押题点】肺部听诊。

【答案精析】湿啰音系由吸气时气体通过呼吸道内的分泌物如渗出液、痰液、血液、黏液和脓液等，形成的水泡破裂所产生的声音，又称水泡音(选A)。其余选项均为干啰音的特点，高调乐音多见于高调干啰音，又称“哨笛音”；湿啰音通常断续而短暂，于吸气时或吸气终末较为明显，部位较固定(不选B、C、D、E)。

【教材定位】《诊断学》P136(第9版)。

36.【参考答案】E。

【押题点】额外心音。

【答案精析】奔马律是一种额外心音发生在舒张期的三音心律。舒张早期奔马律的出现提示有严重器质性心脏病，常见于心力衰竭、急性心肌梗死、重症心肌炎与扩张型心肌病等。重叠型奔马律为舒张早期奔马律和晚期奔马律在快速性心率或房室传导时间延长时在舒张中期重叠出现引起，使此额外音明显增强。当心率较慢时，两种奔马律可没有重叠，听诊为4个心音，称舒张期四音律。心力衰竭可出现舒张早期奔马律，伴随心动过速时可出现重叠型奔马律（选E）。完全性房室传导阻滞常出现第一心音强弱不等，不出现奔马律（不选A）。房颤常出现第一心音（S1）强弱不等，不出现奔马律（不选B）。心肌病：心率正常，可出现舒张期四音律，不出现重叠型奔马律（不选C）。房性期前收缩：听诊特点为规则心律基础上，突然提前出现一次心跳，其后有一较长间歇，不出现奔马律（不选D）。

【教材定位】《诊断学》P152~153（第9版）。

【拓展】2017年考查了舒张早期奔马律常见于哪些疾病。

37.【参考答案】D。

【押题点】动脉导管未闭的心前区震颤特点。

【答案精析】胸骨左缘第2肋间连续性震颤见于动脉导管未闭（选D）。胸骨右缘第2肋间收缩期震颤见于主动脉瓣狭窄（不选A）。胸骨左缘第2肋间收缩期震颤见于肺动脉瓣狭窄（不选B）。胸骨左缘第3~4肋间收缩期震颤见于室间隔缺损（不选C）。心尖部舒张期震颤见于二尖瓣狭窄（不选E）。

【教材定位】《诊断学》P145（第9版）。

【拓展】本题原题为B型题，另外四问为“肺动脉瓣狭窄可出现（选B）”“室间隔缺损常有（选C）”“二尖瓣狭窄可触及（选E）”“主动脉瓣狭窄可触及（选A）”。

38.【参考答案】D。

【押题点】心包炎的体格检查。

【答案精析】根据题干信息，患者心悸、气促、下肢水肿（体循环及肺循环受限）、血压90/70 mmHg（血压偏低），以及左、右心缘变直，心包钙化，考虑患者患有心包炎。心脏收缩时，心尖搏动内陷者，称为负性心尖搏动。见于黏连性心包炎，此现象又称Broadbent征。根据题干信息，患者X线检查示左、右心缘变直，心包钙化，考虑黏连性心包炎，故心脏望诊可见到Broadbent征（选D）。Murphy征又称胆囊触痛征，适用于胆囊急性炎症诊断。检查时将手放在患者的右上腹胆囊区，然后要求患者深呼吸，当发炎肿大的胆囊触碰到医生的手指尖时，患者因突然出现疼痛而被迫停止深呼吸，即Murphy征呈阳性。因该患者无急性胆囊炎相关症状及体征，故不会出现Murphy征（不选A）。急性胰腺炎时，血液、胰液及坏死组织液穿过筋膜与肌层渗入腹壁时，可见两侧胁腹皮肤呈灰紫色斑，称为Grey-Turner征，是急性胰腺炎的特征性表现。因该患者无急性胰腺炎相关症状及体征，故不会出现Grey-Turner征（不选B）。大量心包积液时，心脏向左后移位，压迫左肺，引起左肺下叶不张，在左肩胛下角区出现肺实变表现，称为Ewart征。因该患者X线检查示心影大小正常，故不可能为大量心包积液，不会出现Ewart征（不选C）。急性胰腺炎时，血液、胰液及坏死组织液穿过筋膜与肌层渗入腹壁时，出现脐周皮肤青紫，称为Gullen征。因患者无急性胰腺炎相关症状及体征，故不会出现Gullen征（不选E）。

【教材定位】《内科学》P302（第9版）。

39.【参考答案】E。

【押题点】心脏的触诊。

【答案精析】震颤见于某些先天性心血管病或狭窄性瓣膜病变，而瓣膜关闭不全时，较少有震颤，仅在房室瓣重度关闭不全时可触及震颤（选E，不选A、B）。心包积液时心尖搏动减弱，不能触及震颤（不选C）。急性心包炎时心包膜纤维素渗出致表面粗糙，可闻及心包摩擦音，而不是震颤（不选D）。

【教材定位】《诊断学》P144（第9版），《内科学》P304（第9版）。

【拓展】2018年考查过同样问题，不过正确答案改成了动脉导管未闭，考试时经常一个知识点变形继续考查，复习时要通过题把知识点串起来。

40.【参考答案】E。

【押题点】心脏视诊。

【答案精析】右心室增大时，心尖搏动的位置是向左移位。这是因为正常右心室处于左心室的右后方，右心室增大时，胸骨限制会使心脏发生顺钟向转位，往左移位（选E）。左心室增大时，心尖搏动向左下移位（不选A）。左右心室增大时，心尖搏动向左下移位，伴心浊音界两侧扩大。左侧胸腔积液或气胸时，心尖搏动向右移位（不选B）。心间搏动向左上、右上移位见于心脏以外的因素（如纵隔、横膈）造成的移位（不选C、D）。

【教材定位】《诊断学》P143（第9版）。

41.【参考答案】D。

【押题点】急性心包炎的X线检查。

【答案精析】通常成人心包液体量少于250 mL时，X线检查难以检出。当心包渗液超过250 mL时可出现心影增大，随体位改变而移动（选D）。

【教材定位】《内科学》P303（第9版），《实用内科学》P1110（第15版）。

42.【参考答案】D。

【押题点】主动脉关闭不全的体征。

【答案精析】根据题干中患者的症状及体征，诊断考虑马方综合征。马方综合征：遗传性结缔组织病，通常累及骨、关节、眼、心脏和血管，典型者四肢细长，韧带和关节过伸，晶状体脱位和升主动脉呈梭形瘤样扩张，是慢性主动脉关闭不全的病因之一。中重度主动脉瓣关闭不全：舒张期血流由主动脉反流入左心室，使左心室充盈过度，二尖瓣瓣叶处于高位，造成相对性二尖瓣狭窄的舒张期杂音。由于患者主动脉关闭不全，会合并相对性二尖瓣狭窄，故会出现心尖区舒张期隆隆样杂音，也就是Austin-Flint杂音（选D）。二尖瓣狭窄时会出现心尖区舒张期隆隆样杂音。主动脉关闭不全：舒张期血流由主动脉反流入左心室，使左心室充盈过度二尖瓣瓣叶处于高位，造成相对性二尖瓣狭窄，因此会出现心尖区舒张期隆隆样杂音，也就是 Austin-Flint 杂音(不选 A)。三尖瓣区收缩期吹风样杂音提示三尖瓣关闭不全。患者主动脉关闭不全并不会导致三尖瓣关闭不全，故不会出现三尖瓣区收缩期吹风样杂音(不选 B)。Austin-Flint 杂音提示中重度主动脉瓣关闭不全，是指舒张期血流由主动脉反流入左心室，使左心室充盈过度，二尖瓣瓣叶处于高位，造成相对性二尖瓣狭窄的舒张期杂音。由于患者主动脉关闭不全，会合并相对性二尖瓣狭窄，故会出现心尖区舒张期隆隆样杂音，也就是 Austin-Flint 杂音(不选 C)。三尖瓣区收缩期吹风样杂音提示三尖瓣关闭不全。患者主动脉关闭不全并不会导致三尖瓣关闭不全，故不会出现三尖瓣区收缩期吹风样杂音(不选 E)。

【教材定位】《内科学》P298(第9版)。

43.【参考答案】E。

【押题点】腹部检查的叩诊。

【答案精析】当腹腔积液量少时，可使患者取肘膝位，使脐部处于最低部位。由侧腹部向脐部叩诊，如由鼓音转为浊音，提示有 120 mL 以上腹腔积液的可能(水坑征)(选 E)。其余体位均无法使脐部处于最低点，腹腔积液量少时，难以发现(不选 A、B、C、D)。

【教材定位】《诊断学》P176(第9版)。

44.【参考答案】C。

【押题点】腹部视诊。

【答案精析】腹壁静脉曲张(或扩张)常见于门静脉高压致循环障碍或上、下腔静脉回流受阻而有侧支循环形成时，此时腹壁静脉可显而易见或迂曲变粗，称为腹壁静脉曲张。为鉴别静脉曲张的来源，需要检查其血流方向。正常时脐水平线以上的腹壁静脉血液自下而上经胸壁静脉和腋静脉进入上腔静脉，脐水平以下的腹壁静脉自上而下经大隐静脉流入下腔静脉。门静脉高压或门静脉阻塞时，腹壁曲张静脉常以脐为中心向四周伸展，血液经脐孔而入腹壁浅静脉流向四方(选 C)。上腔静脉阻塞时，上腹壁或胸壁的浅静脉曲张血流方向均转流向下(不选 A)。下腔静脉阻塞时，曲张的静脉大多分布在腹壁两侧，优势在臀部及股部外侧，脐以下的腹壁浅静脉血流方向也转流向上(不选 B)。髂内、外静脉阻塞不会见到腹壁静脉曲张(不选 D、E)。

【教材定位】《诊断学》P171(第9版)。

45.【参考答案】E。

【押题点】杵状指。

【答案精析】杵状指(趾)：手指或足趾末端增生、肥厚增宽、增厚，指甲从根部到末端拱形隆起呈杵状。其发生机制可能与肢体末端慢性缺氧、代谢障碍及中毒性损害有关，缺氧时末端肢体毛细血管增生扩张，血流丰富软组织增生，末端膨大。杵状指(趾)常见于：①呼吸系统疾病，如脓胸、慢性肺脓肿、支气管扩张和支气管肺癌。②某些心血管疾病，如发绀型先天性心脏病，亚急性感染性心内膜炎。③营养障碍性疾病，如肝硬化。二尖瓣狭窄为心脏瓣膜病，不属于发绀型先天性心脏病，其不会出现杵状指(选 E)。根据上述内容，脓胸、肺脓肿、支气管扩张、肺癌均可出现杵状指(不选 ABCD)。

【教材定位】《诊断学》P206(第9版)。

46.【参考答案】A。

【押题点】颅神经检查。

【答案精析】瞳孔对光反射的传入是视神经，传出是动眼神经的交感神经纤维，同侧瞳孔直接对光反射消失，而间接对光反射存在，提示反射的传入径路(视神经)存在问题，传出径路正常(选 A，不选 C)。动眼神经损伤(传出路径)，同侧直接、间接对光反射均消失(不选 B、D)。视交叉中部损伤，表现为双颞侧偏盲，直接、间接对光反射均存在(不选 E)。

【教材定位】《诊断学》P107(第9版)。

47.【参考答案】D。

【押题点】颅神经检查。

【答案精析】一侧三叉神经运动纤维受损，张口时由于翼状肌瘫痪，下颌偏向病侧(不选 A)。一侧面神经周围性损害时，露齿时口角歪向健侧(不选 B)。临床上将眩晕分为前庭系统性眩晕和非前庭系统性眩晕(不选 C)。舌咽神经传导舌后 1/3 神经的味觉(选 D)。伸舌时舌尖偏向病侧，提示单侧核下性舌下神经麻痹(不选 E)。

【教材定位】《诊断学》P211~212(第9版)。

48.【参考答案】B。

【押题点】慢性阻塞性肺疾病的病因。

【答案精析】慢性阻塞性肺疾病发病是遗传与环境致病因素共同作用的结果。吸烟是发生慢性阻塞性肺疾病最重要的危险因素(选 B)。采用生物燃料烹饪和取暖所致的室内空气污染也是慢性阻塞性肺疾病发生的危险因素之一(不选 E)。职业性粉尘和化学物质接触、空气污染、反复下呼吸道感染、营养状态、社会经济状态也是慢性阻塞性肺疾病的重要危险因素(不选 A、C、D)。

【教材定位】《内科学》P19(第9版)。

49.【参考答案】B。

【押题点】支气管哮喘的治疗。

【答案精析】异丙托溴铵是短效吸入型抗胆碱药物，属于 M 受体拮抗药(选 B)。氨茶碱是茶碱类药物，通过抑制磷酸二酯酶，提高平滑肌细胞内的 cAMP 浓度，拮抗腺苷受体(不选 A)。沙丁胺醇是短效 β2 受体激动药(不选 C)。倍氯米松属于糖皮质激素(不选 D)。色甘酸钠具有稳定肥大细胞膜、抑制组织胺释放、缓解气管平滑肌痉挛、减轻黏膜水肿的作用(不选 E)。

【教材定位】《内科学》P33~34(第9版)。

【拓展】本题原题为 B 型题，另外两问为"属于磷酸二酯酶抑制药(选 A)""属于 β2 受体激动药(选 C)"。

50.【参考答案】B。

【押题点】支气管哮喘的发病机制。

【答案精析】变应原诱导特异性 IgE 产生是Ⅰ型超敏反应的先决条件。IgE 与肥大细胞或嗜碱性粒细胞表面的高亲和力 IgE 受体结合，而使机体处于致敏状态。根据变应原吸入后哮喘发生的时间，可分为早发型哮喘反应、迟发型哮喘反应和双相型哮喘反应。速发相反应中，肥大细胞等释放的多种细胞因子参与炎症反应（选 B）。迟发相反应表现为局部以嗜酸性粒细胞（约占 30%）、中性粒细胞、巨噬细胞、Th2 和嗜碱性粒细胞浸润为特征的炎症反应（不选 A、C、D、E）。

【教材定位】《内科学》P28（第 9 版），《医学免疫学》P150（第 9 版）。

51.【参考答案】A。

【押题点】军团菌肺炎的诊断。

【答案精析】一次军团菌感染后抗体升高可持续数月至数年，故应强调急性期及恢复期双份血清的抗体滴度有 4 倍以上变化，并达某阈值，才有意义。军团菌肺炎是嗜肺军团菌引发的以肺炎表现为主，需要做以下检查来判断：①可有爆发性流行病史，也可散发。②体征检查。③胸部 X 线检查。④呼吸道分泌物、痰、血或胸水检查。⑤呼吸道分泌物用直接免疫荧光法（DFA）检测。⑥血清抗体滴定度测定：a. 间接免疫荧光法（IFA），如恢复期比急性期血清标本滴定度上升 4 倍并达 1∶128 或滴定度在 1∶128 以上。b. 试管凝集试验（TAT），两份血清标本前后抗体滴定度上升 4 倍并达 1∶160 或滴定度在 1∶160 以上。c. 微量凝集试验，两份标本前后抗体滴定度上升 4 倍并达 1∶64 或滴定度在 1∶64 以上。凡具备以上①②项，同时又具有④⑤项，达到第⑥中任一血清抗体滴度者即可确定诊断。胸部 X 线检查结果不作为诊断标准。对军团菌肺炎的诊断，前、后两次血清军团菌抗体滴度呈 4 倍以上增高，才有意义（选 A，不选 B、E）。军团菌肺炎：胸部 X 线检查表现与一般细菌性肺炎一致，无明显特征性；胸部 X 线检查以渗出、实变为主，可呈斑片状，结节状改变；胸部 X 线检查见炎症性阴影不作为军团菌肺炎的诊断标准之一（不选 C）。军团菌属于需氧革兰氏阴性杆菌，故痰涂片不可能见革兰氏阳性球菌（不选 D）。

【教材定位】《实用内科学》P1254（第 15 版）。

52.【参考答案】A。

【押题点】肺炎的病因。

【答案精析】由于感染的病原体不同，产生肺炎时咳出的痰也可能不同，有的具有特征性，以咳出由血液和黏液混合的砖红色胶冻状痰为特征的疾病是肺炎克雷伯菌肺炎（选 A）。以咳出铁锈色痰为特征的疾病是肺炎球菌肺炎（不选 B）。葡萄球菌肺炎：咳脓性痰，量多，带血丝或脓血状（不选 C）。支原体肺炎：以阵发刺激性呛咳为特征，或少量黏液痰（不选 D）。念珠菌肺炎：多发生于免疫力低下者，常为院内感染，咳白色黏液胶冻样痰或脓痰，常带有血丝或坏死组织，呈酵母臭味（不选 E）。

【教材定位】《内科学》P44（第 9 版）。

【拓展】铜绿假单胞菌致肺炎表现为咳脓痰，可呈蓝绿色；厌氧菌致肺炎表现为腥臭痰。

53.【参考答案】D。

【押题点】呼吸衰竭的病因。

【答案精析】慢性呼吸衰竭多由支气管-肺疾病引起，如慢性阻塞性肺疾病（最常见）、严重肺结核、肺间质纤维化、肺尘埃沉着症等。胸廓和神经肌肉病变，亦可导致慢性呼吸衰竭（选 D，不选 A、B、C、E）。

【教材定位】《内科学》P136（第 9 版）。

54.【参考答案】C。

【押题点】心力衰竭的病理生理。

【答案精析】左心衰竭引起呼吸困难的机制为：①肺淤血（不选 E）。②肺泡张力增高，通过迷走神经反射兴奋呼吸中枢（不选 B）。③肺泡弹性减退。④肺循环压力升高对呼吸中枢的反射性刺激。心肌供血减少主要造成运动耐力减低症状（不选 A）。夜间平卧：体位改变后下肢静脉回流增多，使肺血量增多，可引起患者夜间阵发性呼吸困难，是左心衰竭引起呼吸困难的机制（不选 D）。右心衰竭引起呼吸困难的机制为：①右心房和上腔静脉压升高（选 C）；②血氧含量减少；③淤血性肝大、腹腔积液和胸腔积液，使呼吸运动受限。

【教材定位】《诊断学》P22（第 9 版）。

【拓展】2016 年考查了左心衰竭引起呼吸困难的机制。

55.【参考答案】B。

【押题点】继发性高血压的常见病因。

【答案精析】原发性醛固酮增多症：临床上以长期高血压伴低血钾为特征（选 B）。皮质醇增多症：高血压同时有向心性肥胖、满月脸、水牛背、皮肤紫纹、毛发增多、血糖增高等表现（不选 A）。嗜铬细胞瘤：典型的发作表现为阵发性血压升高伴心动过速、头痛、出汗、面色苍白（不选 C）。慢性肾炎：应有肾功能损害表现（不选 D）。肾动脉狭窄：查体时在上腹部或背部肋脊角处可闻及血管杂音（不选 E）。

【教材定位】《内科学》P259~260（第 9 版）。

56.【参考答案】C。

【押题点】急性心肌梗死的发病机制。

【答案精析】急性心肌梗死并发的心律失常中，以室性心律失常最多，尤其是室性期前收缩；房室传导阻滞和束支传导阻滞也较多见。其中，三度房室传导阻滞多见于下壁心肌梗死，是下壁心肌梗死累及房室结所致（选 C，不选 A、B）。室上性心律失常较少见，包括室上性心动过速、房颤等，多发生在心肌梗死合并心力衰竭的患者中（不选 D、E）。

【教材定位】《内科学》P236（第 9 版），《内科学》P327（第 3 版）。

57.【参考答案】C。

【押题点】冠状动脉粥样硬化性心脏病的病理。

【答案精析】冠状动脉分为左、右两支，左主干又分成左前降支和左回旋支，动脉粥样硬化以左前降支受累最多见（选 C）。然后依次为右冠状动脉、左回旋支、左主干（不选 A、B、D）。升主动脉不属于冠状动脉（不选 E）。

【教材定位】《内科学》P157（第 9 版）。

【拓展】2016 年考点“最常引起广泛前壁心肌梗死的血管是左前降支”“最常引起高侧壁梗死的血管是左回旋支”。

58.【参考答案】B。

【押题点】主动脉瓣狭窄的临床表现。

【答案精析】主动脉瓣狭窄患者可长期无症状，直至瓣口面积≤1.0 cm^2 时才出现临床症状，呼吸困难、心绞痛、晕厥是典型的主动脉瓣狭窄的常见三联征(选B)。胸痛、咯血、呼吸困难为肺栓塞的三联征，但仅见于20%的患者(不选A)。低血压、心音低弱、颈静脉怒张时的Beck三联征，主要见于各种原因引起的心脏压塞(不选C)。腹痛、寒战高热、黄疸称为Charcot triad(查科三联征)，见于急性梗阻性化脓性胆管炎(不选D)。贫血、黄疸、脾大见于各种原因引起的溶血性疾病(不选E)。

【教材定位】《内科学》P100、P295、P304、P424、P551(第9版)。

59.【参考答案】D。

【押题点】心脏瓣膜病的病因。

【答案精析】心脏瓣膜病最常见的是风湿性心脏病。风湿性心脏病患者中，二尖瓣受累者约占70%，二尖瓣合并主动脉瓣病变者占20%~30%，单纯主动脉瓣病变占2%~5%，三尖瓣和肺动脉瓣病变者少见(选D，不选A、B、C、E)。

【教材定位】《内科学》P285(第9版)。

60.【参考答案】E。

【押题点】心律失常的发生机制。

【答案精析】自律性是指心肌在无外来刺激存在的条件下能自动产生节律性兴奋的能力或特性。自律细胞在动作电位4期能够自动除极，如窦房结、结间束、冠状窦口附近、房室结和希氏束-浦肯野纤维系统等(不选A、B、C、D)。而心室肌细胞在动作电位4期稳定于静息电位水平，不能自动除极，不具备自律性(选E)。

【教材定位】《内科学》P178~179(第9版)。

61.【参考答案】B。

【押题点】肝硬化的病因。

【答案精析】导致肝硬化的病因有10余种，我国目前仍以乙型肝炎病毒为主(选B)。慢性酒精性肝病、自身免疫性肝炎、长期胆汁淤积、药物或毒物均可导致肝硬化，但均不是我国肝硬化最常见的原因(不选A、B、D、E)。

【教材定位】《内科学》P405(第9版)。

62.【参考答案】C。

【押题点】消化性溃疡的临床表现。

【答案精析】复合溃疡指胃和十二指肠均有活动性溃疡，多见于男性患者，幽门狭窄、梗阻发生率较高(选C)。NSAIDs常导致巨大溃疡(不选A)。在十二指肠球部或胃的前后壁相对应处同时发生的溃疡为对吻溃疡(不选B)。有两个或两个以上溃疡并存称多发溃疡(不选D)。2~3 cm或以上的消化性溃疡称巨大溃疡(不选E)。

【教材定位】《内科学》P359(第9版)。

63.【参考答案】A。

【押题点】胃炎的病因。

【答案精析】非甾体抗炎药如阿司匹林是非特异性环氧合酶(COX)抑制药。COX有两种异构体：COX-1和COX-2。非特异性COX抑制药旨在抑制COX-2，从而减轻炎症反应，但由于特异性差，同时也抑制了COX-1，导致黏膜正常再生的前列腺素E不足，黏膜修复障碍，出现胃黏膜损伤(选A)。非特异性COX抑制药可以抑制COX-2，从而减轻炎症反应，不会出现胃黏膜损伤(不选B)。质子泵抑制药(PPI)进入胃黏膜壁细胞酸分泌小管中，酸性环境下转化为活性结构，与质子泵即 H^+-K^+-ATP酶结合，抑制酶活性，抑制胃酸分泌，是治疗消化性溃疡的首选药物(不选C)。促进前列腺素合成的药物有弱碱性抗酸剂，如硫糖铝、铝碳酸镁等，可增加黏膜血流量，起胃黏膜保护作用(不选D)。铋剂在酸性溶液中呈胶体状，与溃疡基底面的蛋白形成蛋白-铋复合物，覆于溃疡表面，阻隔胃酸、胃蛋白酶对黏膜的侵袭损害(不选E)。

【教材定位】《内科学》P353、P361~362(第9版)。

【拓展】2022年考查过“不属于胃溃疡发病机制的是前列腺素合成增多”。

64.【参考答案】B。

【押题点】上消化道出血的病因。

【答案精析】上消化道出血的常见病因为消化性溃疡、食管-胃底静脉曲张破裂、急性糜烂出血性胃炎和上消化道肿瘤。其中，消化性溃疡是上消化道出血中最常见的病因(选B)。其他病因有：①食管疾病，如食管贲门黏膜撕裂伤；②胃十二指肠疾病；③胆道出血；④胰腺疾病累及十二指肠，如胰腺癌或急性胰腺炎并发脓肿溃破；⑤全身性疾病，病变可弥散于全消化道，如原发性血小板减少性紫癜、白血病、弥散性血管内凝血及其他凝血机制障碍等(不选A、C、D、E)。

【教材定位】《内科学》P359、P450(第9版)。

【拓展】2023年考查了“不属于上消化道出血常见病因的是贲门黏膜撕裂综合征”。

65.【参考答案】D。

【押题点】上消化道出血。

【答案精析】急性消化道大出血是指一般在24 h内的失血量超过1000 mL或循环血量的20%，临床上表现为黑便，伴或不伴有呕血及不同程度的急性失血性周围循环衰竭，与出血部位、速度和出血量有关，一般都是消化性溃疡导致的(选D)。

【教材定位】《内科学》P451(第9版)，《外科学》P471(第9版)。

66.【参考答案】D。

【押题点】急性胰腺炎的病因和发病机制。

【答案精析】急性胰腺炎的病因和发病机制。①胆道疾病：胆石症及胆道感染等是急性胰腺炎的主要病因(选D)。②酒精：可促进胰液分泌，当胰管流出道不能充分引流大量胰液时，胰管内压升高，引发腺泡细胞损伤(不选A)。③胰管阻塞：胰管结石、蛔虫、狭窄、壶腹周围癌、胰腺癌可引起胰管阻塞和胰管内压升高(不选E)。④十二指肠降段疾病。⑤腹腔手术、腹部钝挫伤等损伤胰腺组织，导致胰腺严重的血液循环障碍，均可引起急性胰腺炎(不选B、C)。⑥代谢障碍。⑦药物。⑧感染及全身炎症反应。⑨过度进食。⑩其他。

【教材定位】《内科学》P429(第9版)。

【拓展】急性胰腺炎可继发于急性流行性腮腺炎、甲型流感、肺炎衣原体、传染性单核细胞增多症及柯萨奇病毒等,常随感染痊愈而自愈(2016年考查了"不能诱发急性胰腺炎的病原体是溶血性链球菌")。

67.【参考答案】D。

【押题点】急性胰腺炎的病理。

【答案精析】胰腺急性炎症性病变。①急性水肿型:较多见,病变累及部分或整个胰腺。胰腺肿大、充血、水肿和炎症细胞浸润,可有轻微的局部坏死(不选A、B、C、E)。②急性出血坏死型:相对较少,胰腺内有灰白色或黄色斑块的脂肪组织坏死,出血严重者,则胰腺呈棕黑色并伴有新鲜出血,坏死灶外周有炎症细胞浸润,常见静脉炎和血栓。胰腺假性囊肿形成是胰腺炎的局部并发症(选D)。

【教材定位】《内科学》P430(第9版)。

68.【参考答案】B。

【押题点】泌尿系感染的途径。

【答案精析】泌尿系感染的途径。上行感染:病原菌经由尿道上行至膀胱,甚至输尿管、肾盂引起的感染称为上行感染,约占尿路感染的95%(选B)。血行感染:不足2%(不选A)。直接感染:泌尿系统周围器官、组织发生感染时,病原菌偶可直接侵入泌尿系统导致感染(不选C、E)。淋巴道感染:盆腔和下腹部器官感染时,病原菌可从淋巴道感染泌尿系统,但罕见(不选D)。

【教材定位】《内科学》P491(第9版)。

69.【参考答案】D。

【押题点】肾衰竭的病因和发病机制。

【答案精析】1986年,Brenner等人证实残余肾的单个肾单位存在肾小球滤过率增高(高滤过)、血浆流量增高(高灌注)和毛细血管跨膜压增高(高压力),即著名的三高学说或肾小球高滤过学说。其机制主要是残余肾单位入球小动脉较出球小动脉扩张更加显著所致。在"三高"状态下,肾小球可显著扩展,进而牵拉系膜细胞,使细胞外基质大量增加,加之高血流动力学引起肾小球内皮、上皮细胞形态和功能的异常,使肾小球进行性损伤,最终发展为不可逆的肾小球硬化(选D)。高血糖、高血压、蛋白尿等是慢性肾衰竭渐进性发展的危险因素,但不是其发病机制(不选A、B、C、E)。

【教材定位】《实用内科学》P1940(第15版)。

70.【参考答案】A。

【押题点】肾病综合征的诊断要点。

【答案精析】膜性肾病:光镜下可见肾小球弥漫性病变,早期仅于肾小球基底膜上皮侧见少量散在分布的嗜复红小颗粒,进而有钉突形成,基底膜逐渐增厚。PLA2R为足细胞抗原M型磷脂酶A2受体,其阳性提示特发性膜性肾病(选A)。膜增生性肾炎:又称系膜毛细血管增生性肾炎,光镜下常见系膜细胞和系膜基质弥漫重度增生,并可插入到肾小球基底膜和内皮细胞之间,使毛细血管呈双轨征。免疫病理检查常见IgG和C3呈颗粒状系膜区及毛细血管壁沉积。电镜下系膜区和内皮下可见电子致密物沉积(不选B)。微小病变型肾病:光镜下肾小球无明显病变,近端肾小管上皮细胞可见脂肪变性。免疫病理检查阴性。电镜下的特征性改变是广泛的肾小球脏层上皮细胞足突融合(不选C)。新月体肾炎:光镜下多数肾小球大新月体形成,病变早期为细胞新月体,后期为纤维新月体(不选D)。局灶节段性肾小球硬化:光镜下可见病变呈局灶、节段分布,表现为受累节段的硬化,相应的肾小管萎缩、肾间质纤维化。免疫荧光检查显示IgM和C3在肾小球受累节段呈团块状沉积。电镜下可见肾小球上皮细胞足突广泛融合、基底膜塌陷,系膜基质增多,电子致密物沉积(不选E)。

【教材定位】《实用内科学》P2007(第15版),《内科学》P472~473、P467、P471(第9版)。

【拓展】2017年考点:电镜下可见广泛的肾小球脏层上皮细胞足突融合,光镜下肾小球基本正常。该患者的病理类型为微小病变型肾病。

71.【参考答案】A。

【押题点】MODS的概念及发病机制。

【答案精析】MODS是指在多种急性致病因素所致机体原发病变的基础上,相继引发两个或两个以上器官同时或序贯出现的可逆性功能障碍(选A)。70%的MODS可由感染引起(不选B)。全身炎症反应失控是MODS发生的主要机制,而不是细胞凋亡(不选C)。肺为最易受累的器官(不选D)。MODS脏器功能受损或衰竭的发生并无固定顺序,往往因病因不同而各异(不选E)。

【教材定位】《实用内科学》P1418(第15版)。

72.【参考答案】C。

【押题点】缺铁性贫血的鉴别。

【答案精析】缺铁性贫血及铁粒幼细胞性贫血均为小细胞低色素性贫血,但缺铁性贫血是由造血原料的绝对缺乏导致的贮存铁不足(铁蛋白和含铁血黄素);而铁粒幼细胞贫血则是红细胞对铁的利用障碍导致的贫血,体内铁蓄积,故前者普鲁士蓝反应为阴性(骨髓小粒中无染色的含铁血黄素),而后者为阳性(选C,不选B)。铁粒幼细胞贫血的血清铁和铁饱和度增高,总铁结合力不低(不选A、E),而缺铁性贫血血清铁可正常或减低,铁饱和度通常减低。因两者均可导致血红素合成障碍,故红细胞内游离原卟啉均升高(不选D)。

【教材定位】《内科学》P542~543(第9版)。

【拓展】对比记忆,常作为题眼考诊断题。①缺铁性贫血:血清铁、转铁蛋白饱和度降低,总铁结合力升高。②铁粒幼细胞性贫血:血清铁高,铁蛋白升高,血清总铁结合力正常。

73.【参考答案】D。

【押题点】缺铁性贫血的病因和发病机制。

【答案精析】缺铁性贫血的病因:①需铁量增加而铁摄入不足。饮食中的含铁量较少属铁摄入不足(不选A)。对铁的需求较多、生长迅速均属需铁量增多(不选B、C)。②铁吸收障碍(不选E)。③铁的丢失过多,如消化性溃疡、胃肠道肿瘤、月经过多引起的慢性失血最为常见(选D)。

【教材定位】《实用内科学》P1691(第15版)。

【拓展】2022年考查过“缺铁性贫血的病因不包括进食肉食,不吃素食”;2016年考查过“肉的铁含量较高,适合缺铁性贫血患者食用”。

74.【参考答案】B。

【押题点】白血病的表现。

【答案精析】慢性粒细胞白血病指发生在造血干细胞的恶性骨髓增殖性肿瘤,主要涉及髓系,病程发展缓慢,脾脏多肿大,分为①慢性期:以脾大为显著特征,大多为巨脾;可有白细胞计数增多等。②加速期:常有发热、进行性体重下降、骨骼疼痛,逐渐出现贫血和出血,脾脏持续性或进行性肿大(选B)。绿色瘤多见于急性髓系白血病在眼部浸润出现,常累及骨膜,以眼眶部位最常见(不选A)。中枢神经系统浸润是白血病最常见的髓外浸润部位,可发生在任何白血病的各时期,但大多见于急性淋巴细胞白血病(不选C)。睾丸属于白血病的浸润器官,是仅次于中枢神经系统的白血病髓外复发部位,睾丸肿大多见于急性淋巴细胞白血病化疗缓解后的幼儿、青年(不选D)。纵隔淋巴结属于白血病的浸润器官,以急性淋巴细胞白血病较多见,纵隔淋巴结肿大常见于急性T淋巴细胞白血病(不选E)。

【教材定位】《内科学》P571、P577(第9版)。

【拓展】2021年考查过“淋巴瘤的特征性表现是无痛性淋巴结肿大”。

75.【参考答案】B。

【押题点】特发性血小板减少性紫癜的发病机制。

【答案精析】脾脏中的单核巨噬细胞可合成抗血小板抗体,自身抗体致敏的血小板被单核-巨噬细胞系统吞噬可造成血小板过度破坏。特发性血小板减少性紫癜患者脾切除有效(不选A、C、D、E)。

【教材定位】《内科学》P602、P614(第9版)。

76.【参考答案】B。

【押题点】代谢综合征的病因。

【答案精析】代谢综合征是指人体的蛋白质、脂肪、碳水化合物等物质发生代谢紊乱的病理状态,是一组复杂的代谢紊乱症候群,中心环节是胰岛素抵抗;胰岛素抵抗指胰岛素作用的靶器官(肝脏、肌肉等)对胰岛素敏感性降低,在疾病早期,机体为克服胰岛素抵抗,代偿性分泌过多胰岛素,引起高胰岛素血症(选B)。代谢综合征的核心环节是胰岛素抵抗,胰岛素抵抗通过多种直接或间接的机制参与代谢综合征相关疾病的发生:①2型糖尿病;②高血压病;③血脂异常;④血管内皮功能障碍;⑤血液凝溶异常;⑥慢性低度炎症状态(不选A、C、D、E)。

【教材定位】《内科学》P766(第9版)。

77.【参考答案】D。

【押题点】糖尿病口服降糖药的治疗。

【答案精析】根据题干信息,患者被诊断为糖尿病,体重指数60/(1.55×1.55)=25 kg/m^2,属于超重。二甲双胍是T2DM患者控制高血糖的一线用药,可抑制肝葡萄糖输出,改善外周组织对胰岛素的敏感性,不增加体重,适用于肥胖的糖尿病患者(选D)。格列喹酮具有促胰岛素分泌作用,主要选择应用于新诊断的T2DM非肥胖患者(不选A)。阿卡波糖为α-葡萄糖苷酶抑制药(AG),主要用于降低餐后高血糖(不选B)。达格列净为SGLT-2抑制药,单独使用,或与其他口服降糖药物及胰岛素联合使用治疗T2DM(不选C)。吡格列酮为噻唑烷二酮类(TZDs):可单独或与其他降糖药物合用治疗T2DM,尤其是肥胖、胰岛素抵抗明显者。与二甲双胍相比,吡格列酮为2型糖尿病伴有肥胖因素的一线治疗(不选E)。

【教材定位】《内科学》P737~739(第9版)。

78.【参考答案】B。

【押题点】糖尿病的病因和发病机制。

【答案精析】糖尿病微血管并发症的发病机制包括高血糖和终末糖基化产物、多元醇代谢旁路增强、己糖胺途径增强、蛋白激酶C激活、血流动力学改变(选B)。而炎症和免疫反应、胰岛素抵抗和高胰岛素血症、高血压和胰岛素或胰岛素原是糖尿病大血管并发症的发病机制(不选A、C、D、E)。

【教材定位】《内科学》P1082(第3版)。

79.【参考答案】C。

【押题点】甲亢的治疗方法。

【答案精析】甲亢患者发生突眼的病理基础为眶后淋巴组织浸润,成纤维细胞分泌大量黏多糖和糖胺聚糖在组织沉积,透明质酸增多,导致眼外肌和脂肪肿胀损伤而致。抗甲状腺药物可缓解突眼症状,不会引起突眼加重(选C)。粒细胞缺乏症的发生率约为0.7%,应定期检查,监测症状(不选A)。皮疹发生率为5%,发生严重皮疹反应时应停药(不选B)。丙硫氧嘧啶和甲巯咪唑都可引起药物性肝炎,导致中毒性肝病(不选D)。丙硫氧嘧啶可诱发抗中性粒细胞胞浆抗体(ANCA)阳性的小血管炎,随着用药时间延长,发生率会增加(不选E)。

【教材定位】《内科学》P681、P686(第9版)。

80.【参考答案】A。

【押题点】系统性红斑狼疮的辅助检查。

【答案精析】抗dsDNA抗体是诊断SLE的标记抗体之一,多出现在SLE的活动期,其滴度与疾病活动性密切相关;且与疾病的严重程度相关(选A)。抗Sm抗体是诊断SLE的标记抗体之一,抗SSA抗体与SLE中出现光过敏、血管炎、皮损、白细胞减少、平滑肌受累、新生儿狼疮等相关,但二者与系统性红斑狼疮活动性无关(不选B、E)。抗环瓜氨酸肽抗体在类风湿关节炎的诊断中有较大价值,系统性红斑狼疮一般为阴性(不选C)。抗Scl-70抗体是系统性硬化症的特异性抗体(不选D)。

【教材定位】《内科学》P817(第9版)。

【拓展】SLE相关抗体对比记忆,常考:①抗ds-DNA诊断系统性红斑狼疮的特异度为95%,敏感度为70%,与活动性及严重程度相关。②SLE诊断中敏感性最高的抗体是抗ANA抗体。③抗Sm抗体是诊断SLE的标记抗体,特异性为99%,但敏感性仅为25%,对SLE诊断价值最高的抗体为抗 Sm 抗体。

81.【参考答案】A。

【押题点】类风湿关节炎。

【答案精析】ACR 1987 年修订的 RA 分类标准：①晨僵；②≥3 个关节区的关节炎；③手关节炎；④对称性关节炎；⑤类风湿结节；⑥血清 RF 阳性；⑦影像学改变（选 A，不选 B、C、D、E）。

【教材定位】《内科学》P810（第 9 版）。

82.【参考答案】D。

【押题点】类风湿关节炎的病因和发病机制。

【答案精析】免疫紊乱是 RA 的主要发病机制，活化的 $CD4^+$T 细胞和 MHC-Ⅱ型阳性的抗原提呈细胞浸润关节滑膜。目前认为一些感染如细菌、支原体和病毒等可能通过被感染激活的 T、B 等淋巴细胞，分泌致炎因子，产生自身抗体，影响 RA 的发病和病情进展，感染因子的某些成分也可通过分子模拟导致自身免疫反应（选 D）。RA 的发病与遗传因素密切相关（不选 A）。雌激素浓度在滑液中的浓度异常升高、疲劳、精神刺激均未提及（不选 B、C、E）。

【教材定位】《内科学》P807（第 9 版）。

83.【参考答案】B。

【押题点】脑血管病。

【答案精析】脑出血最常见的病因为高血压合并细小动脉硬化，其机制为脑内细小动脉在长期高血压的作用下发生玻璃样变、纤维素样坏死而破裂所致（选 B，不选 A、C、D、E）。

【教材定位】《神经病学》P210（第 9 版）。

84.【参考答案】C。

【押题点】脑血管的解剖和危险因素。

【答案精析】缺血性脑血管病的危险因素：①高血压是最重要的可干预的危险因素，血压的高低与脑血管的情况有密切的关系（选 A）。②糖尿病是缺血性脑卒中的独立危险因素（不选 B）。③高脂血症。④吸烟会加速血管硬化，是脑血管病的危险因素之一（不选 D）。⑤感染会诱发脑血管疾病（不选 E）。饮酒为出血性脑血管病的危险因素（选 C）。

【教材定位】《神经病学》P220（第 8 版）。

85.【参考答案】C。

【押题点】面神经炎。

【答案精析】患者出现口角歪斜、不能闭目，伸舌偏向一侧，为周围性面瘫的临床表现，无其他神经系统阳性体征，考虑特发性面神经麻痹可能性大。蛋白-细胞分离现象是吉兰-巴雷综合征的特征性表现，吉兰-巴雷综合征多为双侧周围性面瘫，伴对称性四肢迟缓性瘫和感觉障碍（选 C）。特发性面神经麻痹在急性期的治疗原则是减轻面神经水肿，缓解神经受压（不选 A）。面神经炎：病因不明，目前认为本病与嗜神经病毒感染有关。从患者面神经外膜可分离出单纯疱疹病毒。推测该病可由疱疹病毒引起（不选 B）。鼓索以上面神经病变可出现同侧舌前 2/3 味觉消失（不选 D）。特发性面神经麻痹患者可见患侧闭眼时，眼球向外上方转动，露出白色巩膜，称为 Bell 征（不选 E，考查过）。

【教材定位】《神经病学》P390（第 8 版），《实用内科学》P2769（第 15 版）。

86.【参考答案】B。

【押题点】周围神经病的治疗要点。

【答案精析】面神经炎的治疗原则为改善局部循环、减轻面神经水肿，缓解神经受压。糖皮质激素有强大的抗炎作用，在急性炎症早期，糖皮质激素可通过降低毛细血管的通透性，减少炎症因子的释放等，减轻渗出、水肿（选 B）。

【教材定位】《神经病学》P390（第 8 版），《药理学》P330（第 9 版）。

87.【参考答案】D。

【押题点】肝炎病毒的种类及其抗原抗体系统。

【答案精析】抗 PreS1 为乙肝的保护性抗体（不选 A）；抗 PreS2 阳性见于乙肝急性期及恢复早期，提示 HBV 已被清除（不选 B）；HBsAg 是病毒感染的标志之一，不代表复制状态及预后（不选 C）；HBeAg 提示乙肝病毒复制活跃，具有较强的传染性（选 D）；HBcAg 用常规方法不能检出，阳性表示 HBV 处于复制状态，有传染性（不选 E）。

【教材定位】《传染病学》P39（第 9 版），《诊断学》P457（第 9 版）。

88.【参考答案】C。

【押题点】肺炎的临床症状及病因。

【答案精析】肺孢子菌属于真菌属，肺孢子菌肺炎是免疫功能低下患者最常见、最严重的机会性感染疾病（选 C）。鲍曼不动杆菌、铜绿假单胞菌、肺炎克雷伯菌是医院获得性肺炎常见的致病菌（不选 A、B、E）。腺病毒是社区获得性肺炎常见的病原体（不选 D）。

【教材定位】《内科学》P42、P57（第 9 版）。

89.【参考答案】B。

【押题点】流行性乙型脑炎的病原特点。

【答案精析】流行性乙型脑炎由乙脑病毒引起（选 B）。本病多见于 7—9 月（2012 年考点），南方稍早、北方稍迟（不选 E）。流行性脑脊髓膜炎为革兰氏阴性双球菌引起的脑炎，主要表现为剧烈头痛、频繁呕吐、皮肤黏膜瘀点瘀斑等（不选 A、C、D）。

【教材定位】《传染病学》P102、P207（第 9 版）。

【拓展】流行性乙型脑炎的三大主要症状是高热、抽搐、呼吸衰竭。

90.【参考答案】D。

【押题点】原发性肺结核的发病机制。

【答案精析】原发性肺结核多见于儿童（不选 B）；好发于上叶下部及下叶上部（不选 A）；4~6 周后免疫力形成，原发灶和肺门淋巴结炎消退，仅遗留钙化灶，90% 以上不治自愈（不选 C）；早期菌血症或干酪化病变侵及血管可演变为血行播散型结核病（不选 E）。当结核分枝杆菌首次侵入人体开始繁殖时，人体通过细胞介导的免疫系统对结核分枝杆菌产生特异性免疫，使原发病灶、肺门淋巴结和播散到全身各器官的结核分枝杆菌停止繁殖，原发病灶炎症迅速吸收或留下少量钙化灶，肿大的肺门淋巴结逐渐缩小、纤维化或钙化，播散到全身各器官的结核分枝杆菌大部分被消灭，但仍然有少量结核分枝杆菌没有被消灭，长期处于休眠期(选D)。

【教材定位】《实用内科学》P530(第15版)。

【拓展】结核分枝杆菌感染后，结核病的发病及演变取决于机体免疫力。

91.【参考答案】D。

【押题点】肺结核。

【答案精析】支气管扩张是指直径>2 mm中等大小的近端支气管，由于管壁的肌肉和弹性组织被破坏而出现的异常扩张，病变局部可闻及湿性啰音。肺结核多位于肺上叶，若引起支气管扩张，则湿啰音最常见于肩胛间区(选D)。而一般感染性病变的支气管扩张则多见于下叶，特别是左下叶，因为左支气管细长，与主支气管的夹角大，且受心脏血管压迫而引流不畅。左舌叶支气管开口接近下叶背段支气管，易被下叶感染所累及，故常见左下叶与舌叶支气管同时扩张。

【教材定位】《实用内科学》P531(第15版)。

【拓展】结核性支气管扩张的好发部位是上叶支气管。

92.【参考答案】C。

【押题点】急性有机磷杀虫剂中毒的发病机制。

【答案精析】OPI进入人体后，迅速与胆碱酯酶结合形成稳定的磷酰化胆碱酶，失去分解乙酰胆碱的能力，ACh大量蓄积于神经末梢，过度兴奋胆碱能神经，出现一系列毒蕈碱样、烟碱样和中枢神经系统症状(选C)。酪氨酸酶、丙酮酸脱氢酶、乙醇脱氢酶、乙醛脱氢酶均不与有机磷结合(不选A、B、D、E)。

【教材定位】《内科学》P883(第9版)。

【拓展】有机磷中毒的机制是抑制乙酰胆碱酯酶活性(2012年考点)，造成乙酰胆碱蓄积(2019年考点)。

93.【参考答案】B。

【押题点】有机磷中毒的临床表现。

【答案精析】急性有机磷杀虫剂中毒(AOPIP)是指OPI进入体内，抑制乙酰胆碱酯酶(AChE)活性，引起体内生理效应部位ACh大量蓄积，出现毒蕈碱样、烟碱样和中枢神经系统等中毒症状和体征，患者常死于呼吸衰竭(选B)。

【教材定位】《内科学》P882(第9版)。

94.【参考答案】E。

【押题点】水肿的临床表现。

【答案精析】长期禁食或吸收不良者会出现营养不良性水肿，其主要特征为全身性水肿，两侧对称，先见于下肢，尤以足背为显著，再逐渐蔓延全身，水肿出现之前往往先出现肌肉消瘦和体重减轻(不选A)。腹腔内先出现水肿是肝硬化肝功能失代偿期最显著的临床表现(不选B)。右心衰竭以体静脉淤血表现为主，其最典型的体征为水肿，水肿先出现在身体下垂部位，特征为对称性、下垂性、凹陷性水肿(不选C)。肾炎性水肿主要是肾小球滤过率下降，肾小管重吸收功能相对正常造成“球-管失衡”和肾小球滤过分数下降，导致水钠潴留而产生的水肿；多从颜面开始，多表现为晨起眼睑水肿及颜面水肿(不选D)。甲状腺功能减退症典型者可见黏液性水肿面容，表现为颜面、眼睑和手部皮肤水肿，少数病例出现胫前黏液性水肿(选E)。

【教材定位】《诊断学》P15(第9版)。

95.【参考答案】B。

【押题点】水肿的临床表现。

【答案精析】肝硬化肝功能失代偿期引起的水肿主要表现为腹腔积液，其形成的机制涉及：①门静脉高压；②低清蛋白血症；③有效循环血容量不足，肾血流减少，肾素-血管紧张素系统被激活，肾小球滤过率下降，排钠和排尿量减少；④继发性醛固酮增多和抗利尿激素增多；⑤肝淋巴量超过淋巴循环引流的能力(选B)。

【教材定位】《内科学》P407(第9版)。

96.【参考答案】A。

【押题点】肺炎的病因分类。

【答案精析】病毒性感染的临床表现以发热、头痛、全身酸痛、倦怠等全身症状突出，常在流行性感冒(简称流感)症状未消退时出现咳嗽、少痰、咽痛等呼吸道症状；白细胞计数通常正常、血沉通常在正常范围内，X线检查多表现为肺纹理增多、磨玻璃状阴性，小片状浸润或广泛浸润、实变等；单纯病毒感染应用抗生素无效，与题干信息符合(选A)。支原体感染主要见于儿童、青少年，也可见于成年人，起病缓慢，可在无症状期后出现干咳、发热等；实验室检查示血白细胞总数正常或略增多，以中性粒细胞为主，X线检查显示肺小叶多见的节段性分布的浸润影，与题干中X线检查表现不符(不选B)。肺炎链球菌感染后通常急性起病，伴有发热、咳嗽、咳痰、胸痛等症状，血白细胞计数增多，中性粒细胞多在80%以上，X线检查通常表现为大片炎症浸润阴影或实变影，且肺炎链球菌感染后口服头孢类抗生素大多可起效，与题干不符(不选C)。侵袭性肺曲霉病属于真菌感染的一种，肺组织破坏严重，症状以干咳、胸痛常见，可伴有咯血、呼吸困难，甚至呼吸衰竭等；X线检查表现为以胸膜为基底的多发楔形结节、肿块阴影或空洞，与题干不符(不选D)。金黄色葡萄球菌感染后通常急性起病，寒战、高热伴有咳嗽、脓性痰等症状；血常规示白细胞计数明显增多，中性粒细胞百分数增加，核左移；X线检查示肺段或肺叶的实变，与题干不符(不选E)。

【教材定位】《内科学》P47~49、P52、P55(第9版)。

97.【参考答案】B。

【押题点】肺炎的病因分类。

【答案精析】支原体感染主要见于儿童、青少年，也可见于成年人，起病缓慢，可在无症状期后出现干咳、发热等；实验室检查示血白细胞总数正常或略增多，以中性粒细胞为主，X线检查显示肺小叶多见的节段性分布的浸润影，肺炎支原体无细胞壁，所以对青霉素或头孢菌素类抗生素无效，与题干中信息符合(选B)。病毒性感染的临床表现以发热、头痛、全身酸痛、倦怠等全身症状突出，常在流感症状未消退时出现咳嗽、少痰、咽痛等呼吸道症状；白细胞计数通常正常、血沉通常在正常范围内，X线检查多表现为肺纹理增多、磨玻璃状阴性，小片状浸润或广泛浸润、实变等；单纯病毒感染应用抗生素无效，与题干信息不符（不选A）。肺炎链球菌感染后通常急性起病，伴有发热、咳嗽、咳痰、胸痛等症状，血白细胞计数增多，中性粒细胞多在80%以上，X线检查通常表现为大片炎症浸润阴影或实变影，且肺炎链球菌感染后口服头孢类抗生素大多可起效，与题干不符（不选C）。侵袭性肺曲霉病属于真菌感染的一种，肺组织破坏严重，症状以干咳、胸痛常见，可伴有咯血、呼吸困难，甚至呼吸衰竭等；X线检查表现为以胸膜为基底的多发楔形结节、肿块阴影或空洞，与题干不符（不选D）。金黄色葡萄球菌感染后通常急性起病，寒战、高热伴有咳嗽、脓性痰等症状；血常规示白细胞计数明显增多，中性粒细胞百分数增加，核左移，X线检查示肺段或肺叶的实变，与题干不符（不选E）。

【教材定位】《内科学》P48～49、P52、P47、P55（第9版）。

98.【参考答案】E。

【押题点】肾病综合征的诊断要点：各类型病理特点。

【答案精析】系膜毛细血管性肾小球肾炎：光镜下可见双轨征，好发于青少年，几乎所有本类型患者均伴有血尿，50%～70%的病例血清C3持续降低，对提示本病有重要意义（选E）。微小病变型肾病主要见于儿童原发性肾病综合征，典型的临床表现为蛋白尿、水肿、高血压，90%的病例对糖皮质激素敏感，血清补体无特异性变化（不选A）。系膜增生性肾小球肾炎好发于青少年，可以急性肾炎综合征起病，另外，多数患者对激素、细胞毒性药物有良好的反应，血清补体无特异性变化（不选B）。膜性肾病主要见于中老年，易发生血栓栓塞并发症，肾静脉血栓的发生率为40%～50%，血清补体无特异性变化（不选C）。局灶节段性肾小球硬化以青少年多见，主要的临床特点是大量蛋白尿及肾病综合征，约3/4的患者伴有血尿，血清补体无特异性变化（不选D）。

【教材定位】《内科学》P471～473（第9版）。

99.【参考答案】B。

【押题点】肾病综合征。

【答案精析】系膜增生性肾小球肾炎在我国发病率高，约占原发性肾病综合征的30%（选B）。微小病变型肾病占成人原发性肾病综合征的5%～10%，主要见于儿童（不选A）。膜性肾病约占我国原发性肾病综合征的20%，主要见于中老年（不选C）。局灶节段性肾小球硬化占原发性肾病综合征的20%～25%（不选D）。系膜毛细血管性肾小球肾炎占我国原发性肾病综合征的10%～20%（不选E）。

【教材定位】《内科学》P471～473（第9版）。

【拓展】2016年考点：系膜增生性肾小球肾炎在免疫病理检查下可分为两类，IgA肾病以IgA沉积为主，非IgA系膜增生性肾小球肾炎以IgG或IgM沉积为主。

100.【参考答案】C。

【押题点】肾病综合征的特点。

【答案精析】膜性肾病好发于中老年，以男性多见，易发生血栓栓塞并发症，肾静脉血栓发生率为40%～50%。因此，膜性肾病患者如有突然发生腰痛、肋腹痛，伴血尿、蛋白尿加重，肾功能损害，应注意肾静脉血栓形成（选C）。微小病变型肾病、系膜增生性肾小球肾炎、局灶节段性肾小球硬化、系膜毛细血管性肾小球肾炎均属于肾病综合征，也会发生血栓栓塞，但不如膜性肾病常见（不选A、B、D、E）。

【教材定位】《内科学》P472（第9版）。

【拓展】血尿不明显的肾脏疾病也是膜性肾病。

基础知识卷三答案与解析

1.【参考答案】B。

【押题点】发热的热型。

【答案精析】弛张热又称败血症热型，体温常在39 ℃以上，波动幅度大，24 h波动超过2 ℃，但都在正常水平以上。常见于败血症、风湿热、重症肺结核及化脓性炎症等(选B)。布鲁氏菌病为波状热(不选A)。大叶性肺炎为稽留热(不选C)。霍奇金淋巴瘤为回归热(不选D)。疟疾为间歇热(不选E)。

【教材定位】《诊断学》P10(第9版)。

2.【参考答案】A。

【押题点】发热热型的临床表现。

【答案精析】稽留热：体温波动在39~40 ℃或以上的高水平，达数天或数周，24 h内体温波动范围<1 ℃(选A)。弛张热：体温常在39 ℃以上，波动幅度大，24 h内体温波动范围超过2 ℃。与题干不符(不选B)。间歇热：体温骤升，达高峰后持续数小时，又迅速降至正常水平，无热期可持续1天至数天，高热期和无热期反复交替出现。与题干不符(不选C)。波状热：体温逐渐上升，达39 ℃或以上，数天后又逐渐下降至正常水平，数天后又逐渐升高，反复多次。与题干不符(不选D)。回归热：体温急剧上升，达39 ℃或以上，数天后又骤然下降至正常水平，与题干不符(不选E)。

【教材定位】《诊断学》P10(第9版)。

3.【参考答案】B。

【押题点】热型。

【答案精析】间歇热：体温骤升，达高峰后持续数小时，又迅速降至正常水平，无热期(间歇期)可持续1天至数天，高热期与无热期反复交替出现(不选A)。弛张热又称败血症热型。体温常在39 ℃以上，波动幅度大，24 h内体温波动范围超过2 ℃，但都在正常水平以上。常见于败血症、风湿热、重症肺结核及化脓性炎症等(选B)。稽留热是指体温恒定地维持在39~40 ℃或以上的高水平，达数天或数周，24 h内体温波动范围不超过1 ℃(不选C)。不规则热是发热的体温曲线无一定规律(不选D)。波状热是体温逐渐上升达39 ℃或以上，数天后又逐渐下降至正常水平，持续数天后又逐渐升高，如此反复多次(不选E)。

【教材定位】《诊断学》P10(第9版)。

【拓展】各种热型的特点都要记清楚，都可能考查。

4.【参考答案】C。

【押题点】发热的发生机制。

【答案精析】病原微生物为外源性致热原，不能通过血脑屏障直接作用于体温调节中枢，而是通过激活血液中的中性粒细胞、嗜酸性粒细胞和单核-巨噬细胞系统使其产生并释放内源性致热原引起发热(选C)。A、B、D、E选项均可通过血脑屏障直接作用于体温调节中枢的体温调定点，使调定点上升，产热增多(不选A、B、D、E)。

【教材定位】《诊断学》P8(第9版)。

5.【参考答案】C。

【押题点】咳嗽的临床表现。

【答案精析】右侧胸膜性疼痛+X线检查示右侧胸腔积液+CT肺实质正常=渗出性胸膜炎。胸膜疾病可表现为干性咳嗽。犬吠样咳嗽：咳嗽时音调特殊，持续2~3 min方能缓解，多见于急性会厌炎、小儿急性喉炎(不选A)。刺激性咳嗽：多见于非感染性原因导致的咳嗽，痰液量减少，类似干咳，其原因可见于气道过敏性痉挛、气道或肺部占位性病变、刺激性气体吸入等(不选B)。干咳指咳嗽无痰或痰量极少，常见病因包括急性或慢性咽喉炎、急性支气管炎、胸膜疾病、原发性肺动脉高压等(选C)。阻塞性咳嗽：各种因素导致的呼吸道阻塞引起的咳嗽，如气管异物等(不选D)。带金属调咳嗽：常由纵隔肿瘤、主动脉瘤或支气管癌直接压迫气管所致(不选E)。

【教材定位】《诊断学》P17(第9版)。

6.【参考答案】B。

【押题点】咯血的病因。

【答案精析】引起咯血的病因。①呼吸系统疾病：肺结核、支气管扩张、肺癌、肺脓肿等(不选A、C)。②心血管系统疾病：风湿性心脏病、二尖瓣狭窄、肺动脉高压、肺栓塞等(不选D)。③其他疾病：血友病、白血病、尿毒症、DIC及子宫内膜异位症等(不选E)。纵隔肿瘤通常不出现咯血症状(选B)。

【教材定位】《诊断学》P19(第9版)。

7.【参考答案】B。

【押题点】发绀的发生机制。

【答案精析】当毛细血管内的还原血红蛋白超过50 g/L时，皮肤黏膜可出现发绀(选B)。

【教材定位】《诊断学》P20(第9版)。

8.【参考答案】D。

【押题点】胸痛的临床表现。

【答案精析】心绞痛和急性心肌梗死胸痛的发病部位

基本相同，在胸骨中上段之后；硝酸甘油可缓解心绞痛，对急性心肌梗死常无效；两者均为压榨性或窒息性胸痛，但急性心肌梗死较剧烈（选 D，不选 A、E）。心绞痛发作及急性心肌梗死发作均可在劳累后诱发（不选 B）。心绞痛疼痛发作较急性心肌梗死频繁（不选 C）。

【教材定位】《诊断学》P24（第 9 版）。

9.【参考答案】C。

【押题点】呼吸困难的临床表现。

【答案精析】夜间阵发性呼吸困难：患者入睡后突然因憋气而惊醒，被迫取坐位，多于端坐休息后缓解。其发生机制除睡眠平卧时血液重新分配使肺血量增加外，夜间迷走神经张力增加、小支气管收缩、横膈抬高、肺活量减少等也是促发因素，常见于左心功能不全（选 C）。右心衰竭常见的是体循环淤血的体征（不选 D）。胸腔积液时肺组织受到压缩，肺活量减少，胸腔积液为限制性通气功能障碍，慢性阻塞性肺疾病表现为阻塞性通气功能障碍，但都不会发生夜间阵发性呼吸困难（不选 B、E）。呼吸困难是心包积液时最突出的症状，可能与支气管、肺、大血管受压引起肺淤血有关。呼吸困难严重时，患者可呈端坐呼吸，身体前倾、呼吸浅速、面色苍白，可有发绀（不选 A）。

【教材定位】《诊断学》P22（第 9 版）。

【拓展】往年考查过左心衰竭时呼吸困难的机制为肺淤血；右心衰竭时呼吸困难的机制为淤血性肝大等使呼吸运动受限而减少肺交换面积。

10.【参考答案】B。

【押题点】呕吐的常见病因。

【答案精析】中枢性呕吐是指各种因素如精神、心理因素，化学物质刺激（如药物中毒、细菌毒素等），机械性刺激（脑出血、脑肿瘤、脑炎等引起颅内压增高）直接刺激呕吐中枢而引起呕吐（不选 A）。反射性呕吐是周围性呕吐的一种类型。其特点为：有恶心先兆，吐后不感到轻松，胃虽已排空但仍干呕不止；主要有肠鸣音亢进、肠型等急性肠梗阻表现，腹肌紧张、压痛、反跳痛等急腹症表现，见于腹腔器官的炎症（如阑尾炎、胆囊炎、胰腺炎、腹膜炎）、胆道蛔虫病、肠梗阻（选 B）。神经性呕吐指一组自发或故意诱发反复呕吐的精神障碍，呕吐物为刚吃进的食物；神经性厌食指个体通过节食等手段，有意造成并维持体重明显低于正常标准为特征的一种进食障碍（不选 C）。前庭障碍性呕吐不属于中枢性呕吐，可见于晕动症、梅尼埃病、迷路炎（不选 D）。

【教材定位】《诊断学》P26（第 9 版）。

11.【参考答案】B。

【押题点】腹泻的发生机制。

【答案精析】分泌性腹泻系肠道分泌大量液体超过肠黏膜吸收能力所致，包括霍乱、细菌性痢疾、胃肠道内分泌肿瘤、肠产毒性大肠杆菌等（不选 A、C、D）。甲亢所致的腹泻属于动力性腹泻，由肠蠕动亢进致肠内食糜停留时间缩短，未被充分吸收所致（选 B）。血管活性肠肽为从小肠黏膜提取的一种直链肽，对肠液的分泌具有很强的促进作用，其值升高可导致分泌性腹泻（不选 E）。

【教材定位】《诊断学》P34（第 9 版）。

【拓展】记清腹泻的机制分类、特点、常见疾病，都考查过。

12.【参考答案】A。

【押题点】腹泻的病因。

【答案精析】出血坏死性肠炎：出血量稍多者呈洗肉水样，甚至可呈鲜血状或暗红色血块。粪便无黏液和脓液，有特殊的腥臭味（选 A）。霍乱的粪便性质为由泥浆样或水样，含粪质、有黏液，迅速转变为米泔水样便或洗肉水样便，无粪质、无粪臭、稍有鱼腥味（不选 B）。典型的细菌性痢疾一般为黏液脓血便（不选 C）。副溶血性弧菌所致肠炎多数为黄水样或黄糊便，少数呈典型的血水或洗肉水样便，一般无恶臭（不选 D）。阿米巴痢疾一般为暗红色果酱样便，有腥臭味（不选 E）。

【教材定位】《传染病学》P177、P183、P185（第 9 版），《实用内科学》P456、P1552（第 15 版）。

13.【参考答案】B。

【押题点】便血的不同出血量的病理生理改变。

【答案精析】消化道出血的病情严重程度与失血量呈正相关，每日消化道出血>5 mL，大便隐血试验阳性（选 B）；每日出血量超过 50 mL，可出现黑便；胃内积血量>250 mL 可引起呕血；出血量<400 mL 时，多不引起全身症状，>400 mL 时可出现头晕、心悸、乏力等全身症状；短时间内出血量>1000 mL 时，可出现休克。

【教材定位】《内科学》P451（第 9 版）。

【拓展】解析中不同出血量对应的表现都要记住，都会考查。

14.【参考答案】D。

【押题点】黄疸的实验室及其他检查。

【答案精析】B 超检查是发现胆道梗阻的首选方法（不选 A）。CT 能显示肝的位置、胆管扩张及肝脏肥大、萎缩的变化，可以了解结石在肝胆中的分布情况（不选 B）。腹部磁共振可检查胆总管下段结石，是否伴有胆道梗阻（不选 C）。放射性核素检查可使肝脏显像，肝内的库普弗氏细胞吞噬放射性胶体颗粒，肝实质得到显影，对诊断肝脏是否病变有一定意义。应用“198 金”或“99 锝”肝扫描可了解肝内有无占位性病变。用“131 碘玫瑰红扫描对鉴别肝外阻塞性黄疸与肝细胞性黄疸有一定帮助”（选 D）。腹部 X 线检查可发现胆道结石、胰腺钙化等（不选 E）。

【教材定位】《诊断学》P39（第 9 版）。

15.【参考答案】D。

【押题点】腹水的常见病因。

【答案精析】漏出液多为非炎性积液，常为双侧性，如充血性心力衰竭导致毛细血管流体静压升高和水钠潴留形成漏出液（不选 A）；肝硬化和肾病综合征造成血浆胶体渗透压降低（不选 B、C）；丝虫病、肿瘤压迫等导致淋巴回流障碍（不选 E）。渗出液多为炎性积液，常为单侧性，结核性与其他细菌性感染，恶性肿瘤，血液、胆汁、胰液和胃液等刺激均可造成渗出液（选 D）。

【教材定位】《诊断学》P325(第9版)。

16.【参考答案】A。

【押题点】Budd-Chiari综合征。

【答案精析】巴德-吉亚利综合征也名布-加综合征(Budd-Chiari综合征)。它指的是由肝静脉或其开口以上的下腔静脉阻塞引起的以门静脉高压或门静脉和下腔静脉高压为特征的一组疾病。所以其肝大的表现是由门静脉高压或门静脉和下腔静脉高压引起的肝淤血导致的,并非代谢异常、肿瘤、血液病或中毒导致(选A,不选B、C、D、E)。

【教材定位】《外科学》P429(第9版)。

17.【参考答案】C。

【押题点】淋巴结检查。

【答案精析】全身淋巴结肿大可见于感染性疾病,如布鲁氏菌病、传染性单核细胞增多症、AIDS等(不选D);亦见于血液系统疾病及结缔组织病,如白血病、SLE、干燥综合征(SS)、结节病等(不选A、B、E)。食管癌一般不会引起全身淋巴结肿大,其转移常引起左锁骨上窝淋巴结肿大(选C)。

【教材定位】《诊断学》P101(第9版)。

【拓展】2021年考查过"再生障碍性贫血不会引起淋巴结肿大",这种选非题重点还是记住正确的选项。

18.【参考答案】D。

【押题点】腹部检查。

【答案精析】脾脏轻度肿大常见于急慢性肝炎、伤寒、粟粒性结核、急性疟疾、感染性心内膜炎、败血症等;中度肿大常见于肝硬化、特发性非硬化性门静脉高压症、疟疾后遗症、慢性淋巴细胞白血病、慢性溶血性黄疸、淋巴瘤、SLE等;高度肿大常见于慢性粒细胞白血病、黑热病、慢性疟疾、骨髓纤维化等(不选A、B、E),还可见于脾脏囊肿、寄生虫病等(不选C)。再生障碍性贫血(AA)是一种可能由不同病因和机制引起的骨髓造血功能衰竭症,临床表现为贫血、感染、出血,无肝、脾及淋巴结肿大(选D)。

【教材定位】《诊断学》P182(第9版),《内科学》P602(第9版)。

【拓展】2020年考查过Budd-Chiari综合征(布-加综合征)是淤血性脾大。

19.【参考答案】D。

【押题点】多尿、少尿、无尿的定义及临床意义。

【答案精析】多尿常见的原因有:①内分泌代谢障碍,如糖尿病、原发性甲状旁腺功能亢进症、原发性醛固酮增多症及垂体性尿崩症等(不选B、E)。②肾脏疾病,如肾性尿崩症、慢性肾炎、肾小球硬化等(不选C)。③精神因素,如精神性多饮(不选A)。而慢性肾衰竭及急性间质性肾炎可导致少尿(选D)。

【教材定位】《诊断学》P46(第9版)。

20.【参考答案】B。

【押题点】尿路刺激征的概念及临床意义。

【答案精析】尿路刺激征的主要原因是尿路感染(不选A)。肿瘤,如膀胱癌、前列腺癌等,可引起膀胱容量减少性尿频、尿急、阻塞性尿痛等尿路刺激症状(选B)。大量饮水、使用利尿药也会出现尿频(不选C)。神经源性膀胱常引起尿急、尿频(不选D)。尿道梗阻会引起尿路刺激征,还会导致排尿困难(不选E)。

【教材定位】《诊断学》P45(第9版)。

21.【参考答案】C。

【押题点】血尿的临床意义。

【答案精析】血尿伴膀胱刺激症状是泌尿系统感染的基本特征(不选A);血尿伴尿路刺激征、腰痛、畏寒发热最多见于急性肾盂肾炎(不选B);无症状血尿常见于IgA肾病(选C);血尿与年龄、性别相关,不同年龄、性别血尿原因不同(不选D);血尿伴发热可见于流行性出血热、泌尿系感染等(不选E)。

【教材定位】《诊断学》P44(第9版)。

22.【参考答案】A。

【押题点】血尿的鉴别及临床意义。

【答案精析】血尿患者应进一步完善尿红细胞形态学检测。肾小球源性血尿:由于红细胞通过病理改变的肾小球基膜时受到挤压损伤,其后在漫长的各段肾小管中受到不同pH的影响,会出现多形性红细胞变化,而非肾小球源性血尿:多由毛细血管破裂引起出血,红细胞不通过肾小球基膜,未受到上述过程的影响,因此形态完全正常,呈均一性(选A)。

【教材定位】《诊断学》P317(第9版)。

【拓展】2022年考点:尿红细胞学检测示红细胞形态发生改变,棘形红细胞>5%或尿中红细胞以变异型红细胞为主,可判断为肾小球源性血尿。

23.【参考答案】A。

【押题点】头痛的常见病因。

【答案精析】偏头痛是临床常见的原发性头痛,其特征是发作性、多为偏侧、中重度、搏动样头痛,一般持续4~72 h,可伴有恶心、呕吐,声、光刺激或日常活动均可加重头痛,处于安静环境、休息可缓解,中青年期为发病高峰,以女性多见,通常有遗传背景。结合病史,本题首先考虑偏头痛(选A)。脑肿瘤、脑血管畸形也可产生头痛,但大部分病例有局灶性神经功能缺失或刺激症状,其诊断也需要依靠影像学检查(不选B、C)。患者,青年女性,此年龄段高血压较少见;通常高血压性头痛可表现为双侧搏动性头痛(不选D)。功能性头痛很少伴有恶心、呕吐(不选E)。

【教材定位】《神经病学》P174(第8版)。

【拓展】2023年考查了"偏头痛的典型类型是先兆偏头痛"。

24.【参考答案】C。

【押题点】意识障碍的临床表现。

【答案精析】中度昏迷:对周围事物及各种刺激均无反应,对剧烈刺激可出现防御反射。角膜反射减弱,瞳孔对光反射迟钝,眼球无转动(选C)。意识模糊是指患者能保持简单的精神活动,但对时间、地点、人物的定向能力发生障碍(不选 A)。嗜睡为程度最轻的意识障碍，患者陷入持续的睡眠状态，但可被唤醒，并能正确回答和作出各种反应(不选 B)。浅昏迷对声、光刺激无反应，对疼痛刺激可作出防御反应，角膜反射及瞳孔对光反射均存在(不选 E)。深昏迷时浅深反射均消失，对各种刺激全无反应(不选 D)。

【教材定位】《诊断学》P61(第 9 版)。

【拓展】题目可以出现不同的意识障碍表现，进而考查类型，不一定是中度昏迷，各类型要对比记忆。

25.【参考答案】E。

【押题点】一般检查。

【答案精析】糖尿病患者常并发动脉粥样硬化，动脉粥样硬化常侵犯肢体动脉，造成肢体动脉硬化。肢体动脉硬化患者常因下肢突发酸痛乏力，被迫停止行进，休息缓解后方能继续行进，即间歇性跛行(选 E)。慌张步态见于帕金森病患者(不选 A)。剪刀步态是由双下肢肌张力增高所致，见于脑性瘫痪与截瘫患者(不选 B)。蹒跚步态见于大骨节病、佝偻病、进行性肌营养不良或先天性双侧髋关节脱位等(不选 C)。跨阈步态是由踝部肌肉、肌腱松弛，患足下垂所致，见于腓总神经麻痹(不选 D)。

【教材定位】《诊断学》P94(第 9 版)，《内科学》P731(第 9 版)。

【拓展】2019 年还考查过帕金森病的步态。

26.【参考答案】D。

【押题点】正常淋巴结。

【答案精析】淋巴结分布于全身，一般体格检查仅能检查身体各部表浅的淋巴结。正常情况下，淋巴结较小，直径多为 0.2~0.5 cm，质地柔软，表面光滑，与毗邻组织无黏连，不易触及，亦无压痛。符合正常淋巴结的特点(选 D)。浅表淋巴结正常时较小，直径多为 0.2~0.5 cm(不选 A)。质地柔软，表面光滑(不选 B)。与毗邻组织无黏连(不选 C)。无压痛(不选 E)。

【教材定位】《诊断学》P98(第 9 版)。

27.【参考答案】B。

【押题点】皮肤检查。

【答案精析】检查皮肤弹性时，常选取手背或上臂内侧部位，以拇指和示指将皮肤提起，松手后如皮肤皱褶迅速平复为弹性正常，如皱褶平复缓慢为弹性减弱。手背或上臂内侧部位选取较方便，且受皮下脂肪分布个体化差异影响较小(选 B)。

【教材定位】《诊断学》P96(第 9 版)。

28.【参考答案】C。

【押题点】淋巴结检查。

【答案精析】头部淋巴结检查顺序：耳前、耳后、枕部、颌下、颏下、颈前、颈后、锁骨上(不选 D、E)。上肢淋巴结检查顺序：先腋窝、后滑车上(选 C)；腋窝淋巴结按照腋尖群、中央群、胸肌群、肩胛下和外侧群顺序(不选 A)；下肢淋巴结的检查顺序是腹股沟淋巴结(先查上群、后查下群)、腘窝淋巴结(不选 B)。

【教材定位】《诊断学》P101(第 9 版)。

29.【参考答案】C。

【押题点】扁桃体肿大分度。

【答案精析】扁桃体肿大分三度：Ⅰ度为不超过腭咽弓者，Ⅱ度为超过腭咽弓而不达到咽后壁中线者，Ⅲ度为达到或超过咽后壁中线者。题干扁桃体超过腭咽弓，但不超过咽后壁中线(选 C)。“扁桃体高度肿大”无此说法，属于扰项(不选 A)。扁桃体Ⅰ度肿大为不超过腭咽弓者，与题干不符(不选 B)。扁桃体Ⅲ度肿大为达到或超过咽后壁中线者，与题干不符(不选 D)。无“扁桃体中度肿大”的说法，属于扰项(不选 E)。

【教材定位】《诊断学》P112(第 9 版)。

【拓展】2021 年还考查过“甲状腺肿大超过胸锁乳突肌为Ⅲ度肿大”。

30.【参考答案】B。

【押题点】眼球检查。

【答案精析】眼球运动实际上是检查六条眼外肌的运动功能，医生将目标物(棉签或手指)放置于受试者眼前 30~40 cm 的位置，嘱受试者头部固定，眼球随目标物移动，一般顺序为左、左上、左下、右、右上、右下(选 B)。

【教材定位】《诊断学》P106(第 9 版)。

31.【参考答案】E。

【押题点】胸部检查：视诊。

【答案精析】胸廓呈扁平状，其前后径不及左右径的一半，见于瘦长体型者，亦见于慢性消耗性疾病，如肺结核等(选 E)。正常成年人胸廓前后径较左右径为短，两者比例约为 1∶1.5(不选 A)。桶状胸：胸廓前后径增加，有时与左右径几乎相等，甚或超过左右径，呈圆筒状(不选 B)。鸡胸：胸廓的前后径略长于左右径，上下距离较短，胸骨下端常较突，胸廓前侧壁肋骨凹陷(不选 C)。漏斗胸：胸骨剑突处显著凹陷，形似漏斗(不选 D)。

【教材定位】《诊断学》P122~123(第 9 版)。

32.【参考答案】E。

【押题点】肺部检查：叩诊。

【答案精析】肺张力减弱而含气量增多时，如慢性阻塞性肺疾病等，叩诊呈过清音(选 E)。清音为正常肺脏的叩诊音(牢记!)(不选 A)。肺内空腔性病变如其腔径为 3~4 cm 或以上，且靠近胸壁时，如空洞型肺结核、液化的肺脓肿和肺囊肿等，以及胸膜腔积气，如气胸时，叩诊可呈鼓音(不选 B)。在肺泡壁松弛，肺泡含气量减少的情况下，如肺不张、肺炎充血期或消散期和肺水肿等，局部叩诊时可呈现一种兼有浊音和鼓音特点的混合性叩诊音，称为浊鼓音(不选 C)。肺部大面积含气量减少的病变，如肺炎、肺不张、肺结核、肺梗死、肺水肿及肺硬化等，肺内不含气的占位病变，如肺肿瘤、肺棘球蚴病或囊虫病、未液化的肺脓肿等，以及胸腔积液、胸膜增厚等病变，叩诊呈浊音或实音(不选 D)。

【教材定位】《诊断学》P133(第 9 版)。

【拓展】肺部各种叩诊音及对应疾病都要记清楚(包括正常情况)，都会考查。

33.【参考答案】C。

【押题点】呼吸困难的发生机制。

【答案精析】重度贫血引起的呼吸困难称为血源性呼吸困难，多由红细胞携氧量减少，血氧含量降低所致，氧输送障碍引起的呼吸困难见于化学毒物中毒，如一氧化碳中毒、亚硝酸盐和苯胺类中毒，属于中毒性呼吸困难(不选A)。呼气性呼吸困难常见于慢支喘息型、慢性阻塞性肺疾病、支气管哮喘等(选C)。吸气性呼吸困难常见于喉部、气管、大支气管的狭窄和阻塞(不选B)。急性左心衰竭的典型表现为夜间阵发性呼吸困难、端坐呼吸、粉红色泡沫样痰(不选D)。Kussmaul呼吸(酸中毒大呼吸)常见于糖尿病酮症酸中毒、尿毒症等(不选E)。

【教材定位】《诊断学》P21(第9版)。

34.【参考答案】B。

【押题点】肺部叩诊。

【答案精析】在肺泡壁松弛，肺泡含气量减少的情况下，如肺不张、肺炎充血期或消散期和肺水肿等，局部叩诊时可呈现一种兼有浊音和鼓音特点的混合性叩诊音，称为浊鼓音(选B)。空洞型肺结核叩诊可呈鼓音(不选A)。胸膜肥厚叩诊呈浊音或实音(不选C)。肺气肿叩诊呈过清音(不选D)。气胸叩诊为鼓音(不选E)。张力性气胸患者，叩诊时局部虽呈鼓音，但因具有金属性回响，又称空瓮音 。

【教材定位】《诊断学》P133(第9版)。

35.【参考答案】A。

【押题点】体格检查心脏听诊中，心音的改变及其临床意义。

【答案精析】左束支传导阻滞时可有第二心音的反常分裂(主动脉瓣关闭迟于肺动脉瓣，吸气时分裂变窄，呼气时变宽)或收缩期前奔马律。完全性左束支传导阻滞时，主动脉瓣关闭迟于肺动脉瓣，发生S2反常分裂(选A)。S2生理性分裂常见于青少年，肺动脉瓣关闭迟于主动脉瓣关闭(不选B)。S2通常分裂常见于某些让右心室排血时间延长的情况，如二尖瓣狭窄伴肺动脉高压、肺动脉瓣狭窄；也可见于左心室射血时间缩短，使主动脉瓣关闭时间提前，如二尖瓣狭窄、室间隔缺损等(不选C)。S2固定分裂指S2分裂不受吸气、呼气影响，常见于房间隔缺损(不选D)。S1分裂常不受呼吸影响(不选E)。

【教材定位】《内科学》P264(第3版)，《诊断学》P151(第9版)。

36.【参考答案】C。

【押题点】心音听诊特点。

【答案精析】第三心音(S3)仰卧位时较清楚。第三心音认为是由心室快速充盈的血流自心房冲击室壁，使心室壁、腱索和乳头肌突然紧张、振动所致，高抬下肢时回心血量增加，心室快速充盈，第三心音增强，坐位或立位时回心血量减少，心室充盈减慢，第三心音减弱或消失(选C)。第一心音音调低钝，强度较响，在心尖部最响(不选A)。第二心音音调较高而脆，在心底部最响(不选B)。第四心音一般听不到，如听到第四心音，属病理性(不选D)。一次心动周期可产生四个心音，无“第五心音”的说法(不选E)。

【教材定位】《诊断学》P149(第9版)。

【拓展】本题原题为B型题，另外三问为“心尖区听诊最清晰的心音是(选A)”“心底部听诊最清晰的心音是(选B)”“高抬下肢可增强、坐位或立位可减弱或消失的心音是(选C)”。

37.【参考答案】D。

【押题点】奇脉的临床意义。

【答案精析】奇脉是指吸气时脉搏明显减弱或消失，系左心室搏血量减少所致。当有心脏压塞时，脉搏可减弱或出现奇脉。大量心包积液时可出现心脏压塞，脉压减小，出现奇脉(选D)。提示左心功能不全的脉搏多为交替脉，系节律规则而强弱交替的脉搏，一般认为系左心室收缩力强弱交替所致，为左心室心力衰竭的重要体征之一(不选A)。二尖瓣狭窄最重要且有特征性的表现是心尖区低调舒张中晚期隆隆样杂音(不选B)。高血压是以体循环动脉血压增高为特征，一般不出现奇脉(不选C)。主动脉瓣关闭不全：由于舒张压下降，脉压增大，可出现周围血管体征，不会出现奇脉(不选E)。

【教材定位】《诊断学》P160(第9版)。

【拓展】奇脉常作为错误选项在其他考点里出现，如2021年考查了“不属于周围血管征的是奇脉”“脉压增大出现的体征不包括奇脉”。

38.【参考答案】C。

【押题点】心脏检查的听诊。

【答案精析】产生大炮音的条件是心房及心室几乎同时发生收缩才有可能。完全性房室传导阻滞时，当出现心房和心室同时收缩时，心室收缩正好即刻出现在心房收缩之后，心室在相对未完全舒张和未被血液充分充盈的情况下，二尖瓣位置较低，心室收缩使二尖瓣快速而有力地大幅度关闭，使第一心音增强，又称大炮音(选C)。甲状腺功能亢进症：由于心肌收缩力增强、心动过速，可使第一心音增强，但并不会闻及大炮音(不选A)。心房扑动分为固定比例传导及不固定比例传导；固定比例传导时听诊可闻及心率增快；不固定比例传导可闻及心律绝对不齐但并不会闻及大炮音(不选B)。二尖瓣狭窄、P-R间期缩短时，心室充盈减少，二尖瓣位置较低，可使第一心音增强，但并不会闻及大炮音(不选D、E)。

【教材定位】《诊断学》P150(第9版)。

39.【参考答案】C。

【押题点】心脏听诊。

【答案精析】二尖瓣狭窄的特征性杂音：心尖区舒张中晚期低调的隆隆样杂音，呈递增型，局限，左侧卧位明显，运动或用力呼气可使其增强，常伴舒张期震颤，房颤时杂音可不典型(选C)。二尖瓣关闭不全：心尖区可闻及响亮粗糙、音调较高的3/6级及以上全收缩期吹风样杂音，向左腋下和左肩胛下区传导(不选A)。主动脉瓣关闭不全：主动脉瓣区舒张期杂音，为一高调递减型叹气样杂音，舒张早期出现，坐位、前倾位呼气末明显，向心尖部传导(不选 B)。肺动脉瓣狭窄：在胸骨左缘第 2 肋间有一响亮的收缩期喷射性杂音，传导广泛，可传及颈部、整个心前区甚至背部，常伴有震颤(不选 D)。三尖瓣狭窄：局限于胸骨左缘第 4、5 肋间、低调隆隆样，深吸气末杂音增强(不选 E)。

【教材定位】《诊断学》P157~158(第 9 版)。

40.【参考答案】C。

【押题点】心脏瓣膜病的临床表现和诊断。

【答案精析】根据题干信息，患者有风湿性心脏病二尖瓣疾病病史，肺底水泡音，并有肝大和下肢水肿(体循环淤滞)，考虑存在心力衰竭。心力衰竭患者，结合 P-R 间期延长及明显心动过速，考虑心脏听诊可听到重叠型奔马律。当患者出现舒张早期奔马律和舒张晚期奔马律时，心率有明显增快，超过 120 次/min，两者相互重叠，形成重叠型奔马律(选 C)。舒张早期奔马律提示有严重器质性心脏病，常见于心力衰竭、急性心肌梗死、重症心肌炎与扩张型心肌病等。根据舒张早期奔马律不同来源又可分为左心室奔马律和右心室奔马律。因患者心力衰竭、心率增快和 P-R 间期延长，考虑患者同时存在舒张早期奔马律和舒张晚期奔马律，故不考虑左心室奔马律(不选 A)。右心室奔马律是舒张早期奔马律之一。因患者心力衰竭、心率增快和 P-R 间期延长，考虑患者同时存在舒张早期奔马律和舒张晚期奔马律，故不考虑右心室奔马律(不选 B)。当同时存在舒张早期和舒张晚期奔马律，且心率<120 次/min 时，听诊呈 4 个音，称为四音律，又称火车头奔马律。而患者心率 130 次/min，与火车头奔马律心率不符合(不选 D)。房性奔马律，即舒张晚期奔马律，多见于阻力负荷过重引起心室肥厚的心脏病，如高血压性心脏病、肥厚型心肌病、主动脉瓣狭窄等。因患者心力衰竭、心率增快和 P-R 间期延长，考虑患者同时存在舒张早期奔马律和舒张晚期奔马律，故不考虑舒张晚期奔马律(不选 E)。

【教材定位】《内科学》P174~176(第 9 版)，《诊断学》P152~153(第 9 版)。

41.【参考答案】A。

【押题点】脾脏触诊的体位。

【答案精析】在脾脏轻度肿大而仰卧位不易触到时，可嘱患者取右侧卧位，左下肢屈曲，右下肢伸直，此时用双手触诊则容易触到(选 A)。

【教材定位】《诊断学》P181(第 9 版)。

42.【参考答案】E。

【押题点】腹部叩诊。

【答案精析】脾的正常叩诊浊音区位于左侧腋中线第 9 肋间与第 11 肋间，4~7 cm(不选 A)；内脏下垂或左侧胸腔积液、积气时，膈下降可使脾脏移位，另触诊左侧肋弓下触及包块时需与增大的左肾、肿大的肝左叶鉴别(不选 B)；脾脏的触诊需用双手触诊、取仰卧或右侧卧位，排除同侧肾的位置及发育异常(不选 C)；轻度肿大指的是脾缘不超过肋缘下 2 cm(2019、2021 年考查过)；中度肿大指的是超过肋缘下 2 cm，在脐水平线以上；高度肿大，即巨脾，指的是超过脐水平线或前正中线(不选 D)；正常情况下，脾的前方不超过腋前线(选 E)。

【教材定位】《诊断学》P175(第 9 版)。

【拓展】解析中 D 选项的脾肿大各度都要记清楚，考查过 5 次以上。

43.【参考答案】D。

【押题点】腹部视诊。

【答案精析】肝硬化腹腔积液患者表现为腹部弥漫性膨隆，平卧时腹壁松弛，液体下沉于腹腔两侧致侧腹壁明显膨出，腹部外形呈扁而宽，称为蛙腹(选 D)；全腹膨隆的患者，腹膜有炎症或肿瘤浸润时，腹部常呈尖凸型，称为尖腹(不选 E)。腹部局限性膨隆常是因为脏器肿大、腹内肿瘤或炎性肿块、胃或肠胀气以及腹壁上的肿物和疝等(不选 A)。全腹凹陷的患者见于消瘦和脱水者，严重时前腹壁凹陷几乎贴近脊柱，肋弓、髂嵴和耻骨联合显露，使腹外形如舟状，称舟状腹(不选 C)。健康正常人腹平坦(不选 B)。

【教材定位】《诊断学》P169~171(第 9 版)。

【拓展】2018 年还考查过“提示有少量腹水存在的体征是水坑征呈阳性”。

44.【参考答案】E。

【押题点】脊柱压痛。

【答案精析】脊柱压痛的检查方法：患者取端坐位，身体稍向前倾，检查者以右手拇指从枕骨粗隆开始，自上而下逐个按压脊柱棘突和椎旁肌肉，如有压痛，提示压痛部位可能有病变。若椎旁肌有压痛，常为腰背肌纤维炎或劳损(不选 A、B、C)。胸腰椎病变如结核、椎间盘突出、外伤或骨折，均在相应脊椎棘突有压痛(不选 D)。L1~3 脊神经后支穿过横突的肌筋膜行于横突背侧，其中 L2 脊神经后外侧支正好紧贴 L3 横突下行，L3 横突损伤时，局部可有压痛，并沿大腿向下肢放射(选 E)。

【教材定位】《诊断学》P202(第 9 版)。

45.【参考答案】B。

【押题点】神经系统检查。

【答案精析】颈强直：患者取仰卧位，检查者一手托患者枕部，另一手置于胸前作屈颈动作，阳性表现为被动屈颈运动检查时感觉到抵抗力增强(不选 A)。Brudzinski 征：患者取仰卧位，下肢自然伸直，检查者一手托患者枕部，一手置于患者胸前，然后使患者头部前屈；阳性表现为两侧膝关节和髋关节屈曲(选 B)。Kernig 征：患者取仰卧位，一侧下肢髋、膝关节屈曲成直角，检查者将其小腿抬高伸膝，如伸膝受阻且伴疼痛与屈肌痉挛则为阳性(不选 C)。Oppenheim 征：检查者用拇指和示指沿患者胫骨前缘用力由上向下滑，阳性表现为踇趾背屈，余趾扇形展开(不选 D)。Babinski 征：患者取仰卧位，下肢伸直，用竹签沿患者足底外侧缘轻划，由后向前至小趾近跟部，并转向内侧，阳性反应同 Oppenheim 征(不选 E)。

【教材定位】《诊断学》P218~219(第 9 版)。

【拓展】2022 年考查了 Romberg 征，又称闭目难立征，嘱患者双足并拢站立，双手向前伸平，闭目，观察其姿势平衡；2019年考查了Babinski征的阳性表现；2012年考查了属于脑膜刺激征的是布鲁津斯基征。

46.【参考答案】B。

【押题点】慢性阻塞性肺疾病的病因和发病机制。

【答案精析】COPD是慢性阻塞性肺疾病，属于阻塞性通气功能障碍，残气量(RV)增加(选B)。TLC是肺总量，慢性阻塞性肺疾病时TLC正常或增加(不选A)。MMEF是最大呼气中期流速，慢性阻塞性肺疾病时MMEF减低(不选C)。VC是肺活量，慢性阻塞性肺疾病时VC减低，表示肺过度充气(不选D)。慢性阻塞性肺疾病时有持续性气流受限，判断标准为吸入支气管扩张剂后，第一秒用力呼气容积(FEV_1)/用力肺活量(FVC)<70%(不选E)。

【教材定位】《内科学》P23(第9版)。

【拓展】①E选项内容考查过多次，要记清楚数字；②COPD明确诊断首选的检查是肺功能检查。

47.【参考答案】E。

【押题点】COPD的发病机制。

【答案精析】感染是COPD急性加重最常见的病因，但不属于COPD的发病机制(选E)。COPD的发病机制如下。①炎症机制：多种炎症细胞释放多种生物活性物质，引起慢性黏液高分泌状态并破坏肺实质(不选A)。②蛋白酶-抗蛋白酶失衡机制：蛋白酶增多或抗蛋白酶不足均可导致组织结构破坏，产生肺气肿(不选B)。③氧化应激机制：氧化应激导致细胞功能障碍或细胞死亡，破坏细胞外基质；引起蛋白酶-抗蛋白酶失衡；促进炎症反应(不选C)。④其他机制：如自主神经功能失调、营养不良、气温变化等。上述机制共同作用，产生小气道病变与肺气肿病变，造成慢性阻塞性肺疾病特征性的持续性气流受限。气道、肺实质和肺血管的慢性炎症是慢性阻塞性肺疾病的特征性改变。小气道慢性炎症时，细胞浸润、黏膜充血和水肿等使管壁增厚，分泌物增多，可使管腔狭窄，呼吸道阻力增加(不选D)。

【教材定位】《内科学》P21~22(第9版)。

48.【参考答案】D。

【押题点】支气管哮喘的发病机制。

【答案精析】肺泡弹性回缩力下降是造成慢性阻塞性肺疾病持续性气流受限的原因(选D)。哮喘的发病机制为气道免疫-炎症机制、神经调节机制及其相互作用。气道慢性炎症作为哮喘的基本特征，表现为气道上皮下肥大细胞、嗜酸性粒细胞、巨噬细胞、淋巴细胞及中性粒细胞等的浸润，以及气道黏膜下组织水肿、微血管通透性增加、支气管平滑肌痉挛、纤毛上皮细胞脱落、杯状细胞增殖及气道分泌物增加等病理改变(不选A、B、C、E)。

【教材定位】《内科学》P22、P28(第9版)。

49.【参考答案】D。

【押题点】支气管哮喘的发病机制。

【答案精析】哮喘患者β肾上腺素受体功能低下，而患者对吸入组胺和乙酰甲胆碱的气道反应性显著增高则提示存在胆碱能神经张力的增加(不选E)。α型受体与儿茶酚胺结合产生的平滑肌效应主要为血管收缩、瞳孔扩散、子宫收缩、虹膜辐散状收缩等(不选A)。β受体兴奋所引起的反应为支气管扩张、血管扩张等(不选B)。M2受体兴奋后舒张支气管(选D)。M3受体兴奋后引起支气管平滑肌收缩，M1受体与M3类似(不选C)。

【教材定位】《内科学》P29(第9版)，《药理学》P45(第9版)。

50.【参考答案】E。

【押题点】抗生素的特点。

【答案精析】氨基糖苷类药物对G^-杆菌作用强大，其主要不良反应为肾毒性、耳毒性，所以老年人、肾脏疾病、休克脱水患者禁用(选E)。万古霉素主要用于G^+菌所致的严重感染，应用后可出现脸、颈、躯干上部斑丘样红斑，还可伴有寒战、高热、瘙痒等症状，称为红人综合征，是万古霉素应用后发生率最高的不良反应(不选A)。氟喹诺酮类药物可影响软骨发育，会使所有年龄段患者的肌腱炎和肌腱断裂的风险增加，肌腱炎和肌腱断裂可发生在用药后数小时或数天，或结束治疗后几个月，使用后应避免剧烈的体力活动。孕妇、未成年儿童避免使用，哺乳期女性及重症肌无力患者避免使用。如果患者出现疼痛、水肿、肌腱炎症或肌腱断裂时，应立即停用(不选B)。青霉素过敏者未必不能应用头孢菌素类药物。也就是说，虽然青霉素过敏的患者对头孢菌素过敏的风险是增加的，但并不是绝对不能用头孢菌素类药物，应该还需要了解该患者青霉素过敏反应的类型及严重程度；头孢菌素类药物说明书里特别提到："对青霉素类抗生素有过敏既往史者慎用""有青霉素过敏性休克或即刻反应者，不宜再选用头孢菌素类"(不选C)。碳青霉烯类药属于G^-方面顶级的药物，属于超广谱抗生素，主要应用于危重症的感染(不选D)。

【教材定位】《内科学》P41(第9版)。

【拓展】各种常见抗生素的不良反应要记清，还考查过"服用抗生素后出现恶心、呕吐、腹泻、腹痛，最有可能的药物是红霉素"。

51.【参考答案】B。

【押题点】呼吸衰竭的诊断标准。

【答案精析】Ⅱ型呼吸衰竭的诊断标准为$PaCO_2>50$ mmHg，$PaO_2<60$ mmHg(选B)。$PaCO_2>50$ mmHg，$PaO_2>60$ mmHg，提示氧分压正常，二氧化碳增多，未达呼吸衰竭标准(不选A)。$PaCO_2<50$ mmHg，$PaO_2<60$ mmHg为Ⅰ型呼吸衰竭的血气分析特点(不选C)。$PaCO_2<50$ mmHg，$PaO_2>60$ mmHg为血气分析的正常标准(不选D)。$PaCO_2>50$ mmHg，$PaO_2<50$ mmHg，提示已出现Ⅱ型呼吸衰竭，但非诊断标准，$PaO_2<60$ mmHg即可(不选E)。

【教材定位】《内科学》P135(第9版)。

【拓展】①2022年考查了"调整机械通气参数的主要依据是PaO_2"；②2019年考查了"发生2型呼吸衰竭时，适宜给予的氧流量流速为1~3 L/min"。

52.【参考答案】E。

【押题点】心力衰竭的病理生理。

【答案精析】肾上腺素为α、β肾上腺素受体激动药，可激动血管平滑肌上的α受体，导致血管收缩；同时，肾上腺素有升高血压的作用，故可增加心脏后负荷（选E）。呋塞米能迅速增加全身静脉血容量，降低左心室充盈压，减轻肺淤血，也能够通过利尿降低容量，所以降低心脏前负荷（不选A）。硝普钠的作用为降低心脏前后负荷。

【教材定位】《药理学》P81、P212（第9版）。

53.【参考答案】C。

【押题点】心力衰竭的病因和诱因。

【答案精析】心律失常，尤其是快速型心律失常，如阵发性心动过速、心房颤动等，均可使心脏负荷增加，心排血量减低而导致心力衰竭（不选A）。肺栓塞时，若大动脉栓塞会引起急性右心衰竭，甚至突然死亡（不选B）。病毒性上呼吸道感染和肺部感染是诱发心力衰竭的最常见诱因，感染除可直接损害心肌外，发热使心率增快也会加重心脏的负荷（选C）。贫血或大出血使心肌缺血缺氧，心率增快，心脏负荷加重，心衰加重（不选D）。输液（或输血过快或过量）液体或钠的输入量过多，血容量突然增加，心脏负荷过重而诱发心力衰竭（不选E）。

【教材定位】《内科学》P164（第9版）。

54.【参考答案】A。

【押题点】高血压病的病因。

【答案精析】该患者发现血压升高时已有蛋白尿、血尿和肌酐清除率下降，符合肾实质性高血压的特点，考虑肾实质性高血压可能性大（选A）。肾血管性高血压是单侧或双侧肾动脉主干或分支狭窄引起的高血压，查体可在上腹部或背部肋脊角处闻及血管杂音。该患者证据不足，暂不考虑（不选B）。原发性高血压以老年人常见，长期持续高血压可导致慢性肾衰竭。该患者为青年患者，男性，发现高血压时即有肾功能受损，不考虑原发性高血压（不选C）。在未经治疗的原发性高血压患者中，约1%为急进型高血压，也可有发病前病程不一的缓进型高血压病。症状和头痛等明显，发展迅速，出现视网膜病变和肾衰竭。该患者既往无高血压病史，暂不考虑急进型高血压（不选D）。嗜铬细胞瘤典型的发作表现为阵发性血压升高伴心动过速、头痛、出汗、面色苍白。该患者不符合嗜铬细胞瘤的发病特点，暂不考虑（不选E）。

【教材定位】《内科学》P247、P259～260（第9版），《实用内科学》P1001（第15版）。

55.【参考答案】D。

【押题点】高血压的发病机制。

【答案精析】激素机制：肾素-血管紧张素-醛固酮系统（RAAS）激活。经典的RAAS包括：肾小球入球动脉的球旁细胞分泌肾素，激活从肝脏产生的血管紧张素原，生成血管紧张素Ⅰ，然后经肺循环的转化酶生成血管紧张素Ⅱ。ATⅡ是RAAS的主要效应物质，作用于血管紧张素Ⅱ受体，使小动脉平滑肌收缩，刺激肾上腺皮质球状带分泌醛固酮，通过交感神经末梢突触前膜的正反馈使去甲肾上腺素分泌增加，这些作用均可使血压升高（不选A、B、C、E）。组织中RAAS对心脏、血管的功能和结构所起的作用，可能在高血压发生和维持中有更大的影响（选D）。

【教材定位】《内科学》P249（第9版）。

56.【参考答案】A。

【押题点】心绞痛的发病机制。

【答案精析】午夜至上午8点之间发作心绞痛，伴心电图一过性ST段抬高，可直接确立诊断为冠状动脉痉挛（早先称为变异型心绞痛）。根据题干信息，患者清晨发病，胸痛伴有一过性ST段抬高，自行恢复，考虑为冠状动脉痉挛引起（选A）。急性ST段抬高型心肌梗死的发病机制为在冠脉不稳定斑块破裂、糜烂基础上继发血栓形成，导致冠状动脉血管持续、完全闭塞（不选B）。冠状动脉粥样硬化性心脏病的发病机制为受累血管脂质积聚、纤维组织增生和钙质沉着，并有动脉中层的逐渐退变和钙化，在此基础上形成粥样斑块、冠脉狭窄或者斑块破裂（不选C、D、E）。

【教材定位】《内科学》P213、P234、P245（第9版）。

57.【参考答案】A。

【押题点】心绞痛的发病机制。

【答案精析】稳定型心绞痛患者的冠状动脉造影显示有1、2或3支冠脉管腔直径减少>70%的病变者分别各占25%左右，5%～10%有左冠脉主干狭窄，其余约15%患者无显著狭窄。在劳力、情绪激动、饱食、受寒等情况下，心脏负荷突然增加，使心率增快、心肌张力和心肌收缩力增加等而致心肌氧耗量增加，而狭窄冠状动脉的供血不能相应地增加以满足心肌对血液的需求时，即可引起心绞痛（选A）。动脉粥样硬化斑块破裂、出血、溃疡和糜烂后，血小板聚集及不同程度的血栓形成是不稳定型心绞痛（UA）和非ST段抬高型心肌梗死（NSTEMI）的发病机制（不选B）。冠脉痉挛、收缩，远端血管栓塞导致冠脉管腔狭窄程度的急剧加重为冠状动脉痉挛（不选C）。短暂的反复缺血发作可对心肌起到保护作用以减少心肌坏死范围或延缓心肌死亡是心肌预适应的发病机制（不选D）。心肌功能下调以减少能量消耗，以维持心肌细胞的存活，避免心肌坏死；当供血恢复后，心肌功能可完全恢复正常的过程，称为心肌冬眠（不选E）。

【教材定位】《内科学》P219（第9版）。

58.【参考答案】C。

【押题点】心脏听诊。

【答案精析】风湿性心脏病患者最易导致二尖瓣狭窄，而二尖瓣狭窄后，左心房压力增高，可使肺动脉压力增高，严重肺动脉高压时，由于肺动脉及其瓣环的扩张，导致相对性肺动脉瓣关闭不全，因而在胸骨左缘第2肋间可闻及叹气样舒张期杂音；另外，右心室扩大会导致相对性三尖瓣关闭不全，可出现胸骨左缘第4、5肋间闻及全收缩期吹风样杂音（选C）。

【教材定位】《内科学》P288（第9版）。

59.【参考答案】E。

【押题点】抗心律失常治疗要点：药物分类。

【答案精析】洋地黄类、腺苷、异丙肾上腺素等药物虽然也有抗心律失常作用，但不属于Vaughan Williams分类的药物（选E）。临床上常用的抗心律失常药物根据

Vaughan Williams 分类可分为四类。Ⅰ类：钠通道阻滞药，可分为Ⅰa 类，包括奎尼丁；Ⅰb 类，包括美西律、苯妥英钠等；Ⅰc 类，包括氟卡尼、普罗帕酮等。Ⅱ类：β 肾上腺素能受体拮抗药：包括酒石酸美托洛尔等。Ⅲ类：钾通道阻滞药，包括胺碘酮等。Ⅳ类：钙通道阻滞药，包括维拉帕米、地尔硫䓬等(不选 A、B、C、D)。

【教材定位】《内科学》P205(第 9 版)。

【拓展】每类的代表药物都要记清楚，2022 年考查过美西律属于Ⅰb 类抗心律失常药物。

60.【参考答案】C。

【押题点】肝硬化的病理。

【答案精析】肝硬化的典型病理学特征为假小叶形成(选 C)。肝细胞坏死、肝纤维化、肝脏体积缩小、中央静脉缺如都为肝硬化的病理学特点，但非典型特征(不选 A、B、D、E)。

【教材定位】《内科学》P406(第 9 版)。

61.【参考答案】A。

【押题点】肝硬化的病理生理。

【答案精析】门脉性肝硬化时，门脉压力增加，脾脏由于慢性淤血，脾索纤维增生而轻、中度肿大，脾肿大时可伴脾功能亢进，全血细胞减少(选 A)。B、C、D、E 选项均不是根本机制(不选 A、B、C、D)。

【教材定位】《内科学》P406(第 9 版)。

62.【参考答案】D。

【押题点】腹痛的临床表现。

【答案精析】消化性溃疡患者有与进餐相关的节律性上腹痛，餐后痛多见于胃溃疡，饥饿痛或夜间痛、进餐缓解多见于十二指肠溃疡(选 D，不选 B)。急性胰腺炎：腹痛常较剧烈，多位于中左上腹甚至全腹，部分患者腹痛向背部放射(不选 A)。反流性食管炎：典型症状为反流和烧心，常发生于餐后 1 h，卧位、弯腰或腹内压增高时可加重(不选 C)。胆囊结石的典型表现为胆绞痛，疼痛位于上腹部或右上腹部，呈阵发性，或者持续疼痛阵发性加剧，可向肩胛部和背部放射，多伴恶心、呕吐，常发生在饱餐、进食油腻食物后(不选 E)。

【教材定位】《内科学》P347、P359、P422、P431(第 9 版)。

63.【参考答案】D。

【押题点】消化性溃疡的发病机制。

【答案精析】胃黏膜屏障包括上皮前的碳酸氢盐黏液凝胶层；上皮的紧密连接、上皮间淋巴细胞；上皮后的丰富毛细血管网(为自身提供足够的营养)。另外，前列环素 E、一氧化碳、表皮生长因子等均参与复杂的胃黏膜屏障功能调节(选 D)。COX 为花生四烯酸的显著限速酶，COX 抑制药能够导致黏膜正常再生的前列腺素 E 不足，黏膜修复障碍，造成糜烂、出血(不选 A)。胃黏膜的固有腺体中肥大细胞能够分泌组胺，主要作用为弥散至壁细胞，刺激其分泌胃酸，并非屏障保护(不选 B)。5-羟色胺能够增强上消化道蠕动，对胃排空有促进作用，并非屏障保护(不选 C)。胃酸是胃泌酸腺分泌的，主要作用是激活胃蛋白酶原等，并非胃黏膜屏障(不选 E)。

【教材定位】《内科学》P340~341、P353(第 9 版)。

【拓展】2012 年考查过"不具有胃黏膜保护作用的是胃蛋白酶"。

64.【参考答案】E。

【押题点】上消化道出血的病因。

【答案精析】感冒药多含有非甾体抗炎药成分，非甾体抗炎药通过抑制 COX-1，导致维持黏膜正常再生的前列腺素 E 不足，黏膜修复障碍，出现糜烂和出血，表现为急性糜烂出血性胃炎(选 E)。食管-胃底静脉曲张破裂多有肝硬化病史，多伴有肝功能减退和门静脉高压的表现(不选 A)。消化性溃疡常表现为反复或周期发作的上腹痛，呈慢性病程(不选 B)。胃癌的高发年龄段为 55~70 岁，临床症状可有体重减轻、上腹痛等(不选 C)。食管贲门黏膜撕裂伤主要见于剧烈呕吐导致胃内压升高而引起的黏膜撕裂(不选 D)。

【教材定位】《实用内科学》P1491(第 15 版)，《内科学》P353、P359、P365、P407(第 9 版)。

65.【参考答案】E。

【押题点】上消化道出血。

【答案精析】上消化道出血临床上表现为呕血还是便血以及血的颜色，主要取决于出血的速度和出血量的多少，而出血的部位高低是相对次要的(选 E)。呕血是上消化道出血的特征性表现，出血部位在幽门以近，出血量大者常有呕血，出血量少则可无呕血；黑便呈柏油样，黏稠而发亮，多见于上消化道出血，高位小肠出血乃至右半结肠出血，如血在肠腔停留较久亦可呈柏油样(不选 A、C、D)。幽门以上的出血易导致呕血，幽门以下的出血易导致便血。但如果出血量小，血液在胃内未引起恶心、呕吐，则血液通常从肠道排出。反之，如果出血很急、量多，幽门以下的血液也可反流到胃，引起呕血(不选 B)。

【教材定位】《内科学》P450(第 9 版)。

66.【参考答案】C。

【押题点】急性胰腺炎的病因和发病机制。

【答案精析】正常胰腺分泌的消化酶有两种形式：一种是有生物活性的酶，如淀粉酶、脂肪酶(选 C)；另一种是以前体或酶原形式存在的无活性的酶，如胰蛋白酶原、糜蛋白酶原、磷脂酶原 A、弹力蛋白酶原、激肽酶原和胰舒血管素原等(不选 A、B、D、E)。

【教材定位】《内科学》P577(第 3 版)。

【拓展】2012 年考查过"急性胰腺炎发病时，能够造成脂蛋白破坏的是磷脂酶 A""急性胰腺炎发病时，介导胰腺出血、坏死的是弹力蛋白酶"。

67.【参考答案】C。

【押题点】泌尿系感染的辅助检查。

【答案精析】尿细菌培养对诊断尿路感染有重要价值。可采用清洁中段尿、导尿及膀胱穿刺尿做细菌培养。细菌培养菌落数≥10^5 Cfu/mL，为有意义菌尿(选 C)。

【教材定位】《内科学》P494(第 9 版)。

【拓展】尿培养的革兰氏阳性球菌菌落计数不低于

1000 个/mL 才有诊断意义。

68.【参考答案】A。

【押题点】泌尿系感染的常见致病细菌。

【答案精析】革兰氏阴性杆菌为尿路感染最常见的致病菌，其中以大肠埃希菌最为常见，占非复杂尿路感染的75%~90%，其次为肺炎克雷伯菌、变形杆菌、柠檬酸杆菌属等(选 A，不选 C、D)。5%~15%的尿路感染由革兰氏阳性细菌引起，主要是肠球菌和凝固酶阴性的葡萄球菌(不选 B、E)。大肠埃希菌最常见于无症状性细菌尿、非复杂性尿路感染或首次发生的尿路感染。

【教材定位】《内科学》P491(第 9 版)。

69.【参考答案】D。

【押题点】肾衰竭的病因和发病机制。

【答案精析】慢性肾脏病的病因主要包括：糖尿病肾病、高血压肾小动脉硬化、原发性与继发性肾小球肾炎、肾小管间质疾病、肾血管疾病、遗传性肾病(多囊肾病、遗传性肾炎)等(不选 A、C、E)。在发达国家，糖尿病肾病、高血压肾小动脉硬化是慢性肾衰竭的主要原因；在中国等发展中国家，慢性肾衰竭的最常见病因仍是原发性肾小球肾炎(选 D)。未提及结缔组织疾病性肾损伤(不选 B)。

【教材定位】《内科学》P518(第 9 版)。

70.【参考答案】B。

【押题点】多器官功能衰竭的临床表现。

【答案精析】多器官功能衰竭是指机体在经受严重损害(如严重疾病、外伤、手术、感染等)后，发生两个或两个以上器官功能衰竭的综合征。发生多器官功能衰竭时，肺的灌注和缺氧可损伤肺毛细血管内的内皮细胞和肺泡上皮细胞。内皮细胞损伤可致血管通透性增加，造成肺间质水肿，肺泡上皮细胞受损可影响表面活性物质的生成，使肺泡表面张力升高。因此，最先受累的器官是肺(选 B)。心脏、胃肠道、肝脏、肾脏均可受累，但非最先受累的器官(不选 A、C、D、E)。

【教材定位】《病理生理学》P279~281(第 9 版)。

71.【参考答案】E。

【押题点】缺铁性贫血的铁代谢。

【答案精析】患者常感胃灼热，近期解黑便，考虑上消化道出血。查 Hb<60 g/L，红细胞平均体积 73 fl(<80 fl)，平均血红蛋白浓度 0.28(<0.32)，为小细胞低色素性贫血，考虑为上消化道出血导致铁丢失过多，从而出现缺铁性贫血。缺铁性贫血的铁代谢结果为：血清铁低于 8.95 μmol/L，总铁结合力升高(大于 64.44 μmol/L)，转铁蛋白饱和度降低(小于 15%)(选 E)。慢性病贫血为慢性炎症、感染或肿瘤等引起的铁代谢异常性贫血，表现为血清铁降低，总铁结合力降低，血清铁蛋白增高(不选 A)。地中海贫血的病因是遗传性珠蛋白合成障碍，由某个或多个珠蛋白基因异常引起一种或一种以上珠蛋白肽链合成减少或缺乏，导致珠蛋白链比例失衡，使正常血红蛋白合成不足和过剩的珠蛋白肽链在红细胞内聚集形成不稳定产物，可引起血清铁增高，总铁结合力正常，血清铁蛋白正常或增高(不选 B)。

【教材定位】《内科学》P542、P555(第 9 版)，《实用内科学》P1728(第 15 版)。

72.【参考答案】C。

【押题点】缺铁性贫血。

【答案精析】贫血时，红细胞内的 2，3-二磷酸甘油酸的产生和浓度增高，使红细胞在组织内释放的氧增多，减轻了缺氧的状态，因而红细胞内的 2，3-二磷酸甘油酸浓度降低不符合贫血时机体的代偿现象(选 C)。A、B、D、E 选项均是机体的代偿现象(不选 A、B、D、E)。

【教材定位】《内科学》P539(第 9 版)。

73.【参考答案】B。

【押题点】白血病的辅助检查：特异性核型。

【答案精析】M3 型白血病指急性早幼粒细胞白血病，特征性染色体异常为 t(15；17)(q22；q12)，可应用维 A 酸剂及砷剂治疗(选 B)。t(11；14)(p13；q11)主要见于急性淋巴细胞白血病(不选 A)。t(9；22)(q34；q11)又称费城染色体，是慢性粒细胞白血病的特征性染色体变化(不选 C)。t(11；19)(q23；p13)主要见于急性单核细胞白血病(M5)(不选 D)。t(3；5)(q25；q34)主要见于急性红白血病(M6)(不选 E)。

【教材定位】《内科学》P570、P572~573、P577(第 9 版)。

【拓展】M2 的异常染色体为 t(8；21)(q22；q22)。

74.【参考答案】C。

【押题点】急性白血病的概述。

【答案精析】我国白血病的发病率为(3~4)/10 万。我国急性白血病(AL)比慢性白血病(CL)多见(约 5.5：1)，其中 AML 最多(1.62/10 万)，其次为 ALL(0.69/10 万)，CML(0.39/10 万)，CLL 少见(0.05/10 万)(选 C，不选 A、B、D)。骨髓增生异常综合征不属于急性白血病(不选 E)。

【教材定位】《内科学》P568(第 9 版)。

75.【参考答案】B。

【押题点】特发性血小板减少性紫癜的病因和发病机制。

【答案精析】原发性免疫性血小板减少症既往也称为特发性血小板减少性紫癜，该病的发生是由于患者对自身血小板抗原免疫失耐受，产生体液免疫和细胞免疫介导的血小板过度破坏与血小板生成受抑，进而导致血小板减少(选 B)。自身抗体还可损伤巨核细胞或抑制巨核细胞释放血小板，造成血小板生成不足；另外，$CD8^+$细胞毒 T 细胞可通过抑制巨核细胞凋亡，使血小板生成障碍(不选 C)。该病常表现为反复的皮肤黏膜出血和内脏出血，不表现为血小板血栓形成(不选 A)，骨髓纤维化造成不是特发性血小板减少性紫癜的病因(不选 D)。该病的血小板功能一般正常(不选 E)。

【教材定位】《内科学》614(第 9 版)。

76.【参考答案】D。

【押题点】糖尿病的临床症状：视网膜病变的分期。

【答案精析】糖尿病视网膜病变分为六期：Ⅰ期，微血管瘤、小出血点；Ⅱ期，出现硬性渗出；Ⅲ期，出现棉絮状软性渗出；Ⅳ期，新生血管形成，玻璃体积血；Ⅴ期，纤维血管增殖、玻璃体机化；Ⅵ期，牵拉性视网膜脱离、失明；根据题干信息，患者纤维血管增殖、玻璃体机化，属于Ⅴ期(选 D)。

【教材定位】《内科学》P731(第 9 版)。

【拓展】2019 年考点：糖尿病患者血糖控制正常后出现视力模糊的原因是晶体渗透压改变(晶状体屈光度改变)而不是视网膜病变。

77.【参考答案】A。

【押题点】高渗性非酮症糖尿病昏迷。

【答案精析】根据题干信息，患者意识不清，血浆渗透压(mOsm/L) = 2×(Na^+ + K^+) + 血糖 = 155×2+33. 6 = 343. 6 mmol/L。血糖达到或超过 33. 3 mmol/L(一般为 33. 3～66. 8 mmol/L)，有效血浆渗透压达到或超过 320 mOsm/L(一般为 320～430 mOsm/L)可诊断高渗性昏迷(选 A)。血钠正常或增高。尿酮阴性或弱阳性，一般无明显酸中毒。糖尿病酮症酸中毒患者呼吸深快，呼气中有烂苹果味(丙酮)，如血糖>11 mmol/L 伴酮尿和酮血症，血 pH<7. 3 和(或)血碳酸氢根<15 mmol/L 可诊断。题干信息无明确酸中毒的临床表现及辅助检查(不选 B)。中毒性菌痢脑型(呼吸衰竭型)患者可出现剧烈头痛、频繁呕吐、烦躁、惊厥、昏迷、瞳孔不等大、对光反射消失等，严重者可出现中枢性呼吸衰竭等临床表现。题干中无黏液脓血便等细菌性痢疾的信息(不选 C)。脑卒中典型表位为一侧肢体(伴或不伴面部)无力或麻木；说话不清或理解语言困难；意识障碍或抽搐等(不选 D)。肝性脑病指在肝硬化基础上由肝功能不全和(或)门-体分流引起的，以代谢紊乱为基础、中枢神经系统功能失调的综合征。题干中无肝功能不全导致肝性脑病的信息(不选 E)。

【教材定位】《内科学》P187、P408、P746、P748(第 9 版)，《传染病学》P184(第 9 版)。

【拓展】①记清楚高渗性昏迷的血糖+渗透压诊断标准数值(2014 年考点)；②高渗性非酮症糖尿病昏迷常出现严重脱水，肾脏最先受累，流经肾脏的血流量减少，肾血管强烈收缩，出现肾功能不全，表现为血肌酐、尿素氮升高。

78.【参考答案】C。

【押题点】糖尿病的病因和发病机制。

【答案精析】T1DM 绝大多数是自身免疫性疾病，遗传因素和环境因素共同参与使其发病(选 C，不选 A、B)。某些外界因素(如病毒感染、化学毒物和饮食等)作用于有遗传易感性的个体，激活 T 淋巴细胞介导的一系列自身免疫反应，引起选择性胰岛 β 细胞破坏和功能衰竭，体内胰岛素分泌不足进行性加重，最终导致糖尿病(不选 D、E)。

【教材定位】《内科学》P726(第 9 版)。

79.【参考答案】E。

【押题点】内分泌基础。

【答案精析】严重感染时甲状腺结合球蛋白减低，但一般肺部感染对甲状腺结合球蛋白没有影响(选 E)。妊娠时，雌激素水平明显升高，甲状腺结合球蛋白升高(不选 A)。大量应用雄激素、糖皮质激素时，甲状腺结合球蛋白减低(不选 B)。肾病综合征、低蛋白时，甲状腺结合球蛋白减低(不选 C)。肝硬化、病毒性肝炎时，甲状腺结合球蛋白升高，可能与肝脏间质细胞合成、分泌甲状腺结合球蛋白增多有关(不选 D)。

【教材定位】《诊断学》P397(第 9 版)。

80.【参考答案】E。

【押题点】系统性红斑狼疮(SLE)的病因和发病机制。

【答案精析】SLE 的病因。①遗传：SLE 是多基因相关疾病(不选 A)。②环境因素：a. 阳光中的紫外线使皮肤上皮细胞出现凋亡，新抗原暴露而成为自身抗原(不选 C)。b. 药物、化学试剂：一些药物可以使 DNA 甲基化程度降低，从而诱发药物相关的狼疮。高危类药物：普鲁卡因胺、肼屈嗪(肼苯达嗪)。中危类药物：奎尼丁、异烟肼、柳氮磺吡啶(SASP)。低危类药物：甲基多巴、卡托普利、醋丁洛尔、氯丙嗪、米诺环素、卡马西平、丙硫氧嘧啶、D-青霉胺、氨苯磺胺和 5-氨基水杨酸。不包括头孢类抗生素(选 E)。c. 微生物病原体等也可诱发疾病(不选 D)。③雌激素：女性患病率明显高于男性(不选 B)。

【教材定位】《实用内科学》P2603(第 15 版)。

81.【参考答案】D。

【押题点】类风湿关节炎的发病机制。

【答案精析】类风湿因子是一种自身抗体，其靶抗原为变性 IgG 分子的 Fc 片段(选 D)。抗核抗体(ANAs)的靶抗原细胞核，包括核酸、组蛋白、非组蛋白及各种蛋白酶等多种物质(不选 A、E)。抗中性粒细胞胞浆抗体(ANCA)的靶抗原为中性粒细胞胞浆的多种成分，其中以丝氨酸蛋白酶 3(PR3)和髓过氧化物酶(MPO)与血管炎密切相关(不选 B、C)。

【教材定位】《内科学》P801(第 9 版)。

82.【参考答案】A。

【押题点】脑梗死的发病原因。

【答案精析】动脉粥样硬化是脑梗死的最常见病因，也是脑梗死的根本病因(选 A)。动脉粥样硬化是脑梗死的根本病因，高脂血症是动脉粥样硬化的危险因素(不选 B)。动脉粥样硬化是脑梗死的根本病因，高血压是动脉粥样硬化的危险因素(不选 C)。血液高凝状态在血栓形成中起重要作用，但不是脑梗死的主要病因(不选 D)。血管炎是脑梗死的少见病因，不是最常见的(不选 E)。

【教材定位】《神经病学》P195(第 8 版)。

83.【参考答案】D。

【押题点】脑血管病。

【答案精析】TIA 无责任病灶，一般无须溶栓。溶栓治疗适用于 TIA 再次发作，临床有脑梗死的诊断可能的患者(选 D)。心源性栓塞性 TIA 推荐抗凝治疗(不选 A)。非心源性栓塞性 TIA 推荐抗血小板治疗(不选 B)。扩容治疗可纠正低灌注，适用于血流动力学 TIA(不选 C)。TIA 患者的治疗要控制危险因素，主要是血压、血糖、血脂等危险因素的管理(不选 E)。

【教材定位】《神经病学》P194(第 8 版)。

84.【参考答案】D。

【押题点】脊髓亚急性联合变性的临床表现。

【答案精析】脊髓亚急性联合变性是由维生素 B_{12} 的摄入、吸收、结合、转运或代谢障碍导致体内含量不足而引起的中枢和周围神经系统变性的疾病。维生素 B_{12} 参与血红蛋白的合成，不足可引起巨幼红细胞性贫血（选 D）。夜盲症常为缺乏维生素 A 所致，维生素 A 不参与脊髓亚急性联合变性的发病机制（不选 A）。坏血病常为缺乏维生素 C 所致，维生素 C 不参与脊髓亚急性联合变性的发病机制（不选 B）。佝偻病和骨质疏松常为缺乏维生素 D 所致，维生素 D 不参与脊髓亚急性联合变性的发病机制（不选 C、E）。

【教材定位】《神经病学》P381（第 8 版）。

85.【参考答案】C。

【押题点】周围神经病的发病原因。

【答案精析】坐骨神经痛分为原发性和继发性。原发性坐骨神经痛较少见，继发性坐骨神经痛根据受损部位分为根性坐骨神经痛和干性坐骨神经痛。根性坐骨神经痛较多见，由椎管内疾病和脊柱疾病引起；干性坐骨神经痛常由骶髂关节病、髋关节炎、盆腔肿瘤、腰大肌脓肿等引起（选 C）。

【教材定位】《神经病学》P398（第 8 版）。

86.【参考答案】B。

【押题点】艾滋病的发病机制：$CD4^+T$ 细胞受损伤的方式及表现。

【答案精析】HIV 病毒通过 CTL 介导的细胞毒作用和 ADCC 作用破坏 $CD4^+T$ 细胞（选 B）。

【教材定位】《传染病学》P125（第 9 版）。

【拓展】题目本身也是考点，掌握 HIV 对各免疫细胞的影响，HIV 主要感染 $CD4^+$ 细胞。

87.【参考答案】C。

【押题点】伤寒的病理解剖特点。

【答案精析】伤寒的主要病理特点是全身网状内皮系统中大单核细胞（巨噬细胞）的增生性反应，以肠道最为显著。巨噬细胞吞噬淋巴细胞、红细胞、伤寒杆菌及坏死组织碎屑，称为"伤寒细胞"。伤寒细胞聚集成团，则称为伤寒肉芽肿或伤寒小结，具有病理诊断意义（选 C）。肝大、脾大、淋巴结增生坏死、玫瑰疹也可为伤寒的表现，但并非典型病理表现（不选 A、B、D、E）。

【教材定位】《传染病学》P156（第 9 版）。

【拓展】伤寒溃疡愈合后不留疤痕（2021 年）。

88.【参考答案】C。

【押题点】流行性乙型脑炎的实验室检查。

【答案精析】8 月份（蚊繁殖季节）发病，神经系统症状为主，脑脊液检查以单核细胞为主，糖、氯正常，为流行性乙型脑炎的特点。根据题干信息，患者被诊断为流行性乙型脑炎，发病机制为带有乙脑病毒的蚊叮咬人后进入人体内繁殖，形成病毒血症。乙脑病毒特异性 IgM 抗体在病后 3~4 天即可出现，可作为早期诊断指标（不选 C）。脑脊液培养主要用于化脓性细菌感染，对病毒感染无意义（不选 A）。脑脊液细胞学检查能初步鉴别病毒、化脓性细菌、结核感染，但不能进一步明确流行性乙型脑炎（不选 B）。PPD 试验用于鉴别结核性脑膜炎，对诊断乙脑意义不大（不选 D）。血培养主要用于诊断菌血症，对病毒感染意义不大（不选 E）。

【教材定位】《传染病》P106（第 9 版）。

89.【参考答案】B。

【押题点】肺结核。

【答案精析】异烟肼的主要不良反应为周围神经炎，是由于异烟肼的结构与维生素 B_6 相似，使维生素 B_6 排泄增加而致体内缺乏。该患者出现口角、手指发麻，即为周围神经炎的症状，为异烟肼的不良反应所致（选 B）。吡嗪酰胺的常见不良反应为高尿酸血症、肝损害、食欲缺乏、关节痛和恶心（不选 A）。利福平的不良反应多为肝功损害、过敏反应（不选 C）。乙胺丁醇的不良反应为视神经炎（不选 D）。对氨基水杨酸的不良反应为胃肠不适、过敏反应、肝功能损害（不选 E）。

【教材定位】《内科学》P70~71（第 9 版），《药理学》P425（第 9 版）。

【拓展】①常见结核药的不良反应要牢记，会以各种形式考查。②补充：链霉素属于氨基糖苷类抗生素，氨基糖苷类抗生素的主要不良反应为耳毒性和肾毒性。链霉素的不良反应为前庭神经功能损伤。

90.【参考答案】A。

【押题点】肺结核。

【答案精析】继发性肺结核根据临床类型可分为浸润型（是成人最常见的结核类型，以渗出为主）、局灶型（早期病变，以增生为主）、慢性纤维空洞型肺结核、干酪性肺炎、结核球等（选 A，不选 B、C）。原发复合征多见于儿童，粟粒性肺结核大多伴随原发性肺结核，儿童多见（不选 D、E）。

【教材定位】《病理学》P342（第 9 版）。

【拓展】继发性肺结核多发生于青春期女性、营养不良、抵抗力弱的群体以及免疫功能受损的患者。原发型肺结核多见于少年儿童。

91.【参考答案】C。

【押题点】急性一氧化碳中毒的发病机制。

【答案精析】CO 中毒时，体内血管吻合支少且代谢旺盛的器官如大脑和心脏最易遭受损害（选 C）。

【教材定位】《内科学》P906（第 9 版）。

【拓展】①2019、2021 考点：急性 CO 中毒在意识障碍恢复后，经过 2~60 天的假愈期可出现下列临床表现：精神意识障碍；锥体外系神经障碍；锥体系神经障碍；大脑皮质局灶性功能障碍；脑神经即周围神经损害；这些统称为迟发型神经精神综合征。②2016 年考点：急性一氧化碳中毒的并发症为脑水肿。

92.【参考答案】D。

【押题点】急性有机磷杀虫剂中毒的接触机会。

【答案精析】有机磷中毒主要包括生产中毒、使用中毒和生活中毒。生产中毒主要是在杀虫药生产过程中手套破损或衣服和口罩污染，也可因生产设备密闭不严，OPI 污染手、皮肤及吸入中毒（不选 C）。使用中毒是在使用过程中，施药人员喷洒时，药液污染皮肤或湿透衣服由皮肤吸收及吸入空气中 OPI 所致，配药时手被原液污染也可引起中毒。生活中毒指故意吞服、误服、摄入 OPI 污染的水源或食品。因此，有机磷主要经消化道、呼吸道及皮肤黏膜吸收（选 D，不选 A、B、E）。

【教材定位】《内科学》P883（第 9 版）。

【拓展】2022 年考点：有机磷中毒的主要途径是消化道、呼吸道和黏膜。

93.【参考答案】D。

【押题点】腹痛的临床表现。

【答案精析】突发的中上腹剧烈刀割样痛、烧灼样痛多为胃、十二指肠溃疡穿孔（不选 A）。急性胃炎或胰腺炎的疼痛特点：中上腹持续性剧痛，疼痛进行性加重或阵发性加剧（不选 B）。剑突下突发性钻顶样剧烈疼痛是胆道蛔虫病的典型表现（不选 C）。急性弥漫性腹膜炎的最典型症状为腹痛，疼痛先从原发病部位开始，随后扩散并波及全腹。腹部标志性体征为腹部压痛、反跳痛、腹肌紧张（选 D）。转移性右下腹压痛常见于阑尾炎（不选 E）。

【教材定位】《诊断学》P33（第 9 版）。

【拓展】考查过消化性溃疡典型的疼痛表现为周期性发作性疼痛。

94.【参考答案】B。

【押题点】腹痛的临床表现。

【答案精析】急性胃炎或胰腺炎的疼痛特点：中上腹持续性剧痛，疼痛进行性加重或阵发性加剧（选 B）。

【教材定位】《诊断学》P33（第 9 版）。

95.【参考答案】A。

【押题点】抗心律失常药物的作用特点。

【答案精析】利多卡因属于ⅠB 类药物，抗心律失常机制为不减慢 V_{max}，缩短动作电位时限（选 A）。胺碘酮属于Ⅲ类药物，作用机制为阻断钾通道，延长复极（不选 B）。减慢 V_{max}，减慢传导与轻微延长动作电位时程是ⅠC 类药物的作用机制，普罗帕酮属于此类（不选 C）。阻断 β 肾上腺素受体是Ⅱ类药物的作用机制，包括美托洛尔、比索洛尔等药物（不选 D）。阻断慢钙通道是Ⅳ类药物的作用机制，包括维拉帕米等药物（不选 E）。

【教材定位】《内科学》P205（第 9 版）。

96.【参考答案】B。

【押题点】抗心律失常药物的作用特点。

【答案精析】胺碘酮属于Ⅲ类药物，作用机制为阻断钾通道，延长复极（选 B）。利多卡因属于ⅠB 类药物，抗心律失常机制为不减慢 V_{max}，缩短动作电位时限（不选 A）。减慢 V_{max}，减慢传导与轻微延长动作电位时程是ⅠC 类药物的作用机制，普罗帕酮属于此类（不选 C）。阻断 β 肾上腺素受体是Ⅱ类药物的作用机制，包括美托洛尔、比索洛尔等药物（不选 D）。阻断慢钙通道是Ⅳ类药物的作用机制，包括维拉帕米等药物（不选 E）。

【教材定位】《内科学》P205（第 9 版）。

97.【参考答案】B。

【押题点】肝炎病毒的种类及其抗原抗体系统。

【答案精析】抗 HAV-IgM 阳性，提示现症感染（不选 A）；抗 HBs 是有保护性的中和抗体，其阳性表示对 HBV 有免疫力（选 B）；HDV 感染后，血清可检测出 HDAg 或 HDV-RNA，或抗-HD、抗-HD IgM（不选 C）。抗-HBe IgM 阳性多见于急性乙肝及慢性乙肝急性发作（不选 D）；只要感染过 HBV，无论病毒是否被清除，抗-HBc 抗体多为阳性（不选 E）。

【教材定位】《内科学》P389（第 9 版）。

98.【参考答案】A。

【押题点】肝炎病毒的种类及其抗原抗体系统。

【答案精析】HAV-IgM 抗体阳性，提示现症感染，是早期诊断甲型肝炎（甲肝）的特异性指标（选 A）。

【教材定位】《内科学》P389（第 9 版）。

【拓展】2019、2022 年：早期诊断甲肝最常用且简单可靠的病原学标志是抗 HAV-IgM。

99.【参考答案】E。

【押题点】肺结核的治疗要点。

【答案精析】链霉素对巨噬细胞外碱性环境中的结核分枝杆菌有杀菌作用（选 E）。异烟肼对巨噬细胞内外的结核分枝杆菌均具有杀菌作用（不选 A）。利福平对巨噬细胞内外的结核分枝杆菌均具有快速杀菌作用，特别是对半静止状态的菌群有独特的杀菌作用（不选 B）。乙胺丁醇不能杀菌，仅能抑菌（不选 C）。吡嗪酰胺：在酸性环境中杀菌作用较强，pH 5.5 时杀菌作用最强（不选 D）。

【教材定位】《内科学》P70（第 9 版）。

【拓展】常见结核药的作用机制要记清。

100.【参考答案】A。

【押题点】肺结核的治疗要点。

【答案精析】异烟肼：主要是抑制结核菌 DNA 与细胞壁的合成，使细菌丧失耐酸性、疏水性和增殖力而死亡（选 A）。利福平：特异性抑制细菌 DNA 依赖性 RNA 多聚酶，阻碍 mRNA 合成，对动物细胞的 RNA 多聚酶则无影响（不选 B）。乙胺丁醇：可能是干扰菌体 RNA 的合成（不选 C）。吡嗪酰胺：作用机制尚不完全清楚，可能与吡嗪酸有关，吡嗪酰胺渗入吞噬细胞后进入结核菌菌体内，菌体内的酰胺酶使其脱去酰胺基，转化为吡嗪酸而发挥抗菌作用（不选 D）。链霉素：主要作用于细菌体内的核糖体来抑制细菌蛋白质的合成，达到杀菌作用（不选 E）。

【教材定位】《内科学》P71（第 9 版）。

【拓展】对结核分枝杆菌快速繁殖期起作用的药物也是异烟肼。

相关专业知识卷一答案与解析

1.【参考答案】D。

【押题点】肺癌的临床症状。

【答案精析】肺癌非转移性的胸外表现，可出现在肺癌被发现的前、后，称为副癌综合征。肺尖部肺癌可压迫颈交感神经，引起病侧上睑下垂、瞳孔缩小、眼球内陷，同侧额部与胸壁少汗或无汗，即 Horner 综合征。Horner 综合征属于肿瘤局部扩展引起的症状和体征，不属于副癌综合征(选 D)。肺癌可引起神经-肌病综合征，可能与自身免疫反应或肿瘤产生的体液物质有关，包括肌无力样综合征、多发性周围神经炎、多发性肌炎等，可由各型肺癌引起(不选 A)。1%~8%的肺癌患者有凝血、血栓或其他血液学异常，包括游走性血栓性静脉炎、伴心房血栓的非细菌性血栓性心内膜炎等(不选 B)。肺癌可导致激素分泌异常，出现内分泌综合征，包括异位 ACTH 综合征、抗利尿激素分泌异常综合征、高钙血症等(不选 C、E)。

【教材定位】《内科学》P79(第 9 版)。

【拓展】①记住 Horner 综合征表现及其压迫的为颈交感神经；②区分记忆肺癌会引起的副癌综合征、类癌综合征以及 Horner 综合征。

2.【参考答案】E。

【押题点】肺癌的诊断要点。

【答案精析】细胞学和病理学检查是诊断肺癌的必要手段。怀疑肺癌的患者必须获得组织学标本诊断(选 E)。肿瘤组织多可通过微创技术获取，如支气管镜、胸腔镜。病史、体征是诊断的前提，根据病史、体征可有针对性地进行检查以帮助诊断(不选 A)。胸部 X 线检查、胸部体层摄片均为影像学检查，可以发现肿瘤的原发部位、纵隔淋巴结侵犯和其他解剖部位的播散情况，但影像学诊断不能替代病理学诊断(不选 B、C)。放射性核素肺通气/灌注扫描是肺栓塞的重要诊断方法(不选 D)。

【教材定位】《内科学》P82(第 9 版)。

【拓展】中央型肺癌的首选检查为支气管镜。

3.【参考答案】C。

【押题点】肺气肿的诊断标准。

【答案精析】肺功能检查 RV/TLC>40%可以诊断为肺气肿(选 C)。吸入支气管扩张剂后第一秒用力呼气容积和肺活量的比值(FEV_1/FVC)<70%，确定为持续气流受限，可诊断为慢性阻塞性肺疾病(不选 A)。FEV_1<80%预计值是慢性阻塞性肺疾病患者气流受限严重程度的肺功能分级(不选 B)。FEV_1/FVC 增加和 RV 减少见于限制性通气功能障碍，如间质性肺疾病等(不选 D、E)。

【教材定位】《内科学》P23~24、P89(第 9 版)。

4.【参考答案】E。

【押题点】慢性支气管炎。

【答案精析】肺泡通气不足，气体交换不够充分，可发生缺氧和 CO_2 潴留，出现呼吸性酸中毒，甚至呼吸衰竭(选 E)。代谢性碱中毒多见于体内 H^+ 丢失或 HCO_3^- 增多所致，与肺泡通气量无关(不选 A、B)。呼吸性碱中毒是肺泡过度通气，体内产生的 CO_2 排出过多，导致血 $PaCO_2$ 降低，引起低碳酸血症，血 pH 上升(不选 C、D)。

【教材定位】《内科学》P780(第 9 版)。

5.【参考答案】B。

【押题点】支气管哮喘的辅助检查。

【答案精析】符合支气管哮喘的症状和体征，同时具备气流受限客观检查中的任何一条，并除外其他疾病所引起的喘息、气急、胸闷和咳嗽，可以诊断为哮喘。可变气流受限的客观检查包括：①支气管激发试验阳性；②支气管舒张试验阳性(选 B)；③平均每日 PEF 昼夜变异率>10% 或 PEF 周变异率>20%。肺通气功能可于缓解期逐渐恢复，病情迁延、反复发作者可呈阻塞性通气功能障碍(不选 A)。诱导痰嗜酸性粒细胞计数可作为评价哮喘气道炎症指标之一，但不具有诊断意义(不选 D)。血清总 IgE 测定对哮喘诊断价值不大(不选 E)。支气管哮喘不存在弥散功能降低(不选 C)。

【教材定位】《内科学》P30(第 9 版)。

6.【参考答案】D。

【押题点】支气管哮喘的治疗要点。

【答案精析】反复喘息发作+双肺哮鸣音+气流受限=支气管哮喘。哮喘的治疗应以患者病情的严重程度为基础，根据其控制水平类别选择适当的治疗方案。哮喘患者长期治疗方案分为 5 级，对以往未经规范治疗的初诊哮喘患者一般可选择第 2 级治疗方案：哮喘教育、环境控制、按需使用短效 β2 受体激动药，控制性药物推荐低剂量的吸入型糖皮质激素(选 D)。

【教材定位】《内科学》P35(第 9 版)。

7.【参考答案】B。

【押题点】支气管哮喘的临床症状。

【答案精析】该患者为过敏体质，现接触非特异性刺激物后出现喘息，因此首先考虑哮喘。发作时双肺广泛哮鸣音为哮喘的典型体征(选B)。小水泡音常见于细支气管炎、支气管肺炎、肺淤血和肺梗死等(不选A)。左肺散在水泡音可见于局部病灶，如肺炎等(不选C)。双下肺叩呈浊音可见于肺部实变、肺不张、胸腔积液等(不选D)。呼吸音增强可见于发热、代谢亢进、贫血、酸中毒等(不选E)。

【教材定位】《内科学》P29(第9版)。

8.【参考答案】E。

【押题点】军团菌肺炎的诊断。

【答案精析】确定军团菌感染可测定特异性IgM抗体滴度，如急性期和恢复期之间抗体滴度呈4倍增长可诊断(选E)。

【教材定位】《内科学》P44(第9版)。

【拓展】2021年考查过军团菌肺炎的确诊依据是血清抗体检测。

9.【参考答案】C。

【押题点】肺炎的治疗要点。

【答案精析】患者化疗后免疫功能低下；临床症状出现咳嗽伴高热；X线检查提示新发感染，考虑诊断为医院获得性肺炎。由于该患者免疫力低下，有多重耐药菌感染的风险，经验性治疗应覆盖铜绿假单胞菌、不动杆菌和MRSA等高耐药菌，应选择左氧氟沙星/环丙沙星或氨基糖苷类联合以下药物之一：①抗假单胞菌β-内酰胺类，如头孢哌酮、头孢他啶、哌拉西林等；②广谱β-内酰胺类/β-内酰胺酶抑制药，如头孢哌酮-舒巴坦、哌拉西林-他唑巴坦等；③亚胺培南、美罗培南或比阿培南(不选A、B、D、E)。青霉素与甲硝唑不是HAP经验性抗感染治疗用药(选C)。

【教材定位】《内科学》P76(第3版)。

10.【参考答案】E。

【押题点】肺炎的临床症状。

【答案精析】肺炎球菌肺炎咳铁锈色痰，X线检查见肺叶或肺段实变，无空洞，可伴胸腔积液(不选A)。葡萄球菌肺炎：咳脓血痰，X线检查示肺叶或小叶浸润，早期空洞，脓胸，可见液气囊(不选B)。肺炎克雷伯菌肺炎：咳砖红色胶冻状痰，X线检查见肺叶或肺段实变，蜂窝状脓肿，叶间隙下坠(不选C)。肺炎支原体肺炎：多为干咳，X线检查见下叶间质性支气管肺炎，3~4周可自行消散(不选D)。绿脓杆菌肺炎：咳蓝绿色脓痰，毒血症状明显，X线检查见弥漫性支气管炎，早期可见肺脓肿(选E)。

【教材定位】《内科学》P44(第9版)。

11.【参考答案】B。

【押题点】慢性肺源性心脏病的诊断要点。

【答案精析】患者为老年男性，有慢性咳嗽、咳痰病史，考虑为慢性支气管炎，最近出现心慌、双下肢水肿等心功能不全的变现，心电图示Ⅱ、Ⅲ、aVF导联的P波高尖>0.25 mV(肺型P波)、V1、V2导联呈QS形、电轴右偏，符合慢性肺心病的心电图表现。故诊断考虑为慢性支气管炎合并肺心病、心功能不全(选B)。

【教材定位】《内科学》P111(第9版)。

12.【参考答案】D。

【押题点】慢性肺源性心脏病的治疗要点。

【答案精析】慢性肺源性心脏病急性加重期使用利尿药，通过抑制肾脏钠、水重吸收而增加尿量，消除水肿，减少血容量，减轻右心前负荷的作用，但是利尿药应用后易出现低钾、低氯性碱中毒，痰液黏稠不易排痰和血液浓缩，应注意预防(选D)。大量呋塞米不会导致代谢性酸中毒(不选A)。慢性肺心病失代偿期可出现呼吸性酸中毒、呼吸性酸中毒合并代谢性酸中毒，但这些并非使用大量呋塞米引起(不选B)。慢性肺心病较少出现呼吸性碱中毒(不选C)。稀释性低钠血症多由大量输入液体所致，而非使用呋塞米所致(不选E)。

【教材定位】《内科学》P112(第9版)。

13.【参考答案】A。

【押题点】胸腔积液的辅助检查。

【答案精析】胸部X线检查是用于发现胸腔积液的首要影像学方法(选A)。超声临床主要用于估计胸腔积液的深度和积液量，协助胸腔穿刺定位，不是发现胸腔积液的首选检查(不选B)。胸部CT及MRI均非首选的检查(不选C、D)。血常规对胸腔积液的诊断无意义(不选E)。

【教材定位】《内科学》P116(第9版)。

14.【参考答案】A。

【押题点】心力衰竭的临床表现。

【答案精析】舒张性心功能不全与心室肌顺应性减退及充盈障碍有关，主要见于心室肥厚，如高血压及肥厚型心肌病等(选A，不选C)。此时心肌的收缩功能尚可保持，心室射血分数正常，故又称射血分数保留性心衰(不选B)。但当有容量负荷增加，心室扩大时，心室顺应性增加，即使有心室肥厚也不致出现单纯的舒张性心功能不全(不选E)。心肌舒张功能减退时，超声心动图E峰<A峰(不选D)。

【教材定位】《内科学》P165(第9版)。

15.【参考答案】B。

【押题点】高血压病的临床表现。

【答案精析】眼底检查有助于了解高血压的严重程度，目前采用Keith-Wagener眼底分级法，分为4级(不选E)。Ⅱ级为视网膜动脉狭窄、动静脉交叉压迫，非增宽(选B)。Ⅰ级为视网膜动脉变细、反光增强(不选A)。Ⅲ级在Ⅰ级和Ⅱ级的基础上有眼底出血和棉絮状渗出(不选C)。Ⅳ级在Ⅰ、Ⅱ、Ⅲ级的基础上出现视盘水肿(不选D)。

【教材定位】《内科学》P250(第9版)。

【拓展】2016、2019年都出过病例题考高血压眼病分级，题眼是棉絮状渗出。

16.【参考答案】A。

【押题点】原发性高血压的分级。

【答案精析】高血压的分级：1级高血压(轻度)，收缩压140~159 mmHg和(或)舒张压90~99 mmHg；2级高血压(中度)，收缩压160~179 mmHg和(或)舒张压100~

109 mmHg；3 级高血压（重度），收缩压≥180 mmHg 和（或）≥舒张压 110 mmHg。该患者被诊断为高血压 1 级，临床合并症有脑梗死、心绞痛，属于很高危组（选 A）。1 级高血压患者心血管危险分层标准如下：①无其他危险因素，低危；②有 1~2 个危险因素，中危；③3 个及以上危险因素或靶器官损害，高危；④临床合并症或伴有糖尿病，很高危（不选 B、C、D、E）。

【教材定位】《内科学》P251~252（第 9 版）。

【拓展】详见对应定位教材表格，高血压分级及危险程度分级整体记忆。

17.【参考答案】E。

【押题点】急性心肌梗死的治疗措施。

【答案精析】溶栓再通的判断标准：根据冠状动脉造影观察血管再通情况直接判断（TIMI 分级达到 2、3 级者，表明血管再通），或根据①心电图抬高的 ST 段于 2 h 内回降>50%（不选 B）；②胸痛 2 h 内基本消失（不选 A）；③2 h 内出现再灌注性心律失常（短暂的加速性室性自主节律，房室或束支传导阻滞突然消失，或下后壁心肌梗死的患者出现一过性窦性心动过缓、窦房传导阻滞或低血压状态）（不选 C）；④血清 CK-MB 峰值提前出现（14 h 内）等间接判断血栓是否溶解（不选 D）。此题为选非题（选 E）。

【教材定位】《内科学》P243（第 9 版）。

18.【参考答案】E。

【押题点】冠心病的诊断。

【答案精析】选择性冠状动脉造影是目前诊断冠心病的金标准。可以动态观察冠状动脉的血流及解剖情况，了解冠状动脉病变的性质部位、范围程度等（选 E）。心动图：了解是否存在各种心律失常、心肌缺血/梗死、房室肥大或电解质紊乱等（不选 A）。胸部 X 线检查：能显示出心脏大血管的大小、形态、位置和轮廓，能观察心脏与毗邻器官的关系和肺内血管的变化（不选 B）。超声心电图：多数稳定型心绞痛患者静息时超声心动图检查无异常（不选 C）。动态心电图：24 h 动态心电图可发现心电图 ST 段、T 波改变和各种心律失常（不选 D）。

【教材定位】《内科学》P222~223（第 9 版）。

19.【参考答案】B。

【押题点】冠状动脉粥样硬化性心脏病的发病机制。

【答案精析】动脉中膜 SMC 迁入内膜并增生，是动脉粥样硬化进展期病变的重要环节。炎症机制贯穿 ACS 病变的起始、进展和并发症形成的全过程（不选 A）。突发和不可预见的心绞痛发生通常与斑块破溃有关，易损斑块的形态学特征包括纤维帽较薄、脂核大、平滑肌细胞密度低、富含单核巨噬细胞和组织因子（选 B，不选 C、D、E）。

【教材定位】《内科学》P215（第 9 版）。

【拓展】2023 年考点：UA/NSTEMI 的病理机制为不稳定粥样硬化斑块破裂或糜烂基础上出现血小板聚集、并发血栓形成、冠状动脉痉挛收缩、微血管栓塞，导致急性或亚急性心肌供氧的减少和缺血加重。

20.【参考答案】D。

【押题点】主动脉瓣关闭不全的超声心动图。

【答案精析】风湿性心脏病多合并主动脉瓣及二尖瓣狭窄或关闭不全，主动脉瓣与二尖瓣叶增厚钙化、缩短导致两个瓣膜狭窄合并关闭不全（选 D）。主动脉瓣根部扩张是慢性主动脉瓣关闭不全的表现之一，常出现在：①马方综合征；②梅毒性主动脉炎；③其他，如高血压性主动脉环扩张、特发性主动脉扩张、主动脉夹层形成、强直性脊柱炎、银屑病关节炎（不选 B）。主动脉瓣呈二叶瓣或增厚钙化会导致主动脉瓣狭窄（不选 A、C）。主动脉瓣增厚、钙化，左心室乳头肌及腱索支撑的是二尖瓣，不会导致主动脉瓣关闭不全（不选 E）。

【教材定位】《内科学》P300（第 9 版）。

21.【参考答案】E。

【押题点】二尖瓣狭窄的临床表现。

【答案精析】右心衰竭的加重导致体循环淤血，出现肝大压痛、下肢水肿和颈静脉曲张（不选 A、B、C）。右心衰竭时，右心室搏出量减少，从而减轻肺淤血，所以呼吸困难可缓解（选 E）。心尖区舒张期隆隆样杂音是二尖瓣狭窄的体征，右心衰竭加重对该体征影响不大（不选 D）。

【教材定位】《内科学》P167（第 9 版）。

22.【参考答案】E。

【押题点】心室颤动的治疗。

【答案精析】根据《国际复苏指南》，对成人室颤应选择非同步电除颤，若使用单向波除颤，能量为 360 J；使用双向波除颤，首次电击能量为 150~200 J（选 E）。在《内科学》第 9 版中，此处表述为心室颤动除颤 200~360 J（单向波）或 200 J（双向波）（不选 A、C）。同步电复律主要用于除心室颤动以外的快速型心律失常（不选 B、D）。

【教材定位】《实用内科学》P915（第 15 版），《内科学》P209（第 9 版）。

23.【参考答案】B。

【押题点】心房颤动的治疗。

【答案精析】房颤患者的栓塞发生率较高，抗凝治疗是房颤治疗的重要内容，预防栓塞首选口服华法林抗凝（选 B）；阿司匹林对血小板聚集有抑制作用，阻止血栓形成，可用于预防短暂性脑缺血发作（TIA）、心肌梗死等（不选 A）；房颤紧急复律治疗可选用静脉注射低分子肝素或普通肝素，因给药途径不便，故不用于长期抗凝（不选 C、E）；胺碘酮主要用于房颤转复为窦性心律，而且心律失常发生率最低，也是目前常用的维持窦性心律的药物，其用药目的为控制心律失常，而不是预防栓塞（不选 D）。

【教材定位】《内科学》P190（第 9 版）。

24.【参考答案】A。

【押题点】肥厚型心肌病的诊断。

【答案精析】阳性家族史（猝死等）+劳力性胸痛+胸骨左缘第 3~4 肋间粗糙的喷射性收缩期杂音+左心室伴不对称性室间隔肥厚=肥厚型心肌病。本病例的特点为：患者有劳累后胸闷气短，硝酸甘油效果不佳；心脏不大，可闻及 S4，胸骨左缘有收缩期喷射性杂音（流出道梗阻的患者可闻及);超声心动图示室间隔明显增厚,室间隔厚度与左心室后壁厚度之比>1.3,并可见SAM征。根据上述特征,可确定诊断为肥厚型心肌病,梗阻性(选A)。非梗阻性肥厚型心肌病多在体检时被发现,症状不明显,心脏彩超仅见室间隔肥厚,但无明显流出道梗阻及SAM征改变(不选B)。冠心病多表现为心前区压榨样疼痛,疼痛时间短(一般在15 min内),服用硝酸甘油多能缓解,一般都由情绪激动、受凉、饱食引起,心电图可表现为ST段下移等(不选C)。风湿性心脏病多有前驱的链球菌感染,主要表现包括:①心脏炎;②多发性关节炎;③舞蹈病;④环形红斑。次要表现包括:①关节痛;②发热;③急性反应物增高,如血沉(ESR)及C反应蛋白(CRP);④P-R间期延长(不选D)。室间隔缺损:胸骨左缘第3~4肋间可闻及全收缩期杂音伴震颤,且超声心动图未报告室间隔缺损,故排除(不选E)。

【教材定位】《内科学》P266(第9版)。

25.【参考答案】D。

【押题点】慢性胃炎的辅助检查。

【答案精析】慢性胃炎炎症的活动性是指中性粒细胞出现,它存在于固有膜、小凹上皮和腺管上皮之间,严重者可形成小凹脓肿(选D)。

【教材定位】《内科学》P355(第9版)。

26.【参考答案】D。

【押题点】特殊类型胃炎的临床表现。

【答案精析】Menetrier病属增生性胃病,即慢性肥厚性胃炎。表层和腺体的分泌黏液的细胞过度增生,使胃小凹延长扭曲,在深处有囊样扩张并伴有壁细胞和主细胞的减少(选D)。胃镜下见胃体皱襞粗大、肥厚、扭曲呈脑回状,胃窦黏膜多正常(不选A)。因胃黏液分泌增多,较多蛋白质从胃液中丢失,常引起低蛋白血症(不选B)。此症多见于男性,病因不明(不选E)。诊断本病时应注意除外胃黏膜的癌性浸润和淋巴瘤。

【教材定位】《内科学》P357(第9版)。

27.【参考答案】A。

【押题点】慢性胃炎的实验室和特殊检查。

【答案精析】萎缩性胃炎为胃体部弥漫萎缩,广泛而严重的胃体胃炎会导致胃酸分泌减少(选A)。肥厚性胃炎:胃镜下见胃体皱襞粗大、肥厚、扭曲呈脑回状,胃窦黏膜多正常,胃酸分泌不一定减少(不选C)。非萎缩性胃炎胃酸分泌一般正常或增多,胃酸分泌不一定减少(不选B、E)。嗜酸性胃炎也称嗜酸性粒细胞性胃炎,以嗜酸性粒细胞浸润和外周血嗜酸性粒细胞增多为特征,胃酸分泌不一定减少(不选D)。

【教材定位】《内科学》P461(第3版)。

【拓展】A型胃炎又称自身免疫性胃炎,壁细胞受损,数量减少,胃酸分泌明显减少;B型萎缩性胃炎多见于胃窦部,呈多灶性分布,胃酸分泌中度降低或正常。

28.【参考答案】D。

【押题点】胃癌的病理。

【答案精析】早期胃癌是指癌组织仅限于黏膜层或黏膜下层,无论有无淋巴结转移(选D)。某些疾病虽然本身不是恶性肿瘤,但具有发展为恶性肿瘤的潜能,患者发生相应恶性肿瘤的风险增加,这些病变或疾病称为癌前病变(不选A)。异型增生是与肿瘤形成相关的非典型增生,异型增生上皮具有细胞和结构异型性,但并非总是进展为癌(不选B)。原位癌指异型增生的细胞在形态和生物学特性上与癌细胞相同,常累及上皮的全层,但没有突破基底膜向下浸润(不选C)。进展期胃癌是指癌组织浸润超过黏膜下层的胃癌(不选E)。

【教材定位】《病理学》P118~119、P230(第9版)。

29.【参考答案】C。

【押题点】肠易激综合征的临床表现。

【答案精析】肠易激综合征(IBS)症状反复发作或慢性迁延,病程可长达数年至数十年,但全身健康状况却不受影响(不选B)。精神、饮食等因素常诱使症状复发或加重(选C)。最主要的临床表现是腹痛、排便习惯和粪便性状改变。几乎所有IBS患者都有不同程度的腹痛,部位不定,以下腹和左下腹多见,排便或排气后缓解(不选A)。极少有睡眠中痛醒者,亦不会出现睡眠中腹泻、便失禁(不选D、E)。

【教材定位】《内科学》P386(第9版)。

30.【参考答案】D。

【押题点】肝硬化的临床表现。

【答案精析】黄疸属于肝功能减退的临床表现,当肝细胞进行性或广泛坏死及肝衰竭时,黄疸会持续加重(选D)。脾大是肝硬化门静脉高压较早出现的体征(不选A)。腹腔积液是肝功能减退和门静脉高压的共同结果(不选B)。持续门静脉高压使肝内外血管增殖,肝外分流形成侧支循环。食管-胃底静脉曲张是其中之一(不选C)。肝肾综合征:严重门静脉高压,内脏高动力循环使体循环血流量明显减少,多种物质不能被肝脏灭活,引起体循环血管床扩张,大量腹腔积液引起腹腔内压升高,均可减少肾脏血流,导致肾衰竭(不选E)。

【教材定位】《内科学》P406~407、P409(第9版)。

31.【参考答案】A。

【押题点】肝硬化的治疗要点。

【答案精析】肝硬化时,肝脏对醛固酮和抗利尿激素灭能作用减弱,导致继发性醛固酮增多和抗利尿激素增多,促进腹水的生成。螺内酯是醛固酮的竞争性拮抗药,对与醛固酮升高有关的顽固性水肿治疗疗效较好,故首选螺内酯(选A)。甘露醇为渗透性利尿药,是治疗脑水肿、降低颅内高压的首选药物,非肝硬化腹水利尿的选择药物(不选B)。在临床中,肝硬化腹水的治疗多联合使用保钾及排钾利尿药,即螺内酯联合呋塞米,剂量比例约为100 mg∶40 mg。但该题的题干问的是首选药物,故C选项错误(不选C)。氢氯噻嗪又称双氢氯噻嗪,是噻嗪类利尿药,作用较温和,为中等效能利尿药,不作为肝硬化腹水的首选利尿药(不选D、E)。

【教材定位】《药理学》P213、P216、P218、P411(第9版)。

32.【参考答案】C。

【押题点】肝硬化的并发症及其临床表现。

【答案精析】本题干患者突发剧烈腹痛，发热，腹水迅速增加，脾肿大。门静脉血栓的临床表现变化较大，无明显症状，常被忽视，而门静脉血栓严重阻断入肝血流时，导致难治性食管-胃底静脉曲张出血、中重度腹胀痛、顽固性腹腔积液、脾脏增大、肝性脑病等，腹腔穿刺可抽出血性腹腔积液(选C)。肝破裂多见于肝脏存在基础疾病或外伤所致，主要临床表现为腹痛、腹壁紧张、压痛、反跳痛及肌紧张和休克，故A选项不符合(不选A)。原发性腹膜炎多发生于肝硬化引起的自发性细菌性腹膜炎，常见临床表现为弥漫性腹痛、恶心、呕吐及发热等(不选B)。肝肾综合征是指严重肝病时发生的功能性急性肾衰竭，主要表现为少尿、无尿、氮质血症等表现(不选D)。胃肠穿孔可出现上述症状及体征，但不能引起脾肿大表现，且肝硬化患者很少出现胃肠穿孔的并发症(不选E)。

【教材定位】《实用内科学》P1591(第15版)。

33.【参考答案】B。

【押题点】消化性溃疡的病理。

【答案精析】A2期表现为溃疡面覆盖黄色或白色苔，无出血，周围轻度炎症水肿(选B)。A1期表现为溃疡面覆盖白苔，常有小出血，周围潮红，有炎症性水肿(不选A)。S1期溃疡白苔消失，新生红色黏膜出现(不选C)。H2期溃疡变浅、变小，周围出现黏膜皱褶(不选D)。H1期溃疡周边无肿胀，黏膜呈红色，伴有新生毛细血管(不选E)。

【教材定位】《诊断学》P558(第9版)。

【拓展】各期都要记住。

34.【参考答案】C。

【押题点】幽门螺杆菌的治疗措施。

【答案精析】为使溃疡愈合率超过90%，抑酸药物的疗程通常为4~6周，一般十二指肠溃疡(DU)的疗程为4周，胃溃疡(GU)疗程为6~8周。根除Hp所需的1~2周的疗程可叠加在溃疡治疗的疗程中，也可以在疗程结束后进行。对有并发症和消化性溃疡反复发作的患者，一般在治疗后至少4周复检Hp(选C)。

【教材定位】《内科学》P362(第9版)。

35.【参考答案】C。

【押题点】消化性溃疡的并发症。

【答案精析】青年女性+长期间断上腹痛+突发腹痛规律改变+呕吐大量宿食伴振水音=消化性溃疡合并幽门梗阻(选C)。肠系膜上动脉综合征可有脐周或上腹部突发剧痛，但腹软甚至无压痛，呈“症征不符”的典型表现(不选A)。胃黏膜脱垂患者左侧卧位时疼痛可减轻(不选B)。胃癌可有体重减轻、上腹痛、黑便等表现(不选D)。胃下垂可有腹胀、腹痛、恶心、呕吐、便秘等症状，呕吐多于饭后活动时出现，少为宿食(不选E)。

【教材定位】《实用内科学》P1514(第15版)。

36.【参考答案】B。

【押题点】上消化道出血的诊断。

【答案精析】胃镜是诊断急性上消化道出血的病因、部位和出血情况的首选方法(2023年考查过)，它不仅能直视病变取活检，而且对出血病灶可进行及时准确的止血治疗(不选A)。X线钡剂造影有助于发现肠道憩室及较大的隆起或凹陷样肿瘤，但在急性消化道出血期间不宜选择该项检查，除其敏感性低外，更重要的是可能影响之后的内镜、血管造影检查及手术治疗(选B)。血常规可以监测血红蛋白浓度、红细胞计数与红细胞比容的变化，了解出血的严重程度(不选C)。肝硬化导致的食管-胃底静脉曲张破裂，是上消化道出血的常见原因；慢性肾衰竭导致的尿毒症，也会出现消化道出血，因此肝、肾功能检查有助于了解出血病因(不选D)。腹部B超有助于了解肝、胆、胰病变，是诊断胆道出血的常用方法(不选E)。

【教材定位】《内科学》P451(第9版)。

37.【参考答案】E。

【押题点】消化道出血的治疗。

【答案精析】患者，女性，35岁，服用阿司匹林，腹痛伴呕血，考虑急性胃黏膜病变导致上消化道出血。患者呕咖啡色液体40 mL，出血速度慢，呕血多呈棕褐色或咖啡色，未出现冷汗、心悸、黑矇、生命体征不稳定等休克症状，故不需要补充血容量(不选A)。手术治疗适用于各种方法不能治疗、危及患者生命的持续大出血(不选B)。三腔双囊管气囊压迫为食管-胃底静脉曲张出血的治疗方法(不选C)。垂体后叶素为治疗食管-胃底静脉曲张出血的药物(不选D)。内镜止血方法包括注射药物、热凝止血及机械止血。药物注射可选用1∶100肾上腺素盐水、高渗钠-肾上腺素溶液等，其优点为简便易行(选E)。

【教材定位】《内科学》P452(第9版)。

38.【参考答案】A。

【押题点】急性胰腺炎的治疗措施。

【答案精析】急性胰腺炎可分为急性水肿性胰腺炎及急性出血坏死性胰腺炎。多数急性水肿性胰腺炎经3~5天的内科治疗常可治愈(选A)。对胆总管结石性梗阻、急性化脓性胆管炎、胆源性败血症等胆源性急性胰腺炎，应尽早行内镜下Oddi括约肌切开术、取石术、鼻胆管引流等，既有助于降低胰管内高压，又可迅速控制胰腺炎症及感染(不选B)。胰酶多用于慢性胰腺炎的治疗，采用高活性、肠溶胰酶替代治疗并辅助饮食疗法，胰酶应于餐中服用，同时应用PPI或H2受体拮抗药抑制胃酸分泌，可减少胃酸对胰酶的破坏，提高药物疗效(不选C)。急性胰腺炎的手术适应证：诊断不明确，与其他急腹症如胃肠穿孔难以鉴别时；出血坏死性胰腺炎经内科非手术治疗无效；胰腺炎并发脓肿、假囊肿、弥漫性腹膜炎、肠麻痹坏死时；胆源性胰腺炎处于急性状态(不选D)。生长抑素可抑制胰泌素和缩胆囊素刺激的胰液基础分泌，但相比于A选项不够完整(不选E)。

【教材定位】《内科学》P433(第9版)。

39.【参考答案】E。

【押题点】急性胰腺炎的实验室检查。

【答案精析】血淀粉酶在起病后2~12 h开始升高，48 h开始下降，持续3~5天，血淀粉酶超过正常值3倍可确诊为本病。尿淀粉酶升高较晚，在发病后12~14 h开始升高，下降缓慢，持续1~2周，但尿淀粉酶受患者尿液及肾功能的影响，对临床诊断价值不大(选E)。

【教材定位】《内科学》P431(第9版)。

【拓展】血清脂肪酶在发病24~72 h后升高，持续7~10天，其敏感性和特异性均略高于血淀粉酶。

40.【参考答案】A。

【押题点】肾盂肾炎的临床表现及特点。

【答案精析】此题为选非题。肾盂肾炎是指发生于肾脏和肾盂的炎症，大多由细菌感染引起，按病程分为急性肾盂肾炎和慢性肾盂肾炎。一般认为，慢性肾盂肾炎是指病程超过半年或1年的肾盂肾炎。但目前对此定义有争议。因为慢性肾盂肾炎与尿路复杂情况密切相关，在无尿路复杂情况时，慢性肾盂肾炎极少见，所以不能用病程的长短来诊断肾盂肾炎(选A)。无症状性菌尿一般不需要治疗，但肾移植、尿路梗阻及其他尿路有复杂情况者，应根据药敏试验结果选择有效抗生素，主张短疗程用药(不选B)。肾盂肾炎的尿路情况较复杂，如果没有根除诱发因素(如结石、梗阻、尿路异常等)，可以复发(不选C)。慢性肾盂肾炎的诊断除反复发作尿路感染病史之外，尚需结合影像学及肾脏功能检查：①肾外形凹凸不平，且双肾大小不等；②静脉肾盂造影可见肾盂、肾盏变形或缩窄；③持续性肾小管功能损害。具备上述第①②条的任何一项再加第③条可诊断慢性肾盂肾炎。因此诊断慢性肾盂肾炎时，过去可无明确病史(不选D)。首次发生的急性肾盂肾炎的致病菌，80%为大肠埃希菌，在留取尿细菌检查标本后应立即开始治疗，首选对革兰氏阴性杆菌有效的药物。72 h显效者无须换药，否则应按药敏试验结果更改抗生素，并考虑是否为慢性期(不选E)。

【教材定位】《内科学》P495(第9版)、《实用内科学》P2076(第15版)。

41.【参考答案】C。

【押题点】急性肾盂肾炎的治疗。

【答案精析】急性肾盂肾炎病情较轻者可在门诊口服药物治疗，疗程为10~14天。常用药物有喹诺酮类半合成青霉素类、头孢菌素类等。治疗14天后，通常90%可治愈。如尿菌仍阳性，应参考药敏试验结果选用有效抗生素继续治疗4~6周(选C)。急性膀胱炎多采用3天疗法(不选A)。反复发作的可用尿路感染长程低剂量抑菌治疗，如复方磺胺甲基异噁唑片，每7~10天更换药物一次，连用半年(不选B)。对严重感染、有全身中毒症状的肾盂肾炎，可联合应用两种以上抗生素进行治疗(不选D)。中药治疗效果不确切，不宜使用(不选E)。

【教材定位】《内科学》P496(第9版)。

【拓展】2023年考点：急性肾盂肾炎的抗生素治疗疗程为2周。

42.【参考答案】A。

【押题点】肾血管病。

【答案精析】溶血性尿毒症综合征、恶性高血压、硬皮病肾脏危象(继发性恶性高血压)、肾小动脉胆固醇结晶栓塞都可使肾功能急剧恶化，引起急性肾衰竭(不选B、C、D、E)。良性肾小动脉硬化症是由长期未控制好的良性高血压引起，高血压持续5~10年即可出现良性小动脉性肾硬化病的病理改变，即使发生也是慢性肾衰竭过程(选A)。

【教材定位】《内科学》P504(第9版)。

43.【参考答案】D。

【押题点】急性与慢性肾衰竭的鉴别诊断。

【答案精析】急、慢性肾衰竭都可出现蛋白尿、血尿及酸中毒，所以相应变化程度无法进行鉴别(不选A、B、E)。高血压与肾脏疾病关系密切，但不是急、慢性肾衰竭的鉴别要点(不选C)。慢性肾功能不全是指各种原因造成的慢性进行性肾实质损害，致使肾脏明显萎缩，不能维持其基本功能，故肾脏大小可鉴别急、慢性肾衰竭(选D)。在患者病史欠详细时，影像学检查如发现双肾明显缩小或肾图提示慢性病变，则支持慢性肾衰竭的诊断。

【教材定位】《内科学》P522(第9版)。

44.【参考答案】C。

【押题点】肾病综合征：糖皮质激素的应用。

【答案精析】糖皮质激素和细胞毒性药物仍然是治疗肾病综合征的主要药物。糖皮质激素通过抑制免疫炎症反应，抑制醛固酮和抗利尿激素分泌，影响肾小球基底膜通透性等综合作用而发挥其利尿、消除尿蛋白的疗效(选C)。细胞毒性药物可用于激素依赖型或激素抵抗型的患者，协同激素治疗。若无激素禁忌，则一般不作为首选或单独治疗用药(不选A)。一般认为，当血浆白蛋白低于20 g/L时，提示存在高凝状态，即应开始预防性抗凝治疗(不选B)，也可以同时抗血小板治疗(不选E)。通常在激素治疗时无须应用抗生素预防感染，否则不仅达不到预防的目的，反而可能诱发真菌二重感染(不选D)。

【教材定位】《内科学》P475(第9版)。

【拓展】2016年考点：关于膜性肾病的治疗，叙述错误的是抗生素。

45.【参考答案】E。

【押题点】缺铁性贫血的实验室检查。

【答案精析】缺铁性贫血首先表现为贮存铁耗尽，继之红细胞内铁缺乏，最终引起缺铁性贫血。体内的铁主要以铁蛋白和含铁血黄素的方式贮存，故血清铁蛋白最能反映体内贮存铁的情况，是最敏感、可靠的检验方法(选E)。在缺铁性贫血早期(贮存铁耗尽)，血清铁、总铁结合力可以正常，因此这两项指标缺乏敏感性，在缺铁性贫血期(IDA)，血清铁降低，总铁结合力升高(不选A、B)。平均红细胞血红蛋白浓度降低可见于多种贫血(不选C)。平均红细胞体积降低见于多种小细胞性贫血(不选D)。

【教材定位】《内科学》P542~543(第9版)。

【拓展】①2021年考点：缺铁性贫血中最先出现改变的是血清铁蛋白。②2022年考点：可判断缺铁性贫血能否停药的指标是血清铁蛋白。③2021年考点：符合缺铁性贫血潜伏期表现的是血清铁蛋白下降。

46.【参考答案】D。

【押题点】缺铁性贫血的诊断。

【答案精析】慢性失血+苍白、乏力+小细胞性贫血+贮存铁(铁蛋白、含铁血黄素)减少=缺铁性贫血。患者为青年女性，贫血貌，化验检查示血红蛋白(60 g/L，正常男性≥120 g/L，正常女性≥110 g/L)下降，MCHC(0.25 g/dL，正常0.32~0.35 g/dL)下降，MCV(70 fl，正常80~100 fl)下降，为小细胞性贫血；血清铁(6.2 μmol/L，正常男性10.6~36.7 μmol/L，正常女性7.8~32.2 μmol/L)、转铁蛋白饱和度(10%，正常33%~55%)降低，总铁结合力(3690 μmol/L，正常男性50~77 μmol/L，正常女性54~77 μmol/L)升高，符合缺铁性贫血改变(选D)。再生障碍性贫血多见于老年人，表现为正细胞正色素性贫血(不选A)。溶血性贫血总铁结合力不会上升，表现为正常细胞性贫血(不选B)。巨幼细胞贫血为大细胞高色素性贫血(不选C)。地中海贫血又名珠蛋白生成障碍性贫血，为遗传病，多幼年发病且有家族史，血清铁蛋白、骨髓可染铁、血清铁和铁饱和度不低且常增高(不选E)。

【教材定位】《内科学》P543(第9版)。

47.【参考答案】E。

【押题点】缺铁性贫血的治疗。

【答案精析】此题为选非题。乏力、苍白+小细胞性贫血+贮存铁(铁蛋白、含铁血黄素颗粒)减少=缺铁性贫血。患者为中年女性，血红蛋白降低(正常≥110 g/L)，血清铁蛋白降低(10 μg/L，正常女性12~150 μg/L)，诊断为缺铁性贫血。治疗应尽可能地去除导致缺铁的病因；补铁治疗：无机铁，如硫酸亚铁；有机铁，如右旋糖酐铁等(不选A)。进食谷类、乳类和茶等会抑制铁剂的吸收，鱼、肉类、维生素C可加强铁剂的吸收(不选B、C)。多吃富含铁的食品，如蛋类、肝等(不选D)。稀盐酸可促进三价铁的吸收，口服制剂多为二价铁和有机铁，故稀盐酸对铁的吸收并无明显效果，且会加重十二指肠球部溃疡的原发病病情，故不合适(选E)。

【教材定位】《内科学》P543(第9版)。

48.【参考答案】A。

【押题点】慢性粒细胞白血病的临床表现。

【答案精析】慢性粒细胞白血病常以脾大为最显著特征，往往就医时已达脐或脐以下，质地坚实，平滑，无压痛(选A)。淋巴结肿大以急性淋巴细胞白血病较多见；急性淋巴细胞白血病易累及睾丸(不选B)。AL，尤其是M4(急性单核细胞白血病)、M5，由于白血病细胞浸润，可使牙龈增生、肿胀，皮肤出现蓝灰色斑丘疹，局部皮肤隆起，变硬，呈蓝紫色结节(不选C)。多发性骨髓瘤以骨痛、贫血、肾功能损害、血钙增高等为常见临床表现(不选D)。急性早幼粒细胞白血病有贫血、出血、感染和浸润等征象，但无皮肤浸润等特征性临床表现(不选E)。

【教材定位】《内科学》P569、P571、P577、P592(第9版)。

【拓展】每个选项的解析内容都要对比牢记。

49.【参考答案】C。

【押题点】急性白血病的临床表现。

【答案精析】白细胞浸润口腔黏膜可引起齿龈肿胀或巨舌等，其中急性单核细胞型白血病牙龈肿胀最多见(选C)。急性淋巴细胞白血病常见髓外受侵的是中枢神经系统、淋巴结及肝脏和脾脏(不选A)。急性早幼粒细胞白血病易并发凝血功能异常而出现全身广泛性出血(不选B)。急性红白血病几乎均有明显的贫血及血小板减少(不选D)。慢性粒细胞白血病常以脾大为最显著体征，白细胞数明显增多(不选E)。

【教材定位】《内科学》P571(第9版)。

50.【参考答案】E。

【押题点】急性白血病的治疗原则。

【答案精析】贫血、出血、感染+骨髓穿刺示原粒、早幼粒细胞≥20%=急性髓系白血病。患者为中年女性，急性起病，有贫血、出血、感染表现，骨髓穿刺提示原粒、早幼粒细胞90%，诊断为急性髓系白血病，选DA方案(选E)。泼尼松+环磷酰胺、泼尼松+长春新碱(VP)用于急性淋巴细胞白血病化疗(不选A、B)。马利兰主要用于慢性粒细胞白血病的慢性期(不选C)。苯丁酸氮芥用于慢性淋巴细胞白血病(不选D)。

【教材定位】《内科学》P576(第9版)。

51.【参考答案】D。

【押题点】糖尿病的诊断标准。

【答案精析】空腹血糖<7.0 mmol/L，OGTT 2 h血糖为7.8~11.1 mmol/L，空腹血糖及OGTT 2 h血糖均达正常标准，未达糖尿病诊断，提示糖耐量减低(选D)。空腹血糖≥7.0 mmol/L，OGTT 2 h血糖≥11.1 mmol/L是糖尿病的检验结果(不选A)。空腹血糖6.1~7 mmol/L，OGTT 2 h血糖<7.8 mmol/L，OGTT 2 h血糖在正常范围内，提示空腹血糖受损(不选B)。

【教材定位】《内科学》P733(第9版)。

【拓展】参考《内科学》P733(第9版)表格，记住糖代谢状态的4种分类标准，多次考查。

52.【参考答案】C。

【押题点】糖尿病的诊断。

【答案精析】在糖尿病的诊断标准中，如有两次空腹血糖≥7.0 mmol/L，则可诊断糖尿病(选C)。口服葡萄糖耐量试验的空腹是指无任何热量摄入8 h(不选A)。葡萄糖使用75 g无水葡萄糖(不选B)，并使用250~300 mL进行溶解(不选D)。试验前连续3日膳食中糖类摄入受限，会影响OGTT检查(不选E)。

【教材定位】《内科学》P733(第9版)。

【拓展】2016年考点：在OGTT试验前，应注意3日内要摄入足量的碳水化合物。

53.【参考答案】D。

【押题点】糖尿病的辅助检查。

【答案精析】糖尿病的诊断主要依靠血糖测定(不选A)。测定胰岛β细胞功能可作为糖尿病分型的参考，但主要依靠相关抗体测定(ICA、GAD-Ab等)决定分型(不选B)。继发性糖尿病是指由已知的原发病所致的慢性高血糖状态，主要根据既往史判断(不选C)。测定胰岛β细胞功能的目的主要是根据胰岛素分泌量决定是否使用胰岛素(选D)。营养不良相关性糖尿病主要是长期营养不良，或者长期进食某些含有毒素的食物，造成胰腺钙化、胰岛损伤破坏、胰岛分泌严重降低而引起的(不选E)。

【教材定位】《内科学》P732(第9版)。

54.【参考答案】E。

【押题点】糖尿病的发病机制。

【答案精析】胰岛素分泌：第一时相(快速分泌相)，于进餐5~10 min后出现第一个胰岛素分泌高峰，持续5~10 min；第二时相(延迟分泌相)，慢而持久，于进餐后30 min出现第二个胰岛素分泌高峰；第三时相，对葡萄糖反应下降，于进餐后1~1.5 h出现，胰岛素分泌减少至基础分泌状态。第一时相胰岛素分泌不足引起餐后高血糖(选E，不选A)。糖尿病严重者，未经适当控制时常有甘油三酯升高、消瘦乏力、伤口不易愈合等(不选B、C)。反应性低血糖又称餐后低血糖反应，多在餐后2~4 h发生，表现为发作性的心慌、出汗和乏力(不选D)。

【教材定位】《内科学》P728(第9版)。

55.【参考答案】E。

【押题点】亚急性甲状腺炎的实验室检查。

【答案精析】亚急性甲状腺炎又称肉芽肿性甲状腺炎、巨细胞性甲状腺炎，是一种与病毒感染有关的自限性甲状腺炎。根据实验室结果可分为3期。①甲状腺毒症期：血清T3、T4升高，TSH降低，^{131}I摄取率降低(24 h<2%)，是特征性的血清甲状腺激素水平和甲状腺摄碘能力分离的现象(选E)。②甲减期：血清T3、T4逐渐下降至正常水平以下，TSH回升且高于正常值，^{131}I摄取率逐渐恢复。③恢复期：血清T3、T4、TSH、^{131}I摄取率恢复至正常(不选A、C)。^{131}I摄取率升高，血清T3、T4升高见于甲状腺功能亢进症(不选B)。^{131}I摄取率降低，血清T3、T4降低见于甲状腺功能减退症(不选D)。

【教材定位】《内科学》P684、P690、P692~693(第9版)。

【拓展】2021年考点：Graves病时，血清激素水平变化是“TT3升高，TT4升高，TSH下降”，请对比记忆。

56.【参考答案】D。

【押题点】甲状腺功能亢进症的临床症状。

【答案精析】Graves病时，患者体内甲状腺激素高于正常，使肠蠕动加速、促进小肠糖吸收(不选A)；促进肝糖原分解(不选B)；利钠排水，增加尿酸排出(不选C)；促进胆固醇的合成、转化及排泄，导致血胆固醇减少(选D)。因其促进肝糖原分解，促进小肠的糖吸收，故可导致血糖升高，糖耐量异常(不选E)。

【教材定位】《内科学》P681(第9版)，《实用内科学》P2255(第15版)。

57.【参考答案】B。

【押题点】甲状腺功能亢进症的治疗。

【答案精析】因丙硫氧嘧啶致畸的风险小于他巴唑，故妊娠合并甲亢时的治疗应首选丙硫氧嘧啶，不用他巴唑(选B，不选A)。碳酸锂可抑制TH分泌，可短期用于对硫脲类或咪唑类药物不能耐受者，但效果不如ATD，故不作为首选(不选C)。普萘洛尔为β受体拮抗药，作用机制是阻断甲状腺激素对心脏的刺激作用和抑制外周组织T4向T3转换，为甲亢初治期的辅助治疗，不作为首选(不选D)。碘剂的作用机制是抑制甲状腺激素释放，用于治疗甲亢危象及甲状腺术前准备(不选E)。

【教材定位】《内科学》P685(第9版)，《实用内科学》P2273(第15版)。

【拓展】2022年考点：①已服用丙硫氧嘧啶的甲亢患者，在妊娠早期(1~3个月)应首选丙硫氧嘧啶，在4~6个月、6~9个月时均应首选甲巯咪唑；②能抑制甲状腺素生成，并能抑制T4转化T3的药物是丙硫氧嘧啶。

58.【参考答案】D。

【押题点】高钾血症的治疗要点。

【答案精析】高钾血症有导致患者心搏骤停的危险，因此一经诊断，应予积极治疗，首先应立即停用一切含钾的药物或溶液。钙与钾有对抗作用，静脉注射10%葡萄糖酸钙溶液20 mL能缓解钾离子对心肌的毒性作用，以对抗心律失常(选D)。静脉注射碳酸氢钠、注射高渗盐水、注射葡萄糖+胰岛素可以促使K^+转入细胞内，但不作为首选(不选A、B、C)。

【教材定位】《内科学》P776(第9版)，《实用内科学》P2358(第15版)。

59.【参考答案】C。

【押题点】高脂血症的辅助检查。

【答案精析】载脂蛋白是血浆脂蛋白中的蛋白质部分，能够结合和运输血脂到机体各组织进行代谢及利用的蛋白质。ApoB由于氨基酸组成的差异，可分为以下亚类：ApoB48和ApoB100(不选B、D、E)。ApoB48是乳糜微粒(CM)的载脂蛋白之一；ApoB100是极低密度脂蛋白(VLdL)和低密度脂蛋白(LdL)的载脂蛋白之一，是载脂蛋白B族中的主要成分(选C，不选A)。

【教材定位】《内科学》P754(第9版)，《实用内科学》P2439(第15版)。

60.【参考答案】E。

【押题点】系统性红斑狼疮的临床症状。

【答案精析】抗磷脂综合征可以出现在SLE的活动期，其临床表现为动脉和(或)静脉血栓形成、反复的自发流产、血小板减少，患者血清不止一次出现抗磷脂抗体。因此，当SLE患者出现下肢静脉血栓时，首先要完善抗磷脂抗体检测，明确是否为抗磷脂综合征(选E)。SLE出现血管炎：表现为破溃、坏死，手指压痛性结节，甲床周围梗死、片状出血，或活检或血管造影证实为血管炎(不选A)。SLE继发干燥综合征：临床上主要表现为干燥性角结膜炎和口腔干燥症，还可累及内脏器官(不选B)。骨髓增殖性疾病包括真性红细胞增多症、原发性血小板增多症等，也易出现血栓形成、栓塞和出血等表现。但活动性SLE中血红蛋白下降、白细胞和(或)血小板减少常见，因此一般不考虑为骨髓增殖性疾病(不选 C)。肾病综合征患者由于血液黏稠度增加及机体凝血、抗凝和纤溶系统失衡，容易发生血栓、栓塞并发症。但 SLE 若累及肾脏出现狼疮性肾炎，则应首先表现为蛋白尿、血尿等，因此 SLE 并发下肢静脉血栓不首先考虑肾病综合征(不选 D)。

【教材定位】《内科学》P473、P597、P817、P819、P829(第 9 版)。

【拓展】2022 年考点：抗磷脂综合征的临床表现主要为动脉和(或)静脉血栓形成，其次有反复的自发流产、血小板减少。

61.【参考答案】D。

【押题点】系统性红斑狼疮的临床表现。

【答案精析】此题为选非题。向阳性皮疹也称水肿性暗紫色红斑，可有脱屑，见于 60%～80% 的皮肌炎患者(选 D)。甲周红斑、雷诺现象、血管炎性皮肤病变、网状青斑均为血管炎性皮肤病变的表现(不选 A、B、C、E)。

【教材定位】《内科学》P847(第 9 版)。

【拓展】2017 年考点：SLE 的基本病理改变是血管炎。

62.【参考答案】D。

【押题点】类风湿关节炎的实验室检查。

【答案精析】抗 CCP 抗体(抗环瓜氨酸多肽抗体)在类风湿关节炎早期可出现，敏感性和特异性均很高，约 75% 的患者可出现(选 D)。抗 dsDNA 抗体是系统性红斑狼疮活动的指标(不选 A)。抗 Sm 抗体对系统性红斑狼疮的诊断具有较高的特异性(不选 B)。RF 是诊断类风湿关节炎的重要血清学标准之一，但并非特异性抗体(不选 C)。抗 SSB 抗体对诊断干燥综合征具有高度的特异性(不选 E)。

【教材定位】《内科学》P809、P817、P830(第 9 版)。

63.【参考答案】C。

【押题点】类风湿关节炎的实验室检查。

【答案精析】类风湿因子(RF)是 RA 患者血清中针对 IgG Fc 片段上抗原表位的一类自身抗体，可分为 IgM、IgG 和 IgA 型。类风湿关节炎(RA)患者可以查到类风湿因子(RF)，RF 可见于 70% 的 RA 患者，不是诊断 RA 的必备条件，RF 的数量与 RA 的活动性和严重性成正比，因此可随疾病的变化而变化(选 C，不选 A、B)。RF 也可出现于系统性红斑狼疮、原发性干燥综合征，甚至 5% 的正常人也可以出现低度的 RF(不选 D、E)。

【教材定位】《内科学》P809(第 9 版)。

【拓展】RF 不是 RA 的特异性抗体，RF 阴性不可以除外 RA 的诊断。

64.【参考答案】E。

【押题点】类风湿关节炎的临床表现。

【答案精析】根据题干信息，患者已被拟诊断为类风湿关节炎，类风湿关节炎是在遗传、感染、环境等多种因素共同作用下，自身免疫反应导致的免疫损伤和修复是 RA 发生和发展的基础(不选 A)。RA 最基本的病理变化是滑膜炎，附着点炎是强直性脊柱炎的基本病理变化(不选 B)。血中类风湿因子可分为 IgM、IgG 和 IgA 型(不选 C)，但 RF 并非 RA 的特异性抗体，其他慢性感染、自身免疫性疾病及少数健康人群也可出现 RF 阳性，RF 阴性亦不能排除 RA 的诊断(不选 D)。RF 高滴度提示预后较差(选 E)。

【教材定位】《内科学》P807～808(第 9 版)。

65.【参考答案】D。

【押题点】脑梗死的临床表现。

【答案精析】大脑中动脉深穿支供应尾状核、豆状核、内囊膝部、内囊后肢，损害后出现对侧中枢性偏瘫，上下均等，对侧偏身感觉障碍，对侧同向性偏盲，优势半球可出现皮质下失语(选 D)。对侧偏瘫，深感觉障碍，自发性疼痛，定位于丘脑，为大脑后动脉深穿支损害所致(不选 A)。对侧偏瘫，无感觉障碍及偏盲，优势侧伴失语，定位于中央前回，为大脑中动脉皮质支损害所致(不选 B)。四肢瘫痪，双侧面瘫，不能言语，不能进食，只有眼球上下运动为闭锁综合征的典型表现，定位于脑桥腹侧，动眼神经和滑车神经功能保留，为基底动脉脑桥分支双侧闭塞所致(不选 C)。眼球震颤，同侧 Horner 征，交叉性感觉障碍，同侧小脑性共济失调是延髓背外侧综合征的临床表现，是小脑后下动脉、椎-基底动脉或外侧延髓动脉缺血性损害所致(不选 E)。

【教材定位】《神经病学》P25～26(第 8 版)。

66.【参考答案】E。

【押题点】短暂性脑缺血发作(TIA)的概念。

【答案精析】TIA 是由于大脑局灶性缺血而产生相应区域的神经功能缺失症状，临床症状一般不超过 1 h，最长不超过 24 h，且无责任病灶的证据(选 E)。

【教材定位】《神经病学》P191(第 9 版)。

67.【参考答案】E。

【押题点】癫痫的发病机制。

【答案精析】原发性癫痫是病因不清楚的癫痫，并且是到目前为止人类仍然没有发现其脑部有足以引起癫痫发作的结构性损伤或生化异常(选 E)；大脑半球病变引起的癫痫发作定义为继发性癫痫(不选 A)；20 岁前的全身性发作、从婴儿期开始的癫痫发作都可能由脑部病变引起，能够明确病因(不选 B、D)；原发性癫痫发作类型多样，不仅限于全身性强直阵挛发作(不选 C)。

【教材定位】《神经病学》P349(第 9 版)。

68.【参考答案】D。

【押题点】阿尔茨海默病的鉴别诊断。

【答案精析】患者为老年男性，痴呆诊断明确，影像学提示颞叶萎缩，符合额颞叶痴呆的特点(选 D)。阿尔茨海默病主要以海马体萎缩、颞顶叶萎缩为主(不选 B)。血管性痴呆以全脑萎缩、弥漫性白质病变、腔隙和涉及认知功能的区域梗死为特点(不选 C)。路易体痴呆以姿势不稳、反复摔倒、晕厥、严重自主神经功能障碍、嗜睡、幻觉为主要临床表现，影像学显示内侧颞叶结构相对保留(不选 A)。帕金森痴呆通常伴有锥体外系的表现，比如姿势障碍、步态异常等；无特异性影像学表现(不选 E)。

【教材定位】《神经病学》P190(第 9 版)。

69.【参考答案】C。

【押题点】周围神经病的诊断要点。

【答案精析】原发性三叉神经痛一般无神经系统阳性体征，继发性三叉神经痛常见于多发性硬化、延髓空洞症、颅底肿瘤等，常合并其他脑神经损害症状(选C)。三叉神经痛患者的口角、鼻翼、颊部或舌部为敏感区，轻触可诱发，称为扳机点，但该症状不特异，不是原发性和继发性三叉神经痛的主要鉴别点(不选A)。继发性三叉神经痛的疼痛为持续性，原发性三叉神经痛早期发作为周期性，发作可为数日、数周或数月不等，但随着病程迁延，可也为持续性发作(不选B)。原发性和继发性三叉神经痛的疼痛程度均较剧烈，且疼痛程度受主观影响较大，无法通过疼痛程度进行鉴别(不选D)。原发性三叉神经痛很少自愈，继发性三叉神经痛需治疗原发病，也不可自愈(不选E)。

【教材定位】《神经病学》P388(第8版)。

70.【参考答案】D。

【押题点】帕金森病的治疗。

【答案精析】根据患者静止性震颤、肌强直、运动迟缓、姿势步态异常，考虑诊断帕金森病。帕金森病的常见治疗药物是左旋多巴(不选A、B)。抗胆碱能药：苯海索(不选C)。多巴胺受体激动药：麦角类(溴隐亭、培高利特等)(不选E)，非麦角类(普拉克索、罗匹尼罗等)。利血平可阻止多巴胺的再摄取，诱发或加重帕金森病的症状(选D)。

【教材定位】《神经病学》P334~336(第9版)。

71.【参考答案】A。

【押题点】病毒性肝炎的临床症状及辅助检查。

【答案精析】该患者发热1周后热退、黄疸加重，考虑急性黄疸性肝炎的可能性大。甲、戊型肝炎起病较急，多数伴有发热，而乙、丙、丁型肝炎起病相对缓慢，仅少数有发热。戊型肝炎与甲型肝炎的临床表现相似，但黄疸前期较长，平均为10天，该患者发热1周后热退，考虑甲型肝炎病毒所致急性黄疸性肝炎的可能性最大，病原学检查应查抗-HAV IgM，抗-HAV IgM是早期诊断甲型肝炎最简便而可靠的血清学标志(选A)。

【教材定位】《传染病学》P35(第9版)。

72.【参考答案】B。

【押题点】各型病毒性肝炎的诊断。

【答案精析】患者急性起病，有尿黄、发热、肝功能减退表现，转氨酶和胆红素显著升高，考虑急性黄疸性肝炎，甲型肝炎、戊型肝炎起病急，常有发热、畏寒，但甲肝常见于儿童，故抗HAV-IgM价值不大(不选C)，戊型肝炎多见于成人。乙、丙、丁型肝炎起病相对较缓，少有发热，HCV-RNA、抗HEV、HBsAg价值不大(不选A、D、E)。因其出现嗜睡(Ⅱ°肝性脑病)、黄疸迅速加重，需考虑为急性重型肝炎，凝血酶原活动度高低与肝损程度成反比，PTA<40%是诊断重型肝炎的重要依据(选B)。

【教材定位】《传染病学》P35~36(第9版)。

73.【参考答案】A。

【押题点】艾滋病的治疗。

【答案精析】据题干可知，患者为初发无症状感染者，$CD^{+}4$细胞大于500个/μL，可暂不抗病毒治疗(选A)。B、C、D、E选项均为抗病毒治疗的方案(不选B、C、D、E)。

【教材定位】《实用内科学》P411(第15版)。

74.【参考答案】D。

【押题点】艾滋病的诊断：特异性抗体的诊断意义。

【答案精析】HIV抗体检测是HIV感染诊断的金标准，包括筛查试验、确证试验。抗体初筛试验包括ELASA(酶联免疫吸附试验)、化学发光实验、免疫荧光法初筛、复检血清gp24及gp120抗体，灵敏度达99%，无补体结合试验(不选A、B、C、E)；抗体初筛试验检测结果要经蛋白印记(western blot)检测确认，即确证试验(选D)。

【教材定位】《传染病学》P127(第9版)。

75.【参考答案】D。

【押题点】斑疹伤寒的治疗。

【答案精析】青霉素为β-内酰胺类抗生素，主要对革兰氏阳性菌有效(不选A)；氯霉素也有效，因有骨髓抑制而不作为首选(不选B)；链霉素属于氨基糖苷类抗生素(不选C)；多西环素、四环素常规剂量给药对斑疹伤寒具特效，服药后12~24 h病情即有明显好转，热退后再用3~4天(选D)；庆大霉素为氨基糖苷类抗生素，对本病无治疗作用(不选E)。

【教材定位】《传染病学》P150(第9版)。

【拓展】①伤寒的病原治疗以第三代喹诺酮类药物为首选；②地方性斑疹伤寒的主要传染源是家鼠。

76.【参考答案】D。

【押题点】流行性乙型脑炎的诊断。

【答案精析】特异性IgM抗体在病后3~4天即可出现，脑脊液中最早在病程第2天即可检测到，2周时达高峰，可作为早期诊断指标。检测的方法有酶联免疫吸附试验、间接免疫荧光法、2-巯基乙醇耐性试验等(选D)。补体结合抗体为IgG抗体，多在发病后2周出现，5~6周达高峰，抗体水平可维持1年左右，补体结合试验不能用于早期诊断，主要用于回顾性诊断或流行病学调查(不选A)。血凝抑制抗体一般在病后第4~5天出现，2周时达高峰，抗体水平可维持1年以上，故血凝抑制试验可用于临床诊断及流行病学调查(不选B)。由于乙脑病毒主要存在于脑组织中，血及脑脊液中不易分离出病毒，在病程第1周内死亡病例的脑组织中可分离到病毒(不选E)。中和试验主要用于诊断病毒性传染病，但不作为流行性乙型脑炎早期诊断的实验室检查(不选C)。

【教材定位】《传染病学》P105(第9版)。

77.【参考答案】B。

【押题点】疟疾的诊断要点。

【答案精析】血涂片找疟原虫是目前最常用的诊断方法，具有确定诊断及判断疟原虫密度的重要意义(选B)。疟原虫寄生于红细胞中，血涂片即可找到疟原虫，无须行血培养(不选A)。免疫学方法检测血液中疟原虫的特异性抗原、特异性抗体，具有方便、快捷、敏感的特点。患者常于感染后3~4周才有特异性抗体出现，因此特异性抗体的检测仅用于流行病学的调查(不选C、D)。用吖啶橙荧光染色法检测疟原虫，特异性DNA的聚合酶链反应灵敏性高，但需用到荧光显微镜检查(不选E)。

【教材定位】《传染病学》P272(第9版)。

78.【参考答案】D。

【押题点】疟疾的治疗。

【答案精析】伯氨喹可消灭肝内疟原虫休眠子和末梢血内的配子体，是目前唯一可供使用的预防复发和传播的药物(不选E)。奎宁、甲氟喹、氯喹针对红细胞内期的裂殖体，可用作控制症状(不选A、B)。氯喹具有高效、耐受性好、不良反应轻的优点，是目前非耐药疟疾的首选药物(选D)。青蒿素作用于原虫膜系结构，损害核膜、线粒体外膜等而起抗疟作用(不选C)。

【教材定位】《传染病学》P273(第9版)。

【拓展】①2023年考点：疟疾的治疗药物中，能杀灭肝细胞内迟发型子孢子的是伯氨喹。②2019年考点：容易对氯喹产生耐药性的是恶性疟原虫。

79.【参考答案】A。

【押题点】肺结核的治疗。

【答案精析】本题考点为结核病化学治疗的原则。肺结核化学治疗的原则是早期、规律、全程、适量、联合。抗结核治疗过程中如单用一种敏感药，菌群中大量敏感菌被杀死，但少量的自然耐药变异菌仍存活，并不断繁殖，最后逐渐完全替代敏感菌而成为优势菌群。结核病变中结核菌群数量愈大，则存在的自然耐药变异菌也愈多。现代化学治疗多采用联合用药，通过交叉杀菌作用防止耐药性产生(选A)。不同抗结核药物半衰期不同，导致血药浓度不同，联合用药不能提高血药浓度(不选B)。联合用药可以增加药物的不良反应(不选C)。联合用药不能减少复发(不选D)。联合用药不能减少传染性(不选E)。

【教材定位】《内科学》P69(第9版)。

80.【参考答案】A。

【押题点】淋巴结结核的诊断。

【答案精析】本病例患者颈部肿物伴结核中毒症状，初步考虑颈部淋巴结结核，另外，淋巴瘤也可以表现为颈部肿物，以及发热、盗汗，常行颈部肿物细针穿刺活检进一步确诊(选A)，再行进一步处理(不选B、C、D)。血沉增高对细菌感染、恶性肿瘤、组织损伤及坏死等缺乏特异性(不选E)。

【教材定位】《外科学》P237(第9版)。

81.【参考答案】E。

【押题点】急性一氧化碳中毒的临床表现。

【答案精析】急性一氧化碳中毒患者在意识障碍恢复后，经过2~60天的假愈期，可出现下列临床表现之一：精神意识障碍、锥体外系神经障碍、锥体系神经损害、大脑皮质局灶性功能障碍、脑神经及周围神经损害。因此患者在苏醒后由于存在假愈期，故需要继续观察2个月(选E)。

【教材定位】《内科学》P906(第9版)。

82.【参考答案】B。

【押题点】急性一氧化碳中毒。

【答案精析】不同教材对CO中毒程度分级的描述略有不同。在《实用内科学》(第15版)和《职业卫生与职业医学》(第8版)中：轻度CO中毒，COHb浓度为10%~30%；中度中毒，30%~50%；严重中毒，在50%以上。在《内科学》(第9版)中：轻度中毒，血液COHb浓度为10%~20%；中度中毒，30%~40%；重度中毒，40%~60%。正常人血液中COHb含量为5%~10%，故综合比较，B选项为正确答案(选B)。

【教材定位】《内科学》P906(第9版)，《实用内科学》P741(第15版)，《职业卫生与职业医学》P121(第8版)。

83.【参考答案】C。

【押题点】急性有机磷杀虫剂中毒。

【答案精析】阿托品为外周抗胆碱能药，可缓解有机磷中毒的M样症状，根据病情，直到患者M样症状消失或出现“阿托品化”，则减少剂量或停用，如出现瞳孔明显扩大甚至视物模糊、烦躁不安、抽搐、昏迷和尿潴留等为阿托品中毒，应立即停用阿托品，该患者有阿托品中毒表现，应停用(选C，不选D)。有机磷中毒早期即联合应用抗胆碱能药与ChE复活药，其中ChE复活药包括氯解磷定、碘解磷定、双复磷，氯解磷定为首选(不选A)。有机磷中毒时副交感神经末梢过度兴奋，表现为毒蕈碱样症状，括约肌松弛会出现大小便失禁，治疗过程中大小便失禁可出现尿潴留，故应给予导尿治疗(不选B)。有机磷中毒时会出现头晕、头痛、烦躁不安、谵妄等，可给予地西泮镇静治疗(不选E)。

【教材定位】《内科学》P887(第9版)。

84.【参考答案】A。

【押题点】中毒的治疗。

【答案精析】本题为记忆题，亚甲蓝为亚硝酸盐中毒的特效解毒药(选A)。B、D、E选项均为各类中毒，对症支持治疗的用药(不选B、D、E)。解磷定为有机磷杀虫剂中毒的解毒药(不选C)。

【教材定位】《内科学》P909(第9版)。

85.【参考答案】B。

【押题点】急性酒精中毒的临床表现。

【答案精析】急性酒精中毒兴奋期，血乙醇浓度达到11 mmol/L患者即感头痛、欣快、兴奋。血乙醇浓度超过16 mmol/L时患者出现健谈、饶舌、情绪不稳定、自负、易激怒，可有粗鲁行为或攻击行动，也可能沉默、孤僻。故选情绪不稳定(选B)。急性酒精中毒意识障碍期又称昏迷期，血乙醇浓度升至54 mmol/L时患者进入昏迷期，表现为昏睡、瞳孔散大、体温降低；血乙醇浓度超过87 mmol/L时患者陷入深昏迷，心率快、血压下降，呼吸慢而有鼾音，可出现呼吸、循环衰竭而危及生命(不选A)。急性酒精中毒共济失调期，血乙醇浓度达到33 mmol/L时患者出现肌肉运动不协调，行动笨拙，言语含糊不清，眼球震颤，视物模糊，复视，步态不稳，出现明显共济失调。浓度达到43 mmol/L时患者出现恶心、呕吐、困倦(不选C)。科尔萨科夫综合征(Korsakoff syndrome)又称健忘综合征，是脑部器质性病变导致的选择性或局灶性认知功能障碍，是以近事记忆障碍为主要特征或唯一临床表现的综合征。患者为弥补记忆障碍或遗忘的缺陷，常产生错构或虚构现象，患者意识清晰，其认知功能保持完好(不选D)。

【教材定位】《内科学》P899~900(第9版)。

86.【参考答案】C。

【押题点】慢性心力衰竭的病理生理。

【答案精析】患者风心病病史明确，此次症状及体征考虑心衰发作，颈静脉怒张、肝大、水肿为右心衰竭表现，端坐呼吸、奔马律、肺部啰音为左心衰竭表现，故患者系全心衰竭。胸膜静脉回流至上腔静脉、支气管静脉和肺静脉，右侧心力衰竭时，静脉压增高，可有双侧或单侧胸腔积液；双侧胸腔积液时，右侧量常较多，单侧胸腔积液也以右侧为多见(选C)。营养不良、低蛋白血症引起的胸腔积液主要见于肝硬化、肾病综合征、黏液性水肿等(不选A、B)。水钠潴留引起的胸腔积液表现为双侧(不选D)。胸膜毛细血管渗透压增高是促进胸腔积液吸收的因素(不选E)。

【教材定位】《实用内科学》P820(第15版)，《内科学》P115(第9版)。

87.【参考答案】C。

【押题点】慢性心力衰竭的病因。

【答案精析】心衰的诱因中，感染(尤其是呼吸道感染)是最常见、最重要的诱因(选C)。其他因素包括心律失常、血容量增多、过度体力消耗或情绪激动(如妊娠后期与分娩过程、暴怒等)、治疗不当如不恰当地停用利尿药或降压药物、原有心脏病变加重或合并其他疾病，如冠心病发生急性心肌梗死、静脉液体输入过多、过快致血容量增加等(不选A、B、D、E)。

【教材定位】《内科学》P164(第9版)。

88.【参考答案】E。

【押题点】系统性红斑狼疮的诊断。

【答案精析】患者为孕龄期女性，出现发热、关节痛、肾损害、精神意识改变，病变累及多系统，实验室检查结果示补体下降，故其最可能的诊断为系统性红斑狼疮(选E)。精神病患者一般不伴有其他系统的阳性体征(不选A)。急进性肾炎、急性肾炎、急性肾衰竭均难以解释除泌尿系统外的其他症状(不选B、C、D)。

【教材定位】《内科学》P816~817(第9版)。

89.【参考答案】B。

【押题点】系统性红斑狼疮的免疫学检查。

【答案精析】患者为孕龄期女性，出现发热、关节痛、肾损害、精神意识改变，实验室检查结果示补体下降，故其最可能的诊断为系统性红斑狼疮。ANA抗体、抗Sm抗体、抗dsDNA抗体阳性有助于诊断(不选A、C、D)。抗SSA抗体与SLE中出现光过敏、血管炎、皮损有关(不选E)。抗RNP抗体对SLE诊断特异性不高，对CTD(结缔组织病)的诊断及鉴别诊断具有重要临床意义(选B)。

【教材定位】《内科学》P817(第9版)。

90.【参考答案】B。

【押题点】系统性红斑狼疮的治疗。

【答案精析】患者最可能的诊断为系统性红斑狼疮，此时出现肾脏损害、无尿，应在使用激素诱导缓解的同时进行透析治疗(选B)。系统性红斑狼疮出现狼疮危象者应进行激素冲击治疗，狼疮危象是指急性的危及生命的重症SLE，包括急进性狼疮性肾炎、严重狼疮脑病、严重狼疮肺炎、严重溶血性贫血、血小板减少性紫癜、粒细胞缺乏症、严重心脏损害、弥漫性肺泡出血和严重血管炎(不选E)。大多数SLE患者，尤其是在病情活动时需选用免疫抑制药联合治疗，但患者目前无尿，应及时给予透析，其余选项均不是首选治疗方法(不选A、C、D)。

【教材定位】《内科学》P820~821(第9版)。

91.【参考答案】A。

【押题点】肺癌的诊断要点。

【答案精析】结核球常见于年轻患者，多无症状，病灶多位于肺上叶尖后段和下叶背段，边界清楚，密度高，可有包膜，有时与周围型肺癌团块影类似，需要仔细加以鉴别(选A)。淋巴瘤的特点是淋巴结无痛性肿大，可有纵隔淋巴结肿大，有时胸部X线检查示肺门肿大，需与中央型肺癌相鉴别(不选B)。粟粒性肺结核X线检查表现为细小、分布均匀、密度较淡的粟粒样结节病灶，弥漫性细支气管肺癌表现为两肺大小不等的结节状播散病灶，边界清楚、密度较高，进行性发展和增大，且有进行性呼吸困难，应予以鉴别(不选C)。癌性胸腔积液常需与结核性胸腔积液相鉴别，两者的影像学表现均为胸腔内积水。癌性胸腔积液由恶性肿瘤侵犯胸膜引起，胸腔积液多呈血性、量大、增长迅速，癌胚抗原(CEA)或其他肿瘤标志物升高，LDH多大于500 U/L，胸腔积液脱落细胞检查等有助于鉴别(不选D)。结核性空洞需与癌性空洞相鉴别，肺结核病的影像特点是病变多发生在上叶的尖后段和下叶背段，密度不均匀，边缘较清楚和变化较慢，易形成空洞和播散病灶，而癌性空洞影像学可见癌肿块影，有偏心空洞、壁厚、内壁凹凸不平(不选E)。

【教材定位】《内科学》P82、P118(第9版)。

92.【参考答案】B。

【押题点】肺癌的诊断要点。

【答案精析】淋巴瘤的特点是淋巴结无痛性肿大，可有纵隔淋巴结肿大，有时胸部X线检查示肺门肿大，需与中央型肺癌相鉴别(选B)。

【教材定位】《实用内科学》P1280(第15版)。

93.【参考答案】A。

【押题点】心律失常。

【答案精析】患者频发心悸，无其他伴随症状，考虑心律失常可能性大，首选的检查应该是动态心电图(选A)。

【教材定位】《内科学》P180(第9版)。

94.【参考答案】D。

【押题点】冠心病的辅助检查。

【答案精析】患者劳动后出现胸痛、呼吸困难，休息后缓解，考虑可能存在慢性心肌缺血、心绞痛，未捕捉到发作时的心电图者，可行心电图负荷试验，最常用的是运动负荷试验，以增加心脏负担而激发心肌缺血(选 D)。

【教材定位】《内科学》P220(第 9 版)。

95.【参考答案】E。

【押题点】心力衰竭的辅助检查。

【答案精析】患者出现劳力性呼吸困难、端坐呼吸，考虑存在心力衰竭可能性大，诊断首选超声心动图，可以准确地评价各心腔大小变化及瓣膜结构和功能，方便快捷地评估心功能和判断病因，是诊断心力衰竭最主要的仪器检查(选 E)。

【教材定位】《内科学》P168(第 9 版)。

96.【参考答案】C。

【押题点】急性胰腺炎的治疗原则。

【答案精析】多数患者在静脉滴注生长抑素或奥曲肽后，腹痛可得到明显缓解(不选 E)。对严重腹痛者，可肌内注射哌替啶止痛，每次 50~100 mg(不选 A)。由于吗啡可增加 Oddi 括约肌压力、胆碱能受体拮抗药如阿托品可诱发或加重肠麻痹，故均不宜使用(选 C，不选 B)。普鲁卡因(奴佛卡因)黏膜穿透力很差，故不用于表面麻醉和硬膜外阻滞，适用于局部浸润麻醉(不选 D)。

【教材定位】《内科学》P435(第 9 版)，《外科学》P53(第 9 版)。

97.【参考答案】A。

【押题点】急性胰腺炎的治疗原则。

【答案精析】多数患者在静脉滴注生长抑素或奥曲肽后，腹痛可得到明显缓解(不选 E)。对严重腹痛者，可肌内注射哌替啶止痛，每次 50~100 mg(选 A)。由于吗啡可增加 Oddi 括约肌压力、胆碱能受体拮抗药如阿托品可诱发或加重肠麻痹，故均不宜使用(不选 B、C)。普鲁卡因(奴佛卡因)黏膜穿透力很差，故不用于表面麻醉和硬膜外阻滞，适用于局部浸润麻醉(不选 D)。

【教材定位】《内科学》P435(第 9 版)，《外科学》P53(第 9 版)。

98.【参考答案】E。

【押题点】急性胰腺炎的治疗原则。

【答案精析】急性胰腺炎患者外源性补充生长抑素或生长抑素类似物奥曲肽，不仅可抑制胰液的分泌，更重要的是有助于控制胰腺及全身炎症反应。多数患者在静脉滴注生长抑素或奥曲肽后，腹痛可得到明显缓解(选 E)。对严重腹痛者，可肌内注射哌替啶止痛，每次 50~100 mg。由于吗啡可增加 Oddi 括约肌压力、胆碱能受体拮抗药如阿托品可诱发或加重肠麻痹，故均不宜使用(不选 A、B、C)。普鲁卡因(奴佛卡因)黏膜穿透力很差，故不用于表面麻醉和硬膜外阻滞，适用于局部浸润麻醉(不选 E)。

【教材定位】《外科学》P53、P435(第 9 版)。

99.【参考答案】B。

【押题点】糖尿病的治疗要点。

【答案精析】二甲双胍不经过肝脏代谢，但肝肾功能不良者应用需慎重(不选 A)。格列喹酮的代谢产物绝大部分经消化系统胆道排泄(选 B)。苯乙双胍易出现乳酸性酸中毒(不选 C)。氯磺丙脲持续作用 24~48 h，是作用时间最长的磺脲类降糖药(不选 D)。格列吡嗪为第二代磺脲类降血糖药，有降脂和抗凝血的作用(不选 E)。

【教材定位】《内科学》P738(第 9 版)，《实用内科学》P2394(第 15 版)。

100.【参考答案】A。

【押题点】糖尿病的治疗要点。

【答案精析】二甲双胍不经过肝脏代谢，但肝肾功能不良者应用需慎重(选 A)。格列喹酮的代谢产物绝大部分经消化系统胆道排泄(不选 B)。苯乙双胍易出现乳酸性酸中毒(不选 C)。氯磺丙脲持续作用 24~48 h，是作用时间最长的磺脲类降糖药(不选 D)。格列吡嗪为第二代磺脲类降血糖药，有降脂和抗凝血的作用(不选 E)。

【教材定位】《内科学》P738(第 9 版)，《实用内科学》P2391(第 15 版)。

相关专业知识卷二答案与解析

1.【参考答案】D。

【押题点】肺癌的辅助检查。

【答案精析】中央型肺癌 X 线检查的直接征象：向管腔内生长可引起支气管阻塞征象。多为一侧肺门类圆形阴影、大多边缘毛糙，可有分叶或切迹，与肺不张或阻塞性肺炎并存时，下缘可表现为倒"S"状影像，是右上肺中央型肺癌的典型征象(选 D)。间接征象：肿瘤在支气管内生长，可使支气管部分或完全阻塞，形成局限性肺气肿、肺不张及阻塞性肺炎和继发性肺脓肿等征象。肺癌侵犯胸膜时可引起胸腔积液，不是中央型肺癌胸部 X 线检查的直接征象(不选 A、B、C、E)。

【教材定位】《内科学》P79(第 9 版)。

2.【参考答案】D。

【押题点】肺癌的诊断要点。

【答案精析】结合患者的年龄、咳嗽伴胸闷病史及吸烟史，考虑中央型肺癌。进一步行胸部 X 线检查提示右肺门增大，右侧胸腔积液，考虑恶性肿瘤在右肺门，右侧胸腔积液不除外恶性肿瘤胸膜转移后出现的恶性胸腔积液。对有胸腔积液的患者，抽液找癌细胞检出率为 40%~90%，多次送检可提高阳性率，而病理诊断为确定诊断的金标准(选 D)。胸部 CT 具有更高的分辨率，对诊断有辅助价值(不选 A)。胸水 CEA 为肿瘤标志物，缺乏特异性，但对肺癌的诊断和病情的监测有一定的参考价值(不选 B)。腺苷脱氨酶(ADA)在淋巴细胞内含量较高，结核性胸膜炎胸水 ADA 多>45 U/L(不选 C)。乳酸脱氢酶(LDH)是反映胸膜炎症程度的指标。胸水 LDH>500 U/L 常提示恶性肿瘤或并发细菌感染(不选 E)。

【教材定位】《内科学》P81、P116(第 9 版)。

3.【参考答案】C。

【押题点】慢性支气管炎的临床症状。

【答案精析】慢性支气管炎的临床分期包括急性发作期、慢性迁延期、临床缓解期。急性发作期指 1 周内出现脓性或黏液脓性痰，痰量明显增加，或伴有发热、白细胞计数增多的表现，或 1 周内咳嗽、咳痰、喘息中任何一项症状明显加剧。慢性迁延期指不同程度的咳嗽、咳痰或喘息症状迁延不愈超过 1 个月者。临床缓解期指经治疗后或自然缓解、症状基本消失，或偶有咳嗽和少量咳痰，保持 2 个月以上(选 C)。

【教材定位】《内科学》P31(第 3 版)。

【拓展】2012 年考查过"符合慢性支气管炎早期 X 线检查表现的是早期无异常"。

4.【参考答案】E。

【押题点】慢性支气管炎的辅助检查。

【答案精析】患者长期咳嗽、咳痰，考虑存在慢性支气管炎，不排除 COPD 的可能。无论从诊断还是肺功能评价都应进行肺功能检查，肺功能检查是判断持续气流受限的主要客观指标(选 E)。肺 CT 可见慢性阻塞性肺疾病小气道病变的表现、肺气肿的表现及并发症的表现，但其主要的临床意义在于排除其他具有相似症状的呼吸系统疾病(不选 A)。心电图可用于对 COPD 的常规监测，但对诊断没有确诊意义(不选 B)。肺通气/灌注扫描可显示是否有肺栓塞，不是 COPD 的常规检查(不选 C)。血气分析对确定发生低氧血症、高碳酸血症、酸碱平衡失调和判断呼吸衰竭的类型有重要价值(不选 D)。

【教材定位】《内科学》P23(第 9 版)。

5.【参考答案】B。

【押题点】支气管哮喘。

【答案精析】气道慢性炎症为支气管哮喘的基本特征(选 B)。气道平滑肌痉挛为其病理表现(不选 E)。肺功能检查示可逆性气流阻塞(不选 C)。气道阻塞为气管异物的特点(不选 A)。不可逆性气流阻塞为 COPD 的特点(不选 D)。

【教材定位】《内科学》P29(第 9 版)。

【拓展】2019 年考查过气管壁的破坏不属于气管哮喘的病理改变，气管壁的破坏多见于支气管扩张等疾病；2016 考查过黏液清除障碍不是支气管哮喘的发病机制，而是慢性支气管炎的发病因素之一，黏液生成过多才是哮喘的发病机制之一。

6.【参考答案】B。

【押题点】支气管哮喘的治疗要点。

【答案精析】支气管哮喘和心源性哮喘若一时难以鉴别，可雾化吸入 β2 受体激动药或静脉注射氨茶碱缓解症状后做进一步检查(选 B)。此时，忌用肾上腺素和吗啡(不选 C、D)。麻黄碱、异丙肾上腺素有正性肌力作用，会增加心脏负担，导致心衰加重(不选 A、E)。

【教材定位】《内科学》P32(第 9 版)。

【拓展】2012 年考查过可鉴别心源性哮喘与支气管哮喘的是前者有心脏扩大，可闻及心脏杂音。

7.【参考答案】D。

【押题点】肺炎链球菌肺炎的发病机制与病理。

【答案精析】肺炎链球菌不产生毒素，因此不会导致肺组织坏死。其致病力是荚膜对组织的侵袭作用(选 D)。病原菌毒力大小与荚膜中的多糖结构和含量有关(不选 A)。病原菌对高温、紫外线及消毒剂敏感，在阳光直射 1 h 或加热至 52 ℃ 10 min 可被杀灭(不选 B)。肺炎链球菌肺炎的病理改变可分为四期，包括充血期、红肝变期、灰肝变期和消散期(不选 C)。病变消散后不留纤维瘢痕，肺组织多无损坏(不选 E)。

【教材定位】《内科学》P46(第 9 版)。

【拓展】2012、2016、2019 年考查过“不会有组织破坏的肺炎是肺炎链球菌肺炎”，这个考点请务必掌握；2021 年考查过“大叶性肺炎最常见的细菌是肺炎链球菌”。

8.【参考答案】A。

【押题点】肺炎的病因分类。

【答案精析】肺炎链球菌肺炎约占社区获得性肺炎的一半，通常急骤起病，以高热、寒战、咳嗽、血痰及胸痛为特征。血白细胞计数增多，中性粒细胞在 80%以上，并有核左移。该患者为青年，医院外患病，血白细胞及中性粒细胞升高，符合肺炎链球菌肺炎的特点，结合肺炎链球菌肺炎的高发病率，故考虑最可能的肺部感染为肺炎链球菌感染(选 A)。肺结核患者常有低热、盗汗、乏力、消瘦等结核中毒症状，该患者的病史为 2 天，且无明显结核中毒症状，不首先考虑肺结核(不选 B)。间质性肺炎呈隐匿起病，主要表现为活动性呼吸困难，渐进性加重，常伴干咳等。该患者的发病特点不符合，可排除(不选 C)。肺炎支原体约占所有社区感染性肺炎病原体的 5%～30%，起病缓慢，起初有数天至一周的无症状期，继而乏力、头痛、咽痛、肌肉酸痛，咳嗽明显，多为发作性干咳。白细胞总数正常或略增多，以中性粒细胞为主。该患者起病较急，伴有咳痰，血白细胞及中性粒细胞升高，故不符合支原体肺炎的发病特点(不选 D)。病毒性肺炎起病较急，发热、头痛、全身酸痛、倦怠等全身症状较突出，血白细胞正常、稍高或偏低。该患者血白细胞及中性粒细胞升高，不符合病毒性肺炎的实验室检查特点(不选 E)。

【教材定位】《内科学》P45、P49、P51、P65、P90(第 9 版)。

9.【参考答案】D。

【押题点】肺炎的辅助检查。

【答案精析】大叶性肺炎在病情严重或治疗不及时可并发胸膜炎或脓胸。查体可见胸廓饱满、呼吸音消失等胸腔积液体征。本病例患者在大叶性肺炎经抗生素治疗后出现典型胸腔积液体征，符合上述临床过程。行胸部 X 线检查和 B 超检查可以明确有无胸腔积液(选 D)。血培养及痰培养可以明确病原菌，肺功能检查可以测定患者肺功能情况，但均不是目前最重要的检查，均无法诊断胸腔积液，故不作为首选(不选 A、B、C)。纤维支气管镜检查为创伤性操作，且炎症未控制，急性期一般不推荐，对胸腔积液诊断无明显特异性(不选 E)。

【教材定位】《内科学》P47(第 9 版)。

【拓展】2023 年考查了最支持大叶性肺炎诊断的是 X 线检查提示肺叶病变。

10.【参考答案】C。

【押题点】体格检查：心血管检查。

【答案精析】慢性肺源性心脏病时右心室增大，当轻度增大时，心脏绝对浊音界增大，相对浊音界无明显改变；当显著增大时，浊音界向左右两侧增大。心浊音界向左下扩大见于左心室增大的疾病，如主动脉瓣关闭不全等(选 C)。慢性肺源性心脏病时右心室肥厚，可出现剑突下心脏搏动(不选 A)。慢性肺源性心脏病时，肺循环阻力增高，肺动脉压力增高，第二心音的肺动脉瓣(P2)部分亢进(不选 B)。慢性肺源性心脏病在肺、心功能失代偿期可出现右心衰竭，主要是体循环淤血的体征，包括颈静脉怒张、下肢水肿等(不选 D、E)。

【教材定位】《诊断学》P143、P147、P151、P166(第 9 版)。

11.【参考答案】E。

【押题点】慢性肺源性心脏病的临床症状。

【答案精析】慢性肺心病：肺动脉高压导致右心负荷加重，引起右心室肥厚，随着病情的进展，右心失代偿，出现右心室扩大和右心衰竭。肝大、双下肢水肿、双侧胸腔积液为右心衰竭表现(不选 A、B、C)。P2>A2 说明肺动脉压力增高，只有剑突下抬举样搏动可反映右心扩大(选 E，不选 C)。

【教材定位】《内科学》P111(第 9 版)。

【拓展】2016 年考查过“严重肺源性心脏病可出现负性心尖搏动”。

12.【参考答案】A。

【押题点】胸腔积液的临床症状。

【答案精析】胸腔积液患者触诊患侧语颤减弱、局部叩诊呈浊音、听诊呼吸音减弱或消失，视诊患侧胸廓饱满，大量胸腔积液时肺下界不能叩得(不选 B、C、D、E)。肺下界降低见于慢性阻塞性肺疾病、腹腔脏器下垂(选 A)。

【教材定位】《内科学》P115(第 9 版)，《诊断学》P132(第 9 版)。

13.【参考答案】A。

【押题点】慢性肺源性心脏病的临床症状。

【答案精析】慢性肺心病的心电图改变为电轴右偏，顺钟向转位(选 A)。肺心病引起右心室肥大，心界向左右两侧增大(不选 B)。肺心病右心衰竭的患者可出现肝大且有压痛，肝颈静脉回流征呈阳性，下肢水肿，重者可有腹腔积液(不选 C、D)。慢性肺心病患者一般在积极控制感染、改善呼吸功能、纠正缺氧和二氧化碳潴留后，心力衰竭便能得到改善，患者尿量增多，水肿消退，不需常规使用利尿药和正性肌力药(不选 E)。

【教材定位】《内科学》P111～112(第 9 版)，《诊断学》P147(第 9 版)。

【拓展】慢性肺源性心脏病的心电图诊断标准如下：①额面平均电轴≥+90°，电轴右偏；②V1 导联 R/S≥1；

③重度顺钟向转位；④RV1+SV5≥1.05 mV；⑤aVR导联R/S或R/Q≥1；⑥V1~V3导联呈QS、Qr或qr波；⑦肺型P波，具有上述任意一条可诊断肺心病。

14.【参考答案】C。

【押题点】高血压的并发症。

【答案精析】心脏和血管是高血压损害的主要靶器官，早期可无明显的病理改变，长期高血压引起的心脏改变最早是左心室肥厚和扩张，称为高血压性心脏病(选C)。长期高血压引起的冠状动脉粥样硬化后，不稳定斑块突然破裂或糜烂，导致冠脉内急性血栓形成，引起急性心肌梗死，属于远期疾病(不选A)。长期、慢性的心肌缺血导致心肌坏死、心肌顿抑及局灶性或弥漫性纤维化直至瘢痕形成，导致心肌电活动障碍，出现各种类型的心律失常，属于远期疾病(不选B)。长期慢性高血压病导致慢性心力衰竭，不属于早期并发症(不选D)。高血压属于后负荷压力增加，最早引起心室肥厚后才引起心室扩大(选E)。

【教材定位】《内科学》P228~229、P250(第9版)。

15.【参考答案】B。

【押题点】高血压病的治疗要点。

【答案精析】目前一般主张血压控制目标值应<140/90 mmHg。对糖尿病、慢性肾脏病、心力衰竭或病情稳定的冠心病合并高血压患者，血压控制目标值<130/80 mmHg。对老年收缩期高血压患者，收缩压控制在150 mmHg以下，如果能够耐受可降至140 mmHg以下。

【教材定位】《内科学》P253(第9版)。

16.【参考答案】B。

【押题点】原发性高血压的临床表现。

【答案精析】除恶性高血压外，原发性高血压很少出现明显蛋白尿，血尿不明显，肾功能减退首先从肾小管浓缩功能开始，肾小球滤过功能仍可长期保持正常或增强，直到最后阶段才有肾小球滤过降低，血肌酐上升(不选C、D、E)。在夜间平卧休息时，因心脏负荷相对减轻，心排血量增加，肾灌注血量增加，高血压导致肾动脉硬化后，肾小管对尿浓缩和稀释功能减退，因此夜尿明显增多(选B)。尿液浓缩功能减退，表现为尿比重降低，尿比重固定在1.010可在慢性肾衰竭终末期肾浓缩功能完全丧失时出现(不选A)。

【教材定位】《内科学》P259(第9版)。

17.【参考答案】D。

【押题点】急性心肌梗死的发病机制。

【答案精析】左冠状动脉前降支闭塞最多见，可引起左心室前壁、心尖部、下侧壁、前间隔和前内乳头肌梗死，因此，左心室前壁梗死最常见(选D，不选A、B、C、E)。

【教材定位】《内科学》P235(第9版)。

18.【参考答案】E。

【押题点】心绞痛的治疗。

【答案精析】阿替洛尔、美托洛尔为β受体拮抗药，能抑制心脏β肾上腺素能受体，降低心肌耗氧量，减慢心率，减弱心肌收缩力，降低血压，减少心绞痛发作(不选A、B)。卡托普利为血管紧张素转化酶抑制剂，可改善心肌的重构，减少心血管事件的发生，无扩张冠脉作用(不选C)。阿司匹林为抗血小板聚集药物。消心痛(硝酸异山梨酯)为硝酸酯类药物，对冠状动脉有较强的扩张作用，可明显增加冠状动脉的血流量，被广泛应用于治疗心绞痛(选E)。

【教材定位】《内科学》P225(第9版)。

19.【参考答案】C。

【押题点】主动脉瓣狭窄的超声心动图检查。

【答案精析】轻度主动脉瓣狭窄瓣口面积>1.5 cm^2，中度狭窄1.0~1.5 cm^2，重度狭窄<1.0 cm^2(选C)。

【教材定位】《内科学》P296(第9版)。

【拓展】①多次考查：二尖瓣狭窄程度判定，轻度>1.5 cm^2，中度1.0~1.5 cm^2，重度<1.0 cm^2。②2023年考点：主动脉瓣狭窄手术指征的平均跨瓣压差≥40 mmHg。

20.【参考答案】B。

【押题点】二尖瓣狭窄的治疗。

【答案精析】经皮球囊二尖瓣成形术适用于单纯二尖瓣狭窄患者，术后症状和血流动力学立即改善，严重并发症少见(选B)。二尖瓣分离术分为闭式分离术和直视分离术，闭式在临床上已经很少应用，直视适于瓣叶严重钙化累及腱索和乳头肌、左心房有血栓者。人工瓣膜置换术适用于严重的瓣膜狭窄或伴有其他严重瓣膜疾病、肺动脉高压患者。故仅为了缓解二尖瓣梗阻，可首选经皮球囊二尖瓣成形术(不选C、D、E)。静脉注射利尿药通过减少前负荷减轻二尖瓣梗阻症状，但不能从根本上解决问题(不选A)。

【教材定位】《内科学》P290(第9版)。

21.【参考答案】E。

【押题点】二尖瓣狭窄的临床表现。

【答案精析】严重肺动脉高压的患者，肺动脉扩张导致肺动脉瓣相对关闭不全，可在肺动脉瓣区听到舒张期递减型吹风样杂音，称为Graham-Steel杂音(选E)。心包叩击音发生在第二心音后，呈拍击样，见于缩窄性心包炎(不选A)。二尖瓣开瓣音见于二尖瓣狭窄而瓣膜尚柔软时(不选B)。严重主动脉瓣关闭不全的患者，可在心尖部听到舒张早中期递减型杂音，称为Austin-Flint杂音(不选C)。二尖瓣脱垂者可在心尖部内侧听到收缩早、中期附加音，称喀喇音(不选D)。

【教材定位】《内科学》P288(第9版)。

22.【参考答案】E。

【押题点】房性期前收缩。

【答案精析】正常成人进行24 h心电图检测，大约60%有房性期前收缩发生(不选A)。各种器质性心脏病如冠心病、肺心病、心肌病等患者中，房性期前收缩发生率明显增加(不选B)。房性期前收缩常可引起其他快速型房性心律失常，包括房性心动过速、心房扑动、心房颤动，因而并不只是快速性房性心动过速的先兆(不选C)。房性期前收缩常使窦房结提前发生除极，因而包括期前收缩在内前后两个窦性P波的间期，短于窦性PP间期的2倍，称为不完全性代偿间歇；少数房性期前收缩发生较晚，或窦房结周围组织的不应期长，窦房结的节律未被扰乱，期前收缩前后PP间期恰好为窦性者2倍，称为完全性代偿间歇（不选D）。因房性期前收缩多为功能性，故而通常无须治疗（选E）。

【教材定位】《内科学》P185（第9版）。

23.【参考答案】D。

【押题点】肺栓塞的诊断。

【答案精析】恶性肿瘤、下肢制动、长期卧床、右心导管操作+呼吸困难、胸痛、咯血三联征+肺动脉瓣区P2亢进+心电图$S_{Ⅰ}Q_{Ⅲ}T_{Ⅲ}$或血气分析低氧血症=肺栓塞。该患者曾行射频消融术，术后出现间断左胸疼痛、呼吸困难，呼吸频率及血氧分压降低，考虑血栓栓塞可能，下一步最佳检查是肺通气/灌注扫描，是肺栓塞的重要诊断方法。典型征象是呈肺段分布的肺血流灌注缺损，并与通气显像不匹配（选D）。超声心动图主要用于结构性心脏病如先天性心脏病、心脏瓣膜病的检查（不选A）。24 h动态心电图主要用于心律失常的诊断（不选B）。运动试验、冠状动脉造影主要用于冠心病的诊断（不选C、E）。

【教材定位】《内科学》P101（第9版）。

24.【参考答案】D。

【押题点】病毒性心肌炎的诊断。

【答案精析】病毒性心肌炎病原学诊断依据：从心内膜、心肌、心包或心包穿刺液中检测出病毒、病毒基因或病毒蛋白抗原，尤其是对怀疑暴发性淋巴细胞心肌炎病例，尽快明确诊断对治疗有指导作用（选D）。超声心动图、放射性核素扫描、24 h动态心电图均为辅助检查，但是均非特异性检测（不选A、B、C）。冠状动脉造影可以发现冠状动脉狭窄等病变，用于冠心病的诊断（不选E）。

【教材定位】《内科学》P271（第9版）。

【拓展】①2016年考查了"下列符合病毒性心肌炎确诊标准的是心包积液检测发现病毒基因"；②2012年考查了"心肌炎最常见的病因为病毒感染，其中以柯萨奇B组病毒最常见"。

25.【参考答案】A。

【押题点】慢性胃炎的实验室及特殊检查。

【答案精析】慢性胃炎分为A型和B型两种，A型萎缩性胃炎又称自身免疫性胃炎，由自身免疫功能紊乱引起，也就是人体的免疫细胞对自身胃黏膜的壁细胞发起攻击，导致胃黏膜腺体萎缩、减少，主要病变部位是胃体；此型胃炎导致严重的胃酸分泌较少，而且由于内因子分泌减少，患者会发生恶性贫血及神经系统病变。因此血清壁细胞抗体阳性多见于慢性萎缩性胃体胃炎。B型萎缩性胃炎是非免疫性疾病，自身抗体阴性。其发病部位多为胃窦部，因造成了G细胞损害，胃泌素分泌减少，故血清胃泌素水平低下。胃体部病变轻，胃酸分泌功能一般正常。上消化道造影仅通过造影剂对比发现较大的占位性病变（充盈缺损）或溃疡性病变（龛影），慢性胃炎胃黏膜没有较大的结构改变，因此造影不能对慢性胃炎的分型提供可靠的依据（选A）。纤维胃镜及胃黏膜活检、胃液分析、血清胃泌素测定、血清抗壁细胞抗体检测可根据两种类型胃炎的部位、发病机制、病理学改变进行鉴别分型（不选B、C、D、E）。

【教材定位】《实用内科学》P1509～1510（第15版）。

26.【参考答案】A。

【押题点】消化性溃疡的病因。

【答案精析】血管活性肠肽抑制胃酸分泌（不选B）。胆囊收缩素（CCK）对胃酸的作用主要是抑制作用（不选C）。促胰液素（GAS）对促胃液素的分泌有抑制作用，从而抑制胃酸分泌（不选D）。乙酰胆碱（Ach）为主细胞胃蛋白酶原分泌的刺激物，间接促进胃酸分泌（不选E）。促胃液素可强烈刺激壁细胞分泌胃酸，亦可通过多种途径促进胃酸分泌（选A）。

【教材定位】《生理学》P188～190（第9版）。

27.【参考答案】B。

【押题点】慢性胃炎的实验室和特殊检查。

【答案精析】当慢性胃炎伴胃酸分泌减少时可通过负反馈效应引起胃泌素分泌增加（选B）。自身免疫性胃炎：血液中可检测到壁细胞抗体（不选A）。幽门螺杆菌根除后首选^{13}C呼气试验，无创且方便（不选D）。幽门螺杆菌是人类最常见的一种慢性致病菌。其与包括慢性胃炎、消化性溃疡、胃癌黏膜相关淋巴样淋巴瘤（MALT淋巴瘤）在内的多种疾病密切相关。细胞毒素相关蛋白A（CagA）是幽门螺杆菌感染的抗体之一，主要干扰细胞的正常信号转导，导致细胞的凋亡或增殖，从而引起溃疡或胃癌（不选C）。自身免疫性胃炎（A型）：存在内因子抗体，可能导致维生素B_{12}吸收障碍，血清维生素B_{12}水平降低（不选E）。

【教材定位】《内科学》P461（第3版）。

28.【参考答案】E。

【押题点】胃癌的辅助检查。

【答案精析】直接征象是肿瘤本身所产生的异常表象，间接征象是肿瘤所造成的功能性及瘢痕性改变。故胃癌X线造影检查的直接征象常见充盈缺损，多见于蕈伞型癌（选E）。黏膜皱襞均匀性纠集多见于慢性溃疡周围瘢痕收缩，为良性溃疡的特征（不选A）。黏膜皱襞中断、消失属于胃癌X线造影的间接征象（不选B）。C、D为干扰选项（不选C、D）。

【教材定位】《医学影像学》P181～182（第9版）。

29.【参考答案】D。

【押题点】幽门螺杆菌感染的治疗措施。

【答案精析】快呋塞米素酶试验阳性，提示Hp存在，且患者为胃癌术后，应进一步根治幽门螺杆菌。呼气试验与内镜加组织学检查幽门螺杆菌阳性者可用含铋剂三联疗法（选D）。目前倡导的联合方案为含有铋剂的四联方案，即1种PPI+2种抗生素和1种铋剂，疗程为10～14天。其余治疗手段均不适用于治疗幽门螺杆菌。黏膜保护药、抑酸剂可以减轻Hp感染所致的症状，无法根除（不选B、C）。中药具体效果不详（不选E）。

【教材定位】《实用内科学》P1510（第15版）。

30.【参考答案】B。

【押题点】自身免疫性肝病。

【答案精析】熊去氧胆酸可增加胆汁酸的分泌，拮抗疏水性胆汁酸的细胞毒作用，保护胆管细胞和肝细胞。原发性胆汁性肝硬化患者的治疗首选熊去氧胆酸，对熊去氧胆酸无效的病例可视病情使用布地奈德、贝特类降脂药和奥贝胆酸(选B)。硫唑嘌呤联合泼尼松可用于治疗自身免疫性肝炎(不选A)。泼尼松可用于治疗自身免疫性肝炎、IgG4相关肝胆疾病等(不选C)。利妥昔单抗属于B细胞消耗性生物制剂，对复发或不能耐受激素治疗的IgG4相关肝胆疾病的患者可以考虑应用，常用于非霍奇金淋巴瘤、慢性淋巴细胞白血病的治疗(不选D)。对熊去氧胆酸无效的原发性胆汁性肝硬化病例，可视病情使用布地奈德、贝特类降脂药(非诺贝特)等(不选E)。

【教材定位】《内科学》P396~398、P400、P590、P582(第9版)。

31.【参考答案】E。

【押题点】肝硬化的并发症。

【答案精析】长期钠摄入不足、利尿、大量放腹水、腹泻和继发性醛固酮增多均可导致低钠血症。肝硬化患者容易发生感染，如自发性细菌性腹膜炎、肺部感染、肠道感染及尿路感染等。肝肾综合征是指严重门静脉高压，内脏高动力循环使体循环血流量明显减少；多种扩血管物质如前列腺素、一氧化氮、胰高血糖素、心房钠尿肽、内毒素和降钙素基因相关肽等不能被肝脏灭活，引起体循环血管床扩张；大量腹水引起腹腔内压明显升高，均可减少肾脏血流尤其是肾皮质灌注不足，出现肾衰竭。肝性脑病指由严重肝病或门-体分流引起的，以代谢紊乱为基础、中枢神经系统功能失调的综合征，临床表现轻者可仅有轻微的智力减退，严重者出现意识障碍、行为失常和昏迷。题中A、B、C、D、E五个选项均为肝硬化患者的并发症，但最严重的并发症是肝性脑病，也是肝硬化最常见的死亡原因(选E，不选A、B、C、D)。

【教材定位】《实用内科学》P1590(第15版)。

32.【参考答案】D。

【押题点】肝硬化的诊断。

【答案精析】评价肝纤维化的实验室诊断指标目前主要有：①反映胶原产生及降解的血清标志物，如透明质酸(选D)；②层黏连蛋白；③Ⅲ型前胶原氨基末端肽(PⅢP)；④Ⅳ型胶原。胆固醇是脂质的组成之一，是动脉粥样硬化的一种危险因素(不选A)。乳酸脱氢酶是一种糖酵解酶，广泛存在于机体内，多种疾病可引起升高，LDH特异性较差(不选B)。γ-谷氨酰转肽酶(γ-GT)：临床上此酶测定主要用于诊断肝胆疾病，是胆道梗阻和肝炎活动的指标(不选C)。胆汁酸是胆汁的重要成分，在脂肪代谢中起着重要作用，可帮助诊断胃溃疡、小肠细菌过度繁殖、小肠炎性疾病、结肠疾病等(不选E)。

【教材定位】《内科学》P554(第3版)。

【拓展】2018年考点：除了本题的肝纤维化指标外，还考查了反映肝细胞实质损害的是丙氨酸氨基转移酶，反映胆汁淤积的是碱性磷酸酶。

33.【参考答案】A。

【押题点】消化性溃疡的实验室和特殊检查。

【答案精析】胃镜检查和胃黏膜活组织检查是诊断胃溃疡的首选方法和金标准，可以确定有无病变、部位及分期；鉴别良恶性溃疡；治疗效果的评价；对合并出血者给予止血治疗；对合并狭窄梗阻患者给予扩张或支架治疗；评估胃或十二指肠壁溃疡深度、病变与周围器官的关系、淋巴结数目和大小等(选A)。24 h食管pH监测是提供食管是否存在过度酸反流的客观证据，是诊断胃食管反流病的重要方法(不选B)。X线钡剂检查能较好地显示胃肠黏膜形态，但总体效果仍逊于内镜检查，且无法通过活检进行病理诊断(不选C)。幽门螺杆菌检测对胃癌前病变、消化性溃疡、胃肠黏膜相关淋巴瘤等疾病有重要作用，其中^{13}C呼气试验是检测Hp的金标准(不选D)。胃液分析是通过胃管抽取胃液，对其量、成分和酸度等进行分析，了解胃分泌功能，有助于某些胃、十二指肠疾病的诊断和治疗。随着近年来胃镜技术的普及，胃液分析在临床上的应用越来越少(不选E)。

【教材定位】《内科学》P360(第9版)。

34.【参考答案】C。

【押题点】消化性溃疡的临床表现。

【答案精析】溃疡性腹痛具有一定的节律性，胃溃疡腹痛的规律是进食—疼痛—缓解(选C)；十二指肠溃疡腹痛的规律是疼痛—进食—缓解(不选D)。肠易激综合征腹痛的规律是疼痛—排便—缓解(不选E)；溃疡性结肠炎腹痛的规律是疼痛—便意—缓解；克罗恩病腹痛的规律是进食—加重—便后缓解。胃癌疼痛多无明显规律性(不选A)。B选项为干扰项(不选B)。

【教材定位】《内科学》P359(第9版)。

35.【参考答案】A。

【押题点】消化性溃疡的并发症治疗。

【答案精析】该患者存在消化性溃疡并出血，面色苍白、头部冷汗，血压75/60 mmHg(通常认为收缩压<90 mmHg、脉压<20 mmHg是休克表现)，心率120次/min(大于100次/min是休克失代偿期)，考虑失血性休克失代偿期(不选E)。消化道大出血：病情急、变化快，迅速补充血容量抗休克治疗应放在一切医疗措施的首位(选A)。查血常规及红细胞比容判断是否为活动性出血(不选B)。立即输血、补液，补充血容量为抗休克治疗措施(不选C)。静脉滴注西咪替丁能抑制胃酸分泌，提高胃内pH，具有止血作用(不选D)。

【教材定位】《实用内科学》P1516(第15版)。

36.【参考答案】C。

【押题点】消化道出血的临床表现。

【答案精析】消化道出血的临床表现有呕血和黑便、血便或暗红色血便、失血性周围循环衰竭、贫血、发热和氮质血症等。而呕血与黑便是上消化道出血的特征性表现(选C)。血便多见于下消化道出血，其余贫血等表现无法提示出血部位(不选A、B、D、E)。

【教材定位】《内科学》P450(第9版)。

【拓展】①2022年考点:不属于消化道急性失血临床表现的是Cullen征,Cullen征为脐周围或下腹壁皮肤发蓝,是腹腔内大出血征象,即库伦征,见于重症急性胰腺炎或宫外孕破裂。②进一步延伸:2019年考查过提示重症胰腺炎的是Cullen征。

37.【参考答案】C。

【押题点】重症胰腺炎的临床表现。

【答案精析】题干中患者饮食后突发上腹痛,腹膜刺激征呈阳性,肠鸣音消失,考虑可能为急性胰腺炎,腹腔穿刺抽出血性液体提示病情较重,胰腺出血、坏死,符合急性重症胰腺炎的特点(选C)。A、B、D、E选项腹腔穿刺一般无血性液体(不选A、B、D、E)。

【教材定位】《内科学》P429(第9版)。

38.【参考答案】E。

【押题点】急性胰腺炎的临床表现。

【答案精析】脂肪泻是由胰腺弥漫性破坏后使胰腺外分泌功能不足所致(选E)。腹痛、腹胀、恶心、呕吐是胰腺炎的临床表现,没有特异性(不选A、B、C、D)。

【教材定位】《实用内科学》P1651(第15版)。

39.【参考答案】C。

【押题点】上、下尿路感染的鉴别。

【答案精析】急性肾盂肾炎:全身症状重,可有高热、寒战、恶心、呕吐、腰痛。尿中可见白细胞增多、尿沉渣可见白细胞管型(选C)。急性肾盂肾炎也可出现尿急、尿频、腰痛、尿白细胞增多等表现,但最具有意义的诊断为全身症状+白细胞管型。尿频、尿急、尿痛为膀胱刺激征,多见于膀胱炎、肾结核(不选A)。腰痛可见于结石、尿路梗阻等多种疾病。尿白细胞增多及尿细菌培养阳性可见于尿路感染,但不能鉴别上、下尿路感染(不选B、D、E)。

【教材定位】《内科学》P493(第9版)。

【拓展】其余选项也是典型表现,会作为病例题的关键字眼,都要记清楚。

40.【参考答案】A。

【押题点】泌尿系感染的治疗。

【答案精析】老年人的无症状细菌尿不需要治疗,多由于老年人身体健康状况较差,而且治疗与否与预期寿命无关(选A)。学龄前儿童的无症状细菌尿必须治疗(不选B)。妊娠女性的无症状细菌尿必须治疗,因为治疗可以防止母亲在妊娠后期发生急性肾盂肾炎、子痫的风险,同时避免胎儿出生后体重不足或早产。如治疗后反复发生尿路感染者,则应用呋喃妥因行长程低剂量抑菌治疗(不选C)。肾移植、尿路梗阻及其他尿路有复杂情况者,应予口服有效抗菌药物7天,如治疗失败,则不再治疗,但应继续监护,如有必要,可继续治疗4周(不选D、E)。

【教材定位】《内科学》P496(第9版)。

41.【参考答案】A。

【押题点】急性肾盂肾炎:抗生素的应用原则。

【答案精析】急性肾盂肾炎=膀胱刺激征+发热+肾区叩击痛+白细胞管型。首次发生的急性肾盂肾炎的致病菌80%为大肠埃希菌,在留取尿细菌检查标本后应立即开始治疗,首选对革兰氏阴性杆菌治疗有效的药物。所以取中段尿做培养后,立即给予对革兰氏阴性杆菌治疗有效的药物(选A)。给予对革兰氏阳性球菌治疗有效的药物可能没有治疗效果(不选B)。取中段尿进行培养和药敏试验后应立即给予对革兰氏阴性杆菌有效的药物,治疗3天症状无改善,应按药敏试验结果调整用药(不选C、D)。急性肾盂肾炎的治疗以抗感染治疗为主,对症治疗和酸化尿液可以作为一般治疗(不选E)。

【教材定位】《内科学》P496(第9版)。

42.【参考答案】D。

【押题点】管型尿。

【答案精析】红细胞管型常见于急性肾炎(不选A)。白细胞管型常见于肾盂肾炎(不选B)。肾前性氮质血症常见透明管型增多(选D)。急性肾小管坏死常见棕色颗粒管型(不选C、E)。

【教材定位】《诊断学》P308(第9版)。

【拓展】2022年考点:肾小管上皮细胞崩解、血浆蛋白及其他物质形成的管型尿属于颗粒管型。

43.【参考答案】D。

【押题点】透析指征。

【答案精析】急性肾损伤患者的紧急透析指征:急性肺水肿或充血性心力衰竭(选D);严重尿毒症症状如脑病、心包炎、癫痫发作等;血钾>6.5 mmol/L(不选C);心电图已出现明显异位心律,伴QRS波增宽。血尿素氮>21.4 mol/L,代谢性酸中毒(pH<7.15)(不选A、E)。急性肾衰竭可出现恶心、呕吐等伴随症状,不是紧急透析指征(不选B)。

【教材定位】《内科学》P516(第9版),《实用内科学》P1962(第15版)。

44.【参考答案】B。

【押题点】肾病综合征的诊断标准。

【答案精析】高血压不是肾病综合征的临床表现(选B)。肾病综合征(nephrotic syndrome,NS)的诊断标准是①大量蛋白尿(>3.5 g/d);②低蛋白血症(血清白蛋白<30 g/L);③水肿;④高脂血症。其中前两项为诊断的必备条件(不选A、C、D、E)。

【教材定位】《内科学》P471(第9版)。

【拓展】对比记忆:①肾病综合征的诊断标准是24 h尿蛋白超过3.5 g。②成人24 h尿蛋白超过150 mg为蛋白尿(多次考查)。

45.【参考答案】D。

【押题点】缺铁性贫血的临床表现。

【答案精析】缺铁原发病可表现为胃肠功能紊乱、消化性溃疡、肿瘤或痔疮导致的黑便、血便或腹部不适,肠道寄生虫感染导致的腹痛或大便性状改变,月经过多;肿瘤性疾病导致的消瘦;血管内溶血导致的血红蛋白尿等(不选E)。组织缺铁可表现为精神行为异常,如烦躁、易怒、注意力不集中、异食癖;体力、耐力下降;易感染;儿童生长发育迟缓、智力低下;口腔炎、舌炎、舌乳头萎缩、口角皲裂、吞咽困难；毛发干枯、脱落；皮肤干燥、皱缩；指(趾)甲缺乏光泽、脆薄易裂，重者指(趾)甲变平，甚至凹下呈勺状(匙状甲)(选D，不选A、B、C)。少数巨幼细胞贫血患者可出现轻度黄疸。

【教材定位】《内科学》P542(第9版)。

【拓展】①2022年考点：给一张匙状甲图片，考查诊断是缺铁性贫血。②2021年考点：组织缺铁的表现为吞咽困难。

46.【参考答案】A。

【押题点】缺铁性贫血的治疗。

【答案精析】注射用铁的总需量计算公式为：(需要达到的血红蛋白浓度-患者的血红蛋白浓度)×0.33×患者体重(kg)，故本题为(140-50)×0.33×60≈1800 mg(选A)。

【教材定位】《内科学》P543(第9版)。

47.【参考答案】D。

【押题点】缺铁性贫血的鉴别诊断。

【答案精析】注意此题为选非题。地中海贫血是血红蛋白的珠蛋白肽链有一种或几种的合成受到部分或完全抑制所引起的一组遗传性血管外溶血，血清铁蛋白、骨髓可染铁、血清铁和铁饱和度不低且常增高(选D)。胃大部切除术后是由于消化吸收障碍，对铁元素的摄取不足(不选A)。阵发性睡眠性血红蛋白尿：若溶血频繁发作，则持续含铁血黄素尿可引起缺铁(不选B)。慢性感染性贫血：铁大量贮存致血清铁降低(不选C)。慢性失血性贫血是血丢失过多，持续含铁血黄素尿可引起缺铁(不选E)。

【教材定位】《内科学》P543(第9版)。

48.【参考答案】B。

【押题点】急性白血病的临床表现。

【答案精析】急性白血病是造血干细胞的恶性克隆性疾病，发病时骨髓中异常的原始细胞及幼稚细胞(白血病细胞)大量增殖并抑制正常造血，表现为贫血征象(选B)。造血原料缺乏见于缺铁性贫血和巨幼细胞贫血(不选A)。白血病有皮肤、黏膜、内脏的出血，但这不是贫血的主要原因(不选C)。MDS是起源于造血干细胞的克隆性疾病，异常克隆细胞在骨髓中分化、成熟障碍，出现病态、无效造血(不选D)。红细胞破坏过多见于溶血性贫血(不选E)。

【教材定位】《内科学》P571(第9版)。

【拓展】急性白血病出血的主要原因是血小板减少。

49.【参考答案】B。

【押题点】中枢神经系统白血病的防治方法。

【答案精析】贫血、出血、感染+肝、脾、淋巴结肿大+糖原染色成粗颗粒状+骨髓穿刺见原始和幼淋巴细胞=急性淋巴细胞白血病。患者，青年女性，以出血为临床表现，查体可见颈部淋巴结肿大，肝脾肿大，血常规提示白细胞轻度升高，血红蛋白、血小板下降，需考虑急性淋巴细胞白血病可能，该病容易并发中枢神经系统及睾丸白血病。患者出现头痛伴颈强直，考虑白血病侵犯中枢神经系统，首选化疗+鞘内注射(选B，不选C、E)。抗生素用于化脓性脑膜炎的治疗(不选A)。患者目前无紧急输血适应证，血小板输注适用于血小板减少伴消化系统、泌尿生殖系统、中枢神经系统或其他部位的活动性出血或需要急诊手术的重症特发性血小板减少性紫癜(ITP)患者(PLT<10×10^9/L)(不选D)。

【教材定位】《内科学》P575(第9版)。

50.【参考答案】A。

【押题点】特发性血小板减少性紫癜的辅助检查。

【答案精析】原发性血小板减少性紫癜的特点是血小板减少可使BT(出血时间)延长(选A)。凝血时间(CT)指的是血液在体外凝固的时间，主要与内源性凝血途径中的各种凝血因子或抗凝物质的增多有关，与血小板减少无关(不选B)。PT即凝血酶原时间，是反映血浆中凝血因子Ⅰ、Ⅱ、Ⅴ、Ⅶ、Ⅹ活性的指标，用于检查机体外源性凝血系统功能有无障碍，与血小板无关(不选C)。APTT即活化部分凝血活酶时间，是对内源性凝血系统较敏感的筛选试验，APTT延长多见于内源性凝血因子(Ⅷ、Ⅸ、Ⅺ)缺乏，最常见的疾病为血友病(不选D)。FDP即纤维蛋白原降解产物，升高多见于纤溶系统亢进(不选E)。

【教材定位】《诊断学》P282(第9版)，《内科学》P614(第9版)。

【拓展】2012年考点：有关特发性血小板减少性紫癜的实验室检查，错误的是凝血时间延长。

51.【参考答案】B。

【押题点】糖尿病的病理生理。

【答案精析】该患者多食、多饮、多尿5年，意识不清1天，查尿酮强阳性，考虑为糖尿病酮症酸中毒。酮体是脂肪氧化代谢过程中的中间代谢产物，包括β-羟丁酸、乙酰乙酸和丙酮(选B，不选A、C、D、E)。

【教材定位】《内科学》P745(第9版)。

52.【参考答案】B。

【押题点】糖尿病的分型。

【答案精析】成人迟发型自身免疫性糖尿病的主要临床特征是初始病情较轻，自身抗体阳性和最终需要胰岛素治疗(不选A)。青年人中的成年发病型糖尿病是由胰岛B细胞功能的基因缺陷引起(选B)。胰岛素作用的基因缺陷可引起A型胰岛素抵抗、妖精貌综合征、Rabson-Mendenhall综合征、脂肪萎缩型糖尿病等(不选C)。特发性糖尿病是由β细胞破坏，胰岛素绝对缺乏引起(不选D)。胰岛素自身免疫综合征是指血中有胰岛素自身抗体和反常性低血糖症(不选E)。

【教材定位】《内科学》P725(第9版)。

53.【参考答案】D。

【押题点】糖尿病的慢性并发症。

【答案精析】病程超过10年的糖尿病患者常合并程度不等的视网膜病变，是失明的主要原因之一。而糖尿病视网膜改变分为六期：Ⅰ期，微血管瘤、小出血点(不选A)；Ⅱ期，硬性渗出；Ⅲ期，棉絮状软性渗出；Ⅳ期，新生血管形成、玻璃体积血(不选E)；Ⅴ期，纤维血管增殖、玻璃体机化；Ⅵ期，牵拉性视网膜脱离、失明(选D)。

糖尿病可引起白内障、青光眼，但不是失明的主要原因（不选B、C）。

【教材定位】《内科学》P731（第9版），《实用内科学》P2407（第15版）。

54.【参考答案】D。

【押题点】甲状腺功能亢进症的治疗。

【答案精析】抗甲状腺药物是青少年甲亢的一线治疗，优选甲巯咪唑（选D）。^{131}I治疗主要用于药物过敏或出现不良反应，药物治疗后甲亢复发或不能控制病情者（不选A）。甲亢应及时诊治，不应观察（不选B）。手术治疗用于<5岁或药物治疗后甲亢复发、不能控制甲亢病情者、甲状腺大、对^{131}I治疗不敏感者（不选C）。碘剂仅在手术前及甲亢危象时应用。

【教材定位】《内科学》P685~687（第9版）。

55.【参考答案】C。

【押题点】甲状腺功能亢进症的临床表现。

【答案精析】甲状腺肿大可分为三度，超过胸锁乳突肌外缘为Ⅲ度（选C）。甲状腺Ⅰ度肿大为不能看出肿大但能触及（不选A）。甲状腺Ⅱ度肿大为能看出肿大又能触及（不选B）。甲状腺肿大无Ⅳ、Ⅴ度之分（不选D、E）。

【教材定位】《诊断学》P116（第9版）。

56.【参考答案】D。

【押题点】甲状腺功能亢进症的临床症状。

【答案精析】淡漠型甲亢多见于老年患者（不选A）。主要表现为明显消瘦、心悸、乏力，可伴有心房颤动，可因心房颤动被误诊为冠心病，所以老年人不明原因地突然消瘦、新发生心房颤动时应考虑本病（不选B、C）。常因误诊而不能得到及时的治疗，易出现甲状腺危象，表现为恶病质、抑郁淡漠、神志模糊，甚至昏迷（选D）。起病隐匿，高代谢症状不典型，突眼征和甲状腺肿均不明显（不选E）。

【教材定位】《内科学》P683（第9版）。

57.【参考答案】E。

【押题点】甲状腺功能亢进症的临床症状。

【答案精析】甲状腺危象的临床表现有：高热或过高热，体温可达40℃，大汗，心动过速（>140次/min），烦躁，焦虑不安，谵妄，厌食，恶心，呕吐，腹泻，严重患者可有心衰、休克及昏迷等（不选A、B、C、D）。甲状腺危象患者血常规无特异性变化（选E）。

【教材定位】《内科学》P683（第9版），《实用内科学》P2271（第15版）。

58.【参考答案】D。

【押题点】高脂血症的治疗。

【答案精析】贝特类适用于高甘油三酯血症和以甘油三酯升高为主的混合型高脂血症，常见药物包括非诺贝特、苯扎贝特等（选D）。他汀类药物适用于高胆固醇血症、混合型高脂血症和动脉粥样硬化性心血管疾病（ASCVD）（不选A）。依折麦布适用于高胆固醇血症和以胆固醇升高为主的混合型高脂血症（不选B）。普罗布考适用于高胆固醇血症，尤其是黄色瘤患者（不选C）。烟酸类适用于高甘油三酯血症及以甘油三酯升高为主的混合型高脂血症，但不作为一线药物治疗（不选E）。

【教材定位】《内科学》P759~760（第9版）。

59.【参考答案】B。

【押题点】高脂血症的辅助检查。

【答案精析】ApoAI主要参与逆向转运CH（不选A）。ApoB由于氨基酸组成的差异，可分为以下亚类：ApoB48和ApoB100。ApoB48是乳糜微粒（CM）的载脂蛋白之一，CM的主要功能是把外源性TG运送到肝外组织（选B）。ApoD参与HdL的合成（不选C）。ApoCH转运内源性TG到外周组织，能活化脂蛋白脂肪酶（不选D）。Apo(a)和LdL形成的复合物，与冠状动脉粥样硬化性心脏病相关（不选E）。

【教材定位】《内科学》P754（第9版），《实用内科学》P2440（第15版）。

【拓展】2019年考点：易引起急性胰腺炎的脂蛋白是乳糜微粒。

60.【参考答案】B。

【押题点】系统性红斑狼疮的治疗。

【答案精析】狼疮性肾炎是系统性红斑狼疮的临床表现之一。在诱导缓解期，应使用糖皮质激素联合免疫抑制药，首选免疫抑制药为环磷酰胺（CTX）或吗替麦考酚酯（MMF）（选B）。在诱导缓解期，应使用糖皮质激素联合免疫抑制药（不选A）。甲氨蝶呤（MTX）是免疫抑制药之一，非首选（不选C）。利妥昔单抗是目前用于临床和临床试验治疗SLE的生物制剂，非一线治疗方案（不选D）。抗生素在感染的情况下使用，非常规使用方法（不选E）。

【教材定位】《内科学》P820~821（第9版）。

61.【参考答案】B。

【押题点】系统性红斑狼疮（SLE）的治疗。

【答案精析】本病例确诊为SLE，患者短时间内出现肾损害，考虑狼疮性肾炎活动，急性期积极用药物诱导缓解，尽快控制病情活动，应进行激素冲击，这样能较快控制病情活动，达到诱导缓解目的（选B）。阿司匹林或其他非甾体抗炎药主要用于抗炎、镇痛，用于发热、关节痛的对症治疗（不选A）。氯喹、环磷酰胺属于免疫抑制药，在病情活动时有利于更好地控制SLE活动，应与激素联合治疗（不选C、D）。血浆置换用于病情危重或治疗困难病例，不是首选治疗方案（不选E）。

【教材定位】《内科学》P820（第9版）。

62.【参考答案】B。

【押题点】类风湿关节炎的实验室检查。

【答案精析】类风湿因子特异性一般，在类风湿关节炎患者中阳性率约为70%，其他结缔组织病亦可升高，甚至正常人的阳性率也可占3%~5%，不提示病情活动性（不选A）。CRP是评价类风湿关节炎活动最有效的指标之一，ESR是最常用的检测炎症或病情活动的指标（选B）。抗核抗体阳性见于SLE、其他结缔组织病、慢性感染、部分淋巴增殖患者及正常人（不选C）。X线检查为类风湿关节炎有早期诊断价值的辅助检查，但与活动性无关(不选D)。血清补体降低可能提示系统性红斑狼疮，特异性一般(不选E)。

【教材定位】《内科学》P809(第9版)。

63.【参考答案】B。

【押题点】类风湿关节炎的临床表现。

【答案精析】类风湿关节炎是一种以侵蚀性、对称性多关节炎为主要临床表现的慢性、全身性自身免疫性疾病。RA的临床表现个体差异大，多为慢性起病，以对称性双手、腕、足等多关节肿痛为首发表现，常伴有晨僵，可伴有乏力、低热、肌肉酸痛、体重下降等全身症状(选B)。A、C、D、E选项均不准确(不选A、C、D、E)。

【教材定位】《内科学》P807(第9版)。

【拓展】①2012、2023年考点：类风湿关节炎最先累及的关节部位是掌指关节和近端指间关节。②对比记忆：系统性红斑狼疮常出现对称性多关节疼痛、肿胀。其特点为可恢复的非侵蚀性关节半脱位，关节X线检查多无关节骨破坏。骨关节炎好发于膝、髋、颈椎和腰椎等负重关节及远端指间关节、近端指间关节、第一腕掌关节和第一跖趾关节。脊柱关节炎最突出的特征是中轴关节(尤其是骶髂关节)炎症；炎症性外周关节炎常累及下肢关节，并为不对称性。

64.【参考答案】C。

【押题点】类风湿关节炎的临床表现。

【答案精析】关节部皮下类风湿结节是常见的关节外表现，提示类风湿关节炎病情活动，有助于确诊(选C)。杵状指为慢性缺氧表现，见于慢性肺脓肿、支气管扩张、肺癌等(不选A)。Heberden结节为骨关节炎累及远端指间关节的表现(不选B)。腊肠样指为系统性硬化症的特征表现(不选D)。环形红斑为系统性红斑狼疮的皮肤表现(不选E)。

【教材定位】《内科学》P807~808(第9版)。

65.【参考答案】D。

【押题点】蛛网膜下腔出血的临床表现。

【答案精析】儿童或60岁以上老年人SAH患者表现常不典型，老年人对疼痛不敏感，无头痛或不剧烈，脑膜刺激征不显著，与老年人伴脑萎缩和蛛网膜下腔扩大有关(不选A、C)。起病较缓慢，但意识障碍和脑实质损害症状较重，精神症状较明显，常伴心脏损害的心电图改变、肺部感染、消化道出血、泌尿道和胆道感染等并发症(选D)。

【教材定位】《神经病学》P216(第9版)。

66.【参考答案】C。

【押题点】癫痫的诊断标准。

【答案精析】完整和详尽的病史对癫痫的诊断、分型和鉴别诊断都具有非常重要的意义。脑电图是诊断癫痫最重要的辅助检查方法(选C)。完整和详尽的病史对癫痫的诊断、分型和鉴别诊断都具有非常重要的意义，但仅凭病史不能诊断(不选A)。体格检查包括意识状态、局灶体征，如偏瘫、偏盲等，反射及病理征等，对癫痫病因诊断可能有提示作用。仅凭此不能诊断(不选B)。神经影像学检查如CT、MRI可确定脑结构异常或病变，对癫痫或癫痫综合征诊断和分类有帮助，不是诊断的主要依据(不选D、E)。

【教材定位】《神经病学》P360(第8版)。

【拓展】如果病史和脑电图分开来要单选一个，则优先选病史。

67.【参考答案】C。

【押题点】癫痫的药物治疗。

【答案精析】按痫性发作的类型选择药物是抗癫痫治疗的重要内容，长期规则用药，抗癫痫主张足量用药，单一用药，而非大量、冲击用药(选C，不选A、B、D、E)。

【教材定位】《神经病学》P361(第9版)。

68.【参考答案】C。

【押题点】痴呆。

【答案精析】血管源性痴呆：痴呆与脑血管疾病密切相关。脑卒中后3个月内出现痴呆，持续6个月以上；或认知功能障碍突然加重、波动，或呈阶梯状逐渐进展(选C，不选A、B、D、E)。

69.【参考答案】B。

【押题点】三叉神经痛的临床表现。

【答案精析】原发性三叉神经痛发作时表现为以面颊上下颌及舌部明显的剧烈电击样、针刺样、刀割样或撕裂样疼痛，持续数秒或1~2 min，突发突止，间歇期完全正常(不选A)。患者口角、鼻翼、颊部或舌部为敏感区，轻触可诱发，称为扳机点或触发点，神经系统体查一般无阳性体征(选B)。继发性三叉神经痛见于多发性硬化、延髓空洞症、原发性或转移性颅底肿瘤等，累及三叉神经眼支病变可出现角膜反射减弱或消失，累及三叉神经运动核可出现张口下颌偏斜、咀嚼肌萎缩(不选C、D、E)。

【教材定位】《神经病学》P388(第9版)。

【拓展】三叉神经痛最常发生的部位是三叉神经的第二、三支。

70.【参考答案】C。

【押题点】吉兰-巴雷综合征的发病原因。

【答案精析】病前1~4周有呼吸道或胃肠道感染症状或疫苗接种史+肢体对称性迟缓性肌无力，可累及脑神经+肢体感觉异常、腓肠肌压痛+脑脊液蛋白-细胞分离、神经电生理远端潜伏期延长、传导速度减慢=吉兰-巴雷综合征(GBS)。GBS患者多在病前1~4周有胃肠道或呼吸道感染症状或疫苗接种史，已发现的前驱感染病原有空肠弯曲菌、巨细胞病毒、EB病毒、肺炎嗜血杆菌、乙型肝炎病毒及人类免疫缺陷病毒等(选C)。药物中毒史、劳累和饮酒史、外伤史、过敏史与GBS关系不大(不选A、B、D、E)。

【教材定位】《神经病学》P401(第9版)。

【拓展】周期性瘫痪常见的诱因有疲劳、饱餐、寒冷、酗酒、精神刺激等。急性脊髓炎：多数患者在出现脊髓症状前1~4周有发热、上呼吸道感染、腹泻等病毒感染症状。

71.【参考答案】C。

【押题点】肝炎病毒的种类及其抗原抗体系统。

【答案精析】HDV：丁型肝炎病毒，基因组为单股环状闭合负链 RNA（不选 A）。HCV：丙型肝炎病毒，基因组为单股正链 RNA（不选 B）。HBV：乙型肝炎病毒，基因组为环状双股 DNA（选 C）。HAV：甲型肝炎病毒，基因组为单股线状 RNA（不选 D）。HEV：戊型肝炎病毒，基因组为单股正链 RNA（不选 E）。

【教材定位】《传染病学》P26（第 9 版）。

【拓展】各型肝炎病毒特点历年考点：①丁型肝炎病毒缺陷病毒，需要依赖乙肝病毒生存；②丙型肝炎最容易发展为慢性；③YDMM 变异可发生于 HBV。

72.【参考答案】B。

【押题点】甲型肝炎的传染源、传播途径及人群易感性。

【答案精析】甲型肝炎主要表现为急性感染过程，经粪-口途径传播，甲型肝炎无病毒携带状态，传染源为急性期患者和隐性感染者。甲肝病毒可引起急性黄疸性肝炎：黄疸前期持续 5~7 天，肝功能改变主要为丙氨酸氨基酸转移酶（ALT）、天冬氨酸转移酶（AST）升高，粪便排毒期在起病前 2 周至血清谷丙转氨酶（ALT）高峰期后 1 周，由此可知甲肝患者在黄疸前期为经粪便排毒期，传染性最强的阶段是黄疸前期（选 B）。黄疸期：1~3 周内黄疸达高峰（不选 C）。恢复期持续 1~2 个月（不选 D）。甲型肝炎的潜伏期 2~6 周，平均 4 周（不选 A）。甲型肝炎不转为慢性（不选 E）。

【教材定位】《传染病学》P29（第 9 版）。

73.【参考答案】E。

【押题点】艾滋病目前抗病毒治疗的主要药物种类。

【答案精析】目前国际抗反转录病毒分为六类：核苷类反转录抑制药（NRTIs）、非核苷类反转录抑制药（NNRTIs）、蛋白酶抑制药（PIs）、融合抑制药（FIs）、整合酶抑制药、CCR5 抑制药。叠氮脱氧胸苷为 NRTIs 类，双脱氧胞苷具有抗 HIV 活性，双脱氧肌苷为叠氮脱氧胸苷类似物，拉米夫定为叠氮脱氧胸苷类似物，阿糖腺苷有抗单纯疱疹病毒 HSV1 和 HSV2 作用，用以治疗单纯疱疹病毒性脑炎，也用于治疗免疫抑制患者的带状疱疹和水痘感染（选 E，不选 A、B、C、D）。

【教材定位】《传染病学》P128~129（第 9 版）。

74.【参考答案】B。

【押题点】发热的常见原因。

【答案精析】根据题干信息，患者为青年男性，高热，但心率不快，相对缓脉，血白细胞不高，诊断为伤寒。伤寒是由伤寒杆菌引起的一种急性肠道传染病。临床表现多呈稽留热型、表情淡漠、相对缓脉、玫瑰疹、消化系统症状、肝脾肿大等。外周血象白细胞计数一般为 $(3\sim5)\times10^9/L$，中性粒细胞减少（选 B）。流行性脑脊髓膜炎简称流脑，是由脑膜炎奈瑟菌引起的急性化脓性脑膜炎。其主要临床表现是突发高热、剧烈头痛、频繁呕吐，以及皮肤黏膜瘀点、瘀斑和脑膜刺激征（不选 A）。流行性乙型脑炎简称乙脑，是由乙型脑炎病毒引起的以脑实质炎症为主要病变的中枢神经系统急性传染病。本病经蚊传播。临床上以高热、意识障碍、抽搐、病理反射及脑膜刺激征为特征（不选 C）。细菌性痢疾简称菌痢，是由志贺菌引起的肠道传染病，主要表现为腹痛、腹泻、排黏液脓血便及里急后重等，可伴有发热及全身毒血症状（不选 D）。肺炎指终末气道、肺泡和肺间质的炎症，常见症状为咳嗽、咳痰（不选 E）。感染性心内膜炎为心脏内膜表面的微生物感染，临床表现为发热、心脏杂音、周围体征（瘀点、Osler 结节）等（不选 F）。

【教材定位】《内科学》P42、P312（第 9 版），《传染病学》P102、P157、P182、P207（第 9 版）。

75.【参考答案】B。

【押题点】伤寒的临床表现；伤寒典型的 4 期临床表现及主要并发症。

【答案精析】未被胃酸杀灭的部分伤寒沙门氏菌将到达回肠下段，穿过黏膜上皮屏障，侵入回肠集合淋巴结的单核吞噬细胞内繁殖形成初发病灶；进一步侵犯肠系膜淋巴结，经胸导管进入血液循环，形成第一次菌血症。此时，临床上处于潜伏期（选 B）。伤寒典型的临床表现：①初期为病程第 1 周。起病缓慢，最早出现的症状是发热，发热前可伴有畏寒，寒战少见。热度呈阶梯形上升，在 3~7 天后逐步达高峰，可为 39~40 ℃（不选 A）。②极期为病程的第 2~3 周，出现伤寒特征性临床表现，持续发热、神经系统中毒症状、相对缓脉、玫瑰疹（不选 C）。③缓解期为病程第 4 周，体温下降，神经、消化系统症状减轻，缓解期部分患者体温还没有下降到正常又重新升高，持续 5~7 天后退热，称为再燃（不选 E）。④恢复期为病程的第 5 周，体温正常，神经、消化系统症状消失，肝脾恢复正常。随着机体免疫力的增强，伤寒沙门氏菌在血液和各个脏器中被清除，肠壁溃疡愈合，临床上处于恢复期，10%~20%用氯霉素治疗的患者在退热后 1~3 周临床症状再度出现，称为复发（不选 D）。

【教材定位】《传染病学》P156（第 9 版）。

76.【参考答案】E。

【押题点】肾综合征出血热的流行病学。

【答案精析】肾综合征出血热又称流行性出血热，是自然疫源性疾病，病毒是汉坦病毒，属于 RNA 病毒（不选 B）。以鼠等啮齿类动物为主要传染源，主要表现为发热、出血、低血压休克、肾衰竭（不选 C）。可经多种途径传播，包括与含病毒的鼠尿、粪、呕吐物接触传播、带病毒排泄物形成气溶胶经呼吸道传播及消化道传播（不选 A）。人与人之间传播极罕见；人群普遍易感，青壮年多（不选 D）。本病世界性分布流行，流行类型分为：①野鼠型，分布在农村、农庄，散发流行于秋末、冬季，②城市型，分布在城市，常暴发流行于 3—6 月（选 E）。

【教材定位】《传染病学》P415~418（第 4 版）。

77.【参考答案】D。

【押题点】疟疾的病原学。

【答案精析】疟疾是由人类疟原虫感染引起的寄生虫病，主要由雌性按蚊叮咬传播。疟原虫先侵入肝细胞发育繁殖，在肝细胞内从裂殖子发育为成熟的裂殖体（不选

A)。当被寄生的肝细胞破裂时，会释放出大量裂殖子，它们很快进入血液循环，侵犯红细胞，开始红细胞内的无性繁殖周期(不选C)。裂殖子侵入红细胞后发育为早期滋养体和环状体，经滋养体发育为成熟的裂殖体(不选B)。裂殖体内含数个至数十个裂殖子，当被寄生的红细胞破裂时，释放出裂殖子及代谢产物，引起临床上典型的疟疾发作(选D)。大量配子体入血未提及(不选E)。

【教材定位】《传染病学》P269(第9版)。

【拓展】记住解析中各个阶段的疟原虫形式，2022年考查过B型题。

78.【参考答案】D。

【押题点】结核病的基本病理变化。

【答案精析】结核病的基本病理变化是炎性渗出、增生和干酪样坏死三种。结核病的病理过程特点是破坏与修复常同时进行，故上述三种病理变化多同时存在，也可以某种变化为主，而且可相互转化。化脓性改变常见于葡萄球菌、链球菌、大肠杆菌等感染，几乎不出现结核分枝杆菌感染的病理变化(选D)。渗出性改变出现于结核病基本病理变化初期阶段或病变恶化复发时，可表现为局部中性粒细胞浸润，继之由巨噬细胞及淋巴细胞取代，以增生为主的病变发生在机体抵抗力较强、病变恢复阶段(不选A)。增生性改变的典型表现是结核结节，直径约为0.1 mm，数个融合后肉眼能见到，由淋巴细胞、上皮样细胞、朗汉斯细胞及成纤维细胞组成(不选B)。坏死性改变在结核中主要是干酪样坏死，多发生于结核分枝杆菌毒力强、感染菌量多、机体超敏反应增强、抵抗力低下的情况。干酪坏死病变镜检为红染、无结构的颗粒状物，含脂质多，肉眼观察呈淡黄色，状似奶酪(不选C)。结核病的基本病理变化是炎性渗出、增生和干酪样坏死三种。结核病的病理过程特点是破坏与修复常同时进行，故上述三种病理变化多同时存在，也可以某种变化为主，而且可相互转化(不选E)。

【教材定位】《内科学》P64(第9版)。

79.【参考答案】D。

【押题点】结核病的病原学。

【答案精析】本题考点为结核分枝杆菌的特点。结核分枝杆菌对干燥、冷、酸、碱等抵抗力强。在干燥的环境中可存活数个月或数年。在室内阴暗潮湿处，结核分枝杆菌能存活数个月。结核分枝杆菌对紫外线比较敏感，太阳光直射下痰中结核分枝杆菌经2~7 h可被杀死，实验室或病房常用紫外线灯消毒，10 W紫外线灯距照射物0.5~1 m，照射30 min，具有明显的杀菌作用。最简便的灭菌方法为直接焚毁带有病菌的痰纸(选D)。阳光暴晒、煮沸均需一定时间才能杀灭结核菌(不选A、C)。在常用杀菌剂中，70%酒精最佳，一般在2 min内可杀死结核分枝杆菌(不选B)。来苏儿液要杀灭痰中结核分枝杆菌需要较长时间(不选E)。

【教材定位】《内科学》P62(第9版)。

80.【参考答案】D。

【押题点】流行性脑脊髓膜炎的诊断。

【答案精析】冬春季节发病+头痛、发热、脑膜刺激征、皮肤瘀点瘀斑+脑脊液检查呈化脓性脑膜炎=流行性脑脊髓膜炎。结核性脑膜炎为长期慢性低热、盗汗，脑脊液为毛玻璃样，以淋巴细胞增高为主，氯明显降低(不选A)。流行性乙型脑炎多发于夏秋季节，脑脊液检查以淋巴细胞为主(不选B)。病毒性脑膜炎：脑脊液以淋巴细胞升高为主，不是中性粒细胞(不选C)。该患者为春季节发病(2—4月为流行高峰)，临床表现有发热、呕吐、脑膜刺激征，脑脊液检查符合化脓性脑膜炎表现，伴有皮肤黏膜瘀点、瘀斑，符合流脑临床诊断(选D)。隐球菌脑膜炎：白细胞计数和分类一般在正常范围内(不选E)。

【教材定位】《传染病学》P208~209(第9版)。

81.【参考答案】A。

【押题点】急性一氧化碳中毒的处理。

【答案精析】家庭中煤炉取暖、煤气泄漏为急性一氧化碳中毒最常见的原因，疑似一氧化碳中毒时应立即转至空气新鲜处，终止一氧化碳的吸入(选A，不选B、C、D、E)。

【教材定位】《内科学》P907(第9版)。

82.【参考答案】E。

【押题点】急性有机磷中毒经皮肤吸收的时间。

【答案精析】口服中毒在10 min至2 h发病；吸入者数分钟至半小时内发病；皮肤吸收后2~6 h发病。此题为记忆型。皮肤吸收后2~6 h发病(选E)。A、B、C、D选项数值均不正确(不选A、B、C、D)。

【教材定位】《内科学》P884(第9版)。

83.【参考答案】E。

【押题点】中暑。

【答案精析】本题尤其注意不要惯性选A。该患者在暑热天气作业，出现高热伴意识障碍，首先考虑为中暑(选E)。有机磷中毒会有毒蕈碱样(M样)症状，平滑肌痉挛表现为瞳孔缩小、腹痛、腹泻；括约肌松弛表现大小便失禁；腺体分泌增加表现为大汗、流泪和流涎等。该患者严重尿潴留、双侧瞳孔6 mm，且有高热，与有机磷中毒症状不符，故排除(不选A)。脑出血：寒冷季节发病率高，多有高血压病史，发病后多有血压升高，常有头痛、呕吐等颅内压增高的表现，有局限性神经功能缺损症状。该患者无血压升高及神经功能缺损症状，且伴有高热，与脑出血的临床特点不符(不选B)。乙脑常出现在夏秋季，经蚊传播，以脑实质炎症为主要病变，体温在1~2天内上升至39~40 ℃，伴头痛、病理反射及脑膜刺激征呈阳性。该患者突起高热，无病理反射及脑膜刺激征，暂不考虑为乙型脑炎(不选C)。低血糖也可出现意识障碍，但无高热、头痛的表现，与该患者的表现不符，不考虑(不选D)。

【教材定位】《内科学》P749、P884、P919(第9版)，《神经病学》P213(第8版)，《传染病学》P105(第9版)。

84.【参考答案】A。

【押题点】亚硝酸盐中毒的临床表现。

【答案精析】亚硝酸盐中毒表现为缺氧症状，为面色发绀。面色潮红可见于急性一氧化碳中毒(选A)。亚硝酸盐具有强氧化性，使正常的血红蛋白(Fe^{2+})氧化为失去携氧运输能力的高铁血红蛋白(Fe^{3+})，表现为全身组织器官缺氧症状。轻者表现为头痛、心慌、恶心、呕吐、腹痛、腹胀等(不选C)。重者尚有口唇青紫、面色发绀、呼吸困难、心律不齐、血压下降甚至休克等表现(不选B、D)。极重者伴有抽搐、心力衰竭、呼吸衰竭、肺水肿、脑水肿、昏迷等表现(不选E)。

【教材定位】《内科学》P908(第9版)。

【拓展】2019年考点：亚硝酸盐0.2~0.5 g即可引起成人中毒。

85.【参考答案】B。

【押题点】肥厚型心肌病的诊断。

【答案精析】肥厚型心肌病：1/3的患者可有劳力性胸痛。最常见的持续性心律失常是房颤。部分患者有晕厥，常于运动时出现，与室性快速型心律失常有关。流出道梗阻的患者可于胸骨左缘第3~4肋间闻及较粗糙的喷射性收缩期杂音。心电图主要表现为QRS波左心室高电压、倒置T波Q，少数患者可有深而不宽的病理性Q波，见于Ⅰ、aVL导联或Ⅱ、aVF导联和某些胸导联。患者的表现符合肥厚型梗阻性心肌病(选B)。风心病二尖瓣狭窄多有急性风湿热病史，特征性表现为二尖瓣面容、心尖区舒张中晚期低调的隆隆样杂音(不选A)。若二尖瓣狭窄伴三尖瓣关闭不全，可于胸骨左缘第4~5肋间闻及全收缩期吹风样杂音(不选C)。风心病主动脉瓣狭窄可出现心绞痛、呼吸困难、晕厥三联征，典型杂音为粗糙而响亮的射流性杂音，3/6级以上，呈递增-递减型，向颈部传导，在胸骨右缘第1~2肋间听诊最清楚(不选D)。缩窄性心包炎的主要症状与心排血量下降和体循环淤血有关，表现为心悸、劳力性呼吸困难、活动耐量下降、疲乏，以及肝大、腹腔积液、胸腔积液、下肢水肿等，多数患者收缩期心尖呈负性搏动，通常无杂音，部分患者在胸骨左缘第3~4肋间可闻及心包叩击音(不选E)。

【教材定位】《内科学》P266(第9版)。

86.【参考答案】D。

【押题点】肥厚型心肌病的临床表现。

【答案精析】梗阻性肥厚型心肌病是一种遗传性心肌病，为常染色体显性遗传，故家族史对诊断有重要意义(选D)。风湿热反复发作与风湿性心脏病有关(不选A)。慢性支气管炎与慢性肺源性心脏病相关(不选B)。感冒与病毒性心肌炎相关，长期低热与肺结核、血液系统肿瘤等有关(不选C)。高血压与动脉粥样硬化性心脑血管疾病有关(不选E)。

【教材定位】《内科学》P266(第9版)。

87.【参考答案】C。

【押题点】肥厚型心肌病的临床表现。

【答案精析】第一心音减弱见于二尖瓣关闭不全、心力衰竭等(不选A)。第二心音逆分裂见于完全性左束支传导阻滞、主动脉狭窄或重度高血压(不选B)。肥厚型心肌病流出道梗阻的患者可于胸骨左缘第3~4肋间闻及较粗糙的喷射性收缩期杂音，心尖部也常可听到收缩期杂音，这是因为二尖瓣前叶移向室间隔导致二尖瓣关闭不全。增加心肌收缩力、减轻心脏后负荷的药物和动作，如应用正性肌力药、做Valsalva动作、取站立位、含服硝酸甘油等均可使杂音增强(选C)；相反，凡减弱心肌收缩力或增加心脏后负荷的因素，如使用β受体拮抗药(2016年考查过)、钙通道阻滞药、取蹲位等均可使杂音减弱(不选D、E)。

【教材定位】《内科学》P266(第9版)。

【拓展】①牢记本特征，多次作为病例题眼考查原发性肥厚型心肌病的诊断；②梗阻性肥厚型心肌病患者禁忌应用硝酸酯类药物，机制是硝酸酯类药物扩张外周血管，降低心脏后负荷。

88.【参考答案】C。

【押题点】肥厚型心肌病的诊断。

【答案精析】对原发性梗阻性肥厚型心肌病患者，超声心动图是临床最主要的诊断手段。心室不对称肥厚而无心室腔增大为其特征(选C)。其余检查不如超声心动图简便、准确。胸部X线检查示心影可以正常大小或左心室增大(不选B)。心电图表现变化多端，特异性不高(不选D)。心肌核素扫描、静脉压测定对原发性梗阻性肥厚型心肌病应用较少(不选A、E)。

【教材定位】《内科学》P266(第9版)。

89.【参考答案】E。

【押题点】特发性血小板减少性紫癜的诊断要点。

【答案精析】广泛出血累及皮肤、黏膜及内脏+血小板减低+脾不大+骨髓增生活跃，巨核细胞数增多，有成熟障碍=特发性血小板减少性紫癜。患者血红蛋白下降，考虑为失血造成的贫血(选E)。骨髓象没有提示增生低下，也没有原始细胞增多的表现(不选A、B)。该患者血小板严重减低($<20\times10^9$/L)，血友病和过敏性紫癜患者通常血小板计数正常(不选C、D)。

【教材定位】《内科学》P614(第9版)。

90.【参考答案】B。

【押题点】特发性血小板减少性紫癜的临床症状。

【答案精析】患者考虑为特发性血小板减少性紫癜，血小板严重减低，有消化道出血及皮肤出血表现，如出现头痛、呕吐、意识模糊，要警惕颅内出血的可能(选B)。

【教材定位】《内科学》P614(第9版)。

【拓展】ITP最常见的死因是脑出血。

91.【参考答案】D。

【押题点】原发性高血压的治疗。

【答案精析】双侧肾动脉狭窄、肾功能已受损或非狭窄侧肾功能较差患者禁用ACEI或ARB，因为这类药物解除了缺血肾脏出球小动脉的收缩作用，使肾小球内囊压力下降，肾功能恶化。卡托普利属于ACEI，应慎用(选D)。其他四种药物对肾脏血流灌注影响不大。氢氯噻嗪为利尿药，主要不良反应是低钾血症和影响血脂、血糖、血尿酸代谢(不选A)。美托洛尔为β受体拮抗药，急性心力衰竭、病态窦房结综合征、房室传导阻滞患者禁用(不选B)。氨氯地平为钙离子拮抗药，不良反应包括引起心率增快、面部潮红、头痛、下肢水肿等(不选C)。哌唑嗪是α受体抑制药，常见的不良反应为直立性低血压等(不选E)。

【教材定位】《内科学》P255(第9版)。

【拓展】ACEI药物属于RAAS(肾素-血管紧张素-醛固酮系统)的抑制药，具有改善胰岛素抵抗、减少尿蛋白的作用，对肥胖、糖尿病、心脏、肾脏靶器官受损的高血压患者具有较好的疗效，特别适用于高血压合并心力衰竭、心肌梗死、房颤、尿蛋白、糖尿病及糖尿病肾病的患者。药物的禁忌证包括低血压、双侧肾动脉狭窄、血肌酐明显升高(>265 μmol/L)、高钾血症(>5.5 mmol/L)。适应证和禁忌证都考查过，都要记住!

92.【参考答案】D。

【押题点】原发性高血压的治疗。

【答案精析】ACEI/ARB因阻断了肾素-血管紧张素-醛固酮系统(RAAS)，起保钾、排水、排钠的作用，使得血钾升高，因而禁用于高钾血症的患者(选D)。氢氯噻嗪是排钾利尿药，可以使用(不选A)。美托洛尔、氨氯地平、哌唑嗪对血钾代谢影响不大(不选B、C、E)。

【教材定位】《内科学》P255(第9版)。

93.【参考答案】A。

【押题点】原发性高血压的治疗。

【答案精析】氢氯噻嗪属噻嗪类利尿药，长期使用可引起血钾降低，血糖及血尿酸增高。因此，伴有痛风的患者禁用(选A)。美托洛尔、氨氯地平、卡托普利、哌唑嗪对尿酸代谢影响不大(不选B、C、D、E)。

【教材定位】《内科学》P253(第9版)。

【拓展】2012年考点：①不适用于高血压合并干咳患者的药物是ACEI。②不适用于高血压合并支气管哮喘患者的药物是β受体拮抗药。

94.【参考答案】A。

【押题点】肝硬化的并发症治疗。

【答案精析】乳果糖是一种合成的双糖，口服后在小肠不被分解，到达结肠后可被乳酸杆菌、粪肠球菌等细菌分解为乳酸、乙酸而降低肠道的pH。肠道酸化后对产尿素酶的细菌生长不利，但有利于不产尿素酶的乳酸杆菌生长，使肠道细菌产氨减少；此外，酸性的肠道环境可减少氨的吸收，并促进血液中的氨渗入肠道，排出体外(选A)。肝性脑病患者血清氨基酸谱中支链氨基酸减少，支链氨基酸制剂是一种以亮氨酸、异亮氨酸缬氨酸等为主的复合氨基酸。其机制为竞争性抑制芳香族氨基酸进入大脑，减少假性神经递质的形成，纠正氨基酸的不平衡(不选B)。可通过经颈静脉肝内门体静脉分流术(TIPS)联合曲张静脉的介入断流术，阻断异常的门-体分流，降低门静脉压力(不选C)。低钾性碱中毒是肝硬化患者在进食量减少、利尿过度及大量排放腹水后常出现的内环境紊乱。因此，应重视患者的营养支持，利尿药的剂量不宜过大，纠正电解质和酸碱平衡紊乱(不选D、E)。

【教材定位】《内科学》P413(第9版)。

【拓展】2020年考点：肝性脑病时应用抗生素的主要目的是抑制肠道细菌，减少氨的形成。

95.【参考答案】B。

【押题点】肝硬化并发症的治疗。

【答案精析】乳果糖是一种合成的双糖，口服后在小肠不被分解，到达结肠后可被乳酸杆菌、粪肠球菌等细菌分解为乳酸、乙酸而降低肠道的pH。肠道酸化后对产尿素酶的细菌生长不利，但有利于不产尿素酶的乳酸杆菌生长，使肠道细菌产氨减少；此外，酸性的肠道环境可减少氨的吸收，并促进血液中的氨渗入肠道，排出体外(不选A)。肝性脑病患者血清基酸谱中支链氨基酸减少，支链氨基酸制剂是一种以亮氨酸、异亮氨酸缬氨酸等为主的复合氨基酸。其机制为竞争性抑制芳香族氨基酸进入大脑减少假性神经递质的形成，纠正氨基酸的不平衡(选B)。可通过TIPS术联合曲张静脉的介入断流术，阻断异常的门-体分流，降低门静脉压力(不选C)。低钾性碱中毒是肝硬化患者在进食量减少、利尿过度及大量排放腹水后常出现的内环境紊乱。因此，应重视患者的营养支持，利尿药的剂量不宜过大，纠正电解质和酸碱平衡紊乱(不选D、E)。

【教材定位】《内科学》P413(第9版)。

96.【参考答案】E。

【押题点】急性胰腺炎的实验室及其他检查。

【答案精析】急性胰腺炎是多种病因导致胰腺组织自身消化所致的胰腺水肿、出血及坏死等炎症性损伤。临床以急性上腹痛及血淀粉酶或脂肪酶升高为特点。低钙血症是重症胰腺炎的临床表现之一，多出现于出血坏死性胰腺炎患者(选E)。胰性霍乱亦称弗-莫综合征，或称水泻低血钾无胃酸综合征(WDHA综合征)，是由血管活性肠肽(VIP)瘤产生大量VIP而引起的疾病。VIP促进空肠、回肠和结肠的水和钠、钾、氯等电解质分泌，导致水样腹泻(不选B)。CEA升高常见于大肠癌、胰腺癌、胃癌、乳腺癌、甲状腺髓样癌、肝癌、肺癌、卵巢癌、泌尿系肿瘤等(不选A)。X线检查可见跳跃征，多见于克罗恩病(不选C)。抗中性粒细胞胞质抗体阳性多见于原发性胆汁性胆管炎(不选D)。

【教材定位】《实用内科学》P1646(第15版)。

【拓展】2016年考点："判断急性胰腺炎预后最有价值的实验室结果是血钙降低"。急性胰腺炎发生时，Ca^{2+}内流入腺泡细胞，引起胰腺坏死。因此低血钙程度与胰腺炎临床严重程度平行，如果血钙明显低下，小于1.5 mmol/L，则提示预后不良。

97.【参考答案】B。

【押题点】胰腺肿瘤的临床表现。

【答案精析】急性胰腺炎是多种病因导致胰腺组织自身消化所致的胰腺水肿、出血及坏死等炎症性损伤。临床以急性上腹痛及血淀粉酶或脂肪酶升高为特点。低钙血症是重症胰腺炎的临床表现之一，多出现于出血坏死性胰腺炎患者(不选E)。胰性霍乱亦称弗-莫综合征，或称水泻低血钾无胃酸综合征(WDHA综合征)，是由血管活性肽瘤(VIP瘤)产生大量血管活性肠肽(VIP)而引起的疾病。VIP 促进空肠、回肠和结肠的水、钠、钾、氯等电解质分泌，导致水样腹泻（选 B）。CEA 升高常见于大肠癌、胰腺癌、胃癌、乳腺癌、甲状腺髓样癌、肝癌、肺癌、卵巢癌、泌尿系肿瘤等（不选 A）。X 线检查可见跳跃征，多见于克罗恩病（不选 C）。抗中性粒细胞胞质抗体阳性多见于原发性胆汁性肝硬化（不选 D）。

【教材定位】《内科学》P595（第 3 版）。

98.【参考答案】A。

【押题点】脑梗死的临床表现。

【答案精析】老年患者，女性，频繁发作左眼短暂失明，同时伴头痛，是左侧颈内动脉 TIA 的特征性表现。TIA 是脑梗死最重要的危险因素，进展为脑梗死的可能性非常大，该患者出现右侧肢体瘫痪，超过 24 h，最可能的诊断是左侧颈内动脉闭塞（选 A）。颈内动脉缺血影响同侧眼动脉可出现单眼一过性黑矇、闭塞，表现为对侧肢体偏瘫、感觉障碍、偏盲。蛛网膜下腔出血多见于青年人，急性起病，剧烈头痛、呕吐，脑膜刺激征呈阳性（不选 B）。颈动脉系统脑出血前一般无 TIA 病史（不选 C）。脑桥出血可有多组脑神经麻痹、交叉性瘫，多有意识障碍（不选 D）。小脑出血多表现为后枕部头痛、眩晕伴频繁恶心、呕吐，查体可见小脑体征如共济失调、小脑性语言等（不选 E）。

【教材定位】《神经病学》P197（第 9 版）。

【拓展】颈内动脉和椎-基底动脉 TIA 最有意义的鉴别症状是跌倒发作。

99.【参考答案】B。

【押题点】蛛网膜下腔出血的临床表现。

【答案精析】患者为青年男性，情绪激动诱发急性起病，头痛剧烈，呕吐，短暂意识障碍，查体可见脑膜刺激征呈阳性，应首先考虑诊断蛛网膜下腔出血（选 B，不选 A、C、D、E）。

【教材定位】《神经病学》P215~216（第 9 版）。

100.【参考答案】E。

【押题点】脑出血的临床表现。

【答案精析】患者为中老年男性，有高血压病史，活动中突发后枕部疼痛、眩晕伴频繁恶心、呕吐，查体可见眼震、右侧肢体共济失调，应定位于右侧枕部，最可能的病因是小脑出血，造成小脑功能缺损并颅内压增高（选 E）。

【教材定位】《神经病学》P212（第 9 版）。

【拓展】2023 年考点：小脑出血最可能的症状是共济失调。

相关专业知识卷三答案与解析

1.【参考答案】D。

【押题点】肺癌。

【答案精析】本题考点为燕麦细胞癌的概念。小细胞肺癌：镜下见癌细胞小而呈短梭形或淋巴细胞样，有些细胞呈梭形或多角形，胞浆少而形似裸核。典型时癌细胞常一端稍尖，形似燕麦穗粒，称为燕麦细胞癌(选D)。肺上沟瘤(Pancoast 癌)是肺尖部肺癌，可压迫颈交感神经，引起病侧上眼睑下垂、瞳孔缩小、眼球内陷，同侧额部与胸壁少汗或无汗，称为Horner综合征(不选C)。其余肺腺癌、乳腺癌、鳞癌无此类型细胞(不选A、B、E)。

【教材定位】《病理学》P204(第9版)。

2.【参考答案】A。

【押题点】肺癌。

【答案精析】本题考点为鳞癌的病因和发病机制。鳞癌常见于老年患者，男性，与吸烟关系密切(选A)。腺癌是肺癌最常见的类型，女性多见，主要起源于支气管黏液腺，与吸烟关系并不密切(不选B)。小细胞癌是一种低分化的神经内分泌肿瘤(不选D)。其余腺鳞癌、细支气管肺泡癌较少见，与吸烟关系没有鳞癌密切(不选C、E)。

【教材定位】《内科学》P138(第3版)。

【拓展】肺癌各病理类型的常见特点都要掌握，以下几点均考查过：①鳞癌(中央型肺癌最常见的病理类型)常见于患者，男性，早期常引起支气管狭窄(菜花样肿物)，导致肺不张或阻塞性肺炎。②腺癌(周围型肺癌最常见的病理类型)多见于女性患者，临床多表现为周围型，局部浸润和血行转移较早，易累及胸膜引起胸腔积液。③小细胞肺癌以增殖快速和早期广泛转移为特征，初次确诊时60%~88%已有脑、肝、骨或肾上腺等转移，典型表现为肺门肿块和肿大的纵隔淋巴结引起的咳嗽和呼吸困难，小细胞肺癌细胞质内含有神经内分泌颗粒，可引起类癌综合征。

3.【参考答案】E。

【押题点】慢性支气管炎。

【答案精析】肺气肿导致大量肺泡周围毛细血管受肺泡膨胀的挤压而退化，致使肺毛细血管大量减少，肺泡间的血流量减少，导致生理无效腔气量增大；也有部分肺区虽有血流灌注，但肺泡通气不良，不能参与气体交换，弥散面积减少，产生通气与血流比例失调，发生不同程度的低氧血症和高碳酸血症(选E)。膈肌运动幅度降低、胸部活动受限主要见于限制性通气不足的疾病，如呼吸肌无力、胸膜纤维化等(不选A、B)。阻塞性肺气肿的肺功能示残气量及肺总量增高、肺活量减低，但肺活量减低不是其发生低氧血症的主要机制(不选C、D)。

【教材定位】《内科学》P34(第3版)。

【拓展】2016年考查过“COPD病程中动脉血气分析最早出现的异常是 PaO_2 下降”。

4.【参考答案】E。

【押题点】慢性阻塞性肺疾病。

【答案精析】肺气肿是由有害刺激引起终末细支气管远端的气道弹性减退、过度膨胀、充气和肺容量增大。查体可见桶状胸、呼吸运动减弱、触觉语颤减弱或消失、叩诊呈过清音，以及听诊呼吸音减弱、心音遥远、呼气相延长(肺泡弹性回缩力减退及合并气流阻塞时)(不选A、B、C、D)。而由肺实变所产生的管状呼吸不是肺气肿的体征(选E)。

【教材定位】《内科学》P34(第3版)。

5.【参考答案】D。

【押题点】支气管哮喘的治疗要点。

【答案精析】吸入型糖皮质激素是长期治疗哮喘的首选药物(选D)。患者无感染表现，无抗生素使用指征(不选A)。泼尼松(口服激素)用于吸入激素无效或需要短期加强治疗的患者，不主张长期口服激素用于维持哮喘控制的治疗(不选B)。氯雷他定为抗组胺药物，具有抗变态反应的作用，在哮喘治疗中的作用较弱(不选C)。短效β2受体激动药为治疗哮喘急性发作的首选药物(不选E)。

【教材定位】《内科学》P33(第9版)。

6.【参考答案】C。

【押题点】支气管哮喘的治疗要点。

【答案精析】哮喘急性发作的治疗目的是尽快缓解症状、解除气流受限和改善低氧血症，患者经过自服氨茶碱、吸入必可酮(丙酸倍氯米松气雾剂)无效，已出现口唇发绀的低氧血症表现，但神志清楚，应吸氧以纠正缺氧，暂不需气管插管和机械通气，同时使用β2受体激动药、静脉注射糖皮质激素以缓解症状(选C，不选E)。患者无感染证据，暂不需要使用抗生素(不选D)。患者目前哮喘急性发作，自服氨茶碱、吸入必可酮无效，已出现低氧血症表现，单用氨茶碱静脉滴注并监测血药浓度不适合，效果欠佳(不选 A)。地塞米松因在体内半衰期较长、不良反应较多，不作为治疗严重哮喘急性发作的首选药物(不选 B)。

【教材定位】《内科学》P34(第 9 版)。

7.【参考答案】D。

【押题点】葡萄球菌肺炎的治疗。

【答案精析】苯唑西林为耐青霉素酶的半合成青霉素，对产青霉素酶葡萄球菌具有良好的抗菌活性，但对 MRSA 无效(选 D)。临床上根据对苯唑西林的耐药性不同，将金黄色葡萄球菌分为甲氧西林敏感(MSSA)和耐甲氧西林的金黄色葡萄球菌(MRSA)；对甲氧西林敏感的葡萄球菌，可首选苯唑西林、氯唑西林等；对耐甲氧西林敏感的金黄色葡萄球菌，抗感染选用万古霉素、利奈唑胺及替考拉宁(不选 A、B、C、E)。

【教材定位】《内科学》P48(第 9 版)。

8.【参考答案】E。

【押题点】肺炎的诊断要点。

【答案精析】重型肺炎诊断的主要标准：①需要气管插管行机械通气治疗；②脓毒症休克经积极液体复苏后仍需要血管活性药物治疗。次要标准：①呼吸频率≥30 次/min；② $PaO_2/FiO_2 \leq 250$ mmHg；③多肺叶浸润；④意识障碍和(或)定向障碍；⑤血尿素氮≥20 mg/dL；⑥收缩压<90 mmHg，需要积极的液体复苏。因此，血压 80/60 mmHg，符合重型肺炎的诊断标准，其余选项均不符合(选 E)。

【教材定位】《内科学》P43(第 9 版)。

9.【参考答案】A。

【押题点】肺炎的辅助检查。

【答案精析】肺炎支原体肺炎为间质性病变，胸部 X 线检查显示肺部有多种形态的浸润影，呈节段性分布，以肺下叶为多见，病变经 3~4 周后自行消退，部分患者出现少量胸腔积液。5 个选项中，以 A 选项更为接近(选 A)。B 选项为肺炎克雷伯菌肺炎的 X 线检查特点(不选 B)。C 选项为葡萄球菌肺炎的 X 线检查表现，液气囊腔形态位置易变，一般 2~4 周治疗后逐渐消散至完全消失(不选 C)。D 选项为肺炎链球菌肺炎的影像特点(不选 D)。E 选项为继发性肺结核的 X 线检查表现(不选 E)。

【教材定位】《内科学》P49(第 9 版)。

10.【参考答案】A。

【押题点】慢性肺源性心脏病的治疗要点。

【答案精析】患者为老年男性，长期咳嗽、咳痰、活动后心慌，近日发热、咳黄痰，查体见双下肢水肿，考虑为肺心病、肺部感染。治疗原则为积极控制感染，使呼吸道通畅，改善呼吸功能，纠正缺氧和二氧化碳潴留，控制呼吸衰竭和心力衰竭，防治并发症(选 A)。

【教材定位】《内科学》P112(第 9 版)。

【拓展】2019 年考查过“慢性支气管炎急性加重的原因为呼吸道感染，错误治疗为使用镇静剂”，对有呼吸道感染者，一般不用镇静剂，不利于排痰。

11.【参考答案】D。

【押题点】慢性肺源性心脏病的诊断要点。

【答案精析】慢性肺心病的 X 线检查诊断标准：①右下肺动脉干扩张，其横径≥15 mm 或右下肺动脉横径与气管横径的比值≥1.07，或动态观察右下肺动脉干增宽>2 mm(不选 B)；②肺动脉段明显突出或其高度≥3 mm(不选 A)；③中心肺动脉扩张和外周分支纤细，形成“残根征”；④圆锥部显著突出或其高度≥7 mm；⑤右心室增大。具有上述任何一条均可诊断。心电图诊断标准如下：①额面平均电轴≥+90°；②V1 导联 R/S≥1(不选 E)；③重度顺钟向转位(V5 导联 R/S≤1)；④RV1+SV5≥1.05 mV；⑤aVR 导联 R/S 或 R/Q≥1；⑥V1~V3 导联呈 QS、Qr 或 qr 波；⑦肺型 P 波(不选 C)。具有一条即可诊断，故本题 D 选项正确(选 D)。

【教材定位】《内科学》P132(第 3 版)。

12.【参考答案】C。

【押题点】胸腔积液的临床症状。

【答案精析】漏出液常呈透明清亮、多为淡黄色，充血性心力衰竭为漏出液(选 C)。渗出液多呈草黄色稍浑浊，易有凝块，可因病因不同而颜色有所不同，结核性胸膜炎、化脓性胸膜炎、肺癌、膈下脓肿均为渗出液，其中，结核性胸膜炎的胸腔积液多为草黄色或深黄色，少数为淡红色；化脓性胸膜炎的胸腔积液为脓性；肺癌多为血性胸腔积液(不选 A、B、D、E)。

【教材定位】《内科学》P155(第 3 版)。

13.【参考答案】B。

【押题点】心力衰竭的治疗。

【答案精析】洋地黄制剂在应用过程中应警惕洋地黄中毒的发生。心肌缺血、缺氧及低血钾、低血镁、甲减、肾功能不全的情况下更易出现洋地黄中毒，其最重要的表现为各类心律失常，以室性期前收缩常见，多表现为二联律、非阵发性交界区心动过速、房性期前收缩、心房颤动及房室传导阻滞等(选 B，不选 A、C、E)。快速房性心律失常伴传导阻滞是洋地黄中毒的特征性表现。ST-T 缺血性改变为冠脉缺血的心电图表现(不选 D)。

【教材定位】《内科学》P173(第 9 版)。

14.【参考答案】E。

【押题点】高血压病的治疗。

【答案精析】硝普钠同时扩张静脉和动脉，降低前后负荷(也考查过)，起效十分迅速，可用于各种高血压急症(选 E)。氢氯噻嗪是利尿药之一，通过排钠，减少细胞外容量，降低外周血管阻力。降压起效平稳、缓慢，持续时间相对较长，作用持久(不选 A)。美托洛尔属于 β 受体拮抗药，通过抑制中枢和周围 RAAS，抑制心肌收缩力和减慢心率，发挥降压作用，降压起效较强且迅速，但不如硝普钠(不选 B)。硝苯地平是钙通道阻滞药，通过阻滞电压依赖 L 型钙通道，减少细胞外钙离子进入血管平滑肌细胞内，减弱兴奋-收缩耦联，降低阻力血管的收缩反应。起效迅速，但不如硝普钠(不选 C)。卡托普利是血管紧张素转化酶抑制剂，抑制循环和组织中的血管紧张素转化酶(ACE),同时抑制激肽酶使缓激肽降解减少,降压起效缓慢(不选D)。

【教材定位】《内科学》P253~255、P258(第9版)。

15.【参考答案】E。

【押题点】继发性高血压的临床特点。

【答案精析】主动脉缩窄:多数为先天性,少数是多发性大动脉炎所致。临床表现为上臂血压增高,而下肢血压不高或降低(选E)。肾实质病变是最常见的继发性高血压,往往在发现血压升高时已有蛋白尿、血尿和贫血、肾小球滤过功能减退、肌酐清除率下降(不选A)。肾动脉狭窄:查体时在上腹部或背部肋脊角处可闻及血管杂音(不选B)。嗜铬细胞瘤:临床表现变化多端,典型的发作表现为阵发性血压升高伴心动过速、头痛、出汗、面色苍白(不选C)。原发性醛固酮增多症:临床上以长期高血压伴低血钾为特征(不选D)。

【教材定位】《内科学》P260(第9版)。

16.【参考答案】C。

【押题点】心绞痛的分型。

【答案精析】初发型劳力性心绞痛为1~2个月内初发(不选A)。稳定型劳力性心绞痛为1~3个月内心绞痛的发作频率、持续时间、诱发胸痛的劳力程度及含服硝酸酯类后症状缓解的时间保持稳定(不选B)。恶化型劳力性心绞痛指一段时间内心绞痛的发作频率增加,症状持续时间延长,含服硝酸甘油后症状缓解所需时间延长或需要更多的药物,或诱发症状的活动量减少(选C)。自发性心绞痛与劳力性心绞痛相比,疼痛持续时间一般比较长,程度较重,且不易为硝酸甘油所缓解(不选D)。变异型心绞痛为自发性心绞痛的一种类型,表现为静息型心绞痛,与冠状动脉痉挛有关,有自行缓解的特性,心电图表现为一过性ST段抬高(不选E)。

【教材定位】《内科学》P229(第9版)。

17.【参考答案】C。

【押题点】冠心病的诊断。

【答案精析】运动负荷试验是对疑有冠心病的患者增加心脏负荷而激发心肌缺血的心电图检查,由于冠心病早期往往静息心电图正常,因此用负荷激发心肌缺血是诊断其最常用的非创伤性检查方法(选C)。休息时心电图约半数患者在正常范围内,也可能有陈旧性心肌梗死的改变或非特异性ST段和T波异常(不选A)。24 h动态心电图可发现心电图ST段、T波改变和各种心律失常,单纯的动态心电图异常不能作为诊断或排除冠心病的依据(不选B)。超声心电图:多数稳定型心绞痛患者静息时超声心动图检查无异常(不选D)。心脏CT检查:用于判断冠脉管腔狭窄程度和管壁钙化情况,对判断管壁内斑块分布范围和性质有一定的意义(不选E)。

【教材定位】《内科学》P220(第9版)。

18.【参考答案】C。

【押题点】急性心肌梗死的临床表现。

【答案精析】疼痛是心肌梗死最先出现的症状(选C)。心律失常多发生于心肌梗死起病后1~2周内,尤以24 h内最多见(不选A)。低血压和休克:疼痛期血压下降常见,可持续数周后再上升,休克多在起病后数小时至1周内发生(不选B)。呼吸困难为急性左心衰竭表现之一,可在起病最初数日内发生或在疼痛、休克好转阶段出现(不选D)。恶心、呕吐为胃肠道症状,在心肌梗死发病早期可伴有恶心、呕吐(不选E)。

【教材定位】《内科学》P236(第9版)。

19.【参考答案】E。

【押题点】二尖瓣狭窄的诊断。

【答案精析】心电图检查了解是否存在各种心律失常、心肌缺血/梗死、房室肥大或电解质紊乱等。二尖瓣狭窄:左心房肥大,心电图提示二尖瓣型P波对诊断二尖瓣狭窄无特异性,其他原因造成的左心房肥大也可出现二尖瓣型P波(不选A)。胸部X线检查能显示出心脏大血管的大小、形态、位置和轮廓,能观察心脏与毗邻器官的关系和肺内血管的变化,二尖瓣狭窄胸部X线检查可有心脏扩大,即梨形心改变,但对二尖瓣狭窄诊断无特异性(不选B)。血沉、抗"O"间接评估有无风湿活动(不选C、D)。超声心动图是确诊该病最敏感、可靠的方法,然而此题选项没有超声心动图。但二尖瓣狭窄有特征性的心尖区舒张期隆隆样杂音,可通过心脏听诊闻及杂音(选E)。

【教材定位】《内科学》P288(第9版)。

20.【参考答案】B。

【押题点】主动脉瓣狭窄的临床表现。

【答案精析】晕厥的发生常因一过性脑供血不足。心脏瓣膜病变都可引起心排血量减少,其中影响最大的是主动脉瓣狭窄,呼吸困难、心绞痛和晕厥是典型主动脉瓣狭窄的三联征(选B)。其他类型的瓣膜疾病只有发展到严重的失代偿期才会出现晕厥(不选A、C、D、E)。

【教材定位】《内科学》P295(第9版)。

21.【参考答案】E。

【押题点】室性心动过速的心电图表现。

【答案精析】发生室性心动过速时,少数室上性冲动可下传至心室,产生心室夺获,表现在P波之后,提前发生一次正常的QRS波,为室性融合波。心室夺获和室性融合波是室性心动过速的重要诊断依据(选E)。窦性心动过速指窦性心律的频率超过100次/min,节律整齐,无心室夺获和室性融合波(不选A)。房性期前收缩的心电图特征是P波提前发生,P-R间期>120 ms,QRS波呈室上性,部分可有室内差异性传导,无心室夺获和室性融合波(不选B)。房性心动过速的心电图特征是心房率为150~200次/min,P波形态与窦性P波不同,可出现二度房室传导阻滞,无心室夺获和室性融合波(不选C)。室性期前收缩的心电图特征为提前发生的QRS波,宽大畸形,时间延长,ST段与T波的方向与QRS主波相关,出现完全性代偿间歇,无心室夺获和室性融合波(不选D)。

【教材定位】《内科学》P182、P185~186、P196、P198(第9版)。

22.【参考答案】A。

【押题点】预激综合征的治疗。

【答案精析】此题为选非题。患者为青年女性，慢性病程急性发作，心电图提示预激综合征伴心房颤动，血压正常，对此类患者，发作期治疗药物应该选用延长房室旁路不应期的药物，如普罗帕酮或胺碘酮(不选 B、E)。导管消融治疗可根治预激综合征，尤其对伴心动过速、心房颤动频繁发作者(不选 D)。对尚无条件进行导管消融治疗者，可予β受体拮抗药或维拉帕米预防心动过速的发生(不选 C)。对预激综合征合并心房颤动患者，应用洋地黄、利多卡因与维拉帕米等会因抑制房室结-浦肯野纤维传导而加速心室率，甚至会诱发心室颤动，应禁用(选 A)。

【教材定位】《内科学》P195(第 9 版)。

23.【参考答案】C。

【押题点】病毒性心肌炎的治疗。

【答案精析】完全性房室传导阻滞并反复出现血流动力学障碍，阿-斯综合征发作，首选安装临时起搏器，以保证心排血量，保证重要脏器的灌注(选 C)。异丙肾上腺素、阿托品可短暂地增快心率，可用于缓慢心律失常，但不良反应明显，不能长期使用，合并血流动力学障碍时不作为首选(不选 A、E)。硝酸甘油可降低血压，更不利于器官供血(不选 B)。氢化可的松有利于局部炎症和水肿的消失，但对心律失常引起的血流动力学障碍无特别作用(不选 D)。

【教材定位】《内科学》P271(第 9 版)。

24.【参考答案】A。

【押题点】慢性胃炎的鉴别诊断。

【答案精析】慢性萎缩性胃炎分为 A 型、B 型萎缩性胃炎。B 型萎缩性胃炎的萎缩部位主要是胃窦部，不一定影响胃酸分泌，可伴有 Hp 阳性及肠上皮化生、异型增生(选 A)。A 型萎缩性胃炎的萎缩部位是胃体部，通常伴有抗壁细胞抗体阳性(病因是自身免疫)，维生素 B_{12} 缺乏、恶性贫血及胃酸分泌明显下降，可伴有 Hp 阳性及肠上皮化生、异型增生(不选 B)。慢性浅表性胃炎通常不伴肠上皮化生、异型增生(不选 C)。肠上皮化生、异型增生均有癌变的风险，仅为癌前病变，不属于胃癌(不选 D)。消化性溃疡胃镜下可见边缘光整、底部由肉芽组织构成，覆以灰黄色渗出物，与题干不符(不选 E)。

【教材定位】《内科学》P355、P360(第 9 版)。

【拓展】2023 年考点：慢性萎缩性胃炎胃镜下可见胃黏膜萎缩或变薄，黏膜腺体减少或消失，胃黏膜红白相间，以白为主，可见血管网(均可作为题眼)，如果胃镜检查胃和十二指肠未见异常则不考虑慢性萎缩性胃炎。

25.【参考答案】B。

【押题点】慢性胃炎的病理学特征。

【答案精析】癌前病变是指较易转变为癌的病理学变化，主要指异型增生(选 B)。上皮内瘤变与异型增生、不典型增生同义，临床定义为癌前病变。癌前情况如肠上皮化生、假幽门腺化生、萎缩及异型增生，可予短期或长期间歇治疗(不选 A、D、E)。胃小凹上皮增生属于生理性上皮细胞增生改变，不是癌变及癌前病变(不选 C)。

【教材定位】《实用内科学》P1509(第 15 版)。

【拓展】2016 年考点：胃镜病理示胃黏膜出现杯状细胞，提示肠上皮化生

26.【参考答案】B。

【押题点】慢性胃炎的病理特征。

【答案精析】慢性萎缩性胃炎胃镜下可表现为病变扩展至腺体深部，腺体破坏、数量减少(选 B)。肠上皮化生属于胃癌前情况(不选 A)。黏膜中性粒细胞或淋巴细胞浸润仅能提示急慢性炎症，但对是否萎缩无特异性帮助(不选 C、D)。黏膜慢性炎症伴轻度不典型增生属于癌前病变(不选 E)。

【教材定位】《内科学》P355(第 9 版)。

【拓展】①多次考查：最符合慢性萎缩性胃炎胃镜下变化的是黏膜变薄，黏膜下血管清晰可见，可见渗出、出血、糜烂。②2022 年考点：急性糜烂性胃炎最常见的病理改变是黏膜和黏膜下层大量中性粒细胞浸润。

27.【参考答案】A。

【押题点】胃癌的病理。

【答案精析】胃癌是源于胃黏膜上皮细胞的恶性肿瘤，绝大多数是腺癌(选 A)。

【教材定位】《内科学》P364(第 9 版)。

【拓展】食管癌的常见类型为鳞癌。

28.【参考答案】B。

【押题点】胃癌的治疗。

【答案精析】胃癌的预后与年龄、胃癌的病理分期、部位、组织类型、生物学行为及治疗措施有关。其中病理分期的主要依据是肿瘤浸润深度、淋巴结及远处转移情况(不选 A、C、D、E)。性别一般不会影响胃癌的预后(《实用内科学》有提到，胃癌女性较男性预后好，远端胃癌较近端胃癌预后好，但从做题角度，题目选项最优选 B 并没有问题，选 B)。

【教材定位】《实用内科学》P1523(第 15 版)。

29.【参考答案】C。

【押题点】肝性脑病的治疗。

【答案精析】肝硬化患者，便秘后出现烦躁不安，昼夜颠倒等神经系统症状，查体可见肌张力增高、Babinski 征呈阳性等神经系统阳性体征，初步考虑为肝性脑病。肥皂水为碱性，服用后肠道 pH 增高，有利于产尿素酶的细菌生长，碱性环境也有利于氨的吸收，从而使得血氨浓度增高，加重肝性脑病，故不选择肥皂水灌肠(选 C)。生理盐水和弱酸性溶液如稀醋酸溶液都可以用来清洁灌肠(不选 A、B)。口服乳果糖可以导泻，该药物口服不吸收，到达结肠后被细菌分解成乳酸，刺激结肠局部渗出，引起结肠腔内容积增加，肠蠕动增加而促进排便(不选 D)。口服甘露醇可用来导泻，因其无法在肠道被吸收而形成高渗状态，最终导致腹泻，可用于该患者解除便秘(不选 E)。

【教材定位】《内科学》P413(第 9 版)。

30.【参考答案】C。

【押题点】肝硬化的表现。

【答案精析】肝硬化时，门静脉属支血管增殖，毛细血

管扩张，管壁缺陷，广泛渗血。门静脉高压性胃病多为反复或持续少量呕血及黑便；门静脉高压性肠病常呈反复黑便或便血(选C)。肝硬化时，门静脉高压是导致食管-胃底静脉曲张出血的主要原因，临床表现为突发大量呕血或柏油样便，严重者致出血性休克，与患者表现不符(不选A)。门静脉高压使胃黏膜静脉回流缓慢，屏障功能受损，易发生胃、十二指肠溃疡甚至出血，常有周期节律性疼痛，与患者表现不完全相符(不选B)。自发性细菌性腹膜炎：起病缓慢者多有低热、腹胀或腹腔积液持续不减，病情进展快者，腹痛明显、腹腔积液增长迅速，严重者诱发肝性脑病、出现中毒性休克等，查体发现轻重不等的全腹压痛和腹膜刺激征(不选D)。门静脉血栓的临床表现变化较大，当血栓缓慢形成，局限于门静脉左右支或肝外门静脉、侧支循环丰富时，多无明显症状；门静脉血栓严重阻断入肝血流时，导致难治性食管-胃底静脉曲张出血、中重度腹胀痛、顽固性腹腔积液、肠坏死及肝性脑病等，腹穿可抽出血性腹腔积液(不选E)。

【教材定位】《内科学》P408~410(第9版)。

31.【参考答案】B。

【押题点】肝硬化的并发症。

【答案精析】脾大及脾功能亢进是肝硬化门静脉高压较早出现的体征，脾静脉回流阻力增加及门静脉压力逆传到脾，使脾脏被动淤血性肿大，脾组织和脾内纤维组织增生。脾功能亢进是全血细胞减少最主要的原因(选B)。长期营养不良，尤其是铁或维生素 B_{12} 的摄入不足，会导致小细胞低色素性贫血或巨幼细胞贫血，严重者也会有出血、全血细胞减少(不选A)。溶血及长期的慢性消化道出血也会引起全血细胞减少，但不是主要原因(不选C、D)。病毒感染时，以白细胞增多为主，不会出现全血细胞减少(不选E)。

【教材定位】《实用内科学》P1589(第15版)。

32.【参考答案】D。

【押题点】肝硬化的并发症：肝肾综合征的发生机制及临床表现。

【答案精析】肝肾综合征时，肾灌注不足，尿液浓缩，尿比重升高(选D)。肝肾综合征患者肾脏无实质性病变，多发生于有腹水、黄疸的失代偿期肝硬化患者，机制为严重门静脉高压，内脏高动力循环，使体循环血流量明显减少，临床主要表现为少尿、无尿及氮质血症，肝肾综合征患者通常尿钠偏低(不选A、B、C、E)。

【教材定位】《内科学》P409~411(第9版)。

33.【参考答案】C。

【押题点】消化性溃疡的临床表现。

【答案精析】球后溃疡是指发生在十二指肠降段、水平段的溃疡，多位于十二指肠降段的初始部及乳头附近，溃疡多发生在后内侧壁(不选A、B)。疼痛可向右上腹及背部放射。易出血(选C)，严重的炎症反应可导致胆总管引流障碍，出现梗阻性黄疸或诱发急性胰腺炎(不选D)。球后溃疡内科治疗效果差，需要外科手术治疗(不选E)。

【教材定位】《内科学》P359(第9版)。

34.【参考答案】B。

【押题点】消化性溃疡的治疗。

【答案精析】消化性溃疡出血的止血措施包括抑酸、内镜、介入、手术治疗等。其中药物治疗首选质子泵抑制药，胃内pH大于6时才能有效诱导血小板聚集(不选A)。消化性溃疡出血约80%不经特殊处理即可自行止血，对药物治疗无效者，可行内镜下止血(不选C)。如内镜失败，可通过血管介入治疗栓塞相关动脉(不选D)。以上均无效时，可行手术治疗(不选E)。三腔二囊管、垂体后叶素等均可用于食管-胃底静脉曲张破裂出血，但对胃黏膜损害所致出血效果不佳(选B)。

【教材定位】《实用内科学》P1516(第15版)。

35.【参考答案】D。

【押题点】消化性溃疡的治疗。

【答案精析】根除Hp可以显著降低溃疡的复发率。十二指肠溃疡的药物治疗方案为：一种质子泵抑制药(或铋剂)和两种抗生素(选D，不选C)。仅联合使用两种黏膜保护药或者抗酸药，只能减少胃酸的分泌，保护胃黏膜，但不能根治幽门螺杆菌(不选A、E)。促动力药常用于治疗胃食管及十二指肠-胃反流(不选B)。

【教材定位】《内科学》P362(第9版)。

【拓展】2023年考点：十二指肠溃疡最有效的措施是抑酸+根除Hp治疗。

36.【参考答案】C。

【押题点】上消化道出血的临床表现。

【答案精析】呕血量小，血液在胃内滞留时间较长，经胃酸充分作用而形成正铁血红蛋白后，呕血呈咖啡样或黑褐色(选C)。如果出血速度快、量大，血液在胃内滞留时间短，呕血则呈暗红色甚至鲜红色。

【教材定位】《内科学》P450(第9版)。

37.【参考答案】B。

【押题点】高脂血症性急性胰腺炎的治疗。

【答案精析】贝特类降脂药物不仅可减少肝脏甘油三酯(TG)的生成，还可促使TG逆向转运，进而显著降低TG水平，是高脂血症性急性胰腺炎患者的首选口服降脂药物(中华急诊医学杂志，《高甘油三酯血症性急性胰腺炎诊治急诊专家共识》，选B)。

38.【参考答案】E。

【押题点】急性胰腺炎的临床表现、实验室检查。

【答案精析】黄疸、腹痛、淀粉酶升高、尿糖阳性等现象在轻症、重症胰腺炎中均可出现，CRP为肝脏合成的体内组织损伤和炎症反应的非特异性标志物，有助于评估与检测急性胰腺炎的严重程度，在胰腺坏死时明显升高(选E，不选A、B、C、D)。

【教材定位】《实用内科学》P1646(第15版)。

【拓展】2019年考点：①简单快速区分坏死性胰腺炎和水肿型胰腺炎的检查是CRP；②下列对坏死性胰腺炎的诊断最有帮助的是增强CT；③动态测定IL-6水平增高提示预后不良。

39.【参考答案】C。

【押题点】急性肾盂肾炎：抗生素的应用原则。

【答案精析】医院内感染、复杂性或复发性尿路感染、尿路器械检查后发生的尿路感染，多为肠球菌、变形杆菌、肺炎克雷伯菌和铜绿假单胞菌所致，对喹诺酮类、头孢菌素类、氨基糖苷类、部分合成青霉素类抗生素敏感性较好，故可以选用（不选 A、B、D、E）。而针对支原体、衣原体、革兰氏阳性菌的大环内酯类抗生素，可用于非淋球菌性尿道炎，通常不作为急性肾盂肾炎、膀胱炎的首选（选 C）。

【教材定位】《内科学》P496（第 9 版）。

40.【参考答案】D。

【押题点】急性肾盂肾炎的感染途径。

【答案精析】正常人在安静时每分钟流经两侧肾脏的血液为 1000～1200 mL，相当于心排血量的 20%～25%。但肾血流量在肾内的分布不一致，肾皮质血供丰富，由毛细血管网形成的皮质肾单位占肾单位总数的 85%～90%，所以血行感染（也称下行性感染）常先累及皮质（选 D）。肾近端小管、远端小管、肾乳头和肾盂距离肾皮质较远，因此血行感染时不会首先受侵犯（不选 A、B、C、E）。

【教材定位】《病理学》P275（第 9 版）。

41.【参考答案】E。

【押题点】慢性肾衰竭分期。

【答案精析】肾小球滤过率（GFR）<15 mL/min，为终末期肾脏病，符合 CKD5 期（选 E）。CKD1 期特点为 GFR≥90 mL/min（不选 A）。CKD2 期特点为 GFR 60～89 mL/min（不选 B）。CKD3 期特点为 GFR 30～59 mL/min（不选 C）。CKD4 期特点为 GFR 15～29 mL/min（不选 D）。

【教材定位】《内科学》P518（第 9 版）。

42.【参考答案】E。

【押题点】急性肾功能不全的病因和发病机制。

【答案精析】本题干提示心排血量不足导致的循环血量下降，其中心源性休克、充血性心力衰竭、肺栓塞、心脏压塞都是由心排血量下降导致有效循环容量下降而引起的肾前性肾衰竭（不选 A、B、C、D）。大量失血是有效血容量不足导致有效循环容量下降而引起的肾前性肾衰竭（选 E）。

【教材定位】《内科学》P511（第 9 版）。

43.【参考答案】E。

【押题点】慢性肾功能不全的加重诱因与恶化进展机制；非透析疗法的内容和原则。

【答案精析】对诊断为慢性肾脏病的患者，要采取各种措施延缓慢性肾衰竭的发生，防止进展至终末期肾病。其基本对策是：①坚持病因治疗，如对高血压、糖尿病肾病、肾小球肾炎等，坚持长期合理治疗。②避免和消除肾功能急剧恶化的危险因素。③阻断或抑制肾单位损害渐进性发展的各种途径，保护健存肾单位。对患者血压、血糖、尿蛋白定量、血肌酐上升幅度、GFR 下降幅度等指标都应当控制在理想范围内。高质量、低蛋白饮食、足够热量、低盐可保证能量摄入与一定营养需要，保证蛋白合成及减少肌蛋白分解（选 E）。降低 BUN 水平，减轻尿毒症症状；减慢肾功能进行性恶化。卧床休息、高热量、低盐饮食、应用抗生素预防感染、利尿均不具体（不选 A、B、C、D）。

【教材定位】《内科学》P519（第 9 版）。

44.【参考答案】C。

【押题点】肾病综合征的病理生理。

【答案精析】肾病综合征患者的大量蛋白尿是由肾小球毛细血管基底膜的滤过作用受损所致（选 C）。由于滤过膜的分子屏障，特别是电荷屏障受损，通透性显著增加而引起大量蛋白尿，故与肾小管再吸收功能降低无关（不选 B）。血浆白蛋白的大量丢失引起低蛋白血症，进而导致血浆渗透压降低，引起水肿（不选 A）。机体为补偿低蛋白血症，肝脏合成白蛋白能力代偿性增加但不足以克服丢失和分解（不选 D）。肾病综合征患者摄入高蛋白饮食可增加尿蛋白的漏出，正常肾脏时高蛋白饮食不会引起蛋白尿，肾病综合征时患者的有效血容量通常下降，因此肾脏血流量不会增加（不选 E）。

【教材定位】《内科学》P471（第 9 版）。

【拓展】2019 年考点：肾病综合征的始动因素为大量蛋白尿。

45.【参考答案】B。

【押题点】小细胞性贫血的鉴别诊断。

【答案精析】慢性炎症、感染、肿瘤+小细胞性贫血+贮铁（血清铁蛋白和骨髓小粒含铁血黄素）增多=慢性病贫血。患者，青年男性，原发病为类风湿关节炎，血红蛋白 83 g/L，外周血红细胞以小细胞为主，中央浅染区扩大，骨髓细胞外铁（+++），考虑为慢性病贫血，是铁代谢异常性贫血，贮铁（铁蛋白和骨髓小粒含铁血红素）增多，血清铁、血清铁饱和度、总铁结合力减低（选 B）。铁粒幼细胞贫血为遗传或不明原因导致的红细胞铁利用障碍性贫血，表现为小细胞性贫血，但血清铁蛋白浓度增高、血清铁和铁饱和度增高，总铁结合力不低（不选 A）。转铁蛋白缺乏症血清铁、总铁结合力、血清铁蛋白及骨髓含铁血黄素均明显降低（不选 D）。缺铁性贫血表现为血清铁降低，总铁结合力升高，转铁蛋白饱和度降低，血清铁蛋白降低，在骨髓小粒中无深蓝色的含铁血黄素颗粒（不选 C）。

【教材定位】《内科学》P543（第 9 版）。

【拓展】2022 年考点：患者有结核病史，头晕，乏力，血清铁 5 μmol/L，铁蛋白增高，总铁结合力减低，骨髓外铁阳性，最可能是慢性病贫血。

46.【参考答案】E。

【押题点】缺铁性贫血的病因。

【答案精析】患者，中年男性，贫血貌，皮肤干燥、勺状甲，结合实验室检查，符合缺铁性贫血诊断。缺铁性贫血的主要病因包括铁摄入不足［如摄食减少、进食抑制铁吸收的食物（如茶、咖啡）等］、铁吸收障碍（如胃肠道疾患等）、铁丢失过多（如各种原因导致的慢性失血）（选 E）。酗酒、吸烟通常不会导致缺铁性贫血（不选 A、B）。偏食导致的缺铁性贫血大多见于青少年（不选 C）。缺铁性贫血受遗传因素影响较小(不选D)。

【教材定位】《内科学》P541～542(第9版)。

47.【参考答案】B。

【押题点】急性早幼粒细胞白血病的治疗。

【答案精析】亚砷酸对急性早幼粒细胞白血病治疗有效，也可采用全反式维A酸+蒽环类药物(选B)。慢性淋巴细胞白血病的治疗药物包括苯丁酸氮芥、嘌呤类似物氟达拉滨等(不选A)。急性单核细胞白血病常用IA方案和DA方案(不选C)。慢性粒细胞白血病的治疗药物为甲磺酸伊马替尼、羟基脲等(不选D)。霍奇金淋巴瘤常用ABVD方案治疗(不选E)。

【教材定位】《内科学》P576、P578、P581、P585(第9版)。

【拓展】每个选项的解析内容都要对比牢记。

48.【参考答案】C。

【押题点】急性白血病的治疗原则。

【答案精析】诱导缓解治疗目标是使患者迅速获得完全缓解(CR)，即白血病的症状和体征消失，外周血无原始细胞，无髓外白血病；骨髓三系造血恢复，原始细胞<5%；外周血中性粒细胞>1.0×10^9/L，血小板≥100×10^9/L。理想的CR为初诊时免疫学细胞遗传学和分子生物学异常标志均消失(选C)。其他几个选项对诱导缓解目标表述不完整(不选A、B、D、E)。

【教材定位】《内科学》P574(第9版)。

49.【参考答案】B。

【押题点】急性白血病的治疗原则。

【答案精析】贫血、出血、感染+肝脾淋巴结肿大+糖原染色成粗颗粒状+骨髓穿刺见原始和幼淋巴细胞=急性淋巴细胞白血病。患者为青年男性，有出血、发热的表现，全身淋巴结肿大、脾肿大，胸骨压痛，血常规提示白细胞升高，血红蛋白、血小板降低，骨髓穿刺见原始细胞62%，糖原染色粗颗粒状阳性，过氧化物酶阴性，诊断急性淋巴细胞白血病，化疗方案选DVP方案，即长春新碱(VCR)+泼尼松(P)+蒽环类药物(如柔红霉素，DNR)，但现在用得更多的是DVLP方案(选B)。泼尼松一般不单用，常与其他细胞毒性药物联用作为化疗方案(不选A)。高三尖杉酯碱+阿糖胞苷(HA)方案用于AML诱导缓解(不选C)。柔红霉素+阿糖胞苷(DA)方案用于AML诱导缓解(不选D)。MOPP方案用于霍奇金淋巴瘤的化疗(不选E)。

【教材定位】《内科学》P575(第9版)。

50.【参考答案】B。

【押题点】2型糖尿病的并发症。

【答案精析】心血管病变：目前在糖尿病动脉硬化及微血管病变基础上产生的慢性并发症，已成为影响糖尿病预后的主要因素。其中糖尿病性心脏病(主要是缺血性心脏病)、脑血管病、肾病是糖尿病的主要死亡原因。心血管病变属于目前引起2型糖尿病死亡的主要原因(选B)。高渗性非酮症糖尿病昏迷：属于2型糖尿病急性并发症，但随着目前胰岛素的应用及诊治水平的提高，糖尿病性昏迷及感染所致的死亡急剧减少，不属于目前引起2型糖尿病死亡的主要原因(不选A)。在胰岛素及抗生素应用以前，糖尿病性酮症酸中毒及感染是糖尿病的主要死亡原因。自胰岛素应用后，糖尿病性酮症酸中毒昏迷及感染所致的死亡急剧减少，故不属于目前引起2型糖尿病死亡的主要原因(不选C、D)。神经病变是2型糖尿病的并发症，但不属于目前引起2型糖尿病死亡的主要原因(不选E)。

【教材定位】《内科学》P731(第9版)。

51.【参考答案】D。

【押题点】糖尿病的病理生理。

【答案精析】GHbA1是葡萄糖或其他糖与血红蛋白的氨基发生非酶催化反应的产物，其量与血糖浓度呈正相关。GHbA1有a、b、c三种，以GHbA1c(HbA1c)最为主要。由于红细胞在血液循环中的寿命约为120天，因此HbA1c反映患者近8～12周的平均血糖水平。HbA1c不能反映瞬时血糖水平及血糖波动情况，也不能确定是否发生过低血糖(选D)。

【教材定位】《内科学》P732(第9版)。

52.【参考答案】A。

【押题点】糖尿病的诊断要点。

【答案精析】妊娠期糖尿病只包括妊娠期初次发现的任何程度的糖耐量异常，不包括已知糖尿病患者出现妊娠(选A)。对妊娠期糖尿病患者只选择胰岛素治疗，禁用口服降糖药(不选B)。孕36周之前的早产儿病死率较高，孕38周后的胎儿宫内病死率较高，故选择在孕36～38周期间行引产或剖宫产，且由于分娩后胎盘排出，多种胰岛素拮抗激素迅速消失，对胰岛素敏感性突然增加，若胰岛素用量未及时减少，则易发生低血糖症，故应预防和处理新生儿低血糖症(不选C)。妊娠期糖尿病女性分娩后血糖可恢复正常，但仍然有发生糖尿病的高度危险性(不选D)。妊娠期糖尿病在产后6周应进一步复查血糖，明确糖尿病类型，并长期追踪观察(不选E)。

【教材定位】《内科学》P734(第9版)。

53.【参考答案】E。

【押题点】糖尿病的治疗。

【答案精析】锌结晶胰岛素、半慢胰岛素锌悬液是短效胰岛素(不选A)。半慢胰岛素锌悬液是短效胰岛素，中性鱼精蛋白锌胰岛素是中效胰岛素(不选B)。慢胰岛素锌悬液是中效胰岛素，鱼精蛋白锌胰岛素是长效胰岛素(不选C)。慢胰岛素锌悬液、中性鱼精蛋白锌胰岛素是中效胰岛素(不选D)。特慢胰岛素锌悬液、鱼精蛋白锌胰岛素是长效胰岛素(选E)。

【教材定位】《内科学》P740(第9版)。

54.【参考答案】B。

【押题点】甲状腺功能亢进症的辅助检查。

【答案精析】弥漫性毒性甲状腺肿即Graves病，是器官特异性自身免疫病，血清存在针对甲状腺的自身抗体，包括TPOAb(过氧化物酶抗体)和TRAb(TSH受体抗体)，其中TRAb是其特征性自身抗体(选B)。TPOAb和TgAb

(抗甲状腺球蛋白抗体)滴度增高，是对桥本甲状腺炎最有意义的诊断(不选 A)。亚急性甲状腺炎是一种与病毒感染有关的自限性甲状腺炎，TRAb、TPOAb 对其诊断价值不大(不选 C)。弥漫性非毒性甲状腺肿即单纯性甲状腺肿，指甲状腺弥漫性肿大，不伴有结节及甲状腺功能异常(不选 D)。无痛性甲状腺炎：甲状腺的淋巴细胞浸润较桥本甲状腺炎轻，表现为短暂、可逆性的甲状腺滤泡破坏，功能变化类似于亚急性甲状腺炎，甲减程度与 TPOAb 滴度相关(不选 E)。

【教材定位】《内科学》P678、P681、P692、P694(第9版)。

【拓展】2016 年考点：弥漫性毒性甲状腺肿和高功能腺瘤的鉴别诊断可用“TRAb 和放射性核素扫描”，TSH 受体抗体(TRAb)是诊断弥漫性毒性甲状腺肿的第一线指标，而高功能腺瘤主要依靠放射性核素扫描和甲状腺 B 超来诊断。

55.【参考答案】D。

【押题点】甲状腺功能亢进症的临床症状。

【答案精析】当 Graves 病时，发生心悸、心动过速多为持续性，休息和熟睡时有所下降，但仍高于正常(不选 A)。心律失常以房性期前收缩最常见，其次为阵发性或持续性心房颤动(不选 B)。Graves 病可导致甲亢性心脏病，其特点为高动力循环，因血流加速，常可在心尖部闻及收缩期杂音(不选 C)。Graves 病可导致甲亢性心脏病，其特征为高动力循环，故可表现为心脏肥大和扩大(选 D)。甲亢的特征性表现为收缩压上升，舒张压下降，脉压增大(不选 E)。

【教材定位】《内科学》P683(第9版)。

【拓展】①2021 年考点：甲亢性心脏病不可能出现的是大量心包积液。②2022 年考点：甲亢患者多为窦性心动过速，不会出现窦性心动过缓。

56.【参考答案】B。

【押题点】甲状腺功能亢进症的治疗。

【答案精析】甲亢患者因高代谢症候群出现体重下降、食量增多、不耐热、多汗等表现，此外出现精神神经系统症状，如紧张失眠、焦虑烦躁、双手细颤等表现。以上均为非特异性表现，不能作为判断病情的标志(不选 A、D、E)。少数甲亢患者无甲状腺肿，故亦不能作为判断标准(不选 C)。甲亢患者的特征性表现为收缩压升高，舒张压下降，脉压增大，且可客观地反映甲亢的病情严重程度，是判定甲亢病情程度和治疗效果的最重要标志(选 B)。

57.【参考答案】C。

【押题点】甲状腺功能亢进症的临床症状。

【答案精析】Graves 病眼征分级标准如下。0 级：无症状和体征。1 级：无症状，体征有上睑挛缩、凝视，突眼(<18 mm)。2 级：有症状和体征，软组织受累(不选 A)。3 级：突眼(>18 mm)(不选 B)。4 级：眼外肌受累(选 C)。5 级：角膜受累(不选 D)。6 级：视力丧失(视神经受累)(不选 E)。

【教材定位】《内科学》P988(第3版)，《实用内科学》P2272(第15版)。

【拓展】高血压眼病、糖尿病眼病、Graves 病眼征的分级要对比记忆，不要搞混。

58.【参考答案】C。

【押题点】高脂血症的诊断要点。

【答案精析】脂蛋白=脂质+载脂蛋白，脂质包括甘油三酯(TG)、磷脂(PL)、游离胆固醇(FC)及胆固醇酯(CE)等，血浆脂蛋白可分为6类：乳糜微粒、极低密度脂蛋白、中间密度脂蛋白、低密度脂蛋白、高密度脂蛋白及脂蛋白(a)；T-H 蛋白属于肾脏的一种特异性蛋白，主要存在于尿液中，血清中含量较少，主要见于肾小管疾病(选 C，不选 A、B、D、E)。

【教材定位】《内科学》P754(第9版)。

【拓展】该题要记住错误选项，不包括的可以换别的选项考，都用排除法作答。

59.【参考答案】B。

【押题点】肾炎。

【答案精析】肾炎的主要表现：乏力、腰部疼痛、食欲缺乏、肉眼血尿、水肿、高血压、肾功能异常、尿量减少(部分患者少尿)、充血性心力衰竭等。狼疮性肾炎是指系统性红斑狼疮(SLE)合并双肾不同病理类型的免疫性损害，同时伴有明显肾脏损害临床表现的一种疾病。除 SLE 全身表现(贫血、低蛋白血症、ANA 阳性)外，临床主要表现为血尿、蛋白尿、高血压、肾功能不全等。患者蛋白尿、间断血尿，血压高(146/94 mmHg)，血 Alb 降低(20 g/L)，贫血(Hb 70 g/L)，ANA 1 : 80，C3 0.5 g/L，考虑为狼疮性肾炎(选 B)。IgA 肾病是最为常见的一种原发性肾小球疾病，是指肾小球系膜区以 IgA 或 IgA 沉积为主，伴或不伴有其他免疫球蛋白在肾小球系膜区沉积的原发性肾小球病。其临床表现为反复发作性肉眼血尿或镜下血尿，可伴有不同程度的蛋白尿，部分患者可以出现严重高血压或者肾功能不全，患者以蛋白尿为主要表现，间断血尿，ANA 阳性，与患者不符(不选 A)。急进性肾炎也称急进性肾小球肾炎，是一组临床表现、病理改变相似，但病因各异的肾小球肾炎，临床表现为病情发展急骤，蛋白尿、血尿迅速发展，几个月甚至几周内出现肾衰竭。患者慢性病程，与急进性肾炎不符(不选 C)。慢性肾小球肾炎简称慢性肾炎，系指蛋白尿、血尿、高血压、水肿为基本临床表现，起病方式各有不同，病情迁延，病变缓慢进展，可以出现不同程度的肾功能减退，最终发展为慢性肾衰竭的一组肾小球病。慢性肾小球肾炎无 ANA 阳性，患者 ANA 1 : 80，C3 0.5 g/L，考虑为狼疮性肾炎，而不是慢性肾炎(不选 D)。肾病综合征是指临床表现以大量蛋白尿(>3.5 g/24 h)、低蛋白血症(<30 g/L)、高脂血症和水肿为特征的一组症候群，与患者表现不符(不选 E)。

【教材定位】《内科学》P807(第9版)。

【拓展】2016 年考点：狼疮性肾炎 24 h 尿蛋白定量至少为 0.5 g。

60.【参考答案】B。

【押题点】系统性红斑狼疮的临床表现。

【答案精析】目前普遍采用美国风湿病学会(ACR)1997年推荐的SLE分类标准。该分类标准的11项中，符合4项或4项以上者，在除外感染、肿瘤和其他结缔组织病后，可诊断为SLE，其敏感性和特异性分别为95%和85%。此题根据美国风湿病学会修订的SLE分类标准很容易找到不属于标准中的是光照后皮肤充血发红(选B，诊断标准中的为光照后皮疹)。颧颊部红斑、盘状红斑、口腔溃疡、关节炎均可在标准中找到(不选A、C、D、E)。①颧颊部红斑：固定红斑，扁平或高起，在两颧突出部位。②盘状红斑：片状，高起于皮肤的红斑，黏附有角质脱屑和毛囊栓；陈旧病变可发生萎缩性瘢痕。③光过敏：对日光有明显的反应，引起皮疹，从病史中得知或医生观察到。④口腔溃疡：经医生观察到的口腔或鼻咽部溃疡，一般为无痛性。⑤关节炎：非侵蚀性关节炎，累及2个或更多的外周关节，有压痛肿胀或积液。⑥浆膜炎：胸膜炎或心包炎。⑦肾脏病变：尿蛋白>0.5 g/24 h或(++)，或管型(红细胞、血红蛋白颗粒或混合管型)。⑧神经病变：癫痫发作或精神病，除外药物或已知的代谢紊乱。⑨血液学疾病：溶血性贫血，或白细胞减少，或淋巴细胞减少，或血小板减少。⑩免疫学异常：抗dsDNA抗体阳性，或抗Sm抗体阳性，或抗磷脂抗体阳性(后者包括抗心磷脂抗体或狼疮抗凝物或至少持续6个月的梅毒血清试验假阳性三者之一)。⑪抗核抗体：在任何时候和未用药物诱发"药物性狼疮"的情况下，抗核抗体滴度异常。

【教材定位】《内科学》P818(第9版)。

【拓展】记住标准，不包括的那项可以灵活出题，如2018年就考查了"美国风湿病学会诊断SLE的标准中不包括脱发"。

61.【参考答案】D。

【押题点】系统性红斑狼疮的诊断。

【答案精析】颧部蝶形红斑、口腔无痛性溃疡+浆膜腔积液+肾脏受累+抗核抗体(ANA)阳性=系统性红斑狼疮。女性患者，反复口腔溃疡，有心包积液，尿蛋白(+)，血ANA(+)，血清补体降低(提示有狼疮活动)，可能的诊断是系统性红斑狼疮(选D)。干燥综合征(SS)：临床上主要表现为干燥性角膜炎和口腔干燥症，还可累及内脏器官，少累及心脏，且尿蛋白多正常(不选A)。系统性硬化症(SSc)：临床上以局限性或弥漫性皮肤增厚和纤维化为特征，与本病不符(不选B)。类风湿关节炎(RA)：主要表现为小关节滑膜炎所致的关节肿痛，关节僵直、畸形、功能障碍(不选C)。混合性结缔组织病是一种同时或不同时具有SLE、PM、SSc、RA等疾病的混合表现，血中有高滴度效价的斑点型ANA和高滴度U1RNP抗体的疾病，本病可用SLE解释(不选E)。

【教材定位】《内科学》P816~817(第9版)。

62.【参考答案】B。

【押题点】类风湿关节炎的治疗。

【答案精析】治疗RA的常用药物分为五大类，即非甾体抗炎药(NSAIDs)、传统DMARDs、生物DMARDs、糖皮质激素(GC)及植物药制剂等。初始治疗必须应用一种DMARDs。①非甾体抗炎药(NSAIDs)具有镇痛抗炎作用(不选A)。②传统DMARDs：该类药物较NSAIDs发挥作用慢，需1~6个月，不具备明显的镇痛和抗炎作用，但可延缓和控制病情进展(不选D)。③生物DMARDs是近30年来类风湿关节炎治疗的一个革命性进展，其治疗靶点主要针对细胞因子和细胞表面分子。④糖皮质激素(GC)有强大的抗炎作用，能迅速缓解关节肿痛症状和全身炎症，GC治疗RA的原则是小剂量、短疗程(不选E)。⑤植物药制剂(不选C)。青霉素在风湿性疾病中应用较少，主要用于细菌感染性疾病(选B)。

【教材定位】《内科学》P811~812(第9版)。

63.【参考答案】D。

【押题点】类风湿关节炎的诊断。

【答案精析】RA的临床表现个体差异大，多为慢性起病，以对称性双手、腕、足等多关节肿痛为首发表现，常伴有晨僵，可伴有乏力、低热、肌肉酸痛、体重下降等全身症状。根据题意：RF(+)，血沉升高，可诊断类风湿关节炎活动期(选D)。痛风是嘌呤代谢紊乱和(或)尿酸排泄障碍所致的一组异质性疾病，其临床特征为血清尿酸升高、反复发作性急性关节炎、痛风石及关节畸形、尿酸性肾结石、肾小球、肾小管、肾间质及血管性肾脏病变等，关节受累以单侧第一跖趾关节最常见(不选A)。风湿性关节炎是自身免疫性疾病，关节以滑膜炎为主，风湿发作后无遗留变形(不选B)。骨关节炎是一种以关节软骨损害为主，并累及整个关节组织的最常见的关节疾病，最终发生关节软骨退变、纤维化断裂、溃疡及整个关节面的损害，好发于膝、髋、颈椎和腰椎等负重关节(不选C)。系统性红斑狼疮是一种以致病性自身抗体和免疫复合物形成并介导器官、组织损伤的自身免疫病，SLE的关节炎特点为可恢复的非侵蚀性关节半脱位，可以维持正常关节功能，关节X线检查多无关节骨破坏(不选E)。

【教材定位】《内科学》P807~808(第9版)。

64.【参考答案】C。

【押题点】脑梗死的病因。

【答案精析】老年人中心源性脑栓塞最常见的病因为非瓣膜性心房颤动，约占心源性脑栓塞的50%，栓子主要来源于左心耳(选C)。风湿性心脏病、急性心肌梗死、充血性心力衰竭、扩张型心肌病也是心源性脑栓塞的病因，但不如非瓣膜性心房颤动常见(不选A、B、D、E)。

【教材定位】《神经病学》P205(第8版)。

65.【参考答案】C。

【押题点】蛛网膜下腔出血的病因。

【答案精析】蛛网膜下腔出血最常见的原因是先天性动脉瘤(选C)，占50%以上。其次是脑血管畸形，动静脉畸形常见(不选D)。此外，还有高血压、动脉硬化性动脉瘤、脑底异常血管网病、真菌性动脉瘤、颅内肿瘤、结缔组织病等(不选A、B)。其他病原包括血液病等(不选E)。

【教材定位】《神经病学》P214~215(第9版)。

【拓展】2021年考点：蛛网膜下腔出血时，预防再出血最根本的措施是发现动脉瘤并手术。

66.【参考答案】B。

【押题点】癫痫的药物治疗。

【答案精析】乙琥胺是儿童失神发作的首选用药(不选A);癫痫大发作、典型失神发作、全面强直-阵挛性发作首选丙戊酸钠(选B);卡马西平、苯妥英钠、苯巴比妥是部分性发作和部分继发全身性发作的首选药,但三种药都会加重失神发作(不选C、D、E)。

【教材定位】《神经病学》P366(第9版)。

67.【参考答案】A。

【押题点】癫痫的临床表现。

【答案精析】癫痫大发作也称全面性强直-阵挛发作,以意识丧失和全身抽搐为特征,多有尿失禁(选A);失神发作多见于儿童和少年期,没有先兆,临床特点为有短暂的意识丧失,突发突止,发作时正在进行的活动中断,双目凝视,眼球短暂上翻(不选B);部分性发作起源于脑局部,不伴意识障碍,故一般不出现尿失禁(不选C);精神运动性发作临床主要表现为意识障碍,也可表现为精神症状和自动症、尿失禁,但大发作仍是最常见的(不选D);自主神经性发作以自主神经症状为主,临床表现多种多样,每次发作症状类似,可表现为腹痛、尿意、便意、呕吐、肠鸣、腹泻、呃逆、流涎等(不选E)。

【教材定位】《神经病学》P354~356(第9版)。

68.【参考答案】B。

【押题点】面神经麻痹的鉴别。

【答案精析】中枢性面神经麻痹病变:对侧睑裂以下的颜面表情肌瘫痪,睑裂以上能皱眉、提眉、闭眼,眉毛高度与睑裂大小均与对侧无异。周围性面神经麻痹:同侧全部面肌瘫痪,从上到下表现为不能皱额、皱眉、闭目、角膜反射消失,鼻唇沟变浅,不能露齿、鼓腮、吹口哨,口角下垂,因此B选项符合题意(选B)。中枢性面神经麻痹与周围性面神经麻痹均可出现口角歪斜、不能吹口哨、无法鼓腮、鼻唇沟消失,因此A、C、D、E选项可排除(不选A、C、D、E)。

【教材定位】《神经病学》P390(第8版)。

69.【参考答案】A。

【押题点】感觉功能的检查。

【答案精析】根据题干信息,患者步态不稳,闭目难立征呈阳性,为共济失调。共济失调分为小脑性、大脑性、感觉性、前庭性,患者可出现身体平衡、姿势、步态障碍,但表现为踩棉花感的是感觉性共济失调,定位在脊髓后索。脊髓后索损害表现为受损平面以下深感觉障碍和精细触觉障碍,出现感觉性共济失调,表现为站立不稳,迈步的远近无法控制,落脚不知深浅,踩棉花感。睁眼时有视觉辅助,症状较轻,黑暗中或闭目时症状加重。感觉性共济失调无眩晕、眼震和言语障碍(选A)。脊髓侧索损害表现为病变对侧平面以下痛、温觉缺失而触觉和深感觉保存(分离性感觉障碍)(不选B)。小脑性共济失调表现为姿势和步态异常,站立不稳,步态蹒跚,还可合并意向性震颤、言语障碍、眼震等(不选C)。大脑皮质病变可出现对侧上肢或下肢分布的感觉、运动缺失或减退(不选D)。周围神经损害表现为受损害的某神经干分布区内各种感觉、运动减退或消失(不选E)。

【教材定位】《神经病学》P56、P58、P81(第9版)。

70.【参考答案】E。

【押题点】帕金森病的临床表现。

【答案精析】帕金森病表现为运动迟缓,患者可出现多种动作缓慢,随意运动减少(不选A)。静止性震颤:静止时明显、精神紧张时加剧、随意运动时减轻、睡眠时消失(不选B)。肌强直表现为屈肌和伸肌的张力同时增高(不选C)。姿势步态异常:慌张步态是帕金森病的典型特征,表现为迈步时以极小的步伐前冲,越走越快,不能停下脚步(不选D)。一般不出现偏瘫症状(选E)。

【教材定位】《神经病学》P330(第9版)。

【拓展】2023年考点:帕金森病最早期的表现是静止性震颤。

71.【参考答案】B。

【押题点】病毒性肝炎的临床分型及各型病毒性肝炎的临床症状和体征。

【答案精析】此题为选非题。慢性重型肝炎是在慢性肝病的基础上,肝功能进行性减退导致的以腹水、门静脉高压、凝血功能障碍、肝性脑病等为主要表现的慢性肝功能代偿(不选A、C、D、E)。急性重型肝炎时,发病初期肝脏无明显缩小,约1周后肝细胞逐渐坏死,肉眼观可见肝脏体积明显缩小,出现红色或黄色肝萎缩(选B)。

【教材定位】《传染病学》P36(第9版)。

【拓展】2012、2019年考点:不属于急性重症肝炎表现的是肝脏迅速增大。

72.【参考答案】B。

【押题点】HIV的诊断。

【答案精析】HIV抗体检测是诊断HIV的金标准(选B)。$CD4^+$细胞、$CD8^+$细胞用于确定疾病的分期和治疗时机(不选A、E)。HIV-RNA、HIV-DNA用于了解疾病进展、提供病毒治疗依据、评估治疗效果等(不选C、D)。

【教材定位】《传染病学》P127(第9版)。

【拓展】2022年:HIV感染者无症状时,若$CD4^+$T细胞数<200个/μL,也可诊断为艾滋病。

73.【参考答案】C。

【押题点】艾滋病的病原学:病原体。

【答案精析】HIV为单链RNA病毒,属于逆转录病毒科、慢病毒属中的人类慢病毒组(选C)。丁型肝炎病毒(HDV)是一种缺陷病毒,在血液中由HBsAg包被,其复制、表达抗原及引起肝损害须有HBV辅佐。

【教材定位】《传染病学》P122(第9版)。

【拓展】2019年考点:HIV-1有13个亚型。

74.【参考答案】C。

【押题点】伤寒的确诊依据。

【答案精析】十二指肠引流液(胆汁)培养有助于带菌者的诊断,但操作不便,一般很少使用(不选A);尿培养初期多为阴性,病程第3~4周的阳性率仅为25%左右(不选B);由于骨髓中的单核吞噬细胞吞噬伤寒沙门氏菌较多，伤寒沙门氏菌存在的时间也较长，所以骨髓培养的阳性率比血培养稍高，可为80%~95%（选C）；血和骨髓培养阳性有确诊意义，血培养病程第1~2周阳性率最高，为80%~90%（不选D）；便培养病程第2周起阳性率逐渐增加，第3~4周阳性率最高，可达75%（不选E）。

【教材定位】《传染病学》P157（第9版）。

【拓展】确诊伤寒最可靠的依据：血培养示伤寒沙门菌阳性。

75.【参考答案】E。

【押题点】流行性乙型脑炎的流行病学（传染源、传播途径及流行特点）。

【答案精析】乙脑主要通过蚊叮咬而传播（不选A）；人对乙脑病毒普遍易感，感染后多数呈隐性感染（不选B）；乙脑在亚热带和温带地区有严格的季节性，80%~90%的病例集中在7—9月，这主要与蚊繁殖、气温和雨量等因素有关（不选C）；婴儿可从母体获得抗体而具有保护作用（不选D）；人被乙脑病毒感染后，可出现短暂的病毒血症，但病毒数量少且持续时间短，所以人不是本病的主要传染源（选E）。猪是本病的主要传染源。

【教材定位】《传染病学》P102（第9版）。

【拓展】蚊虫传播对比记忆：乙脑的主要传播媒介是三带喙库蚊；疟疾的传播媒介是雌性按蚊。

76.【参考答案】E。

【押题点】肾综合征出血热的临床表现。

【答案精析】流行性出血热典型病例病程中有发热期、低血压休克期、少尿期、多尿期和恢复期五期经过（选E）。

【教材定位】《传染病学》P96~97（第9版）。

【拓展】2022年考点：汉坦病毒感染临床表现分期中以下不存在的是出血期。

77.【参考答案】B。

【押题点】疟疾的临床表现。

【答案精析】疟疾临床上以反复发作的间歇性寒战、高热、继之出大汗后缓解为特点，主要流行于热带和亚热带，发病以夏秋季较多。本题中病例特点与疟疾相符（选B）。与非妊娠女性比较，妊娠女性对疟疾易感。流感临床主要表现为急起高热、明显的头痛、乏力、全身肌肉酸痛等中毒症状，而呼吸道症状轻微（不选A）。钩端螺旋体病的主要临床症状早期为钩端螺旋体败血症，表现为发热、全身肌肉酸痛、腓肠肌疼痛、眼结膜充血、浅表淋巴结肿大，中期为各脏器损害和功能障碍，重症患者有明显的肝、肾、中枢神经系统损害和肺弥漫性出血（不选C）。流行性出血热：临床上以发热、休克、充血出血和肾损害为主要表现（不选D）。流行性乙型脑炎：临床上以高热、意识障碍、抽搐、病理反射及脑膜刺激征为特征（不选E）。

【教材定位】《传染病学》P271（第9版）。

78.【参考答案】C。

【押题点】肺结核的辅助检查。

【答案精析】结核分枝杆菌培养为痰结核分枝杆菌检查提供准确、可靠的结果，灵敏度高于涂片法，常作为结核病诊断的金标准（选C）。PCR、核酸探针检测特异性DNA片段等：检测结核分枝杆菌的方法仍在研究阶段，尚需改进和完善（不选A）。痰涂片检查（抗酸染色）：检查阳性只能说明痰中含有抗酸杆菌，不能区分是结核分枝杆菌还是非结核性分枝杆菌（不选B）。结核菌素试验：广泛应用于检出结核分枝杆菌的感染，该试验阳性不能区分是结核分枝杆菌的自然感染还是卡介苗接种的免疫反应（不选D）。结核感染T细胞斑点试验（T-SPOT.TB）是一种运用IGRA技术，检测被结核分枝杆菌特异的早期分泌靶抗原6（ESAT-6）和培养滤液蛋白10（CFP 10）分别刺激后释放γ-干扰素的效应T淋巴细胞，以辅助诊断结核感染的实验室检测技术。特异性明显高于PPD试验，但由于成本较高等原因，目前多用于研究评价工作，尚未广泛推行（不选E）。

【教材定位】《内科学》P66（第9版）。

79.【参考答案】A。

【押题点】继发性肺结核的检查。

【答案精析】根据患者表现分析可知：①患者临床症状低热不除外结核中毒症状；②肺结核常见于上叶尖后段及下叶背段，本病例病灶符合其范围；③CT影像学提示密度不均匀且周围散在存在卫星病灶（结核的典型影像学表现）。综上所述，患者考虑结核可能性大，故诊断肺结核球（选A）。急性血行播散型肺结核：主要症状为高热，X线检查表现为细小、分布均匀、密度较淡的粟粒状结节阴影（不选B）。肺癌多有长期吸烟史，表现为刺激性咳嗽、痰中带血、胸痛和消瘦等，胸部X线检查或CT表现为肿块常呈分叶状，有毛刺、切迹。癌组织坏死液化后，可以形成偏心厚壁空洞（不选C）。肺脓肿多有高热，咳大量脓臭痰。胸部X线检查表现为带有液平面的空洞，伴周围浓密的炎性阴影。血白细胞和中性粒细胞增高（不选D）。支气管扩张：慢性反复咳嗽、咳痰，多有大量脓痰，常反复咯血。轻者胸部X线检查无异常或仅见肺纹理增粗，典型者可见卷发样改变，CT（特别是高分辨CT）能发现支气管腔扩大，可确诊（不选E）。

【教材定位】《内科学》P65（第9版）。

80.【参考答案】D。

【押题点】一氧化碳中毒的临床表现及机理。

【答案精析】锅炉房内，碳不完全燃烧产生CO，CO可与Hb结合形成一氧化碳血红蛋白（HbCO）呈樱桃红色，占据Hb分子中O_2的结合位点，使得动脉血中氧含量下降，因此动静脉中实际的血氧差下降（选D）。CO中毒时，既影响解离又影响结合，因此机体是缺氧的，但其实氧分压没改变，故不会刺激呼吸运动，相反却可能抑制呼吸中枢，因此耗氧量下降（不选A）。CO可与Hb结合形成HbCO，使得动脉血氧含量下降，静脉血氧含量因此通常保持不变或下降（不选B、C）。CO中毒时，血氧含量虽然下降，但其PaO_2仍然正常，所以不兴奋外周化学感受器，通常不引起心跳、循环加快（不选E）。

【教材定位】《生理学》P166（第9版）。

【拓展】2016年考点：皮肤、黏膜呈樱桃红色见于一氧化碳中毒。

81.【参考答案】D。

【押题点】急性一氧化碳中毒的治疗。

【答案精析】CO 中毒时，CO 与血液中红细胞的血红蛋白结合，形成稳定的 COHb，COHb 不能携带氧且不易解离，阻碍氧的利用，加重组织缺氧，但不影响呼吸中枢。呼吸兴奋剂通过直接刺激延髓呼吸中枢和通过刺激颈动脉体和主动脉体化学感受器反射性地兴奋呼吸中枢，从而使呼吸加速加深，并能提高呼吸中枢对二氧化碳的敏感性。常用于中枢性呼吸衰竭，如麻醉药、中枢抑制药的中毒。对 CO 中毒治疗效果不佳，一般无须应用(选 D)。发生 CO 中毒时，应迅速将患者转移到空气新鲜处，终止 CO 吸入(不选 A)。CO 中毒患者氧利用障碍，应立即予吸氧治疗，避免组织缺氧加重(不选 B)。患者在超大气压的条件下用 100%氧气进行治疗，可使 COHb 半衰期缩短，能增加血液中物理溶解氧，提高总体氧含量，促进氧释放和加速 CO 排出，迅速纠正组织缺氧，缩短昏迷时间的病程，预防 CO 中毒引发的迟发性脑病(不选 C)。CO 严重中毒后，脑水肿在 1~2 天发展到高峰。在积极纠正缺氧的同时应给予脱水治疗，防止脑水肿(不选 E)。

【教材定位】《内科学》P907(第 9 版)。

82.【参考答案】D。

【押题点】急性有机磷杀虫剂中毒的临床表现。

【答案精析】敌敌畏属于有机磷酸酯或硫化磷酸酯类化合物，稍有挥发性，有大蒜臭味。有机磷中毒典型症状为呼出气大蒜味(选 D)。肝腥味见于肝性脑病者，由于甲基硫醇和二甲基二硫化物不能被肝脏代谢，在体内潴留散发的特殊气味(不选 C)。酒味一般见于酒精摄入者(不选 A)。烂苹果味见于糖尿病酮症酸中毒患者(不选 B)。氨味见于尿毒症患者(不选 E)。

【教材定位】《诊断学》P88(第 9 版)，《内科学》P885(第 9 版)。

【拓展】本题各个选项的解析都要对比记忆。

83.【参考答案】A。

【押题点】急性有机磷杀虫剂中毒的治疗。

【答案精析】患者喷洒农药时出现流涎(腺体分泌过多)、瞳孔缩小(平滑肌痉挛表现)，为毒蕈碱样症状，考虑有机磷中毒或氨基甲酸酯类农药中毒。对硫磷(1605)等硫代类有机磷中毒禁用高锰酸钾溶液洗胃，且氨基甲酸酯类农药一般也不选择高锰酸钾溶液洗胃。因此，该题的最佳答案为 A 选项(选 A)。有机磷或氨基甲酸酯类农药口服中毒，需要洗胃时，均可以用清水或生理盐水进行(不选 B、E)。有机磷或氨基甲酸酯类农药中毒，可选择 2%碳酸氢钠或肥皂水洗胃，但有机磷中毒中的敌百虫禁用碱性溶液洗胃，因为敌百虫遇碱能变成毒性更强的敌敌畏，该题问的是一般不宜用，选 A 更好(不选 C、D)。

【教材定位】《内科学》P879(第 9 版)。

84.【参考答案】A。

【押题点】亚硝酸盐中毒的治疗要点。

【答案精析】亚硝酸盐可致高铁血红蛋白血症，患者应尽快接受 1∶5000 高锰酸钾液洗胃、导泻并灌肠(不选 D)。亚甲蓝是亚硝酸盐中毒的特效解毒药(不选 B)。维生素 C 有较强的还原作用，可阻断体内亚硝酸盐的合成，与亚甲蓝协同作为治疗亚硝酸盐中毒的一线用药(不选 C)。阿托品虽不是亚硝酸盐中毒的解毒剂，但若亚硝酸盐中毒引起窦性心动过缓、房室传导阻滞等，阿托品可作为抢救用药(不选 E)。硫代硫酸钠主要用于氰化物中毒，可促进高铁血红蛋白的形成，故在亚硝酸盐中毒时为禁用(选 A)。

【教材定位】《内科学》P909(第 9 版)。

85.【参考答案】D。

【押题点】肾病综合征的诊断要点。

【答案精析】肾病综合征的诊断标准：①大量蛋白尿(>3.5 g/d)；②低蛋白血症(血清白蛋白<30 g/L)；③水肿；④高脂血症 。其中前两项为诊断的必备条件(选 D)。急性肾小球肾炎的临床特点为急性起病，血尿明显，有蛋白尿、水肿和高血压，可伴有一过性肾功能不全，起病初期血清 C3 及总补体下降。该患者无血尿，血压正常、补体 C3 正常，故不考虑急性肾小球肾炎(不选 A)。患者既往无狼疮病史，也无光过敏、蝶形红斑等狼疮表现，暂不考虑狼疮性肾炎(不选 B)。慢性肾小球肾炎以蛋白尿、血尿、高血压和水肿为基本临床表现，病情迁延并呈缓慢进展，实验室检查多为轻度尿异常，尿蛋白常为 1~3 g/d。该患者为大量蛋白量，达到肾病综合征标准，故不考虑慢性肾小球肾炎(不选 C)。隐匿型肾小球肾炎系指仅表现为肾小球源性血尿和(或)轻至中度蛋白尿，不伴水肿、高血压及肾功能损害的一组肾小球疾病，通常通过实验室检查发现并诊断(不选 E)。

【教材定位】《内科学》P470(第 9 版)。

86.【参考答案】B。

【押题点】肾病综合征的诊断要点。

【答案精析】微小病变型肾病：光镜下肾小球无明显病变，近端肾小管上皮细胞可见脂肪变性。免疫病理检查阴性。电镜下的特征性改变是广泛的肾小球脏层上皮细胞足突融合(选 B)。系膜增生性肾小球肾炎：光镜下可见肾小球系膜细胞和系膜基质弥漫增生，免疫病理检查可见 IgA 或 IgG 或/IgM 沉积(不选 A)。新月体肾炎为急进性肾炎的表现，光镜下多数(50%以上)肾小球大新月体形成(占肾小球囊腔的 50%以上)，病变早期为细胞新月体，后期为纤维新月体(不选 C)。IgA 肾病主要以血尿为临床表现，主要病理特点是肾小球系膜细胞增生和基质增多，病理变化多种多样，可涉及肾小球肾炎几乎所有的病理类型(不选 D)。膜性肾病：光镜下可见肾小球弥漫性病变，早期仅于肾小球基底膜上皮侧见少量散在分布的嗜复红小颗粒；进而有钉突形成，基底膜逐渐增厚。免疫荧光检查可见 IgG 和 C3 细颗粒状沿肾小球毛细血管壁沉积(不选 E)。

【教材定位】《内科学》P471(第 9 版)。

87.【参考答案】E。

【押题点】肾病综合征的治疗要点。

【答案精析】庆大霉素具有较大的肾毒性，不宜使用，其余均为治疗的方法(选E)。狼疮性肾炎的主要治疗药物为糖皮质激素和免疫抑制药，免疫抑制药包括细胞毒性药物、环孢素等(不选A、B、C)。一般认为，当血浆白蛋白低于20 g/L时，提示存在高凝状态，即应开始预防性抗凝治疗(不选D)。

【教材定位】《内科学》P482(第9版)。

88.【参考答案】C。

【押题点】肾病综合征的治疗要点。

【答案精析】激素依赖是指肾病综合征患者用激素治疗有效，但在激素减量过程中，病情复发。该患者激素未减量，故不考虑为激素依赖引起(选C)。感染是导致肾病综合征复发和疗效不佳的主要原因，患者蛋白尿反复变化，可能存在潜在感染(不选A)。患者存在高凝状态，可能存在肾静脉血栓形成，可影响肾病综合征的治疗效果(不选B)。不规则服用激素或自行停用激素也可导致蛋白尿反复变化(不选D)。肾病综合征患者应适当注意休息，过度劳累也可使蛋白尿反复(不选E)。

【教材定位】《内科学》P473(第9版)。

89.【参考答案】B。

【押题点】运动神经元疾病的诊断。

【答案精析】中年发病+无力和肌萎缩(手部开始)+锥体束征=肌萎缩侧索硬化。患者为中年男性，双上肢远端肌肉萎缩，肌纤维震颤，四肢痉挛性肌张力增高，阵挛阳性，病理征呈阳性，为上下运动元受损，应诊断为肌萎缩侧束硬化(选B)。脊髓亚急性联合变性为维生素B_{12}缺乏，损害脊髓后索及侧索锥体束(不选A)。脊髓痨是梅毒螺旋体感染导致的特殊类型脊髓梅毒，主要表现为腰骶神经后根和脊髓后索受损(不选C)。脊髓空洞症主要表现为分离性感觉障碍，痛觉受损明显，发病年龄偏小(不选D)。进行性脊髓性肌萎缩症表现为下运动神经元受损，腱反射减弱或消失，无锥体束受损体征，但尸检病理发现存在上运动神经元亚临床损害，因此也归类为运动神经元病(不选E)。

【教材定位】《神经病学》P262~263(第9版)。

【拓展】2012、2020、2021年考点：肌萎缩侧索硬化最早累及的是肌肉四肢远端肌肉(手肌)，肌萎缩侧索硬化最常见的首发症状是一侧手无力。

90.【参考答案】B。

【押题点】运动神经元病的诊断。

【答案精析】神经电生理检查对肌萎缩侧索硬化的诊断颇有价值，应为首选，可见典型神经源性损害(选B)。腰椎穿刺脑脊液检查用于感染、蛛网膜下腔出血、脱髓鞘疾病等(不选A)。脊髓CT、脊髓MRI用于脊髓损伤、肿瘤、变性等(不选C、D)。叶酸及维生素B_{12}测定用于诊断亚急性联合变性(不选E)。

【教材定位】《神经病学》P263(第9版)。

91.【参考答案】C。

【押题点】慢性胃炎的治疗措施，不同类型药物发挥作用的机制。

【答案精析】雷贝拉唑是质子泵抑制药，主要作用是抑制胃酸分泌(选C)。促胃肠动力药如多潘立酮、莫沙必利，可以促进胃排空(不选B)。铋剂和弱碱性抗酸药如碳酸铝等，可以中和胃酸，保护胃黏膜(不选A、D)。丙谷胺可以阻断胃泌素受体，减少胃酸分泌(不选E)。

【教材定位】《内科学》P462(第3版)。

92.【参考答案】C。

【押题点】慢性胃炎的治疗措施，不同类型药物发挥作用的机制。

【答案精析】雷尼替丁是H2受体拮抗药，主要作用是抑制胃酸分泌(选C)。促胃肠动力药如多潘立酮、莫沙必利，可以促进胃排空(不选B)；铋剂和弱碱性抗酸药如碳酸铝等，可以中和胃酸，保护胃黏膜(不选A、D)；丙谷胺可以阻断胃泌素受体，减少胃酸分泌(不选E)。

【教材定位】《内科学》P462(第3版)。

93.【参考答案】C。

【押题点】消化道出血的治疗措施。

【答案精析】EGVB的治疗一般是急救措施和积极补充血容量，血容量不宜补足，达到基本满足组织灌注、循环稳定即可(不选A)。脂质凝血质/6-氨基己酸能抑制纤溶酶原的激活因子，阻止纤维蛋白溶解，同时促使凝血酶原转化成凝血酶，促使血液凝固，达到止血的效应(不选B)。维生素K是四种凝血蛋白(凝血酶原、转变加速因子、抗血友病因子和司徒因子)在肝脏内合成必不可少的物质，对γ-羧基谷氨酸的合成具有辅助作用(选C)。去甲肾上腺素是强烈的α受体激动药，对β1受体作用较弱，对β2受体几乎无作用(不选D)。垂体后叶素含抗利尿激素。因其强大的收缩血管作用，减少门静脉血流量，故可降低门静脉压(不选E)。

【教材定位】《实用内科学》P1845~1846(第15版)。

94.【参考答案】E。

【押题点】肝硬化的治疗。

【答案精析】EGVB的治疗一般是急救措施和积极补充血容量，血容量不宜补足，达到基本满足组织灌注、循环稳定即可(不选A)。脂质凝血质/6-氨基己酸能抑制纤溶酶原的激活因子，阻止纤维蛋白溶解，同时促使凝血酶原转化成凝血酶，促使血液凝固，达到止血的效应(不选B)。维生素K具有防止新生婴儿出血疾病、预防内出血及痔疮、减少生理期大量出血、促进血液正常凝固等生理作用(不选C)。去甲肾上腺素是强烈的α受体激动药，对β1受体作用较弱，对β2受体几乎无作用(不选D)。垂体后叶素含抗利尿激素。因其强大的收缩血管作用，减少门静脉血流量，故可降低门静脉压(选E)。

【教材定位】《内科学》P412(第9版)。

【拓展】2022年考点：静脉曲张性上消化道出血的首选药物是生长抑素。

95.【参考答案】A。

【押题点】肾病综合征：糖皮质激素的应用。

【答案精析】微小病变型肾病：90%的病例对糖皮质激素治疗敏感，但本病复发率高达60%（选A）。系膜增生性肾小球肾炎：50%以上的患者经激素治疗后可获完全缓解，其治疗效果与病理改变的轻重程度有关。局灶节段性肾小球硬化（FSGS）：对激素治疗的效果与病理改变的轻重程度有关（不选B）。膜性肾病（MN）：单纯激素治疗效果不满意，60%～70%的早期膜性肾病患者（尚未出现钉突）经糖皮质激素和细胞毒性药物治疗后可达临床缓解。但随着疾病逐渐进展，病理变化加重，疗效则较差（不选C）。系膜毛细血管性肾小球肾炎（膜增生性肾病）：目前尚无有效的治疗方法（不选D）。新月体肾炎：对激素治疗的效果取决于病理改变的轻重程度（不选E）。

【教材定位】《内科学》P471～472（第9版）。

96.【参考答案】C。

【押题点】肾病综合征的并发症及防治。

【答案精析】膜性肾病（MN）易发生血栓栓塞并发症，肾静脉血栓发生率为40%～50%（选C）。

【教材定位】《内科学》P472（第9版）。

【拓展】题目也可以增加难度，如2016年给的是病例"突发腰痛伴肉眼血尿，肾功能损害"，问病理类型，要清楚这是肾静脉血栓形成的典型表现。

97.【参考答案】C。

【押题点】酸碱平衡失调的治疗要点。

【答案精析】代谢性酸中毒指细胞外液H^+增加和（或）HCO_3^-丢失引起的pH下降，以血浆HCO_3^-原发性减少为特征。轻症代谢性酸中毒患者可口服碳酸氢钠片，严重的代谢性酸中毒患者需接受碳酸氢钠静脉滴注治疗（选C）。呼吸性酸中毒是指CO_2排出障碍或吸入过多引起的pH下降，以血浆H_2CO_3浓度原发性升高为特征，去除呼吸道梗阻，改善通气功能可以缓解症状（不选A、B）。当体内CO_2长期增高时，HCO_3^-也持续维持在较高水平，导致呼吸性酸中毒并代谢性碱中毒，所以慎用碱性药物（不选D）。利尿药可以促进H^+和K^+的排泌，使HCO_3^-大量被重吸收，同时因丧失大量含Cl^-的细胞外液而形成低钾低氯性碱中毒，故补充KCl有效（不选E）。

【教材定位】《内科学》P778（第9版），《实用内科学》P2374（第15版）。

98.【参考答案】E。

【押题点】酸碱平衡失调的治疗要点。

【答案精析】利尿药可以促进H^+和K^+的排泌，使HCO_3^-大量被重吸收，同时因丧失大量含Cl^-的细胞外液而形成低钾低氯性碱中毒，故补充KCl有效（选E）。吸性酸中毒是指CO_2排出障碍或吸入过多引起的pH下降，以血浆H_2CO_3浓度原发性升高为特征，去除呼吸道梗阻，改善通气功能可以缓解症状（不选A、B）。代谢性酸中毒指细胞外液H^+增加和（或）HCO_3^-丢失引起的pH下降，以血浆HCO_3^-原发性减少为特征。轻症代谢性酸中毒患者可口服碳酸氢钠片，严重的代谢性酸中毒患者需接受碳酸氢钠静脉滴注治疗（不选C）。当体内CO_2长期增高时，HCO_3^-也持续维持在较高水平，导致呼吸性酸中毒并代谢性碱中毒，所以慎用碱性药物（不选D）。

【教材定位】《内科学》P778～780（第9版）。

99.【参考答案】C。

【押题点】系统性红斑狼疮的免疫学检查。

【答案精析】ACR 1997年系统性红斑狼疮的诊断标准中提到"免疫学异常：抗dsDNA抗体阳性，或抗Sm抗体阳性，或抗磷脂抗体阳性（后者包括抗心磷脂抗体或狼疮抗凝物或至少持续6个月的梅毒血清试验假阳性三者之一）"（选C）。RF：在类风湿关节炎中的阳性率有80%左右，是诊断类风湿关节炎的重要血清学标准之一（不选A）。抗角蛋白抗体：与疾病严重程度和活动性相关，是RA早期诊断和判断预后的指标之一（不选B）。抗RNP抗体：阳性率为40%，对SLE诊断特异性不高，往往与SLE的雷诺现象和肺动脉高压相关（不选D）。抗SSB抗体：对诊断干燥综合征具有高度特异性，原发性干燥综合征阳性率为65%～85%，除用于临床疾病诊断与鉴别诊断，还可以作为干燥综合征的预后参考（不选E）。

【教材定位】《内科学》P817（第9版）。

100.【参考答案】D。

【押题点】风湿性疾病的概论。

【答案精析】RF：在类风湿关节炎中的阳性率有80%左右，是诊断类风湿关节炎的重要血清学标准之一（不选A）。抗角蛋白抗体是RA早期诊断和判断预后的指标之一（不选B）。ACR 1997年系统性红斑狼疮的诊断标准中提到"免疫学异常：抗dsDNA抗体阳性，或抗Sm抗体阳性，或抗磷脂抗体阳性（后者包括抗心磷脂抗体或狼疮抗凝物或至少持续6个月的梅毒血清试验假阳性三者之一）"（不选C）。抗RNP抗体：阳性率为40%，对SLE诊断特异性不高，往往与SLE的雷诺现象和肺动脉高压相关，高滴度抗RNP抗体阳性是混合性结缔组织病的诊断条件（选D）。抗SSB抗体：对诊断干燥综合征具有高度特异性，原发性干燥综合征阳性率为65%～85%，除用于临床疾病诊断与鉴别诊断，还可以作为干燥综合征的预后参考（不选E）。

【教材定位】《内科学》P801（第9版）。

专业知识卷一答案与解析

1.【参考答案】A。

【押题点】慢性心力衰竭。

【答案精析】患者，中年男性，胸闷、气促进行性加重，端坐呼吸，表明出现左心衰竭症状；食欲缺乏，腹胀，少尿，颈静脉怒张，水肿，为右心衰竭表现。本病例考查腹水原因，考虑体静脉压升高导致右心衰竭，胸、腹水形成(选A)。本病例中患者肝大考虑为体静脉压力升高导致消化道淤血，肝大不是腹水形成的根本原因(不选B)。血浆胶体渗透压主要由血浆蛋白构成，主要导致肾源性水肿，与本病例患者的临床表现不相符(不选C)。急性化脓性腹膜炎是由细菌感染、化学性刺激或物理性损伤等引起的腹膜和腹膜腔的炎症，是外科最为常见的急腹症。临床表现为：①腹痛，疼痛多剧烈，难以忍受，呈持续性；②恶心，呕吐；③体温、脉搏变化；④感染中毒症状；⑤腹部体征，如腹胀、腹膜刺激征。本病例患者以体循环淤血症状为主，无明显腹膜刺激征，故排除腹膜炎(不选D)。患者有消瘦、恶病质、淋巴结肿大或腹部有包块，多为恶性肿瘤。常伴有体温升高，恶心、呕吐，腹胀及腹部剧痛。本病例患者无肿瘤相关临床表现，不考虑肿瘤转移性腹水(不选E)。

【教材定位】《内科学》P163、P166~167(第9版)，《诊断学》P14(第9版)，《外科学》P329~331(第9版)。

2.【参考答案】C。

【押题点】窦性心动过速。

【答案精析】根据题干信息，该患者可能存在甲状腺疾病，成人窦性心律的频率超过100次/min为窦性心动过速。目前临床上分为生理性窦性心动过速和不适当窦性心动过速。生理性窦性心动过速常见于健康人、吸烟、饮茶或咖啡、饮酒、体力活动及情绪激动时；也可见于某些病理状态，如发热、甲亢、贫血、休克、心肌缺血、充血性心力衰竭以及应用肾上腺素、阿托品等药物时。窦性心动过速通常逐渐开始和终止，频率大多为100~150次/min。根据题干信息，该患者可能存在甲状腺疾病，且心率110次/min，最可能的诊断是窦性心动过速(选C)。房颤：心脏听诊第一心音强度变化不定，心律极不规则(不选A)。心室颤动的波形、振幅与频率均极不规则，无法辨认QRS波、ST段与T波，持续时间较短，如不及时抢救，一般心电活动在数分钟内迅速消失(不选B)。室速的心电图表现为：①3个或以上的室性期前收缩连续出现；②心室率常为100~250次/min；③节律规则或略不规则；④心房独立活动，与QRS波无固定关系，形成室房分离；⑤偶可见心室激动逆传夺获心房。听诊心律可轻度不规则，第一、二心音分裂，收缩期血压随心搏变化(不选D)。阵发性室上性心动过速(PSVT)简称室上速。房室结折返性心动过速(AVNRT)是最常见的阵发性室上性心动过速类型。心电图表现为心率150~250次/min，节律规则(不选E)。

【教材定位】《内科学》P182、P188、P193、P198、P200(第9版)。

3.【参考答案】C。

【押题点】心房颤动的心电图表现。

【答案精析】房颤的心电图特征：①P波消失，代之以小而不规则的基线波动，形态与振幅均变化不定的f波，频率为350~600次/min。②心室率极不规则；③QRS波形态通常正常。该患者心电图表现符合房颤特点(选C)。心室颤动：波形、振幅与频率均极不规则，无法辨认QRS波、ST段与T波，持续时间较短(不选A)。心室扑动：呈正弦图形，波幅大而规则，QRS波呈单形性，频率150~300次/min(不选E)。阵发性室性心动过速：心电图表现为3个或以上的室性期前收缩连续出现；心室率常为100~250次/min；节律规则或略不规则；心房独立活动，与QRS波无固定关系，形成室房分离；偶见心室激动逆传夺获心房(不选B)。心房扑动：窦性P波消失，F波替代，频率为250~350次/min，心室率规则或不规则，QRS波形态正常(不选D)。

【教材定位】《内科学》P188(第9版)。

4.【参考答案】E。

【押题点】心房扑动的临床表现。

【答案精析】患者在运动中心室率突然增加，从43次/min增至172次/min。在休息片刻后又突然恢复至43次/min。从心率变化的规律看到其增加的心率数值高的与低的之比正好是4倍。临床上具有这种变化特点的心律失常是阵发性心房扑动(选E)。窦性心动过速通常是逐渐开始和终止，频率大多为100~150次/min(不选A)。阵发性室性心动过速：心率常为100~250次/min，房室分离，心室夺获，室性融合波(不选B)。阵发性室上性心动过速：发作突然起始与终止，持续时间长短不一，若患者心功能与血压正常，刺激迷走神经的方法可使心动过速终止（不选 C）。心房颤动：有序的心房电活动丧失，代之快速无序的颤动波（不选 D）。

【教材定位】《内科学》P187（第 9 版）。

5.【参考答案】E。

【押题点】高血压的治疗。

【答案精析】老年高血压患者，合并房室传导阻滞，地尔硫䓬、维拉帕米为非二氢吡啶类钙通道阻滞药，有抑制心肌收缩和传导功能作用，美托洛尔、普萘洛尔为 β 受体拮抗药，有抑制心肌收缩、交感神经作用。这两类药物不宜在房室传导阻滞患者应用（不选 A、B、C、D）。卡托普利既可以降血压又不影响房室传导（选 E）。

【教材定位】《内科学》P255（第 9 版）。

6.【参考答案】E。

【押题点】不稳定型心绞痛的处理措施。

【答案精析】变异型心绞痛主要的发病机制是冠状动脉发生严重的痉挛，导致心肌供血不足。地尔硫䓬属于非二氢吡啶类钙离子拮抗药，可以扩张血管，特别是扩张冠状动脉，可以有效地缓解心绞痛，对血管痉挛性心绞痛的患者，是首选药物（选 E）。硝酸甘油可扩张静脉，降低心脏前负荷，降低左心室舒张末压，降低心肌耗氧量，对粥样硬化造成管腔狭窄的心肌梗死患者作用明显，但不作为变异型心绞痛的首选治疗（不选 A）。硝普钠能够同时作用于动脉和静脉，对阻力血管和容量血管都有较强的扩张作用，从而可以降低血压、减少回心血量，减轻心脏的前后负荷，多适用于各种高血压急症、肺水肿等，不作为变异型心绞痛的首选治疗（不选 B）。变异型心绞痛的发病机制与冠状动脉粥样硬化后形成管腔狭窄的机制有所不同，因此有变异型心绞痛的患者并不建议常规应用 β 受体拮抗药，其原因是非选择性的 β 受体拮抗药会阻断导致冠脉扩张的 β2 受体活性，从而使 α 受体活性增强，导致血管痉挛持续时间延长，变异型心绞痛的症状加重（不选 C）。阿司匹林是抗血小板药物，可以预防心肌梗死，改善预后，但不作为变异型心绞痛的首选治疗（不选 D）。

【教材定位】《内科学》P232（第 9 版）。

【拓展】2022 年考点：地尔硫䓬的作用机制是缓解冠状动脉痉挛。

7.【参考答案】E。

【押题点】主动脉瓣关闭不全的病因。

【答案精析】患者为老年男性，胸部 X 线检查示主动脉增宽扭曲，提示可能有主动脉硬化，胸骨右缘第 2 肋间为主动脉瓣听诊区，主动脉瓣听诊区舒张期叹气样杂音及靴形心均提示伴有主动脉关闭不全（选 E）。肺动脉瓣听诊区位于胸骨左缘第 2 肋间，肺动脉高压听诊表现为肺动脉瓣区第二心音亢进，P2>A2（不选 A）。高血压心脏病由于外周阻力增高，射血困难，常累及左心室，可有主动脉瓣区第二心音亢进、收缩期杂音等，但不会出现心底舒张期叹气样杂音（不选 B）。风湿性心脏病一般在 40～50 岁发病，以女性患者居多，常累及二尖瓣，其特征性杂音为心尖部舒张期隆隆样杂音（不选 C）。二叶式主动脉瓣常在 40～50 岁时，半数患者可发生不同程度的狭窄，狭窄随年龄增长进行性加重（不选 D）。

【教材定位】《内科学》P298（第 9 版）。

8.【参考答案】C。

【押题点】扩张型心肌病的诊断。

【答案精析】慢性心力衰竭临床表现+超声心动图检查有心脏扩大与心脏收缩功能减低=扩张型心肌病，该老年男性患者有长期心悸、气短，双下肢水肿及夜间阵发性呼吸困难等左心及右心功能不全的症状，查体可见心界扩大，左心扩大，二尖瓣相对性关闭不全，从而出现收缩期杂音，首先考虑诊断是扩张型心肌病（选 C）。缺血性心肌病常有冠心病的危险因素，如吸烟、糖尿病、血脂异常等，常见的临床表现为心绞痛，多数患者有明确的冠心病或心肌梗死病史，疾病发展到一定阶段可出现心力衰竭，劳力性呼吸困难（不选 A）。心包积液的临床特征为低血压、心音低弱、颈静脉怒张（不选 B）。肥厚型心肌病最常见的症状是劳力性呼吸困难和乏力，查体可见心脏轻度增大，胸骨左缘第 3～4 肋间闻及较粗糙的喷射性收缩期杂音（不选 D）。风湿性心瓣膜病常累及二尖瓣及主动脉瓣，出现二尖瓣关闭不全时可闻及收缩期杂音，但风心病一般在 40～50 岁发病，以女性患者居多，常有反复风湿热发作病史（不选 E）。

【教材定位】《内科学》P263（第 9 版）。

【拓展】2021 年考点：扩张型心肌病易发生心衰，肥厚型心肌病易发生猝死。

9.【参考答案】B。

【押题点】流行性感冒的治疗。

【答案精析】该患者有上呼吸道感染症状，且流感病毒核酸检测阳性，考虑为流感病毒引起的流行性感冒。奥司他韦属于神经氨酸酶抑制药类药物，能抑制流感病毒复制，降低致病性，减轻症状，缩短病程，减少并发症，是目前治疗流感最好的药物（选 B）。金刚烷胺属于离子通道 M_2 阻滞药，可阻止病毒穿入细胞和脱衣壳，但该药仅对甲型流感病毒有作用，且不良反应较大。该患者为乙型流感病毒核酸检测阳性，故不选（不选 A）。该患者无白细胞升高、咳黄痰等细菌感染证据，无抗生素应用指征（不选 C）。干扰素具有广谱抗病毒的作用，但不作为流行性感冒的一线用药（不选 D）。该患者考虑为流行性感冒，无应用抗结核药的适应证（不选 E）。

【教材定位】《内科学》P16～17（第 9 版），《实用内科学》P17（第 15 版）。

10.【参考答案】B。

【押题点】肺炎链球菌肺炎的病理。

【答案精析】肺炎链球菌肺炎为细菌性肺炎的一种，是由肺炎链球菌或称肺炎球菌所引起的肺炎病理改变，有充血期、红肝变期、灰肝变期及消散期，表现为肺组织充血水肿，肺泡内浆液渗出及红、白细胞浸润，白细胞吞噬细菌，继而纤维蛋白渗出物溶解、吸收、肺泡重新充气（不选 E）。充血期的临床表现为高热、寒战等（不选 A）。红色肝变期：由于肺泡内红细胞被巨噬细胞吞噬、崩解后形成含铁血黄素随痰咳出，致使痰液呈铁锈色（选 B）。灰色肝变期：肺泡内渗出纤维素，患者咳出黏液脓痰(不选C)。溶解消散期：纤维素被溶解，由淋巴管吸收或经气道咳出，临床症状、体征逐渐减轻(不选D)。

【教材定位】《内科学》P46(第9版)。

11.【参考答案】E。

【押题点】胸腔积液的临床症状。

【答案精析】患者高热伴胸痛、干咳，且胸痛深吸气时加剧，考虑胸膜炎可能，胸部X线检查示右肋膈角模糊，提示少量胸腔积液。少量积液可无明显体征，或可触及胸膜摩擦感，闻及胸膜摩擦音(选E)。中至大量积液时患侧胸廓饱满，触觉语颤减弱，局部叩诊呈浊音，呼吸音减低或消失；可伴有气管、纵隔向健侧移位。哮鸣音常见于哮喘、慢性支气管炎等(不选A)。鼾音可见于肺炎支原体感染等(不选B)。肺纤维化时可听到特征性的Velcro啰音(不选C)。水泡音可见于支气管扩张、肺炎等(不选D)。

【教材定位】《内科学》P115(第9版)。

12.【参考答案】C。

【押题点】重度异型增生的治疗要点。

【答案精析】患者为中年女性，慢性病程，胃镜检查示黏膜红白相间，以白为主，皱襞平坦，黏膜下血管透见，黏液腺缩小。黏膜活检呈重度不典型增生，提示癌前病变，对药物不能逆转的局灶高级别上皮内瘤变(含重度异型增生和原位癌)，可在胃镜下行黏膜下剥离术(选C)。其余选项均可用于慢性萎缩性胃炎的治疗，但患者目前黏膜活检呈重度不典型增生，属癌前病变的范畴，这种病理改变不能通过药物逆转，故不考虑(不选A、B、D、E)。

【教材定位】《内科学》P356(第9版)。

13.【参考答案】B。

【押题点】胃癌的病因及临床表现。

【答案精析】老年男性+长期慢性萎缩性胃炎病史+食欲缺乏、消瘦等症状=胃癌(选B)。由于慢性萎缩性胃炎属于胃癌癌前病变，因此须警惕癌变的可能。功能性消化不良是指由胃和十二指肠功能紊乱引起的餐后饱胀感、早饱、中上腹痛及中上腹烧灼感等症状，而无器质性疾病的一组临床综合征(不选A)。胃溃疡的典型症状为上腹痛，性质可有钝痛、灼痛、胀痛等，部分患者有与进餐相关的节律性上腹痛，餐后痛多见于胃溃疡，与患者的症状不符(不选C)。慢性胰腺炎：临床上表现为反复发作性或持续性腹痛、腹泻、脂肪泻、消瘦、黄疸、腹部包块和糖尿病(不选D)。胃食管反流病常表现为反流和烧心，与患者的症状不符(不选E)。

【教材定位】《内科学》P364~365(第9版)。

14.【参考答案】A。

【押题点】腹痛的诊断方法。

【答案精析】阵发性剑突下钻顶样疼痛是胆道蛔虫病的典型表现(选A)。胃、十二指肠溃疡穿孔多为突发的中上腹剧烈刀割样痛或烧灼样痛(不选B)。慢性胃炎或胃、十二指肠溃疡多为中上腹持续性隐痛(不选C)。急性弥漫性腹膜炎表现为持续性、广泛性剧烈腹痛伴腹壁肌紧张或板样强直(不选D)。胆石症或泌尿系统结石常为阵发性绞痛，疼痛剧烈，致使患者辗转不安(不选E)。

【教材定位】《诊断学》P33(第9版)。

15.【参考答案】A。

【押题点】胃癌组织学的治疗。

【答案精析】低级别上皮内瘤变包括轻度和中度异型增生，而高级别上皮内瘤变包括重度异型增生和原位癌。在慢性炎症向胃癌发展的进程中，胃癌前情况包括萎缩、肠上皮化生和异型增生等。我国临床医生通常将其分为胃癌前状态(即胃癌前疾病，伴或不伴有肠上皮化生的慢性萎缩性胃炎、胃息肉、胃溃疡和残胃及Menetrier病等)和癌前病变(即异型增生)两部分。癌前情况处理：在根除Hp的前提下，适量补充复合维生素和含硒药物，以及服用中药等。对药物不能逆转的局灶高级别上皮内瘤变(含重度异型增生和原位癌)，可在胃镜下行黏膜下剥离术，并视病情定期随访。但不会直接行胃大部切除术(选A)。

【教材定位】《内科学》P355(第9版)。

16.【参考答案】A。

【押题点】肝硬化失代偿期的临床表现。

【答案精析】肝硬化失代偿期症状明显，主要有肝功能减退、门静脉高压两类临床表现(选A)。脾肿大、侧支循环建立、腹水是门静脉高压的具体表现(不选B、D)。内分泌失调是肝功能减退的具体临床表现(不选C)。肝性脑病为肝硬化的并发症，指在肝硬化的基础上出现的以代谢紊乱为基础、中枢神经功能失调的综合征(不选E)。

【教材定位】《内科学》P406(第9版)。

17.【参考答案】C。

【押题点】肝硬化并发症的治疗。

【答案精析】根据题干信息，肝硬化病史+呕血、黑便+嗜睡、扑翼样震颤(+)=肝硬化消化道出血并发肝性脑病。患者急性起病，数日内应禁食蛋白质，神志清楚后，从蛋白质20 g/d开始逐渐增加至1 g/(kg·d)。多补充蛋白质饮食，会加重肝性脑病(选C)。低盐饮食、酌情应用利尿药可以减少水钠潴留，减轻肝硬化症状(不选A、B)。应用改善肝功能药物，可以改善肝功能，减轻病情(不选D)。经常口服乳果糖，在小肠不被分解，到达结肠后可被乳酸杆菌、粪肠球菌等细菌分解为乳酸、乙酸而降低肠道的pH(不选E)。肠道酸化后对产尿素酶的细菌生长不利，但有利于不产尿素酶的乳酸杆菌生长，使肠道细菌产氨减少；此外，酸性的肠道环境可减少氨的吸收，并促进血液中的氨渗入肠道排出体外。

【教材定位】《内科学》P413(第9版)。

18.【参考答案】C。

【押题点】急性胰腺炎的临床表现及治疗。

【答案精析】饮酒后突发上腹痛+腹胀、恶心、呕吐+上腹轻压痛+白细胞、淀粉酶升高=急性胰腺炎。急性胰腺炎的治疗：①禁食、补液，以维持循环的稳定和水电解质平衡。②抑制胰腺分泌：禁食、抑酸、生长抑素。③对严重腹痛者，可以采取解痉止痛治疗，将哌替啶与阿托品配合使用，既止痛又可解除Oddi括约肌痉挛，禁用吗啡，以免引起 Oddi 括约肌痉挛，该患者腹痛为轻度，一般应用奥曲肽或生长抑素后即可缓解。④营养支持。⑤抗生素的应用：急性出血坏死性胰腺炎时，应用抗生素是无可非议的。急性水肿性胰腺炎时，为预防继发感染，应合理地使用一定量的抗生素。⑥加强监护（选 C，不选 A、B、D）。急性胰腺炎虽有局限性区域性胰腺坏死、渗出，若无感染而全身中毒症状不十分严重的患者，不需要急于手术，若有感染则应予以相应的手术治疗（不选 E）。

【教材定位】《内科学》P430～435（第 9 版）。

【拓展】2019 年考点：急性胰腺炎时最先给予的处理是液体复苏。

19.【参考答案】B。

【押题点】急性胰腺炎的治疗。

【答案精析】多数急性胰腺炎患者在静脉滴注生长抑素或奥曲肽后，腹痛可得到明显缓解。对严重腹痛者，可肌内注射哌替啶止痛，每次 50～10 mg（选 B）。由于吗啡可增加 Oddi 括约肌压力、胆碱能受体拮抗药如阿托品可诱发或加重肠麻痹，故均不宜使用（不选 A、C、D、E）。

【教材定位】《内科学》P434（第 9 版）。

20.【参考答案】B。

【押题点】溃疡性结肠炎（UC）的诊断及鉴别诊断。

【答案精析】溃疡性结肠炎的主要临床症状是反复发作的腹泻、黏液脓血便及腹痛，结肠镜检可见黏膜血管纹理模糊、紊乱或消失、充血、水肿，病变明显处见弥漫性糜烂和多发性浅溃疡。青年男性+反复脓血便+抗生素治疗无效+结肠镜检查的典型表现（黏膜弥漫性充血水肿，颗粒不平，质脆，血管纹理消失）= 溃疡性结肠炎（选 B）。结肠癌最早出现的症状为排便习惯与粪便性状的改变，但无黏液脓血便，可有腹痛、直肠及腹部肿块以及全身症状。早期结直肠癌的内镜下形态分为隆起型和平坦型（不选 A）。细菌性痢疾是志贺菌属（痢疾杆菌）引起的肠道传染病。临床表现主要有发热、腹痛、腹泻、里急后重、黏液脓血便，同时伴有全身毒血症症状，严重者可引发感染性休克和（或）中毒性脑病（不选 C）。克罗恩病是一种慢性炎性肉芽肿性疾病，多见于末段回肠和邻近结肠，呈节段性分布。临床表现主要为腹痛、腹泻、体重下降，常有发热、疲乏等全身表现，肛周脓肿或瘘管等局部表现。结肠镜可见非连续性病变纵行溃疡和卵石样外观（不选 D）。肠结核主要位于回盲部，也可累及结直肠，临床表现为腹痛、大便习惯改变、腹部肿块、全身症状和肠外结核等，但大便呈糊样，多无脓血，不伴里急后重。结肠镜下可见回盲部等处黏膜充血、水肿，溃疡形成，大小及形态各异的炎症息肉、肠腔变窄等（不选 E）。

【教材定位】《内科学》P375（第 9 版）。

21.【参考答案】D。

【押题点】克罗恩病的病理及其与临床表现的联系。

【答案精析】慢性腹痛、腹泻+小肠节段性狭窄+肠黏膜铺路石样改变 = 克罗恩病，其组织学特点为：①非干酪性肉芽肿，由类上皮细胞和多核巨细胞构成，可发生在肠壁各层和局部淋巴结；②裂隙溃疡，呈缝隙状，可深达黏膜下层、肌层甚至浆膜层；③肠壁各层炎症，伴固有膜底部和黏膜下层淋巴细胞聚集、黏膜下层增宽、淋巴管扩张及神经节炎等（选 D，不选 B、C、E）。小肠隐窝脓肿是溃疡性结肠炎的病理组织学特点（不选 A）。

【教材定位】《内科学》P377（第 9 版）。

【拓展】①2016 年考点：病变部位呈节段性、鹅卵石样改变的是克罗恩病。②2019 年考点：符合克罗恩病的病理学特征是非干酪样肉芽肿。

22.【参考答案】C。

【押题点】溃疡性结肠炎的临床表现与病理联系、并发症。

【答案精析】约 5%的重症 UC 患者可出现中毒性巨结肠。此时结肠病变广泛而严重，肠壁张力减退，结肠蠕动消失，肠内容物与气体大量积聚，致急性结肠扩张，一般以横结肠最为严重。常因低钾、钡剂灌肠、使用抗胆碱能药物或阿片类制剂、结肠镜检查大量注气而诱发（不选 A、B、D、E）。低血钙不是 UC 并发中毒性巨结肠的常见诱因（选 C）。

【教材定位】《内科学》P374（第 9 版）。

【拓展】①2019 年考查了溃疡性结肠炎的并发症诊断：中毒性巨结肠的临床表现为病情急剧恶化，毒血症明显，有脱水与电解质平衡紊乱，出现肠型、腹部压痛，肠鸣音消失。②进一步延伸出 2017 年考点：克罗恩病的并发症以肠梗阻最常见，与病变累及肠壁全层、肠壁增厚变硬、肠腔狭窄有关。

23.【参考答案】E。

【押题点】上消化道出血的鉴别诊断。

【答案精析】咯血为呼吸系统、心血管系统及血液系统许多疾病所共有的症状。口腔出血或鼻腔出血经咽后壁流入气管内再被咳出者应称为假性咯血。真正的咯血是指喉部以下的呼吸道出血经呼吸道咳嗽排出者。呕血是指血性液体经消化道呕吐而出，病因大多为上消化道出血、呈酸性反应，并可混有食物，多为暗红色或咖啡色，这是血液中的血红蛋白在胃内被胃酸酸化所致（选 E）。呕血的患者常伴有黑便，因为血液在胃内如不引起呕吐反射则可下行流入肠内，这时，血中的血红蛋白的铁与肠内硫化物结合为硫化铁，大便则呈柏油样黑色。部分咯血经口腔咽下后，其大便可同上消化道出血（不选 C、D）。

【教材定位】《内科学》P451（第 9 版）。

24.【参考答案】E。

【押题点】血尿的判断。

【答案精析】第一、二杯清晰，第三杯血尿，提示排尿终末出现血尿，病变部位在膀胱颈部、后尿道或前列腺部位（选 E）。肾脏病变大多表现为三杯尿液均为血尿（不选 A）。前尿道病变大多表现为第一杯尿血尿，后两杯清晰（不选 B）。膀胱三角区病变大多表现为全程血尿（不选 C）。输尿管病变大多表现为三杯尿中均可见血尿（不选 D）。

【教材定位】《诊断学》P223（第 9 版）。

25.【参考答案】A。

【押题点】肾脏疾病总论，肾脏疾病的相关检查。

【答案精析】肾小管的主要功能是重吸收和调节酸碱平衡。当肾小管受损时，主要以小分子蛋白尿为主。IgM，在正常情况下不可能通过肾小球滤过至肾上管内，故其是肾小球损伤的标志物之一(选A)。溶菌酶，可经肾小球滤过，但90%在肾小管被重吸收，故在肾小管损伤时，可在尿中升高(不选B)。N-乙酰-β-D-葡萄糖苷酶，主要在远端肾小管进行重吸收，故在肾小管损伤时，可在尿中出现(不选C)。α、β微球蛋白，均为小分子蛋白，可通过肾小球滤过，主要在肾小管被吸收(不选D、E)。

【教材定位】《内科学》P617(第3版)。

26.【参考答案】C。

【押题点】IgA肾病的治疗。

【答案精析】表现为肾病综合征的IgA肾病可选用激素或联合应用细胞毒性药物(选C，不选A)。血浆置换、激素冲击疗法多用于急进性肾小球肾炎(不选B、D)。对感染后反复出现肉眼血尿或尿检异常加重的患者，应积极控制感染，选用无肾毒性的抗生素(不选E)。

【教材定位】《内科学》P468~470(第9版)。

27.【参考答案】E。

【押题点】肾病综合征并发症的防治。

【答案精析】该患者为老年男性，表现为水肿、大量蛋白尿(>3.5 g/d)、低蛋白血症(<30 g/L)，考虑原发病为肾病综合征，根据题意，患者有低蛋白血症、血红蛋白升高，存在血液浓缩、高凝状态，易发生血栓和栓塞并发症。患者目前腹水增加明显，并伴有肌酐升高，故考虑下腔静脉血栓形成(选E)。肝硬化患者通常有肝炎病史(不选A)；腹膜炎、肠穿孔患者通常有发热、腹痛症状，查体可见板状腹(不选B、D)；血吸虫病患者通常有相关病史及疫水接触史(不选C)。

【教材定位】《内科学》P473(第9版)。

28.【参考答案】D。

【押题点】急性肾盂肾炎的临床表现及特点。

【答案精析】复杂性尿路感染是伴有泌尿系统结构/功能异常(包括异物)，或免疫低下的患者发生的尿路感染。结构性尿路梗阻的常见原因有结石、前列腺肿大、外源梗阻、肿瘤等；功能性梗阻常见于膀胱-输尿管反流；另外，复杂性尿路感染的危险因素还有泌尿道介入，先天性疾病如多囊肾病、肾钙化等，免疫抑制如肾移植等。该患者既往有肾结石病史，结合急性肾盂肾炎的症状(腰痛、发热、尿路刺激征)、体征(肾区叩击痛)及辅助检查(尿WBC 20~30个/HP、白细胞管型)，因此可以诊断为复杂性急性肾盂肾炎(选D，不选B)。膀胱炎主要表现为尿路刺激征，全身症状较少，肾区无叩击痛(不选A、C)。慢性肾盂肾炎的诊断除反复发作尿路感染病史之外，尚需结合影像学及肾脏功能检查：①静脉肾盂造影可见肾盂、肾盏变形，缩窄；②肾外形凹凸不平，且双肾大小不等；③持续性肾小管功能损害(不选E)。

【教材定位】《内科学》P495(第9版)。

29.【参考答案】B。

【押题点】紧急血液透析的适应证。

【答案精析】紧急血液透析的适应证包括：预计内科保守治疗无效的严重代谢性酸中毒(pH<7.2)、高钾血症(K^+>6.5 mmol/L)或出现严重心律失常、积极利尿治疗无效的严重肺水肿以及严重的尿毒症症状如脑病、心包炎及癫痫发作等。血钾高于6.5 mmol/L时应进行紧急血透(选B)。血钠105 mmol/L，低于正常值，透析会更低，不是紧急血透的适应证(不选A)。血氯正常范围96~108 mmol/L，该患者血氯111 mmol/L仅稍高，不需要紧急血透(不选C)。血钙正常范围2.25~2.75 mmol/L，该患者血钙1.75 mmol/L偏低，不应该紧急透析(不选D)。血pH 7.30，不是紧急血液透析的指征(不选E)。

【教材定位】《内科学》P516(第9版)。

30.【参考答案】E。

【押题点】急性肾功能不全的临床表现。

【答案精析】高钾血症易出现恶性心律失常，是AKI的主要死因之一，当血钾>6 mmol/L或心电图有高钾表现或有神经、肌肉症状时，需紧急处理(选E)。AKI也可出现低钠血症、低钙和高磷血症等，但不属于需紧急处理的情况。

【教材定位】《内科学》P516(第9版)。

31.【参考答案】C。

【押题点】慢性肾功能不全各系统的临床表现。

【答案精析】患者长期高血压病史，且血压控制不佳(BP 195/98 mmHg)，近期出现食欲缺乏、乏力，实验室检查示血肌酐1000 μmol/L，并伴有贫血(肾性贫血)，低钙、高磷、高钾血症，代谢性酸中毒(水、电解质代谢紊乱)，故尿毒症诊断明确。尿毒症脑病可出现反应淡漠、妄语、惊厥、幻觉、昏迷、精神异常等表现，并可伴有神经肌肉兴奋性增加，如肌肉震颤、痉挛，不宁腿综合征。其发生与尿毒症毒素、水电解质和酸碱平衡紊乱等有关(选C)。患者无肝脏疾病病史和肝功能异常证据(不选A)；帕金森综合征不会引起明显的肾功能损害(不选B)；血钙降低是尿毒症的并发症，但低钙搐搦一般不会出现神志淡漠(不选D)；有明确的器质性疾病就不能诊断为神经官能症(不选E)。

【教材定位】《内科学》P521(第9版)。

32.【参考答案】E。

【押题点】急性肾功能不全的治疗和预后。

【答案精析】老年肿瘤患者，给予顺铂化疗后，尿酸明显升高(>416 μmol/L)，突发少尿，伴有肌酐升高(>106 μmol/L)，酸性尿，考虑是尿酸在集合管、肾盂或输尿管形成尿酸盐结晶导致尿流阻断而出现肾后性梗阻，尿酸结晶阻塞在肾小管，需要及早给予补液和碱化尿液，防止进一步进展导致肾小管坏死(选E)。

【教材定位】《内科学》P512(第9版)。

33.【参考答案】A。

【押题点】急性白血病的临床表现、细胞化学染色。

【答案精析】Auer小体可见于部分AML，一般不出现在 ALL 中，故可作为急性粒细胞白血病（急粒，AML）对急性淋巴细胞白血病（急淋，ALL）的区别点（选 A）。急粒：非特异酯酶染色（-）~（+）。急淋：非特异酯酶染色（-）（不选 B）。急粒：分化差的原始细胞（-）~（+），分化好的原始细胞（+）~（+++）。急淋：MPO（-）（不选 C）。中枢神经系统白血病以 ALL 最常见，儿童尤甚，其次为 M4、M5 和 M2（不选 D）。高白细胞急性白血病占所有急性白血病的 8.5%，约有 5%AML、9%儿童 ALL 和 17%成人 ALL 发生高白细胞急性白血病，尤多见于 T 细胞 ALL 和 AML-M5（不选 E）。

【教材定位】《实用内科学》P1737（第 15 版），《内科学》P571~572（第 9 版）。

【拓展】2016 年考点：Auer 小体多见于急性粒-单核细胞白血病。

34.【参考答案】A。

【押题点】内分泌系统及其调节。

【答案精析】下丘脑分泌促肾上腺皮质激素释放激素，刺激腺垂体释放促肾上腺皮质激素，促肾上腺皮质激素促进肾上腺皮质释放糖皮质激素。因此，促肾上腺皮质激素的靶腺组织是肾上腺皮质（选 A）。

【教材定位】《生理学》P366（第 9 版）。

35.【参考答案】A。

【押题点】内分泌疾病的诊断。

【答案精析】动态功能测定主要有下列两类。①兴奋试验：多适用于分泌功能减退的情况，可估计激素的贮备功能，应用促激素试验探测靶腺的反应，如 ACTH、TSH、hCG、TRH、GnRH、CRH 刺激试验，胰岛素低血糖兴奋试验，胰高血糖兴奋试验，左旋多巴、精氨酸兴奋试验等（选 A）。②抑制试验：多适用于分泌功能亢进的情况，观察其正常反馈调节是否消失，有无自主性分泌过多，是否有功能性肿瘤存在，如地塞米松抑制试验（不选 B）。激发试验是模拟自然发病条件、以少量致敏原引起一次较轻的变态反应发作、用以确定变应原的试验（不选 C）。

【教材定位】《内科学》P645（第 9 版），《实用内科学》P2153（第 15 版）。

36.【参考答案】C。

【押题点】甲状腺功能亢进症的治疗。

【答案精析】甲亢药物治疗 3 个月效果欠佳，且合并肝功能损伤，抗甲亢药物的不良反应之一为中毒性肝病，应当调整用药。患者合并有心脏病，是放射碘治疗的适应证，破坏甲状腺组织，减少甲状腺激素的产生（选 C）。患者已出现肝功能损伤的不良反应，应当减量并调整治疗方案，不应加量（不选 A）。患者药物治疗效果欠佳，并出现药物不良反应，维持当前治疗对患者无好处，且加重肝功能损伤（不选 B）。患者合并有心脏病，存在手术禁忌证，不应首选手术（不选 D）。糖皮质激素适用于活动性甲亢性眼病的治疗，不用于普通甲亢患者（不选 E）。

【教材定位】《内科学》P686~687（第 9 版）。

37.【参考答案】E。

【押题点】糖尿病的治疗。

【答案精析】糖尿病是一组以高血糖为特征的代谢性疾病，主要由胰岛素分泌缺陷或其生物作用受损引起，本病的治疗包括患者教育、监测血糖、饮食治疗、运动治疗和药物治疗；题干中患者出现尿蛋白（++），提示高血糖累及肾脏，处于大量蛋白尿期，为避免口服药物从肾脏排泄引起的药物蓄积及相应不良反应，该患者最适合的治疗是生物制剂胰岛素（选 E）。双胍类降糖药通过增加外周组织对葡萄糖的利用，增加葡萄糖的无氧酵解，减少胃肠道对葡萄糖的吸收，降低体重。肾脏疾病是双胍类药物使用的禁忌证，易引起酸中毒，根据患者尿蛋白增加的临床表现，不推荐使用（不选 A）。磺脲类降糖药可刺激胰岛素分泌，在肾功能不全是患者使用药物的禁忌证时，根据患者尿蛋白增加的临床表现，不推荐使用（不选 B）。2 型糖尿病单用磺脲类药物效果不好时可加双胍类药物，但肾功能不全患者是该药物使用的禁忌证，根据患者尿蛋白增加的临床表现，不推荐使用（不选 C）。饮食治疗是各种类型糖尿病治疗的基础，一部分轻型糖尿病患者单用饮食治疗就可控制病情，本题患者空腹血糖及尿酮增加，提示血糖控制欠佳，同时出现肾脏受损，不推荐单纯饮食治疗（不选 D）。

【教材定位】《内科学》P725（第 9 版）。

38.【参考答案】B。

【押题点】糖尿病酮症酸中毒的诊断。

【答案精析】1 型糖尿病患者未注射胰岛素控制血糖，易出现糖尿病酮症酸中毒并发症，主要表现为乏力、昏迷等一系列症状，血糖升高，尿酮强阳性。题干患者 1 型糖尿病+感染诱因+胰岛素治疗中断+Kussmaul 呼吸+脱水表现+尿酮阳性，故初步诊断为糖尿病酮症酸中毒（选 B）。感染性休克多有全身中毒症状，血糖一般不会升高（不选 A）。血尿素氮、肌酐升高提示肾功能不全，但尚未达到尿毒症的诊断标准（不选 C）。高渗性非酮症糖尿病昏迷是糖尿病急性代谢紊乱的另一临床类型，以严重高血糖高血浆渗透压、脱水为特点，无明显酮症，患者可有不同程度的意识障碍或昏迷（不选 D）。乳酸性酸中毒轻症可有恶心、腹痛、头痛、全身酸软、口唇发绀等。病情较重或严重的患者可有恶心、呕吐、头痛、头晕、全身酸软、口唇发绀、低血压、体温低、脉弱、心率快、脱水、呼吸深大、意识障碍、四肢反射减弱、瞳孔扩大、深度昏迷或休克，无血糖升高（不选 E）。

【教材定位】《内科学》P746（第 9 版）。

【拓展】2020 年考点：对糖尿病酮症酸中毒诊断有特殊意义的是呼气有烂苹果味。

39.【参考答案】D。

【押题点】妊娠糖尿病的治疗。

【答案精析】妊娠女性+既往无糖尿病+空腹血糖>5.1 mmol/L=妊娠糖尿病。该病例可确诊妊娠期高血糖，故需治疗（不选 E）。虽然国外有文献报道二甲双胍和格列苯脲应用于妊娠期患者有效、安全，但我国目前尚未批准任何口服降糖药用于妊娠期高血糖的管理（不选 C）。因此应选用胰岛素控制血糖（选 D）。妊娠期间应加强饮食管理，供给母体及胎儿营养，但本病例单靠饮食治疗无法控制，另外要减少运动，以免发生意外(不选A、B)。

【教材定位】《内科学》P744(第9版)。

40.【参考答案】E。

【押题点】水电解质代谢和酸碱平衡紊乱的诊断。

【答案精析】正常动脉血pH为7.35~7.45，$PaCO_2$ 35~45 mmHg，PaO_2 95~100 mmHg，乳酸0.5~1.7 mmol/L，HCO_3^- 22~26 mmol/L。该患者血气分析：pH 7.0，$PaCO_2$ 16 mmHg，PaO_2 70 mmHg，乳酸13.0 mmol/L，HCO_3^- 16 mmol/L。患者pH降低，这表明患者的血液偏酸，因此可以排除所有单纯碱中毒的选项(不选B、C)。乳酸值明显升高，HCO_3^-低于正常参考值，这是代谢性酸中毒的标志。同时$PaCO_2$降低，说明呼吸系统在通过增加呼吸来尽量排除体内的CO_2以抵消酸性环境，患者还合并有呼吸性碱中毒。患者这种情况可能是由于腹泻丢碱，也可能是肾功能受损(肌酐水平升高)，无法有效排出体内的酸性代谢物。另外，如不考虑分析过程，参考《内科学》P781(第9版)表格，低HCO_3^-，低$PaCO_2$，$PCO_2 \times 0.6 < HCO_3^-$，即可诊断代谢性酸中毒合并呼吸性碱中毒(选E，不选A、D)。

【教材定位】《内科学》P781(第9版)。

【拓展】酸中毒时，细胞内的钾移出至细胞外，因此患者可能会出现高钾血症。

41.【参考答案】B。

【押题点】痛风的治疗。

【答案精析】降尿酸药物治疗初期，因为血尿酸水平的波动，易诱发急性痛风性关节炎的发作，因此初始降尿酸治疗的时候，应合并使用预防痛风发作的药物。推荐预防性使用小剂量秋水仙碱(0.5~1 mg/d)3~6个月，可减少降尿酸过程中出现的痛风急性发作(选B)。当患者对秋水仙碱和小剂量NSAIDs不能耐受或者有禁忌或者疗效不佳时，也可使用小剂量泼尼松或泼尼松作为预防性治疗，但是风险/获益仍需观察(不选A)。碳酸氢钠为碱化尿液的药物，可提高尿酸盐的溶解性，进而减少尿酸盐结晶形成及有利于尿酸排泄(不选C)。非布司他是抑制尿酸合成的药物，通过抑制黄嘌呤氧化酶，阻断次黄嘌呤、黄嘌呤转化为尿酸，从而降低血尿酸水平(不选D)。苯溴马隆为促进尿酸排泄的药物，通过抑制尿酸经肾小管重吸收，增加尿酸排泄，降低血尿酸(不选E)。

【教材定位】《内科学》P863~864(第9版)，(《实用内科学》P2663(第15版)。

42.【参考答案】D。

【押题点】干燥综合征的诊断。

【答案精析】患者出现口干、眼干，为干燥综合征的典型症状；抗SSA、抗SSB阳性为干燥综合征的自身抗体，考虑干燥综合征可能性大(选D)。类风湿关节炎：以对称性多关节肿痛、晨僵为突出特点，实验室检查可见RF、抗CCP等阳性(不选A)。系统性红斑狼疮：存在多系统受累，常见蝶状红斑、关节炎、浆膜炎、肾脏损害、血液学异常等，血清学检查有特征性的抗dsDNA抗体、抗Sm抗体和低补体血症(不选B、C)。风湿热：有前驱链球菌感染的证据，主要表现为心脏炎、多关节炎、舞蹈病、环形红斑、皮下结节(不选E)。

【教材定位】《内科学》P806、P810、P818、P830(第9版)。

43.【参考答案】B。

【押题点】头痛的诊断和鉴别诊断。

【答案精析】患者为青年女性，发作性左颞侧头痛伴复视，头痛好转时复视消失(头痛的先兆症状)，考虑偏头痛可能性大，最有价值的辅助检查是头颅CT，可除外器质性病变(选B)。头颅X线片主要用于观察头颅大小与形态、颅骨骨质与颅缝改变(不选A)。腰椎穿刺检查脑脊液常规、生化，用于感染性疾病、炎性疾病、蛛网膜下腔出血等(不选C)。头颅脑组织活检用于肿瘤、炎性疾病、感染性疾病等。脑动脉数字减影血管造影用于血管疾病(不选D、E)。

【教材定位】《神经病学》P174(第8版)。

44.【参考答案】A。

【押题点】脑变性疾病的诊断要点。

【答案精析】运动神经元病：中年以后隐匿起病，慢性进行性加重的病程，表现为上、下运动元损害导致的肌无力、肌萎缩，肌束震颤、延髓麻痹(舌肌、咽喉肌萎缩等)及锥体束征的不同组合，无感觉障碍。该患者中年起病，表现为进行性加重的肌无力、舌肌萎缩、大小鱼际肌萎缩，符合运动神经元病的特点(选A)。周围神经病：可有肌无力和肌萎缩，但多累及一侧，且有感觉障碍，与该患者的发病特点不符(不选B)。脊肌萎缩症：一组遗传疾病，以进行性近端肌无力萎缩为主要临床表现，选择性累及下运动神经元，没有上运动神经元受累。该患者不符合(不选C)。脑血管性疾病：多急性起病，且神经功能缺损符合血管分布，该患者不符合(不选D)。重症肌无力：可表现为部分或全身骨骼肌无力，受累肌肉在活动后出现疲劳无力，在休息后可缓解，且有“晨轻暮重”的波动现象。该患者肌无力呈进行性加重，无波动现象，与重症肌无力的发病特点不符(不选E)。

【教材定位】《神经病学》P186、P263、P265、P387、P418(第8版)。

45.【参考答案】A。

【押题点】管理传染源(传染病的分类及报告制度)。

【答案精析】肺炭疽、传染性非典型肺炎、脊髓灰质炎属于乙类传染病，采取甲类传染病的报告、控制措施(选A)。疟疾、梅毒、肺结核、登革热属于“乙类乙管”传染病(不选B、C、D、E)。

【教材定位】(《传染病学》P15~16(第9版)。

46.【参考答案】E。

【押题点】艾滋病的发病机制。

【答案精析】艾滋病的发病机制：①HIV感染与复制，HIV的感染与复制可直接使$CD4^+$T细胞被破坏，病毒复制产生的中间产物及gp120、vpr等可诱导细胞凋亡(不选

A)。②CD4[+] T淋巴细胞数量减少和功能障碍。③单核-吞噬细胞功能异常，HIV感染后，诱导产生一种与NF-κB核因子抗原性相结合因子，防止细胞凋亡，使HIV在吞噬细胞中持续复制而成为病毒贮存场所(选E)。④B细胞功能异常，感染HIV的B细胞功能异常，出现多克隆化(不选C)。⑤自然杀伤细胞(NK细胞)异常，吞噬细胞有对抗HIV感染所致细胞病变作用，但部分吞噬细胞功能异常，抗HIV和其他病原体感染能力下降。HIV感染者早期即有NK细胞数量减少，可因细胞因子产生障碍或HIV通过gp41直接抑制NK细胞的监视功能，使HIV感染者易出现肿瘤细胞(不选B、D)。⑥异常免疫激活。

【教材定位】《内科学》P124(第9版)。

47.【参考答案】E。

【押题点】病毒性肝炎的诊断。

【答案精析】急性起病+发热、乏力、厌油症状，黄疸+ALT、胆红素升高=拟诊急性黄疸性肝炎(选E)。患者为青年，AFP<25 ng/L，无家族史及慢性肝病史，不考虑原发性肝癌，无其他癌症表现，无继发性肝癌依据(不选A)。TBiL 120 μmol/L，DBiL 65 μmol/L，考虑结合胆红素、非结合胆红素均升高，属于肝细胞性黄疸，胆结石、胆囊炎引起的黄疸属于梗阻性黄疸，以结合胆红素显著升高为主(不选B)。急性胆囊炎：血白细胞多升高，少有黄疸或轻微黄疸，有明显腹部体征(不选C)。患者无疫水接触史，钩端螺旋体病引发黄疸时，常伴腓肠肌压痛等钩体血症症状群(不选D)。

【教材定位】《传染病学》P35(第9版)。

48.【参考答案】D。

【押题点】继发性肺结核的诊断。

【答案精析】纤维空洞型肺结核的特点是病程长，反复进展恶化，肺组织破坏严重，肺功能严重受损，双侧或单侧出现纤维厚壁空洞和广泛的纤维增生，造成肺门抬高和肺纹理呈垂柳样，患侧肺组织收缩，纵隔向患侧移位，常见胸膜黏连和代偿性肺气肿。该患者病程较长，有典型结核症状(咳嗽、低热、消瘦)，查体可见气管向患侧移位，胸部X线检查提示左上肺多个厚壁空洞，左肺门上移，符合慢性纤维空洞型肺结核的特点(选D)。肺脓肿：多有高热、咳大量脓臭痰，胸部X线检查表现为带有液平面的空洞伴周围浓密的炎性阴影，血白细胞和中性粒细胞增高(不选A)。癌性空洞：多有长期吸烟史，可有痰中带血，胸痛和消瘦等症状。胸部X线检查或CT表现示肺癌肿块常呈分叶状，有毛刺、切迹。癌组织坏死液化后，可以形成偏心厚壁空洞(不选B)。真菌性脓肿：有肺念珠菌病和肺曲霉病等，X线检查表现可有空洞但无肺门上移(不选C)。阿米巴肝脓肿：好发于右肝顶部，易穿破膈肌至右肺下叶，形成阿米巴肺脓肿(不选E)。

【教材定位】《内科学》P68(第9版)。

49.【参考答案】E。

【押题点】结核病的治疗。

【答案精析】一般情况下，抽胸腔积液后，没必要向胸腔内注入抗结核药物，但可注入链激酶等防止胸膜黏连(选E)。抗结核化学药物属于结核性胸膜炎的常规治疗(不选A)。少量胸腔积液一般不需行胸腔穿刺抽液治疗(不选B)。由于结核性胸膜炎胸腔积液蛋白含量高，容易引起胸膜黏连，原则上应尽快抽尽胸腔内积液或肋间插细管引流。可解除肺及心、血管受压，改善呼吸功能，使肺功能免受损伤，抽液后可减轻毒性症状，体温下降，有助于使被压迫的肺复张。大量胸腔积液者每周抽液2~3次，直至胸腔积液完全消失。首次抽液不要超过700 mL，以后每次抽液量不应超过1000 mL，过快、过多抽液可使胸腔压力骤降，发生复张后肺水肿或循环衰竭(不选C)。如全身毒性症状严重、大量胸腔积液者，在抗结核治疗的同时，可尝试加用糖皮质激素(不选D)。

【教材定位】《内科学》P118(第9版)，《内科学》P158(第3版)。

50.【参考答案】E。

【押题点】有机磷中毒的临床症状。

【答案精析】急性有机磷中毒：轻度中毒时可仅有M样症状(即副交感神经末梢过度兴奋)，随着中毒程度加重，可以出现N样症状，并可伴有肺水肿、抽搐、昏迷，呼吸肌麻痹和肺水肿。由此可见，M样症状是中毒时最早出现的症状(选E)。交感神经节节后纤维末梢释放儿茶酚胺，表现为血压增高和心律失常。一般于中重度中毒时出现，不是首发症状(不选A)。在横纹肌神经肌肉接头处Ach蓄积过多，出现N样症状，表现为肌纤维颤动、全身肌强直性痉挛，也可出现肌力减退或瘫痪，呼吸肌麻痹引起呼吸衰竭或停止。一般于中重度中毒时出现，不作为首发症状(不选B)。血AchE浓度明显降低而脑组织AchE活力值<60%时，通常不出现中毒症状和体征；脑组织AchE活力值<60%时，出现头晕、头痛、烦躁不安、谵妄、抽搐和昏迷，有的发生呼吸、循环衰竭甚至死亡。因此一般不作为首发症状出现(不选C)。当中重度中毒时会出现N样症状，可出现肌力减退或瘫痪等，因此肌力减退不作为首发症状(不选D)。

【教材定位】《内科学》P884(第9版)。

51.【参考答案】E。

【押题点】苯中毒。

【答案精析】慢性重度苯中毒的诊断。在慢性中毒基础上，具备下列表现之一者：①全血细胞减少症；②再生障碍性贫血；③骨髓增生异常综合征；④白血病(选E，不选A、B、C)。血液系统疾病包括贫血、白血病、淋巴瘤、血栓和出血性疾病等，该说法较为笼统(不选D)。

【教材定位】《内科学》P533(第9版)，《职业卫生与职业医学》P138(第8版)。

52.【参考答案】B。

【押题点】中暑的防治措施。

【答案精析】体温降至39 ℃时，应停止降温，以防体温过低，发生失温综合征(选B)。热射病患者，解热镇痛药水杨酸盐治疗无效，而且可能有害(不选A)。体外降温无效者，用冰盐水进行胃或直肠灌洗，也可用无菌生理盐水进行腹膜腔灌洗或血液透析，或将自体血液体外冷却后回输体内降温(不选C)。低血压患者应静脉输注生理盐水或乳酸林格液恢复血容量，最初4 h补充1200 mL等张晶体溶液(不选D)。迅速降温出现寒战者，可用生理盐水500 mL加氯丙嗪25~50 mg静脉滴注(不选E)。

【教材定位】《内科学》P919(第9版)。

53.【参考答案】D。

【押题点】高血压急症的临床表现和处理。

【答案精析】突发呼吸困难+端坐呼吸+咳粉红色泡沫样痰、双肺满布湿啰音=急性左心衰竭。患者为老年女性，有高血压病史，急性病程，血压220/120 mmHg，同时伴肺水肿的临床表现，考虑为高血压急症，并出现心脏受累，诊断为高血压3级(≥180/110 mmHg)并急性左心衰竭(选D)。患者无发热、咳嗽、咳痰等肺部感染表现(不选A)。B表述没有错，但诊断没有D完整(不选B)。右心衰竭主要以体循环淤血为主，出现肝大、双下肢浮肿等(不选D)。肺栓塞一般有呼吸困难、胸痛等临床表现，还可以出现血压下降甚至休克等(不选E)。

【教材定位】《内科学》P257(第9版)。

54.【参考答案】A。

【押题点】急性心力衰竭的临床表现。

【答案精析】左心衰竭的临床症状与肺水肿或肺淤血有关，以气促、咳嗽、咳粉红色泡沫样痰为典型临床表现(选A)。大汗、心率加快，胸闷明显可见于心绞痛急性发作或心肌梗死，左心衰竭也可出现，但并非典型临床表现(不选B)。肺毛细血管楔压反映肺动脉舒张压，可间接反映左心功能，肺毛细血管楔压<18 mmHg，提示无肺水肿(不选C)。深大呼吸，呼吸频率加快可见于酸中毒、心源性休克等(不选D)。气促、咳嗽主要见于肺部感染、肺栓塞等，也可见于左心衰竭，但不典型(不选E)。

【教材定位】《内科学》P175(第9版)。

55.【参考答案】A。

【押题点】急性心力衰竭的治疗。

【答案精析】支气管哮喘是一种以慢性气道炎症和气道高反应性为特征的异质性疾病，有反复发作史，发作时可出现双肺哮鸣音，呼气加重，而咳粉红色泡沫样痰和心尖区奔马律及两肺满布水泡音较少见，后两者主要见于心源性哮喘(不选B、C、D、E)。吗啡具有镇静和呼吸抑制作用，在支气管哮喘患者中使用会加重缺氧，因此禁用，也不能作为诊断性治疗药物使用(选A)。

【教材定位】《内科学》P175(第9版)。

56.【参考答案】C。

【押题点】冠状动脉粥样硬化性心脏病的诊断。

【答案精析】老年患者+心血管疾病危险因素+典型心绞痛发作史+冠状动脉造影=冠心病。患者存在典型心绞痛，其他原因不能解释时可考虑为冠心病(选C)。冠状动脉造影(CAG)是诊断冠心病的金标准，然而选项中无CAG，根据典型心绞痛的发作特点，结合年龄和存在冠心病危险因素，除外其他原因所致的心绞痛，也可建立冠心病诊断。X线检查示心脏增大可见于高血压或室间隔缺损等疾病，对诊断冠心病无特异性(不选A)。心电图ST-T改变可见于冠心病，同时可见于心力衰竭及肥厚型心肌病等(不选B)。运动试验阳性可见于微血管性心绞痛，本试验有一定比例的假阳性和假阴性，单纯运动心电图阳性或阴性结果不能作为诊断或排除冠心病的依据(不选D)。心脏彩超见左心室后壁运动减弱，可见于冠心病，但亦可见于正常人、其他原因如心肌炎造成的心肌损害(不选E)。

【教材定位】《内科学》P223(第9版)。

57.【参考答案】C。

【押题点】心绞痛的临床表现。

【答案精析】典型心绞痛特点为胸骨后疼痛，可波及心前区，可出现肩背部放散，呈压迫、发闷或紧缩感，多持续3~5 min症状消失(选C)。心脏神经症患者常诉胸痛，但为短暂(几秒钟)的刺痛或持久(几小时)的隐痛。患者常喜欢不时地吸一大口气或做叹息性呼吸。胸痛部位多在左胸乳房下心尖部附近或经常变动(不选A、D)。肋间神经痛和肋软骨炎：前者疼痛常累及1~2个肋间，但并不一定局限在胸前，为刺痛或灼痛，多为持续性而非发作性，咳嗽、用力呼吸和身体转动可使疼痛加剧，沿神经行径处有压痛，手臂上举活动时局部有牵拉疼痛；后者则在肋软骨处有压痛(不选B)。胸骨后持续压榨样疼痛为急性心肌梗死(不选E)。

【教材定位】《内科学》P219(第9版)。

58.【参考答案】E。

【押题点】急性心肌梗死的心电图改变。

【答案精析】患者既往存在冠心病、心绞痛病史，此次发病持续不缓解，硝酸甘油治疗无效，考虑患者存在急性心肌梗死，虽此时心电图未出现明显心肌梗死表现，但患者可能处于超急性期，通常持续数小时，需关注是否存在T波高耸情况(选E，不选A、B、C、D)。

【教材定位】《内科学》P237(第9版)。

59.【参考答案】B。

【押题点】二尖瓣狭窄并关闭不全的临床表现。

【答案精析】中老年患者+反复风湿发作病史+心尖部舒张期杂音、收缩期杂音=二尖瓣狭窄并关闭不全。患者为中年男性，有长期心脏杂音病史及劳力性心悸等症状，合并房颤，可闻及心尖处全收缩期杂音(向腋下传导)及轻度舒张期隆隆样杂音，肺底可闻及湿啰音，故首先考虑为二尖瓣狭窄合并关闭不全、心力衰竭(选B)。二尖瓣脱垂时，收缩期杂音出现在喀喇音之后(不选A)。主动脉瓣狭窄的典型心脏杂音为粗糙而响亮的射流性杂音，3/6级以上，呈递增-递减型，向颈部传导(不选C)。肥厚型心肌病：流出道梗阻的患者可于胸骨左缘第4肋间闻及较粗糙的喷射性收缩期杂音(不选D)。室间隔缺损：胸骨左缘第3、4肋间可闻及收缩期杂音伴震颤(不选E)。

【教材定位】《内科学》P287~288(第9版)。

60.【参考答案】D。

【押题点】二尖瓣狭窄并关闭不全的超声心动图检查。

【答案精析】患者术前应行心脏超声检查，关注有无严重肺动脉高压、赘生物、血栓等情况，以明确有无禁忌证及评估手术风险。超声心动图是确诊心脏瓣膜病最敏感、可靠的方法，还可对房室大小、室壁厚度和运动、心室功能、肺动脉压、其他瓣膜异常和先天性畸形等方面提供信息（选 D）。A 选项为患者入院常规检查，B 选项对心律不齐患者常用，C、E 选项对检测心肌缺血有帮助（不选 A、B、C、D）。

【教材定位】《内科学》P288（第 9 版）。

【拓展】①对心脏结构和功能判断最有价值的是超声心动图；②风湿性心脏病明确诊断最需要做的检查为超声心动图。

61.【参考答案】B。

【押题点】慢性阻塞性肺疾病的临床表现。

【答案精析】患者有阻塞性肺气肿病史，咳嗽、咳脓痰伴气急加重 2 周，提示慢性阻塞性肺疾病急性加重，今晨神志恍惚，嗜睡，口唇青紫，提示可能是呼吸衰竭导致缺氧及二氧化碳潴留而引起的神经精神障碍（选 B）。

【教材定位】《内科学》P142（第 9 版）。

62.【参考答案】C。

【押题点】慢性阻塞性肺疾病的实验室及其他检查。

【答案精析】患者考虑为呼吸衰竭所引起的神经精神障碍，诊断呼吸衰竭，应首选动脉血气分析（选 C）。

【教材定位】《内科学》P139（第 9 版）。

63.【参考答案】E。

【押题点】慢性阻塞性肺疾病的治疗。

【答案精析】患者考虑为呼吸衰竭，氧疗是纠正严重、顽固性低氧血症的基本手段；呼吸兴奋剂主要适用于以中枢抑制为主、通气量不足引起的呼吸衰竭，慢性呼吸衰竭患者在病情需要时可应用呼吸兴奋剂（选 E）。该患者血压偏高，应给予控制血压，但不是目前最主要的治疗措施（不选 A）。呼吸衰竭患者在未应用机械通气时不宜应用镇静剂（不选 B）。该患者目前无急性心力衰竭的证据，无应用利尿药的指征（不选 C）。吸入激素治疗多用于支气管哮喘患者（不选 D）。

【教材定位】《内科学》P142（第 9 版）。

64.【参考答案】D。

【押题点】肺炎的诊断。

【答案精析】该患者受凉后出现发热、咳嗽、胸痛，为典型的呼吸道感染的表现，结合其右上肺叩诊呈浊音、胸部 X 线检查示右上肺大片阴影，考虑大叶性肺炎可能性大。进一步需明确病原学诊断，痰是最常用的下呼吸道病原学标本，痰定量培养分离的致病菌或条件致病菌浓度≥107 Cfu/mL，可以认为是肺部感染的致病菌（选 D）。

【教材定位】《内科学》P44（第 9 版）。

65.【参考答案】E。

【押题点】肺炎的治疗。

【答案精析】通常轻、中度社区感染性肺炎患者疗程 5~7 天，重症以及伴有肺外并发症患者可适当延长抗感染疗程。非典型病原体治疗反应较慢者，疗程延长至 10~14 天。金黄色葡萄球菌、铜绿假单胞菌、克雷伯菌属或厌氧菌等容易导致肺组织坏死，抗菌药物疗程可延长至 14~21 天。该患者抗感染治疗已达 3 周，可予停用抗生素（选 E）。

【教材定位】《内科学》P45（第 9 版）。

66.【参考答案】C。

【押题点】肺炎支原体肺炎的诊断与鉴别诊断。

【答案精析】肺炎支原体感染：起病缓慢，出现乏力、咽痛、肌肉酸痛，咳嗽明显，多为发作性干咳，夜间为重。有中等度发热，可伴有气促或呼吸困难。胸部体征不明显。血白细胞总数正常或略增多，以中性粒细胞为主。X 线检查显示肺部多种形态的浸润影，呈节段性分布，以肺下野为多见。结合该患者的临床表现及体征考虑本患者为支原体肺炎（选 C）。浸润型肺结核：一般表现为午后低热，咳嗽、咳痰，痰中带血，X 线检查表现为小片状或斑点状阴影，可融合和形成空洞（不选 A）。病毒性支气管炎：起病较急，发热、头痛、全身酸痛、倦怠等全身症状较突出，可出现咳嗽、少痰或白色黏液痰、咽痛等呼吸道症状；胸部 X 线检查可见肺纹理增多，磨玻璃状阴影（不选 B）。念珠菌肺炎：可表现为畏寒、发热，咳白色黏液痰，X 线检查显示双下肺纹理增多，支气管肺炎或大片浸润，可有空洞（不选 D）。军团杆菌肺炎：高热、肌痛、相对缓脉，X 线检查见下叶斑片浸润，进展迅速，无空洞（不选 E）。

【教材定位】《内科学》P49（第 9 版）。

67.【参考答案】E。

【押题点】肺炎支原体肺炎的实验室及其他检查。

【答案精析】支原体肺炎约 2/3 的患者冷凝集试验阳性，滴度≥1∶32，如果滴度逐步升高，更有诊断价值（选 E）。培养分离出肺炎支原体虽对诊断有决定性意义，但其检出率较低，技术条件要求高，所需时间长，不作为首选（不选 A）。痰真菌培养用于诊断肺真菌病（不选 B）。血常规不具特异性（不选 C）。痰涂片做抗酸染色用于辅助诊断肺结核（不选 D）。

【教材定位】《内科学》P49（第 9 版）。

68.【参考答案】D。

【押题点】胃癌的特殊检查。

【答案精析】中年男性+胃溃疡病史+疼痛规律改变+腹部可扪及肿块=恶性胃溃疡，此时应进行胃镜检查及黏膜活检病理检查，诊断明确尽早手术治疗（选 D）。A、B、C、E 选项中的检查对肿瘤诊断有帮助，但不如胃镜直接、快速，故均不是首选（不选 A、B、C、E）。

【教材定位】《内科学》P365（第 9 版）。

69.【参考答案】B。

【押题点】胃癌的诊断。

【答案精析】本题题眼为上腹部扪及肿块，中年男性+胃溃疡病史+疼痛规律改变+腹部可扪及肿块，该患者考虑胃溃疡癌变可能性大（选 B）。胃良性溃疡复发一般不会出现腹痛节律的变化，无肿块（不选 A）。幽门梗阻者多见呕吐大量宿食，查体可见振水音，无肿块（不选 C）。穿透性溃疡时可有剧烈腹痛，持续而快速蔓延全腹，查体可见腹肌强直、压痛、反跳痛，无肿块（不选 D）。复合性溃疡为胃与十二指肠同时存在的溃疡，一般不会出现腹痛规律的变化，查体无肿块(不选E)。

【教材定位】《内科学》P365(第9版)。

70.【参考答案】C。

【押题点】胃癌的治疗。

【答案精析】患者胃溃疡癌变的可能性大，如病理证实为胃癌，应及时手术治疗(选C)。

【教材定位】《内科学》P366(第9版)。

71.【参考答案】C。

【押题点】肝硬化的并发症、肝肾综合征的诊断及鉴别。

【答案精析】肝硬化大量腹腔积液时，有效循环量不足及肾内血流重分布，可发生肝肾综合征，特征为自发性少尿或无尿、氮质血症、稀释性低钠血症和低尿钠，肾脏无重要病理改变(选C)。急进性肾小球肾炎：临床特点为急性起病，表现为血尿、蛋白尿、水肿和高血压，可伴有一过性肾功能不全(不选A)。肝肺综合征是在肝硬化基础上，排除原发心、肺疾病后，出现呼吸困难及缺氧体征如发绀和杵状指(趾)，这与肺内血管扩张和动脉血氧合功能障碍有关，预后较差(不选B)。肝性脑病的主要诊断依据为：①有严重肝病和(或)广泛门体侧支循环形成的基础及肝性脑病的诱因。②出现前述临床表现。③肝功能生化指标明显异常和(或)血氨增高。④头部CT或MRI排除脑血管意外及颅内肿瘤等疾病(不选D)。慢性肾衰竭是慢性肾脏病的严重阶段，临床主要表现为消化系统症状、心血管并发症、贫血及肾性骨病等(不选E)。

【教材定位】《实用内科学》P1594(第15版)。

72.【参考答案】E。

【押题点】肝硬化并发症的病理生理机制。

【答案精析】腹腔积液形成的机制涉及：①门静脉高压(不选A)；②低蛋白血症(不选B)；③有效循环血容量不足(不选C)；④肝脏对醛固酮和抗利尿激素灭能作用减弱，导致继发性醛固酮增多和抗利尿激素增多(不选D)；⑤肝淋巴量超过淋巴循环引流的能力，肝窦内压升高，肝淋巴液生成增多，自肝包膜表面漏入腹腔，参与腹腔积液的形成(选E)。

【教材定位】《实用内科学》P1588~1589(第15版)。

73.【参考答案】B。

【押题点】肝硬化的病因及并发症。

【答案精析】乙肝病史+进食粗糙食物+呕血、黑便+休克表现(血压90/70 mmHg，心率105次/min)+肠鸣音亢进=肝硬化食管-胃底静脉曲张出血(选B)。急性胃黏膜病变常见于服用非甾体抗炎药，也可见于严重创伤、手术等(不选A)。食管贲门黏膜撕裂症：由剧烈呕吐导致腹内压和胃内压突然增高引起，以上消化道出血为主，常为鲜血(不选C)。患者无肿瘤相关病史(不选D)。胃溃疡的疼痛规律为进食—疼痛—缓解(不选E)。

【教材定位】《实用内科学》P1590(第15版)。

74.【参考答案】C。

【押题点】肝硬化并发症的治疗。

【答案精析】该患者考虑肝硬化食管-胃底静脉曲张出血。三腔双囊管气囊压迫为食管-胃底静脉曲张出血的治疗方法(选C)。抗酸药治疗用于非静脉曲张的消化道出血(A)。消化道大出血：病情急、变化快，迅速补充血容量抗休克治疗应放在一切医疗措施的首位，但该患者一般情况尚可(不选B)。各种方法不能治疗的持续大出血危及患者生命，必须手术治疗(不选D)。胃黏膜保护剂不用于消化道出血(不选E)。

【教材定位】《内科学》P412(第9版)。

75.【参考答案】A。

【押题点】肝硬化并发症的诊断。

【答案精析】患者考虑肝硬化食管-胃底静脉曲张出血。胃镜是诊断上消化道出血病因、部位和出血情况的首选方法，它不仅能直视病变取活检，还对出血病灶可进行及时准确的止血治疗(选A)。影像学X线钡剂造影：有助于发现肠道憩室及较大的隆起或凹陷样肿瘤，但在急性消化道出血期间不宜选择该项检查(不选B)。超声、CT及MRI：有助于了解肝、胆、胰病变，是诊断胆道出血的常用方法(不选C、D)。当内镜未能发现病灶、估计有消化道动脉性出血时，可行选择性血管造影，若见造影剂外溢，则是消化道出血最可靠的征象，可立即予以经导管栓塞止血(不选E)。

【教材定位】《内科学》P451~452(第9版)。

76.【参考答案】B。

【押题点】急性肾盂肾炎的临床表现及特点。

【答案精析】患者，女性，急性起病，膀胱刺激征、高热+肾区叩击痛+尿常规改变=急性肾盂肾炎。复发指治疗后菌株转为阴性，但在停药后6周内再发，且致病菌和先前感染的完全相同。该患者为20天前有类似发作，本次培养结果尚未报告，根据发病时间考虑为复发可能性大(选B)。再感染指菌尿转阴后，另一种(与先前不同)致病菌侵入尿路引起的感染，一般在菌尿转阴6周后再发(不选A)。慢性肾盂肾炎的诊断除反复发作尿路感染病史之外，尚需结合影像学及肾脏功能检查：①静脉肾盂造影可见肾盂、肾盏变形，缩窄；②肾外形凹凸不平，且双肾大小不等；③持续性肾小管功能损害(不选C)。慢性间质性肾炎：病程长，起病隐匿，以肾小管功能障碍为主要表现，常缓慢进展至慢性肾衰竭(不选D)。急性膀胱炎：主要表现为尿路刺激征，一般无全身感染症状，无肾区叩击痛(不选E)。

【教材定位】《内科学》P666(第3版)。

77.【参考答案】D。

【押题点】急性肾盂肾炎的临床表现及特点。

【答案精析】患者考虑为急性肾盂肾炎，两次尿培养结果不一致，考虑为重新感染(选D)。若两次尿培养结果一致，则考虑为复发(不选B)。

【教材定位】《内科学》P666(第3版)。

78.【参考答案】B。

【押题点】急性白血病的血象和骨髓象特征。

【答案精析】患者为老年男性，发热1周，贫血貌，血常规提示白细胞、血红蛋白、血小板下降，需考虑血液系统疾病，最有价值的是骨髓穿刺术（选 B）。核素骨扫描、腹部 B 超、磁共振均不能用于确诊（不选 A、C、D）。血清碱性磷酸酶常用于肝胆疾病及骨骼疾病的临床诊断及鉴别诊断（不选 E）。

【教材定位】《内科学》P534（第 9 版）。

79.【参考答案】C。

【押题点】急性白血病的治疗原则。

【答案精析】发热、贫血+白细胞、血红蛋白、血小板下降+骨髓检查原粒细胞占 50% = 急性髓系白血病，治疗首选联合化疗（选 C）。放射治疗不适用于白血病（不选 A）。血浆置换多用于严重的自身免疫性疾病、肝功能衰竭等疾病（不选 B）。慢性粒细胞白血病在分子靶向药伊马替尼问世之前首选干扰素治疗（不选 D）。造血干细胞移植应在完全缓解之后进行（不选 E）。

【教材定位】《内科学》P576（第 9 版）。

80.【参考答案】A。

【押题点】急性白血病的常用化疗方案。

【答案精析】美法仑主要用于多发性骨髓瘤、卵巢癌、乳腺癌等疾病的治疗（选 A）。其他四种化疗药物均是急性髓系白血病的常用药（不选 B、C、D、E）。

【教材定位】《内科学》P576（第 9 版）。

81.【参考答案】B。

【押题点】甲状腺功能亢进症的诊断及鉴别诊断。

【答案精析】患者甲状腺功能提示 TSH 下降，FT3、FT4 升高，为甲状腺功能亢进症。甲状腺功能亢进症的病因包括 Graves 病、桥本甲状腺毒症等。Graves 病的特征性自身抗体是 TRAb，包括 TSAb、TSBAb。其中，TSAb 是 Graves 病甲亢的致病抗体，存在于 90%以上的患者。该患者存在甲亢、甲状腺弥漫性肿大、眼球突出明显，以及 TSAb、TPOAb 阳性，因此考虑为 Gravse 眼病（选 B）。单纯性甲状腺肿患者的甲状腺也呈弥漫性肿大，但血清 T3、T4、TSH 基本正常，TSAb、TPO 抗体为阴性（不选 A）。桥本甲状腺炎可出现甲状腺弥漫性肿大、质硬，晚期多出现甲减的表现。但桥本甲状腺炎在早期某个阶段可以表现为甲状腺毒症，也可出现 TSAb、TPOAb 阳性，但较少出现突眼症状（不选 C）。亚急性甲状腺炎表现为急性炎症的全身症状，甲状腺肿大伴明显疼痛，短暂甲状腺毒症期，TPO 抗体阴性（不选 D）。无痛性甲状腺炎也有短暂的甲状腺毒症期，但一般无突眼，且 TSAb 多为阴性（不选 E）。

【教材定位】《内科学》P678、P680、P692（第 9 版），《实用内科学》P2285～2286（第 15 版）。

82.【参考答案】A。

【押题点】甲状腺眼病。

【答案精析】在甲亢的治疗过程中，抗甲状腺药物的用量过大，甲状腺激素水平下降过低，同时又未及时加用甲状腺激素制剂，这些常是突眼加重的原因。因此，该患者治疗后突眼加重，应检查 TSH、T3、T4 水平，必要时及时加用甲状腺激素制剂（选 A）。TSAB 抗体、TPO 抗体、^{131}I 摄取率、甲状腺超声对突眼加重的指导意义不大（不选 B、C、D、E）。

【教材定位】《实用内科学》P2272（第 15 版）。

【拓展】2023 年考点：甲亢患者口服他巴唑后症状减轻，但是出现突眼加重，脖子增粗，此时治疗应选择“减少甲巯咪唑剂量，加用左甲状腺素”。

83.【参考答案】B。

【押题点】甲状腺功能亢进症的治疗方法及适应证。

【答案精析】少碘摄入量是甲亢的基础治疗之一。过量碘的摄入会加重和延长病程，增加复发的可能性，所以甲亢患者应当食用无碘食盐，禁用含碘药物和含碘造影剂。复方碘化钠溶液仅在手术前和甲状腺危象时使用（选 B）。非活动性和轻度活动性 Graves 眼病患者在治疗甲亢时可以选择抗甲状腺药物、^{131}I 治疗和手术中的任何一种方法，但非活动性 Graves 眼病不需要加用糖皮质激素，轻度活动性 Graves 眼病有危险因素者或者选择^{131}I 治疗时，需要同时使用糖皮质激素。中重度活动性 Graves 眼病治疗甲亢时可以选择甲巯咪唑或者手术治疗，同时给予糖皮质激素治疗（不选 A、C、D、E）。

【教材定位】《内科学》P687（第 9 版）。

84.【参考答案】B。

【押题点】甲状腺功能亢进症的治疗方法及适应证。

【答案精析】当甲亢患者在应用抗甲状腺药物过程中，出现轻度白细胞下降时，通常不需要停药，可减少抗甲状腺药物的剂量，并加用升白细胞药物（选 B，不选 D、E）。甲亢患者在应用抗甲状腺药物时要定期监测白细胞，当外周血白细胞$<3.0\times10^9$/L 或中性粒细胞$<1.5\times10^9$/L 时应立即停药（不选 A）。因为抗甲状腺药物之间存在交叉反应，所以出现粒细胞缺乏时，不应当换另一种抗甲状腺药物（不选 C）。

【教材定位】《内科学》P687（第 9 版），住院医师规范化培训规划教材《内科学：内分泌科分册》P61（第 1 版）。

【拓展】2020 年考点：抗甲状腺药物丙硫氧嘧啶、甲巯咪唑最严重的不良反应是粒细胞缺乏。

85.【参考答案】A。

【押题点】糖尿病酮症酸中毒（DKA）的诊断。

【答案精析】青年女性+糖尿病病史+胰岛素治疗中断+酸中毒 = 糖尿病酮症酸中毒。患者为 20 岁女性，糖尿病 1 年，平日应用胰岛素治疗，考虑 1 型糖尿病可能性大；现停用胰岛素后有恶心、呕吐症状，pH 提示酸中毒，血糖 30 mmol/L，故首要考虑糖尿病酮症酸中毒（选 A）。尿毒症患者通常表现为慢性肾功能不全，青年人少见，且糖尿病肾病导致的尿毒症通常病史较久，本患者不符合（不选 B）；患者血糖明显升高，不考虑低血糖（不选 C）；高渗高血糖综合征（HHS）通常见于有 2 型糖尿病的老年人，主要表现为脱水、意识障碍，血糖通常超过 33.3 mmol/L（不选 D）；乳酸性酸中毒可见于服用双胍类（如苯乙双胍）降糖药物的 2 型糖尿病患者，且很罕见（不选 A）。

【教材定位】《内科学》P745～748（第 9 版）。

86.【参考答案】B。

【押题点】糖尿病酮症酸中毒的治疗。

【答案精析】DKA的主要病理生理为酸中毒、严重失水、电解质紊乱、携氧系统失常、周围循环衰竭、肾功能障碍、中枢神经功能障碍，治疗原则为尽快补液以恢复血容量、纠正失水状态，降低血糖，纠正电解质及酸碱平衡失调，同时积极寻找和消除诱因，防治并发症，降低病死率（选B）。补碱指征为血pH<7.1，HCO_3^-<5 mmol/L，本题不符，故不需要补碱（不选A、E）。中枢兴奋剂通常不用于DKA的治疗（不选C、D）。

【教材定位】《内科学》P746~747（第9版）。

【拓展】酮症酸中毒治疗历年考点总结：①2012年，糖尿病酮症酸中毒的主要治疗措施是给予足量胰岛素、补充液体。②2016年，糖尿病酮症酸中毒一般不常规补碱，当pH<7.1，HCO_3^-<5 mmol/L时应补碳酸氢钠。

87.【参考答案】D。

【押题点】系统性红斑狼疮的免疫学检查。

【答案精析】1997年美国风湿病学会（ACR）修订的SLE的11条诊断标准，包括颧部红斑；盘状红斑；光敏感；口腔溃疡；关节炎；浆膜炎；肾脏病变；神经系统异常；血液学异常；免疫学异常；抗核抗体阳性。免疫学异常包括抗dsDNA抗体（+），或抗Sm抗体（+），或抗磷脂抗体阳性。上述11条中有4条或4条以上符合即可诊断为SLE。考虑患者为SLE，抗Sm抗体、抗dsDNA抗体为SLE的特异性抗体，这些抗体阳性属于诊断标准中的免疫学异常，有助于SLE的诊断（选D）。其余答案不具备诊断价值（不选A、B、C、E）。

【教材定位】《内科学》P818（第9版）。

88.【参考答案】A。

【押题点】系统性红斑狼疮的免疫学检查。

【答案精析】活动期SLE，由于补体激活，形成免疫复合物，因此CIC增高。由于补体消耗增加，故血中C3、C4降低。相反，缓解期SLE补体多恢复正常（选A）。ESR增快、球蛋白升高也可见于SLE活动期，但提示意义不如补体水平的下降（不选B）。ANA阳性见于几乎所有的SLE患者，特异性低，且与疾病活动无关（不选C）。抗RNP抗体往往与SLE的雷诺现象和肺动脉高压相关（不选D）。抗Sm抗体为SLE的标记抗体，但与疾病活动性无关（不选E）。

【教材定位】《内科学》P818（第9版）。

89.【参考答案】D。

【押题点】脑出血的辅助检查、诊断和鉴别诊断。

【答案精析】根据突然发病、迅速出现局限性或弥散性脑损害的症状和体征，临床可初步考虑脑卒中。结合脑部血管病变导致疾病的证据，如神经功能缺损符合血管分布的特点，脑CT、MRI、MRA、DSA等检查发现相应的病灶或相关的疾病证据，以及伴有的卒中危险因素，如高龄、高血压、心脏病、高脂血症、糖尿病和吸烟等，一般较容易作出诊断。患者急性起病，迅速出现局限性脑损害的症状体征（头痛、呕吐，伴左侧偏瘫），考虑患者急性脑卒中可能性大，为明确卒中类型，该患者最有诊断和鉴别诊断价值的辅助检查为颅脑CT（选D）。

【教材定位】《神经病学》P187（第8版）。

90.【参考答案】C。

【押题点】脑出血的辅助检查、诊断和鉴别诊断。

【答案精析】患者既往有高血压病史，此次发病前有用力解大便的诱因，首先考虑为脑出血，结合患者左侧偏瘫、偏身感觉障碍，考虑右侧基底节区出血可能性最大（基底节区出血常有病灶对侧偏瘫、偏身感觉缺失和同向性偏盲），此区域也是高血压性脑出血最常见的发生部位（选C）。患者左侧偏瘫首先可排除B、D选项（不选B、D）。脑梗死多在安静或睡眠中发生，头痛、呕吐等全脑症状轻或无，该患者在活动中起病，头痛、呕吐明显，故不首先考虑脑梗死（不选A）。患者无眩晕、共济失调等症状，故不考虑小脑出血（不选E）。

【教材定位】《神经病学》P211（第8版）。

91.【参考答案】D。

【押题点】脑出血的急诊处理。

【答案精析】脑出血的治疗原则为安静卧床、脱水降颅压、调整血压、保持大小便通畅，防止继续出血、保持呼吸道通畅，加强护理，维持生命功能（不选A、B、C）。防治并发症，请神经外科会诊，协助治疗，挽救生命，降低病死率、残疾率，减少复发（不选E）。脱水降颅压一般应用甘露醇、呋塞米、甘油果糖等，高渗葡萄糖可透过血脑屏障，并不能降低颅内压（选D）。

【教材定位】《神经病学》P213（第8版）。

92.【参考答案】A。

【押题点】脑出血的急诊处理。

【答案精析】患者被诊断为脑出血，住院10 h后突发意识不清，双侧瞳孔不等，对光反应消失，双侧巴氏征（+），首先考虑小脑幕裂孔疝形成。小脑幕裂孔疝可出现意识障碍和瞳孔的改变，预后极差（选A）。枕骨大孔疝的特征是生命体征紊乱出现早（如呼吸功能受抑制），意识障碍出现晚（不选B）。再次出血亦有可能，但首先考虑疝形成（不选C）。脑干出血患者迅即出现昏迷、双侧针尖样瞳孔、呕吐咖啡样胃内容物、中枢性高热、中枢性呼吸障碍、眼球浮动、四肢瘫痪和去大脑强直发作等（不选D）。

【教材定位】《神经病学》P88（第8版）。

93.【参考答案】B。

【押题点】脑出血的急诊处理。

【答案精析】该患者临床表现为脑疝形成，应快速输注高渗降颅内压药物，然后急诊进行外科减压手术（不选A、C）。需积极防治呼吸道阻塞和感染，保持呼吸道通畅（不选E）。脑卒中急性期易发生应激性溃疡，应常规应用静脉抗溃疡药（不选D）。脑疝时禁做腰椎穿刺放脑脊液，因为很容易引起颅腔与椎管腔压力差增大，促使脑疝恶化，危及生命（选B）。

【教材定位】《实用内科学》P2706（第15版）。

94.【参考答案】D。

【押题点】多发性硬化的辅助检查、诊断和鉴别诊断。

【答案精析】多发性硬化患者大脑、脑干、小脑、脊髓可同时或相继受累。患者，中年男性，出现共济失调、腱反射亢进、水平眼震，提示大脑、小脑同时受累，结合头颅 MRI 示多部位病灶（长 T1、长 T2 信号影），故最可能的诊断为多发性硬化（选 D）。脑出血、脑梗死多见于老年人，急性起病，有神经功能缺损症状，头颅 MRI 病灶在 1 周左右表现为 T1WI 等信号、T2WI 低信号（不选 A、C）。急性脊髓炎表现为病变平面以下运动障碍、感觉障碍、尿便障碍。不累及脑部（不选 B）。脑膜炎有感染史，发热、脑膜刺激征明显，头颅 MRI 可见脑膜强化（不选 E）。

【教材定位】《神经病学》P309（第 8 版）。

【拓展】2022 年考点：①核间性眼肌麻痹体征高度提示多发性硬化。②脑脊液检查、MRI、诱发电位对多发性硬化的诊断都有重要意义。

95.【参考答案】E。

【押题点】多发性硬化的治疗和护理。

【答案精析】大剂量糖皮质激素冲击治疗是多发性硬化急性发作期的首选治疗方案（选 E）。

【教材定位】《神经病学》P314（第 8 版）。

【拓展】β-干扰素用于复发型多发性硬化的缓解期治疗，可调节和抑制免疫，控制炎症，减少复发。

96.【参考答案】B。

【押题点】急性有机磷杀虫剂中毒的临床表现。

【答案精析】该患者表现为瞳孔缩小、大汗、双肺湿性啰音，为副交感神经末梢过度兴奋导致平滑肌痉挛、腺体分泌及气道分泌物增加，为典型的有机磷中毒所致的毒蕈碱样症状。因此，考虑该患者急性有机磷中毒可能性大。1605 为对硫磷，属于剧毒类的有机磷杀虫剂（选 B）。654-2 为山莨菪碱，具有明显的外周抗胆碱作用，属于 M 胆碱受体拮抗药。中毒者会出现极度口渴、瞳孔扩大、皮肤干热发红等，严重者可出现谵妄、惊厥，甚至昏迷等（不选 A）。磷化锌为无机磷类杀鼠剂，中毒轻者表现为胸闷、咳嗽、腹痛等，重者表现为抽搐、肌肉抽动、口腔黏膜糜烂，甚至肺水肿、脑水肿、休克等（不选 C）。溴鼠隆属于抗凝血类灭鼠药，中毒表现为恶心、呕吐、腹痛及广泛皮下出血、血尿、便血、肺出血等（不选 D）。百草枯中毒除了出现呕吐、腹痛等胃肠道症状外，还可出现呼吸急促、肺水肿等肺损伤突出表现，多死于呼吸衰竭（不选 E）。

【教材定位】《内科学》P884、P888、P891（第 9 版），《实用内科学》P730（第 15 版）。

97.【参考答案】B。

【押题点】急性有机磷杀虫剂中毒的实验室检查。

【答案精析】体内有两种胆碱酯酶：一类为真性胆碱酯酶，分布在神经系统和红细胞表面；另一类为假性胆碱酯酶，存在于血清、唾液腺及肝脏中。有机磷中毒时，两类胆碱酯酶均可被抑制。因此，有机磷中毒的诊断和分级参考全血胆碱酯酶活性比较可靠，血清胆碱酯酶活性只能测得假性胆碱酯酶的活性（选 B，不选 A）。磷化锌中毒时，血磷水平明显升高（不选 C）。抗凝血类灭鼠药影响凝血酶原合成，可导致凝血时间延长（不选 D）。血 COHb 测定用于急性一氧化碳中毒的辅助诊断（不选 E）。

【教材定位】《内科学》P891、P906（第 9 版），《职业卫生与职业医学》P171（第 8 版）。

98.【参考答案】C。

【押题点】急性有机磷杀虫剂中毒的诊断及分级标准。

【答案精析】急性有机磷中毒诊断及分级标准如下。轻度中毒：仅有毒蕈碱样症状，胆碱酯酶活力 50%~70%。中度中毒：毒蕈碱样症状加重，出现烟碱样症状，胆碱酯酶活力 30%~50%。重度中毒：具有毒蕈碱样、烟碱样症状，并伴有肺水肿、抽搐、昏迷，呼吸肌麻痹和脑水肿，胆碱酯酶活力在 30% 以下。该患者出现大汗、双侧瞳孔缩小、肺湿啰音，并出现昏迷，且胆碱酯酶活力在 30% 以下，应属于重度中毒（选 C，不选 A、B）。中间综合征多发生在重度有机磷中毒后 24~96 h 及胆碱酯酶复能药用量不足的患者，表现为上睑下垂、眼外展障碍、面瘫和呼吸肌麻痹，引起通气障碍性呼吸困难或衰竭（不选 D）。迟发性多发神经病多发生于急性重度和中度有机磷中毒患者的症状消失后 2~3 周，表现为感觉、运动型多发性神经病变，主要累及肢体末端，发生下肢瘫痪、四肢肌肉萎缩等（不选 E）。

【教材定位】《内科学》P884~885（第 9 版）。

【拓展】①有机磷中毒分级和对应胆碱酯酶活性是非常重要的一个知识点，一定要记住！②还要记清楚各分级的表现，近几年也喜欢提供表现，考查胆碱酯酶活性，就需要自行判断表现对应的分级。

99.【参考答案】B。

【押题点】蛋白尿的类型。

【答案精析】由于肾小球滤过膜的滤过作用和肾小管的重吸收作用，健康人尿中蛋白质的含量很少（每日排出量小于 150 mg），蛋白质定性检查呈阴性反应。当尿中蛋白质含量增加，普通尿常规检查即可测出，称蛋白尿。蛋白尿的形成原因与肾小球的屏障功能有着密不可分的关系。早期糖尿病肾病期又称持续微量白蛋白尿期，由于血糖控制不佳，影响肾小球滤过功能，肾小球滤过率开始下降到正常，肾脏病理出现肾小球结节样病变和小动脉玻璃样变。运动后尿白蛋白排出率（UAE）持续升高至 20~200 μg/min，从而出现微量白蛋白尿（选 B）。溢出性蛋白尿：肾小球滤过及肾小管重吸收均正常，但由于血中异常蛋白质增多，经肾小球滤出，超过肾小管重吸收能力，在尿中出现而产生的蛋白尿称为溢出性蛋白尿。多见于多发性骨髓瘤时的轻链尿，横纹肌溶解时的肌红蛋白尿，血管内溶血时的血红蛋白尿（不选 A）。尿 IgG/转铁蛋白>0.2 称为非选择性白蛋白尿，常见于除了微小病变型肾病和早期糖尿病肾病之外的肾小球疾病（不选 C）。体位性蛋白尿是指卧位时尿蛋白阴性，直立走动或站立时尿蛋白阳性。见于青少年、左肾静脉受压和早期的肾脏器质性病变（不选 D）。渗出性蛋白尿，目前没有这个类型（不选 E）。

【教材定位】《内科学》P731（第 9 版），《肾脏病临床概览》P10（第 1 版）。

100.【参考答案】A。

【押题点】蛋白尿的类型。

【答案精析】蛋白尿有4种基本类型：肾小球性蛋白尿、肾小管性蛋白尿、溢出性蛋白尿、肾后性蛋白尿。溢出性蛋白尿。血液循环中存在大量的可以从肾小球自由滤过的小分子蛋白，超过肾小管的重吸收极限，从而出现的蛋白尿，多见于多发性骨髓瘤时的轻链尿，横纹肌溶解时的肌红蛋白尿，血管内溶血时的血红蛋白尿(选A)。多发性骨髓瘤的24 h尿蛋白定量常显示较大量的蛋白尿(不选B)。尿IgG/转铁蛋白>0.2称为非选择性白蛋白尿，常见于除了微小病变型肾病和早期糖尿病肾病之外的肾小球疾病(不选C)。体位性蛋白尿见于青少年、左肾静脉受压和早期的肾脏器质性病变(不选D)。渗出性蛋白尿，目前没有这个类型(不选E)。

【教材定位】《诊断学》P305(第9版)，《肾脏病临床概览》P10(第1版)。

专业知识卷二答案与解析

1.【参考答案】C。

【押题点】急性心力衰竭的抢救措施。

【答案精析】β受体拮抗药具有负性肌力作用，不适用于急性心力衰竭患者，但由于其可抑制交感神经激活对心力衰竭代偿的不利作用，适用于病情稳定且并无禁忌证的慢性心功能不全患者，其主要目的是延缓疾病进展，减少猝死（选C）。吗啡3~5 mg静脉注射不仅可以使急性左心衰竭患者镇静，减少躁动带来的额外的心脏负担，同时也具有舒张小血管的功能而减轻心脏负荷（不选A）。利尿药除利尿作用外，还有静脉扩张作用，有利于肺水肿的缓解（不选B）。氨茶碱可解除支气管痉挛，并有一定的增强心肌收缩、扩张外周血管作用（不选D）。α受体拮抗药选择性结合α肾上腺受体，扩张血管，降低外周阻力，减轻心脏后负荷，并降低肺毛细血管压，减轻肺水肿，也有利于改善冠状动脉供血（不选E）。

【教材定位】《内科学》P172、P175（第9版）。

2.【参考答案】A。

【押题点】心房颤动的治疗。

【答案精析】心房颤动的持续时间不超过24 h，复律前无须进行抗凝治疗，否则应在复律前接受抗凝治疗3周（选A，不选B、C、D）。心房颤动复律成功后需继续抗凝治疗3~4周（不选E）。

【教材定位】《内科学》P190（第9版）。

【拓展】心房颤动患者中，应用华法林的时候，应密切监测凝血酶原国际标准化比值（INR），其值应为2.0~3.0。

3.【参考答案】E。

【押题点】室性心动过速的临床表现。

【答案精析】心电图诊断为Q-T延长综合征，此类病变最易引起的心律失常是尖端扭转型室性心动过速，临床可出现晕厥、猝死等（选E）。非阵发性室性心动过速：心电图表现为连续发生3~10个起源于心室的QRS波，心率常为60~110次/min，室速常发生于各种器质性心脏病患者。最常见的是冠心病，其次是心肌病、心力衰竭、二尖瓣脱垂、心瓣膜病等（不选A）。窦性静止6 s即窦性停搏，心电图表现为在较正常PP间期显著长的间期内无P波发生，或P波与QRS波均不出现，长的PP间期与基本的窦性PP间期无倍数关系（不选B）。Ⅲ度房室传导阻滞：心电图表现为P波与QRS波各自成节律、互不相关，心室率40~60次/min，QRS波正常（不选C）。房室折返性心动过速：属室上性心动过速的一种，表现为QRS波形态正常和规则RR间期，少数患者为宽QRS波（不选D）。

【教材定位】《内科学》P199（第9版）。

4.【参考答案】A。

【押题点】高血压病的临床表现。

【答案精析】高血压脑血管病变部位：特别容易发生在大脑中动脉的豆纹动脉、基底动脉的旁正中动脉和小脑齿状核动脉。这些血管直接来自压力较高的大动脉，血管细长而且垂直穿透，容易形成微动脉瘤或闭塞性病变（选A）。

【教材定位】《内科学》P250（第9版）。

5.【参考答案】D。

【押题点】急性心肌梗死：血清心肌酶学改变。

【答案精析】cTnT在发病后3~6 h升高，10~24 h达峰值，恢复正常需10~15天（选D）。CK-MB一般在发病后3~8 h增高，9~30 h达高峰，48~72 h恢复正常水平（不选A）。CK在发病后3~8 h升高，10~36 h达峰值，3~4天恢复正常水平（不选B）。LDH一般在发病后8~18 h增高，24~72 h达高峰，持续6~10天（不选C）。cTnI在发病后3~6 h升高，14~20 h达峰值，5~7天恢复正常水平（不选E）。

【教材定位】《内科学》P230（第9版）。

【拓展】2023年考查了CK-MB在急性心肌梗死发病几个小时开始升高，几小时到达高峰。

6.【参考答案】C。

【押题点】急性心肌梗死的并发症。

【答案精析】急性心肌梗死的并发症包括：①乳头肌功能失调或断裂；②心脏破裂；③栓塞；④心室壁瘤；⑤心肌梗死后综合征。心肌梗死后综合征于心肌梗死后数周至数月内出现，可反复发生，表现为心包炎、胸膜炎、肺炎等，有发热、胸痛等症状。根据题干信息，患者急性心肌梗死2周后（发生时间），出现发热、胸痛（症状）等不适症状，符合心肌梗死后综合征（选C）。乳头肌功能失调或断裂主要发生于心肌梗死时，轻者可恢复，重者心力衰竭明显，可迅速发生肺水肿死亡，不会出现发热、胸痛等不适症状（不选A）。心脏破裂常在起病1周内出现，可造成急性心脏压塞而猝死，题干中患者的发病时间及症状与心脏压塞不符（不选B）。心室壁瘤发生时间不固定，可导致心功能不全、栓塞、室性心律失常等，与题干症状不符(不选D)。血管栓塞见于起病后1~2周,一般以左心室附壁血栓脱落引起脑、肾、脾或四肢动脉栓塞,也可由下肢血栓脱落造成肺栓塞,与题干症状不符(不选E)。

【教材定位】《内科学》P240(第9版)。

7.【参考答案】B。

【押题点】主动脉瓣关闭不全的治疗。

【答案精析】患者为风心病所致瓣膜病,存在重度主动脉瓣关闭不全,患者有心绞痛发作,可能是由左心室射血时引起升主动脉过分牵张或心脏明显增大所致,可应用血管扩张剂如硝酸酯类改善症状(选B)。吲哚美辛为非甾体类解热镇痛药,主要用于关节疼痛、退热(不选A)。β受体拮抗药主要用于心绞痛(降低心肌耗氧量)、肥厚型心肌病(改善心室舒张功能)引起的劳力性胸痛(不选C)。哌替啶、吗啡为阿片类镇痛药,主要用于急性心肌梗死、主动脉夹层等引起的剧烈疼痛(不选D、E)。

【教材定位】《内科学》P300(第9版)。

8.【参考答案】B。

【押题点】急性心包炎。

【答案精析】急性心包炎心电图:90%以上的患者心电图都有异常,主要表现如下。①除aVR和V1导联以外的所有常规导联可能出现ST段呈弓背向下型抬高,aVR及V1导联ST段压低,这些改变可于数小时至数日后恢复。②一至数日后,随着ST段回到基线,逐渐出现T波低平及倒置,此改变可于数周至数个月后恢复正常,也可长期存在。③常有窦性心动过速。积液量较大的情况可以出现QRS波电交替。急性ST段抬高型心肌梗死心电图:ST段抬高呈弓背向上型,在面向坏死区周围心肌损伤区的导联上出现。故ST段弓背上抬为急性ST段抬高型心肌梗死的特征性心电图表现(选B)。QRS波低电压:肢导联R波振幅<5 mm,心前区导联R波振幅<10 mm。如抽去心包渗液仍有低电压,应考虑与心包炎症纤维素的绝缘作用和周围组织水肿有关(不选A)。急性心包炎心电图:常有窦性心动过速(不选C)。急性心包炎心电图主要表现为:除aVR和V1导联以外的所有常规导联可能出现ST段呈弓背向下型抬高(不选D)。急性心包炎:在积液量较大的情况可以出现QRS波电交替(不选E)。

【教材定位】《内科学》P237、P303(第9版),《实用内科学》P1110(第15版)。

9.【参考答案】E。

【押题点】慢性肺源性心脏病的治疗。

【答案精析】急性加重最多见的原因是细菌或病毒感染,治疗原则为积极控制感染,使呼吸道通畅,改善呼吸功能,纠正缺氧和二氧化碳潴留,控制呼吸衰竭和心力衰竭,防治并发症(选E)。

【教材定位】《内科学》P112(第9版)。

10.【参考答案】D。

【押题点】院内感染的定义。

【答案精析】未处在病原感染潜伏期,发生在患者入院48 h后新发生的感染性疾病为院内感染(选D)。无明确潜伏期感染,入院后48 h内发生的感染都不能归为院内感染(不选A、B、C)。入院72 h后超过48 h,可算为院内感染,但非定义(不选E)。

【教材定位】《内科学》P42(第9版)。

11.【参考答案】B。

【押题点】结核性胸膜炎的治疗。

【答案精析】结核性胸膜炎胸腔积液蛋白含量高,容易引起胸膜黏连,原则上应尽快抽尽胸腔积液或肋间插细管引流。大量胸腔积液者每周抽液2~3次,直至胸腔积液完全消失(选B)。休息和营养是必需的,但并不是最重要的(不选A)。一般无须注入抗结核药(不选C)。糖皮质激素疗效不肯定,如全身毒性症状严重、大量胸腔积液者,在抗结核治疗的同时,可尝试加用泼尼松口服(不选D)。无须应用支气管扩张治疗(不选E)。

【教材定位】《内科学》P118(第9版)。

12.【参考答案】A。

【押题点】慢性胃炎的发病机制。

【答案精析】胃体腺壁细胞能够分泌内因子,与食物中的维生素B_{12}结合形成复合物,使之不被消化,到达回肠后被吸收;慢性A型萎缩性胃炎指体内出现针对壁细胞或内因子的抗体,造成壁细胞总数减少、胃腺体萎缩、胃酸分泌降低,引起慢性胃炎及恶性贫血(还考查过内因子缺乏会引起巨幼细胞贫血)(选A)。主细胞能够分泌胃蛋白酶,消化蛋白质(不选B)。颈黏液细胞能够分泌黏液,保护胃黏膜、中和胃酸等(不选C)。嗜酸性粒细胞、淋巴细胞均不能分泌特殊类型物质,影响消化吸收功能(不选D、E)。

【教材定位】《内科学》P354、P534(第9版)。

13.【参考答案】B。

【押题点】慢性胃炎的治疗。

【答案精析】胆汁反流性胃炎是慢性胃炎的一种,是由幽门括约肌松弛等因素造成的十二指肠液(碱性)反流,因其内的胆汁和胰液等会削弱屏障功能,使胃黏膜易受胃液-胃蛋白酶的损害作用。所以应以铝碳酸镁或氢氧化铝凝胶来吸附反流的十二指肠液,或以胃动力药来减少反流(选B)。而抑酸剂对碱性反流无效,肾上腺皮质激素会损伤胃黏膜,甘珀酸亦无很好的治疗效果(不选A、C、D、E)。

【教材定位】《内科学》P462(第3版)。

14.【参考答案】A。

【押题点】消化性溃疡的并发症及临床表现。

【答案精析】青年男性+周期性中上腹痛(饥饿痛—进食—缓解)=十二指肠球部溃疡。十二指肠球部溃疡+柏油样便+头昏、乏力,血压下降+肠鸣音活跃=上消化道出血。综上,考虑十二指肠球部溃疡并出血(选A)。胃溃疡的疼痛规律为进食—疼痛—缓解(不选B)。胃癌并出血,患者无肿瘤相关病史(不选C)。食管静脉曲张破裂出血常有乙肝或肝硬化病史,该患者无相关病史(不选D)。急性胃黏膜病变常见于服用非甾体抗炎药,也可见于严重创伤、手术等,患者并没有相关病史(不选E)。

【教材定位】《内科学》P359(第9版)。

15.【参考答案】D。

【押题点】食管癌的病因、病理及转移方式、临床表现、辅助检查。

【答案精析】食管癌的转移方式包括直接蔓延、淋巴转移(最主要的转移方式)、血行转移(晚期可通过血行转移至肝、肺等)(选D)。食管癌的早期症状多不典型,中晚期症状包括:①进行性加重的吞咽困难(典型症状);②食物反流;③咽下疼痛;④其他压迫症状等(不选A)。食管癌的病变部位以中段居多,下段次之,上段最少(不选B)。食管癌的发病因素与下列因素有关:①长期服用含亚硝胺类化合物及真菌毒素食物;②慢性理化刺激及炎症;③营养元素缺乏,如维生素、锌、硒等(不选C)。胃镜是诊断食管癌的首选方法,可直接观察病灶的形态,并取活检以确诊(不选E)。

【教材定位】《内科学》P350~351(第9版)。

16.【参考答案】C。

【押题点】肝性脑病的临床表现。

【答案精析】扑翼样震颤表现为当患者向两侧平伸上肢时,腕关节会突然屈曲,又会突然伸直。突然屈曲和伸直时,伴有节律缓慢的粗大震颤,这种形态看起来如小鸟的翅膀在扇动。原因是张力性神经支配的短暂性减低,主要由基底节病变及小脑性共济失调引起。多见于代谢性疾病,如肝豆状核变性以及肝性脑病和尿毒症等,同时也可以见于呼吸衰竭时的肺性脑病,是肝性脑病最有价值的体征(选C)。性格改变、精神异常可见于精神性疾病及脑器质性疾病,是非特异性体征(不选A、B)。肌张力增高见于锥体外系受累,在多种疾病中可见,非肝性脑病的特异性体征(不选D)。病理征呈阳性见于锥体束受累,非肝性脑病的特异性体征(不选E)。

【教材定位】《内科学》P409(第9版)。

【拓展】2023年考点:属于肝性脑病早期症状的是扑翼样震颤。

17.【参考答案】C。

【押题点】胰腺癌的诊断。

【答案精析】该患者存在食欲减退、上腹部不适、进行性加重的黄疸,符合胰腺癌的临床症状。同时有梗阻性黄疸伴胆囊肿大而无压痛,即Courvoisier征呈阳性,对胰头癌有一定的诊断意义。故考虑该患者胰头癌可能性最大(选C)。肝炎一般无胆囊肿大(不选A)。胆石症发作时黄疸可迅速加深,间歇期可下降或完全消退。而该患者黄疸为进行性加重,胆囊无触痛(不选B)。慢性胰腺炎也可有上腹部胀满不适、食欲缺乏、消瘦等,但其常呈慢性病程,有反复的急性发作史,腹泻(或脂肪泻)较著,而黄疸少见,故暂不考虑慢性胰腺炎,进一步鉴别还需肿瘤标志物或影像学检查,必要时穿刺活检(不选D)。肝癌可有肝区疼痛、黄疸、食欲缺乏等症状,但肝癌患者肝脏进行性增大,质地坚硬,表面凹凸不平,一般不伴有胆囊增大。该患者肝脏未触及,暂不考虑肝癌(不选E)。

【教材定位】《内科学》P388、P416(第9版),《实用内科学》P1657(第15版)。

【拓展】胰腺癌相关历年考点总结:①胰腺癌切除率低的主要原因是癌性程度高;②胰腺癌最常发生的部位是胰头;③胰头癌压迫胆总管导致胆管阻塞、黄疸进行性加深,胆囊显著增大而无压痛,称为Courvoisier征呈阳性(注意与重症胰腺炎的Cullen征区分)。

18.【参考答案】C。

【押题点】慢性胰腺炎的诊断及鉴别诊断。

【答案精析】当正常大便中脂肪排出过多时,苏丹Ⅲ染色结果为阳性,提示肝脏代偿功能失调、急慢性胰腺炎、胰头癌或脂肪性痢疾等疾病。胰腺B超见回声不均,膜实质强回声光团,伴声影,应高度怀疑胰腺疾病,结合患者病史,应考虑慢性胰腺炎可能性大(选C)。功能性消化不良不会出现苏丹Ⅲ染色阳性、B超改变(不选A)。糖尿病病史、临床表现、辅助检查均与本病例不符(不选B)。胰腺癌多有黄疸、体重下降较快,且病程短,病情迅速恶化,一般不会出现迁延10年者(不选D)。胰高血糖素瘤综合征是胰腺α细胞分泌性肿瘤,伴胰高血糖素升高及特征性的坏死松解性游走性红斑,较罕见,胰高血糖素水平明显升高,影像学可见胰腺肿瘤(不选E)。

【教材定位】《实用内科学》P1651(第15版)。

19.【参考答案】E。

【押题点】溃疡性结肠炎的诊断和治疗。

【答案精析】溃疡性结肠炎的首选药物是氨基水杨酸制剂,包括5-氨基水杨酸(5-ASA)制剂和柳氮磺吡啶(选E)。糖皮质激素用于对5-ASA疗效不佳的中度及重度患者的首选治疗(不选A、D)。诺氟沙星口服、甲硝唑灌肠一般不能取得满意效果(不选B、C)。

【教材定位】《内科学》P376(第9版)。

20.【参考答案】E。

【押题点】克罗恩病的治疗:主要药物。

【答案精析】克罗恩病的药物包括氨基水杨酸制剂、糖皮质激素、免疫抑制药、抗菌药物、单克隆抗体。甲硝唑对病情有一定的缓解作用,肠道微生态制剂对病情也有一定的帮助,但甲硝唑、肠道微生态制剂对病情不能起到根本的治疗作用(不选A、B、C、D)。近年研究发现,infliximab(TNF的单克隆抗体)对传统治疗无效的活动性克罗恩病,尤其是难以愈合的瘘管有效,重复治疗可取得较长期缓解(选E)。

【教材定位】《内科学》P497(第3版)。

21.【参考答案】E。

【押题点】克罗恩病的临床表现及病理。

【答案精析】克罗恩病是一种慢性炎性肉芽肿性疾病,多见于末段回肠和邻近结肠(选E),但从口腔至肛门各段消化道均可受累,呈节段性分布(不选A、B、C、D)。

【教材定位】《内科学》P377(第9版)。

22.【参考答案】D。

【押题点】溃疡性结肠炎的鉴别诊断。

【答案精析】细菌性痢疾和溃疡性结肠炎的临床表现都有里急后重、黏液脓血便、腹泻及发热等(不选A、B、

C、E)。抗生素可治愈细菌性痢疾，但对一般溃疡性结肠炎病例并无指征。对重症有继发感染者，应积极抗菌治疗，静脉给予广谱抗生素(选D)。

【教材定位】《内科学》P375(第9版)。

23.【参考答案】D。

【押题点】上消化道出血的病因。

【答案精析】阵发性右上腹痛+放射至右肩+巩膜黄染+右上腹压痛、Murphy征(+)、肝区叩痛(+)=胆结石。黑便1天，考虑上消化道出血。综上，考虑胆道出血(选D)。十二指肠溃疡的疼痛规律为饥饿痛—进食—缓解(不选A)。胃溃疡的疼痛规律为进食—疼痛—缓解(不选B)。胃癌并出血，患者无肿瘤相关病史(不选C)。急性胃黏膜病变常见于服用非甾体抗炎药，也可见于严重创伤、手术等，患者并没有相关病史(不选E)。

【教材定位】《内科学》P450(第9版)。

24.【参考答案】A。

【押题点】蛋白尿的分类。

【答案精析】蛋白尿分为良性蛋白尿、溢出性蛋白尿、肾小球性、肾小管性及肾后蛋白尿。溢出性蛋白尿主要见于：①全身疾病导致低分子量蛋白质产生的增多；②可能由多发性骨髓瘤、白血病、横纹肌溶解或溶血引起；③多次输注白蛋白或全血后引起蛋白尿。患者经异体输血后出现腰痛，酱油色尿，急查尿隐血提示(++++)，尿蛋白(++++)，为溶血性贫血的表现，此时红细胞被破坏后，血红蛋白经过肾脏排出体外，为溢出性蛋白尿(选A)。组织性蛋白尿常见于肾小管受炎症或药物刺激所致，标志性蛋白为Tamm-Horsfall蛋白(不选B)。肾小球性蛋白尿见于急性肾炎、肾缺血和糖尿病肾病，标志性蛋白为清蛋白、转铁蛋白、前清蛋白、IgG、IgG、IgM等(不选C)。肾小管性蛋白尿见于肾盂肾炎、间质性肾炎、重金属中毒等，标志性蛋白为α1-MG、视黄醇结合蛋白等(不选D)。混合性蛋白尿见于糖尿病、SLE等，标志性蛋白为α1-MG、清蛋白、总蛋白等(不选E)。

【教材定位】《诊断学》P305(第9版)，《内科学》P633~634(第9版)。

【拓展】2021年考点：尿蛋白(+++++)的蛋白尿的性质最可能是溢出性蛋白尿。

25.【参考答案】E。

【押题点】急性肾小球肾炎。

【答案精析】题干中患者感冒2天(上呼吸道感染后急性起病)后出现血尿、蛋白尿、变形红细胞(提示肾小球病变)，伴有C3阳性及高血压，符合急性肾小球肾炎。上呼吸道感染后发生的急性肾炎综合征，伴C3一过性下降，可诊断急性肾小球肾炎(选E)。IgA肾病：起病隐匿，常表现为无症状性血尿，伴或不伴蛋白尿，往往在体检时被发现(不选A)。狼疮性肾炎：以面部红斑、关节炎、肌肉疼痛等为特点，伴有不同程度的肾功能损害，与题干不符(不选B)。急进性肾炎：在急性肾炎的基础上，早期出现少尿、无尿，肾功能快速进展乃至尿毒症，与题干肾功能正常不符(不选C)。慢性肾炎：以蛋白尿、血尿、高血压及水肿为基本临床表现，一般病程为3个月以上(不选E)。

【教材定位】《内科学》P466~467、P479、P481(第9版)。

26.【参考答案】D。

【押题点】肾病综合征：糖皮质激素的应用。

【答案精析】糖皮质激素的使用原则为：①起始足量；②缓慢减药；③长期维持(不选A、B、C)。水肿严重、有肝功能损害或泼尼松疗效不佳时，应更换为甲泼尼龙(等剂量)口服或静脉滴注(不选E)。无须预防性使用抗生素(选D)。

【教材定位】《内科学》P475(第9版)。

27.【参考答案】D。

【押题点】急性肾盂肾炎的临床表现。

【答案精析】患者病程短、有尿路刺激症状，考虑存在急性尿路感染，同时查体发现肋脊角或输尿管点压痛，考虑上尿路感染，即急性肾盂肾炎的可能性大(选D)。急性肾小球肾炎表现为链球菌感染后1~3周发生急性肾炎综合征，伴C3一过性下降(不选A)。肾输尿管结石主要表现为疼痛和血尿，疼痛为肾绞痛或输尿管绞痛，并发感染时才会有尿路刺激征(不选B)。急性膀胱炎为下尿路感染，以尿路刺激征为突出表现，一般无全身感染症状，肋脊角、输尿管点无压痛(不选C)。慢性肾炎为慢性起病，多为双侧肾脏受累，且肾小球功能受损较肾小管功能受损突出，并常有较明显的蛋白尿、血尿和水肿病史(不选E)。

【教材定位】《内科学》P466、P493、P495、P558(第9版)。

28.【参考答案】B。

【押题点】急性肾功能不全的治疗。

【答案精析】多巴胺小剂量时(每分钟0.5~2 μg/kg)，主要作用于多巴胺受体，使肾及肠系膜血管扩张，肾血流量及肾小球滤过率增高，尿量及钠排泄量增加。但大剂量时(每分钟大于10 μg/kg)，激动α受体，导致周围血管阻力增加，肾血管收缩，肾血流量及尿量反而减少。心排血量及周围血管阻力增加，致使收缩压及舒张压均增高，此时多巴胺禁用于肾灌注不足的情况(选B)。ACEI可阻断血管紧张素Ⅰ转化为血管紧张素Ⅱ，使肾小动脉及周围小动脉舒张，可改善肾脏的血流量，故可应用于肾灌注不足(不选A)。糖皮质激素用于肾脏疾病，主要是其抗炎作用。糖皮质激素能减轻急性炎症时的渗出，稳定溶酶体膜，减少纤维蛋白的沉着，降低毛细血管通透性而减少尿蛋白漏出。此外，糖皮质激素尚可抑制慢性炎症中的增生反应，降低成纤维细胞活性，减轻组织修复所致的纤维化。对肾血管影响不大，故可应用于肾灌注不足(不选C)。钙通道阻滞药如硝苯地平，能扩张冠状动脉及周围小动脉，降低外周阻力，从而使血压降低。由于对肾小动脉亦有扩张作用，故可应用于肾灌注不足(不选D)。β受体拮抗药能降低肾素分泌及其活性，从而降低血管紧张素Ⅱ，抑制肾素释放，从而抑制重要的血管收缩因子，可应用于肾灌注不足(不选E)。

【教材定位】《内科学》P479~480(第9版)。

29.【参考答案】A。

【押题点】肾功能不全的病因。

【答案精析】容量不足常导致肾小球毛细血管灌注压降低，肾脏血流灌注不足属于肾前性损害的病因(选A)。高钾血症见于肾脏排钾能力下降时，是肾功能不全的临床表现，而非肾前性病因(不选B)。前列腺增生常导致排尿困难、尿道梗阻，为肾功能不全的肾后性损害因素(不选C)。消化系统症状通常是慢性肾功能不全最早的表现，而非肾损害的肾前性病因(不选D)。肾小管功能损伤是肾实质损害，属于肾功能不全的肾性因素(不选E)。

【教材定位】《内科学》P511~512、P520(第9版)。

30.【参考答案】B。

【押题点】慢性肾功能不全非透析疗法的内容和原则。

【答案精析】患者，中年男性，尿毒症病史半年，近日手足搐搦，辅助检查提示低钙血症(<2.25 mmol/L)、高磷血症(>1.61 mmol/L)，考虑尿毒症造成的钙磷代谢紊乱。当有明显高磷血症(>2.26 mmol/L)时，应暂停应用钙剂、活性维生素D及维生素D类似物，以防止心血管及其他组织钙化的加重。该患者血磷3.0 mmol/L，故应先降磷(选B，不选A)。代谢性酸中毒与低钙血症有关，纠正酸中毒可以改善低钙血症，但是与使用骨化三醇无关(不选D)。甲状旁腺分泌的甲状旁腺激素对调节钙磷平衡有重要作用，甲状旁腺功能亢进症时，血AKP(碱性磷酸酶)升高，但不是应用1，25(OH)$_2$D$_3$前必须监测的指标(不选C)。当患者iPTH极度升高(>1000 pg/mL)时，须警惕甲状旁腺腺瘤的发生，须借助超声、SPECT、甲状旁腺造影等检查协助诊断，必要时行外科手术切除(不选E)。

【教材定位】《内科学》P525(第9版)。

31.【参考答案】C。

【押题点】腹膜透析。

【答案精析】患者腹膜透析2年，腹透治疗一直很顺利，1天前发现腹透液完全不能流出，考虑急性改变，导管移位可表现为入液无障碍而流出障碍(选C)。发生腹膜炎会出现腹痛、发热、透出液浑浊、腹部压痛和(或)反跳痛(不选A)。腹膜硬化是一个慢性过程，表现为腹痛、腹部不适，腹膜超滤减少或丧失，不会出现突然完全不能流出(不选B)。腹透管周围网膜包绕，灌入腹透液后会引起腹痛(不选D)。腹透管刺激腹膜会出现腹痛，不会出现腹透液突然完全不能流出(不选E)。

【教材定位】《实用内科学》P1957(第15版)。

32.【参考答案】B。

【押题点】白血病的诊断要点。

【答案精析】患者出现低热、脾大(慢性粒细胞白血病常见的临床表现)，血象示白细胞计数200×10^9/L(慢性粒细胞白血病的白细胞数明显增多，常超过20×10^9/L)，骨髓象示原粒细胞为2%(慢性粒细胞白血病慢性期原始细胞<10%)，pH染色体阳性(慢性粒细胞白血病的标记染色体)，可诊断为慢性髓系白血病(选B)。慢性粒细胞白血病急变期时，外周血或骨髓中原始细胞>20%或出现髓外原始细胞浸润。该患者骨髓原粒细胞为2%，考虑慢性粒细胞白血病慢性期(不选A)。慢性淋巴细胞白血病也可出现低热、脾大，但血象以淋巴细胞持续性增多为主要特征，骨髓象可见淋巴细胞≥40%，细胞遗传学可见如13q14缺失、12号染色体三体、11q22~23缺失、17p13缺失和6q缺失等。免疫学检查可见CLL细胞具有单克隆性，呈现B细胞免疫表型特征。该患者的辅助检查不符合，可排除(不选C)。类白血病反应并发于严重感染、恶性肿瘤等基础疾病，并有相应原发病的临床表现。NAP反应强阳性，pH染色体及*BCR-ABL*融合基因阴性，血小板和血红蛋白大多正常。该患者无相关基础疾病，且pH染色体阳性，故可排除(不选D)。原发性骨髓纤维化：脾大显著，血象中白细胞增多，并出现幼粒细胞等，易与CML混淆。但骨髓纤维化外周血白细胞数一般比CML少，多不超过30×10^9/L。此外，幼红细胞持续出现于外周血中，红细胞形态异常，特别是泪滴状红细胞易见。pH染色体及*BCR-ABL*融合基因阴性。该患者白细胞计数200×10^9/L，pH染色体阳性，故可排除(不选E)。

【教材定位】《内科学》P577~578、P580(第9版)。

33.【参考答案】C。

【押题点】急性白血病的FAB和MIC分型。

【答案精析】该患者以出血为主要表现，血常规示白细胞明显升高，骨髓象示原始细胞≥30%(急性白血病的骨髓象诊断标准)，故初步考虑急性白血病，具体FAB分型要根据骨髓象。M4：骨髓中原始细胞占NEC的30%以上，各阶段粒细胞≥20%，各阶段单核细胞≥20%。该患者的骨髓象符合M4的骨髓象标准(选C)。M2：原粒细胞占骨髓NEC的30%~89%，其他粒细胞≥10%，单核细胞<20%。该患者的单核细胞比例高，不符合M2(不选A)。M3：骨髓中以颗粒增多的早幼粒细胞为主，此类细胞在NEC中≥30%。该患者不符合(不选B)。M5：骨髓NEC中原单核、幼单核细胞≥30%，且原单核、幼单核及单核细胞≥80%。该患者的单核细胞比例不够，不符合M5(不选D)。M6：骨髓中幼红细胞≥50%，NEC中原始细胞(Ⅰ型+Ⅱ型)≥30%。该患者不符合(不选E)。

【教材定位】《内科学》P569(第9版)。

【拓展】各型的骨髓象特点都要记清楚。

34.【参考答案】A。

【押题点】内分泌激素的作用机制。

【答案精析】靶细胞的激素受体可分为细胞膜受体和细胞内受体(胞质受体和胞核受体)。需要与细胞膜受体结合的激素有胰岛素、胰高血糖素、血管升压素、降钙素、生长激素、EPO等(除甲状腺素外的含氮激素)(选A)。需要与细胞内受体结合的激素有甲状腺激素、糖皮质激素、盐皮质激素、性激素、1，25-二羟维生素D$_3$等(不选B、C、D、E)。

【教材定位】《内科学》P642(第9版)，《实用内科学》P2148~2149(第15版)。

35.【参考答案】B。

【押题点】放射性^{131}I治疗的并发症。

【答案精析】放射性甲状腺炎多在治疗后7～10天出现（选B）。甲减为治疗难以避免的结果，常在治疗半年后开始慢慢出现（不选A）。甲旁减为甲亢手术治疗的常见并发症之一（不选C）。放射性碘131治疗可加重Gravse眼病，但多在服碘后数周至数月出现（不选D）。肠胃不适为少见不良反应，非并发症（不选E）。

【教材定位】《内科学》P686（第9版）。

36.【参考答案】B。

【押题点】甲状腺功能亢进症的治疗。

【答案精析】丙硫氧嘧啶（PTU）为治疗甲亢的常用药物，其不良反应包括：粒细胞缺乏、皮疹、中毒性肝病、血管炎。甲亢本身可引起轻度的肝功能异常，而PTU所致的肝功能异常以转氨酶升高为主，部分可升至正常上限的3倍，有报道发现PTU可引起暴发性肝坏死（不选A）。PTU的肝毒性通常是损伤肝细胞；患者既往无肝病史，服用PTU期间出现转氨酶显著升高，故考虑PTU所致的肝损害可能性大（选B）。患者有PTU服药史，转氨酶升高超过3倍，化验误差可能性小（不选D）。无肝炎患者接触史，急性肝炎可能性亦不大（不选C）。既往无肝病史，迁延性肝炎不支持（不选E）。

【教材定位】《内科学》P685（第9版）。

37.【参考答案】B。

【押题点】糖尿病酮症酸中毒的治疗。

【答案精析】DKA患者有不同程度失钾。治疗前的血钾水平不能真实反映体内缺钾程度，补钾应根据血钾和尿量。治疗前血钾低于正常，在开始胰岛素和补液治疗的同时应立即开始补钾；血钾正常、尿量>40 mL/h，也应立即开始补钾；血钾正常、尿量<30 mL/h，暂缓补钾，待尿量增加后再开始补钾；血钾高于正常，暂缓补钾。治疗过程中监测血钾和尿量（选B）。糖尿病酮症酸中毒患者存在不同程度失水，尽快补液以恢复血容量，纠正失水状态，故早期迅速补液是关键（不选A）。小剂量胰岛素降糖治疗即每小时给予0.1 U/kg胰岛素（2023年考查过剂量），这已有抑制脂肪分解和酮体生成的最大效应，以及相当强的降低血糖效应，而促进钾离子运转的作用较弱（不选C）。DKA患者经补液等治疗后酸中毒随代谢紊乱的纠正而恢复，通常不需要补碱，而当血pH<7.1，HCO_3^-<5 mmol/L，可适量补充碳酸氢钠（不选D）。胰岛素治疗和纠正酸中毒可使钾离子向细胞内转移，加重低血钾水平（不选E）。

【教材定位】《内科学》P747（第9版）。

38.【参考答案】C。

【押题点】糖尿病的治疗。

【答案精析】胰岛素治疗+餐前饥饿感+交感神经兴奋表现=低血糖。该患者既往有糖尿病病史20年，应用混合胰岛素控制血糖，近来出现餐前心慌、出汗，伴明显饥饿感，首先考虑存在低血糖，适量进餐后可以缓解，同时要密切监测血糖变化，随时调整胰岛素用量（不选A、B）。患者血压偏高，BP 180/110 mmHg，需要降压治疗，可以在调整胰岛素的同时加钙离子拮抗药和血管紧张素转化酶抑制剂降压治疗（不选D、E）。β受体拮抗药如普萘洛尔不良反应较多，可掩盖糖尿病患者的低血糖症状，如发生低血糖，可延缓血糖恢复，不建议使用，故C选项为正确答案（选C）。

【教材定位】《内科学》P742（第9版），《实用内科学》P1006（第15版）。

39.【参考答案】A。

【押题点】高脂血症的辅助检查。

【答案精析】血浆脂蛋白包括乳糜微粒、极低密度脂蛋白、低密度脂蛋白、中间密度脂蛋白、高密度脂蛋白、脂蛋白（a）。①乳糜微粒：一般不引起动脉粥样硬化，但易诱发急性胰腺炎（不选D）。②极低密度脂蛋白：水平升高是冠心病的危险因素（不选E）。③低密度脂蛋白：是导致动脉粥样硬化的主要危险因素，具有很强的致动脉粥样硬化作用，引起脑卒中、冠心病等（选A）。④高密度脂蛋白：具有抗动脉粥样硬化的作用（不选C）。⑤脂蛋白（a）：主要是动脉粥样硬化性心血管疾病的独立危险因素；甘油三酯升高可能会引起急性胰腺炎（不选B）。

【教材定位】《内科学》P755（第9版）。

【拓展】2023年考点：血脂成分中与卒中的发生呈负相关的是HdL。

40.【参考答案】D。

【押题点】恶心呕吐的病因、伴随症状及意义。

【答案精析】患者在剧烈呕吐诱因下出现低钾血症（正常3.5～5.5 mmol/L），肾小管排K^+减少而排H^+增加、血中H^+－K^+交换等原因，可导致pH显示碱性（正常7.35～7.45），因此本题应诊断为低钾所致的代谢性碱中毒（选D）。

【教材定位】《诊断学》P26（第9版）。

【拓展】2022年考点：幽门梗阻呕吐常引起低钾低氯性碱中毒。

41.【参考答案】E。

【押题点】风湿热的临床表现。

【答案精析】风湿性关节炎是乙型溶血性链球菌感染引起的自身免疫性疾病，关节疼痛常在2周内消退，发作后无遗留变形，因此不会导致关节畸形（选E）。风湿性关节炎为游走性、多发性关节炎，常为对称性关节肿痛（不选A）。风湿性关节炎为大关节好发，如膝关节、肩关节、腕关节、髋关节、踝关节等（不选B）。风湿性关节炎发作时易产生疼痛和灼烧感，伴随有红肿、发热。一般2～4周会逐渐消退（不选C）。风湿性关节炎发作后无遗留变形，但常反复发作（不选D）。

【教材定位】《内科学》P805（第9版）。

42.【参考答案】A。

【押题点】痴呆的临床症状。

【答案精析】阿尔茨海默病首先出现的是近事记忆障碍（选A）。随着疾病的进展，可出现远期记忆障碍及人格方面的障碍（不选B、C）。随着记忆障碍加重，患者对时间和地点定向先后缺损，可出现失语、性格改变等。晚期，患者会忘记如何使用常见物品和工具，只能完成平时习惯的动作，不能执行口头指令，可出现行为异常及精神症状等(不选D、E)。

【教材定位】《实用内科学》P2804(第15版)。

43.【参考答案】C。

【押题点】脑梗死的病因诊断。

【答案精析】颈内动脉闭塞表现为病灶同侧的视觉受损或半球病变，病灶对侧的感觉、运动障碍，优势半球受累可出现失语症。本题患者有反复发作的左眼失明，突发不能言语，伴有右侧肢体麻木、不能活动，符合左侧颈内动脉闭塞的症状(选C)。大脑后动脉闭塞的典型临床表现是对侧同向性偏盲、偏身感觉障碍，不伴有偏瘫，除非大脑后动脉起始段的脚间支闭塞导致中脑大脑脚梗死才引起偏瘫，故左大脑后动脉闭塞应该出现右眼同向性偏盲，与本题左眼失明不符(不选A)。颈总动脉闭塞主要表现为单眼一过性黑矇，可出现永久性失明或Horner征，若脑梗死范围扩大，则出现对侧肢体偏瘫、偏身感觉障碍、同向性偏盲，并不会出现言语障碍(不选B)。椎-基底动脉闭塞表现为眩晕、复视、构音障碍、双侧面部麻木、共济失调、单侧或双侧的麻木无力，并不出现失明表现，不符合题意(不选D)。大脑前动脉闭塞表现为对侧下肢瘫痪、感觉缺失和尿潴留，与本题患者失明症状不符(不选E)。

【教材定位】《实用内科学》P2694(第15版)。

44.【参考答案】A。

【押题点】面神经炎的诊断和鉴别诊断。

【答案精析】本病例患者为青年女性，急性起病，表现为左侧周围性面瘫(左眼闭合不全，口角右歪，左侧额纹消失)，无其他神经系统阳性体征，排除颅内器质性病变，考虑左侧面神经炎或Bell麻痹。面神经炎可因面神经受损部分不同而出现其他临床表现，该患者出现同侧左耳部痛、外耳道疱疹，考虑为左侧膝状神经节受累所致的亨特综合征(选A)。吉兰-巴雷综合征多为双侧周围性面瘫，伴对称性四肢迟缓性瘫和感觉障碍(不选B)。脑桥梗死除面神经麻痹外，可有其他神经系统症状(不选C)。患者表现为周围性面瘫，病灶定位于同侧而非对侧(不选D)。中脑损害常有肢体瘫痪和眼肌麻痹(不选E)。

【教材定位】《神经病学》P390(第8版)。

45.【参考答案】E。

【押题点】病原学：肝炎病毒的种类及其抗原抗体系统。

【答案精析】HBsAg(+)表示HBV感染，HBeAg(+)表示病毒正在复制且有较强的传染性，HBV-DNA(+)是病毒复制和传染性的直接标志，三者同时阳性，尤其后两项同时阳性，表示病毒正在复制、具有强传染性(不选A)。HBsAg(+)、HBeAg(-)、HBV-DNA(-)指非活动性HBsAg携带者(不选B)。抗HBs属于保护性抗体，表示机体有免疫力，HBeAg(-)、抗HBe(+)表示病毒复制多处于静止(不选C)。低滴度的抗HBc IgG表示过去感染，常与抗HBs并存(不选D)。HBV-DNA是病毒复制和有传染性的直接标志，其阳性的患者中，部分可能由前C区基因变异，导致不能形成HBeAg，故HBeAg(-)(选E)。

【教材定位】《内科学》P517(第3版)。

【拓展】2019年考点：抗HBs(+)，抗HBe(+)，抗HBc(+)的意义是乙肝恢复期。

46.【参考答案】B。

【押题点】流行性乙型脑炎的治疗。

【答案精析】脑水肿导致抽搐者，应加强脱水治疗，给予甘露醇20%静脉滴注或推注，必要时可加入葡萄糖、呋塞米、肾上腺皮质激素(选B)。抽搐由高热所致者，以降温为主(不选A)。由脑实质病变引起的抽搐，可给予镇静剂，常用的有地西泮(不选C)。对呼吸衰竭者，以吸痰、给氧为主，保持气道通畅，必要时行气管插管或切开(不选D)。E选项与题目无关(不选E)。

【教材定位】《传染病学》P107(第9版)。

47.【参考答案】D。

【押题点】血吸虫病的诊断。

【答案精析】患者长期从事捕鱼工作，有疫水接触的条件，发热、肝大、触痛、腹痛腹泻，同时有嗜酸性粒细胞升高，考虑寄生虫感染可能，结合选项，血吸虫病可能性最大(选D)。结核性腹膜炎患者可有发热，但多为低热，肝脾大等少见(不选A)。病毒性肝炎可有肝脾大，但多无明显发热(不选B)。细菌性痢疾可有发热、肝脾大、腹痛腹泻等表现，但多有不洁饮食史，同时伴有皮疹、相对缓脉等表现，本题中未提及，故暂不考虑(不选C)。白血病患者可有发热、肝脾大，但多无明显腹痛、腹泻等(不选E)。

【教材定位】《实用内科学》P448、P664(第15版)，《内科学》P570(第9版)。

48.【参考答案】C。

【押题点】继发性肺结核的诊断。

【答案精析】继发性肺结核的发病有两种类型：一种类型发病慢，临床症状少而轻，多发生在肺尖或锁骨下，痰涂片检查阴性，一般预后良好；另一种类型发病较快，几周前肺部检查正常，发现时已出现广泛的病变、空洞和播散，痰涂片检查呈阳性。多发生在青春期女性、营养不良、抵抗力弱的群体及免疫功能受损的患者。该类患者的特点：①年轻女性，免疫力相对弱；②有结核中毒症状，低热、咳嗽及痰血；③X线检查提示左上肺浸润性改变伴空洞。综上所述，考虑继发性肺结核可能性大(选C)。支原体肺炎典型表现为持久的阵发性剧咳，X线检查显示肺部多种形态的浸润影，呈节段性分布(不选A)。肺炎球菌肺炎常有口唇疱疹、咯铁锈色痰。胸部X线检查示肺叶或段实变或呈片状淡薄炎性病变，边缘模糊不清，但无脓腔形成(不选B)。肺真菌病一般在应用广谱抗生素、糖皮质激素、细胞毒性药物及免疫抑制药等药物后出现(不选D)。支气管肺癌多数有数年吸烟史，顽固性刺激性咳嗽或过去有咳嗽史，近期咳嗽性质发生改变，常有痰中带血。有时表现为反复同一部位的阻塞性肺炎，经抗生素治疗未能完全消退。痰脱落细胞学、胸部CT及支气管镜等检查可明确诊断(不选E)。

【教材定位】《内科学》P64(第9版)。

【拓展】①本题更准确的诊断为浸润型肺结核，浸润型肺结核为最常见的继发性肺结核。②2022 年考点：继发性肺结核的病因是内源性感染复燃或外源性重染。

49.【参考答案】E。

【押题点】结核性胸膜炎的临床表现。

【答案精析】结核患者：午后低热、气促、咳嗽为常见症状。结核性胸膜炎患者：病灶累及胸膜时可表现为胸痛，为相应侧胸膜性胸痛，随呼吸运动和咳嗽加重(选 E)。

【教材定位】《内科学》P115(第 9 版)。

【拓展】结核性胸膜炎治疗：结核性胸膜炎胸腔积液蛋白含量高，易引起胸膜黏连，原则上应尽快抽尽胸腔内积液或肋间插管引流。对大量胸腔积液者，每周抽液 2~3 次，直至胸腔积液完全消失。一般情况下，抽胸腔积液后，没必要向胸腔内注入抗结核药物，但可注入链激酶等防止胸膜黏连。

50.【参考答案】E。

【押题点】急性一氧化碳中毒的临床表现。

【答案精析】神经精神后发症是指急性一氧化碳中毒患者在意识恢复后，经过 2~60 天的假愈期，可出现下列临床表现之一，包括精神意识障碍或锥体外系神经障碍或锥体系神经损害或大脑皮质局灶性功能障碍或脑神经及周围神经损害。该患者为急性一氧化碳中毒后，经过 3 天的假愈期，出现去大脑皮质状态，符合神经精神后发症，所以选项 E 正确(选 E)。轻度中毒患者有不同程度的头痛、头晕、恶心、呕吐、心悸和四肢无力等。与该患者临床表现不符(不选 A)。中间综合征是由重度有机磷中毒所致的一种神经中毒作用，在中毒症状明显好转后又突然出现流泪、多汗、肌颤、瞳孔缩小等急性有机磷中毒表现。中间综合征出现于有机磷中毒而非一氧化碳中毒(不选 B)。急性中度一氧化碳中毒患者出现胸闷、气短、呼吸困难、幻觉、视物不清、判断力降低、运动失调、嗜睡、意识模糊或浅昏迷，与该患者临床表现不符(不选 C)。急性重度一氧化碳中毒可迅速出现昏迷、呼吸抑制、肺水肿、心律失常，患者可呈去皮质综合征状态。该患者具有 3 天的假愈期，且无急性加重的呼吸抑制、心力衰竭表现，不符合急性重度一氧化碳中毒表现(不选 D)。

【教材定位】《内科学》P906(第 9 版)。

51.【参考答案】B。

【押题点】急性有机磷中毒的治疗。

【答案精析】对口服有机磷中毒者，用清水、2%碳酸氢钠溶液(敌百虫忌用)或 1∶5000 高锰酸钾溶液(对硫磷忌用)反复洗胃，即首次洗胃后保留胃管，间隔 3~4 h 重复洗胃，直至洗出液清亮为止(选 B，不选 A、C、D、E)。

【教材定位】《内科学》P885(第 9 版)。

【拓展】2021 年考点：口服毒物的洗胃时间要求在 6 h 内。

52.【参考答案】B。

【押题点】房室传导阻滞的病因、临床表现。

【答案精析】该中年女性患者因基础疾病服用洋地黄类药物过程中心律突然改变，考虑洋地黄药物中毒，洋地黄中毒最重要的表现为各类心律失常，以室性期前收缩常见，多表现为二联律、非阵发性交界区心动过速、房性期前收缩、心房颤动及房室传导阻滞等。以上心律失常，只有完全性房室传导阻滞并逸搏心律表现为心室律规整，心室率 50 次/min，故考虑完全性房室传导阻滞并房室交界处逸搏心律(选 B)。洋地黄类药物对长期持续性房颤无复律作用，房颤应用洋地黄期间发生中毒时，表现为窦性心动过缓较少见(不选 A)。该患者心室率 50 次/min(心室率降低)，规整，不考虑非阵发性交界性心动过速、二度房室传导阻滞(存在心搏脱漏，心律不规整)、交界性心动过速(不选 C、D、E)。

【教材定位】《内科学》P202(第 9 版)。

53.【参考答案】B。

【押题点】房室传导阻滞的病因。

【答案精析】应用洋地黄类药物史+胃肠道、神经系统症状、心律失常(室性、房室传导阻滞)= 洋地黄中毒(选 B)。心衰控制：心律不会突然改变，且心室率不会明显降低(不选 A)。洋地黄剂量不足表现为心衰无法控制(不选 C)。心房栓子形成表现为脑栓塞等并发症(不选 D)。未用利尿药可表现为心衰症状无法控制(不选 E)。

【教材定位】《内科学》P202(第 9 版)。

54.【参考答案】C。

【押题点】慢性心力衰竭的治疗。

【答案精析】该中年女性患者因基础疾病服用洋地黄类药物过程中心律突然改变，是诊断洋地黄中毒的重要依据，遂考虑洋地黄药物中毒，临床上以 0.5~2.0 ng/mL 为地高辛有效血药浓度治疗范围，地高辛浓度>2.0 ng/mL 可出现中毒症状和心电图改变(选 C，不选 A)。地高辛浓度<0.5 ng/mL 提示洋地黄不足(不选 D)。B、E 选项均不符合(不选 B、E)。

【教材定位】《内科学》P173(第 9 版)，《实用内科学》P824(第 15 版)。

【拓展】2022 年考点：尿毒症患者合并心功能不全，通常使用地高辛剂量为 0.125 mg，qod。

55.【参考答案】E。

【押题点】慢性心力衰竭的治疗。

【答案精析】患者考虑为洋地黄药物中毒，应立即停药，仔细寻找并去除诱因，如低钾诱发的心律失常(不选 A、D)。阿托品可用于治疗洋地黄引起的二度或二度以上的窦房或房室传导阻滞(不选 B)。特异性地高辛抗体对洋地黄中毒所致的各种心律失常有特效，作用迅速可靠(不选 C)。对快速型心律失常者，如血钾不低可用利多卡因或苯妥英钠，但患者为缓慢心律失常，故不宜使用(选 E)。

【教材定位】《内科学》P173(第 9 版)。

56.【参考答案】C。

【押题点】高血压急症的临床表现和处理。

【答案精析】高血压病史+停药诱因+血压明显增高(超过 180/120 mmHg)+进行性心、脑、肾等重要靶器官功能不全=高血压危象(选 C)。嗜铬细胞瘤：阵发性血压升高，伴头痛、心悸、面色苍白(交感神经兴奋表现)，血儿茶酚胺升高，但该患者有高血压 5 年，无相关发作病史，暂不考虑该疾病（不选 A）。高血压心衰：长期血压控制不理想导致心脏靶器官损害，出现心力衰竭症状如呼吸困难、肺循环淤血等表现（不选 B）。高血压脑病是指血压突然升高，超过脑血流自动调节的阈值时，脑血流出现高灌注，毛细血管压力过高，渗透性增强，导致脑水肿和颅内压增高，出现头痛、恶心、呕吐，甚至脑疝，引起的一系列暂时性脑循环功能障碍的临床表现，该患者除头痛外，还有心悸、多汗、面色苍白等交感兴奋表现，故高血压危象更准确（不选 D）。高血压肾脏改变：长期血压控制不理想，导致肾脏靶器官损害，出现肾脏相关病理改变（不选 E）。

【教材定位】《内科学》P257（第 9 版）。

57.【参考答案】A。

【押题点】高血压急症的临床表现及处理。

【答案精析】该女性患者，既往有高血压病史，近期未按时服用药物，1 h 前出现头痛、烦躁、心悸、多汗、面色苍白，视物模糊，血压升高，且舒张压为 130 mmHg，诊断为恶性高血压，属于高血压急症。治疗原则：对高血压急症，选择适宜、有效的降压药物，静脉滴注给药，同时监测血压，在临床情况稳定的基础上，在随后 24～48 h 逐渐将血压降至正常水平（选 A）。

【教材定位】《内科学》P257（第 9 版）。

58.【参考答案】A。

【押题点】病毒性心肌炎的诊断。

【答案精析】青年患者发病前 1～3 周有病毒感染前驱症状+心悸、呼吸困难+肌钙蛋白阳性=病毒性心肌炎。患者为年轻女性，上呼吸道感染 2 周后出现心脏受损的表现，包括心悸、胸闷、心肌酶升高和心律失常，既往无其他病史，应当首先考虑重症心肌炎（选 A）。急性心肌梗死多发生于中老年人，表现以剧烈胸痛为主，ST 段可抬高，心肌酶、心肌损伤标志物动态变化（不选 B）。心肌病是一组异质性心肌疾病，由不同病因（遗传性病因较多见）引起的心肌病变导致的心肌机械和（或）心电功能障碍，常表现为心室肥厚或扩张（不选 C）。急性心包炎为心包脏层和壁层的急性炎症性疾病，以胸痛、心包摩擦音、心电图改变及心包渗出后心包积液为特征（不选 D、E）。

【教材定位】《内科学》P270～271（第 9 版）。

59.【参考答案】B。

【押题点】病毒性心肌炎的临床表现。

【答案精析】心肌炎患者出现夜间不能平卧，双肺底湿啰音，伴有 S3、S4，具有典型心功能不全表现（选 B）。急性肺炎多有感染病史，表现以发热、咳嗽、咳痰、胸痛为主，多伴有病理性呼吸音，血象可升高，胸部 X 线检查或 CT 肺部可见实变影（不选 A）。急性喘息性支气管炎多见于婴幼儿，泛指以喘息为突出表现的急性支气管感染，两肺满布哮鸣音及少许粗湿啰音（不选 C）。急性心包炎为心包脏层和壁层的急性炎症性疾病，以胸痛、心包摩擦音、心电图改变及心包渗出后心包积液为特征（不选 D）。肺栓塞可以出现胸痛、胸闷甚至晕厥等表现，氧分压减低，D-二聚体通常升高（不选 E）。

【教材定位】《内科学》P271（第 9 版）。

60.【参考答案】C。

【押题点】支气管哮喘的诊断与鉴别诊断。

【答案精析】支气管哮喘 = 反复发作性哮喘或咳嗽+发作时满肺哮鸣音+过敏史（选 C）。慢性支气管炎急性发作可有咳嗽、咳痰伴喘息，每年发病持续 3 个月，并连续 2 年及以上（不选 A）。心源性哮喘一般有高血压、冠心病、心衰等病史，咳粉红色泡沫样痰为特征性表现（不选 B）。急性肺水肿常有呼吸困难、发绀、咳粉红色泡沫样痰（不选 D）。肺栓塞常伴有胸痛、呼吸困难、咯血、晕厥等表现（不选 E）。

【教材定位】《内科学》P29（第 9 版）。

61.【参考答案】A。

【押题点】支气管哮喘的治疗。

【答案精析】根据患者的临床特点，考虑诊断为哮喘急性发作。普萘洛尔为 β 肾上腺素受体拮抗药，除对心脏的 β 受体（β1 受体）有阻断作用外，对支气管及血管平滑肌的 β 受体（β2 受体）亦有阻断作用，可引起支气管痉挛及鼻黏膜微细血管收缩，故忌用于哮喘及过敏性鼻炎患者（选 A）。其他药物均可用于哮喘患者（不选 B、C、D、E）。

【教材定位】《内科学》P32（第 9 版）。

62.【参考答案】C。

【押题点】肺炎支原体肺炎的诊断与鉴别诊断。

【答案精析】患者为青年女性，出现发热、咳嗽，X 线检查示肺部浸润影，考虑为肺部感染。支原体肺炎典型的表现为持久的阵发性剧咳，且胸部体征不明显。该患者的表现符合支原体肺炎的特点，故考虑支原体肺炎可能性大（选 C）。肺结核的常见可疑症状为咳嗽、咳痰两周以上或痰中带血，发热多为午后低热，伴有盗汗等。病变多发生在上叶的尖后段。该患者为刺激性干咳，且发生在右下肺，不首先考虑为肺结核（不选 A）。葡萄球菌肺炎多表现为寒战、高热，体温为 39～40 ℃，胸痛，痰为脓性，量多，带血丝或呈脓血状，毒血症状明显（不选 B）。肺癌的发病高峰在 55～65 岁，以咳嗽、咳痰、咯血和消瘦等为主要表现，X 线检查主要表现为肺部结节、肿块影等。该患者为青年女性，起病急，且出现发热症状，考虑肺部感染性疾病可能性大（不选 D）。支气管哮喘可表现为以咳嗽为唯一症状，即咳嗽变异性哮喘，但无发热表现，发作时胸部 X 线检查可见两肺透亮度增加，呈过度通气状态，无肺部浸润影（不选 E）。

【教材定位】《内科学》P29、P48～49、P65、P75（第 9 版）。

63.【参考答案】A。

【押题点】肺炎支原体肺炎的治疗。

【答案精析】该患者考虑肺炎支原体肺炎可能性大，治疗首选大环内酯类抗生素，如红霉素、罗红霉素和阿奇霉素（选 A）。对大环内酯不敏感者，则可选用呼吸氟喹诺酮类（不选 E）。因肺炎支原体无细胞壁，青霉素或头孢菌素类等抗生素无效。头孢菌素可用于肺炎链球菌肺炎、葡萄球菌肺炎等的治疗(不选B)。异烟肼为抗结核一线药物(不选C)。特布他林为β2受体激动药,为治疗哮喘急性发作的首选药物(不选D)。

【教材定位】《内科学》P33、P47、P50、P70(第9版)。

64.【参考答案】E。

【押题点】慢性胃炎的特殊检查。

【答案精析】慢性萎缩性胃炎患者可表现为贫血、消瘦、舌炎和腹泻等,有时与胃癌很难区分,但后者往往病程较短。该患者已有5年病史,慢性萎缩性胃炎可能性大,确诊依靠胃镜检查和胃黏膜组织活检(选E)。

【教材定位】《实用内科学》P1509(第15版)。

65.【参考答案】B。

【押题点】慢性胃炎的临床表现。

【答案精析】餐后饱胀嗳气+不反酸+贫血=慢性萎缩性胃炎。慢性萎缩性胃炎患者可表现为贫血、消瘦、舌炎和腹泻等,有时与胃癌很难区分,但后者往往病程较短。该患者已有5年病史,慢性萎缩性胃炎可能性大(选B,不选D)。急性糜烂性胃炎常急性起病,与本病不符(不选C)。胃溃疡常有腹痛(不选A)。胃息肉常无症状(不选E)。

【教材定位】《实用内科学》P1509(第15版)。

66.【参考答案】C。

【押题点】慢性胃炎的治疗与随访。

【答案精析】慢性胃炎一般预后良好,但伴有萎缩、肠化生、异形增生者应定期随访胃镜检查及病理组织学检查(选C)。癌前状态患者,无家族史患者,胃镜复查可5年进行1次,胃癌高发区可减少到3年,有家族史患者1~2年复查。癌前病变患者需要密切关注内镜下的表现,内镜显示边界明确范围局限的患者,可及时内镜下治疗并进行术后标本评估;内镜无特征改变或者边界显示不明确/非局限的患者,轻度异形增生或者低级别瘤变可选择3~6个月复查,高级别瘤变患者应在1~3个月内重新评估并密切随访。

【教材定位】《实用内科学》P1510(第15版)。

67.【参考答案】B。

【押题点】上消化道出血的病因及诊断。

【答案精析】该患者有长期大量饮酒史,查体见腹壁静脉曲张、脾大,考虑酒精性肝硬化可能性大。患者突发大量呕血和柏油样便,考虑并发食管-胃底静脉曲张出血可能性较大(选B)。酒精可导致胃黏膜糜烂及黏膜出血,导致急性糜烂出血性胃炎,重症可有呕血、黑粪的表现,但一般不会出现大量呕血,多数可自行愈合及止血(不选A)。消化性溃疡:重者可出现大出血,表现为呕血或暗红色血便,多有慢性发作的上腹痛,有一定周期性和节律性。上腹部可有局限性压痛(不选C)。溃疡型胃癌:出血时可引起呕血或黑便,但胃癌多有慢性上腹痛,疼痛无明显规律性并伴有厌食、消瘦等症状(不选D)。食管贲门黏膜撕裂:发病主要是腹内压力或胃内压骤然升高,促使黏膜撕裂。恶心或呕吐是胃内压升高的主要因素,包括妊娠呕吐、急性胃炎等引起的剧烈呕吐(不选E)。

【教材定位】《内科学》P353、P359、P365、P407(第9版),《实用内科学》P1491(第15版)。

68.【参考答案】B。

【押题点】肝硬化的治疗。

【答案精析】食管-胃底静脉曲张出血经过抗休克和药物治疗,血流动力学稳定者应立即送去做急诊内镜检查,以明确上消化道出血的原因及部位,可予以内镜下硬化剂注射止血或者使用皮圈进行曲张静脉套扎术(选B)。气囊压迫止血是在药物治疗无效且不具备内镜和TIPS操作的大出血时暂时使用的,为后续有效止血措施起"桥梁"作用(不选A)。对胃静脉曲张活动性出血药物和内镜治疗无效时可紧急做经皮经肝曲张静脉栓塞术(不选C)。TIPS为经颈静脉肝内门体分流术,适用于经药物和内镜治疗无效,外科手术后再出血的患者(不选D)。急症手术一般用于经过严格的内科治疗达48 h仍不能控制的出血,或止血后24 h再出血者(不选E)。

【教材定位】《外科学》P426(第9版),《内科学》P412(第9版),《实用内科学》P1596(第15版)。

69.【参考答案】D。

【押题点】肝硬化的治疗。

【答案精析】非选择性β受体拮抗药普萘洛尔可通过其β受体拮抗作用,收缩内脏血管,降低门静脉血流量而降低门静脉压力,从而起到预防再出血的作用(选D)。生长抑素、特利加压素主要用于食管-胃底静脉破裂出血的止血治疗(不选A、B)。奥美拉唑、雷尼替丁抑制胃酸分泌,主要用于非静脉曲张性上消化道出血的治疗(不选C、E)。

【教材定位】《内科学》P412、P452(第9版),《实用内科学》P1596(第15版)。

70.【参考答案】E。

【押题点】肝硬化的治疗。

【答案精析】门体分流术可明显降低门静脉压,此术式降压效果好,再出血率低,相对来讲,为根治再出血方法的最佳答案(选E)。非选择性β受体拮抗药通过收缩内脏血管,减少内脏高动力循环,以预防出血,但药物治疗的效果有限(不选A)。内镜下套扎及注射硬化剂可以治疗食管静脉曲张出血,但均不能降低门静脉高压,故不是根治方法(不选B、C)。气囊压迫过长可导致黏膜糜烂,因此气囊压迫术为暂时的止血措施,不宜长期使用,停用后早期再出血率高(不选D)。

【教材定位】《外科学》P427(第9版),《内科学》P412(第9版)。

71.【参考答案】D。

【押题点】急性胰腺炎的诊断及鉴别诊断。

【答案精析】患者为中年男性,大量饮酒后突发上腹疼痛,为急性胰腺炎常见的诱因及症状;查体见肋腹部出现青紫色,为Grey Turner征,常见于急性出血坏死性胰腺炎,结合中上腹压痛、肠鸣音减少的典型体征,考虑急性胰腺炎可能性大(选D)。急性胆囊炎表现为右上腹或上腹部疼痛、发热及血白细胞增多,查体Murphy征呈阳性或扪及右上腹包块(不选A)。消化性溃疡穿孔可引起弥漫性腹膜炎，表现为突发剧烈腹痛，持续而加剧，先出现于上腹，继之延及全腹。体征有腹壁板样僵直，压痛、反跳痛，肝浊音界消失等（不选 B）。急性心肌梗死：部分患者疼痛位于上腹部，可伴胸闷甚至呼吸困难、休克等临床表现，但常有高血压、动脉粥样硬化、冠心病病史，心电图、血清酶学检查有助于诊断（不选 C）。急性肠梗阻的典型症状为腹痛、呕吐、腹胀、停止肛门排气排便四大症状和腹部可见肠型或蠕动波、肠鸣音亢进等（不选 E）。

【教材定位】《外科学》P360（第 9 版），《内科学》P236、P360、P423、P429（第 9 版）。

72.【参考答案】B。

【押题点】急性胰腺炎的实验室和其他检查。

【答案精析】腹部 CT 确切显示胰腺解剖，是诊断急性胰腺炎的标准方法，可确定急性胰腺炎的严重程度及有无局部并发症，鉴别囊性和实质性病变，判断有无出血坏死，评价炎症浸润的范围，且不受肠道气体的干扰（选 B）。腹部超声是急性胰腺炎的常规初筛影像检查，因常受胃肠道积气的干扰，对胰腺形态观察多不满意，但可了解胆囊及胆管情况，是胰腺炎胆源性病因的初筛方法（不选 A）。胃镜是食管、胃、十二指肠疾病最常用和最准确的检查方法（不选 C）。心电图对心律失常有诊断价值，也是诊断心肌缺血和心肌梗死快捷、简便而可靠的方法（不选 D）。腹部 X 线检查对发现腹部游离气体、肠梗阻等有帮助（不选 E）。

【教材定位】《实用内科学》P1646～1647（第 15 版），《诊断学》P530（第 9 版），《内科学》P343、P432（第 9 版）。

73.【参考答案】A。

【押题点】急性胰腺炎的治疗原则和措施。

【答案精析】吗啡可增加 Oddi 括约肌压力，故不宜使用（选 A）。多数急性胰腺炎患者在静脉滴注生长抑素或奥曲肽后，腹痛可得到明显缓解（不选 D、E）。对严重腹痛者，可肌内注射哌替啶止痛，每次 50～100 mg，也可予以 0.1% 普鲁卡因静脉滴注（不选 B、C）。

【教材定位】《内科学》P434（第 9 版），《实用内科学》P1649（第 15 版）。

74.【参考答案】B。

【押题点】急进性肾小球肾炎的治疗原则。

【答案精析】该患者起病急，在急性肾炎综合征基础上，肾功能快速进展，病理类型为新月体肾炎，考虑诊断为急进性肾小球肾炎。急进性肾小球肾炎的治疗首选甲泼尼龙冲击治疗，3 次为 1 个疗程，继以口服泼尼松及口服或静脉注射环磷酰胺（选 B，不选 C、D）。该患者出现肾功能下降、少尿，应慎用甘露醇药物，避免肾功能进一步受损及血容量过多。若患者昏迷，考虑为原发病所致，排除脑出血等器质性原因后，应以治疗原发病为主。该患者无颅内高压的证据，故不选甘露醇（不选 A）。伴有肺出血的急进性肾小球肾炎患者，首选血浆置换（不选 E）。

【教材定位】《内科学》P468（第 9 版），《内科学》P631（第 3 版）。

75.【参考答案】C。

【押题点】急进性肾小球肾炎的治疗原则。

【答案精析】对急进性肾小球肾炎患者，凡是达到透析指征者，应及时透析。对强化治疗无效的晚期病例或肾功能已无法逆转者，则有赖于长期维持透析（选 C）。对肾功能无法逆转的患者，应用利尿药效果差，不作为推荐（不选 A）。丙种球蛋白静脉注射、血浆置换可用于强化治疗，不是后续维持治疗的方案（不选 B、D）。肾移植应在病情静止半年，血中致病抗体（抗 GBM 抗体、ANCA 等）转阴后半年至 1 年才进行（不选 E）。

【教材定位】《实用内科学》P1995（第 15 版），《内科学》P468（第 9 版）。

【拓展】2012 年考点：适宜通过血浆置换治疗的肾炎是Ⅰ型和Ⅲ型新月体肾炎。

76.【参考答案】C。

【押题点】缺铁性贫血的实验室检查。

【答案精析】患者为青年男性，慢性病程急性发作，胃镜显示十二指肠溃疡伴活动性出血，化验提示贫血，网织红细胞增多，主要考虑为消化道出血导致的缺铁性贫血。骨髓铁染色如为阴性，则表明体内贮存铁缺乏，可明确缺铁性贫血的诊断（选 C）。红细胞形态的观察和 MCV、MCH、MCHC 测定并不特异，如铁粒幼细胞性贫血也可表现为小细胞低色素性贫血（不选 A、B、E）。本题主要考虑为缺铁性贫血，Coombs 试验只能用于除外存在溶血性贫血，不能起到明确病因的作用（不选 C）。

【教材定位】《内科学》P542（第 9 版）。

77.【参考答案】C。

【押题点】缺铁性贫血的治疗。

【答案精析】患者被确诊为缺铁性贫血，主要治疗为应用铁剂。铁剂有效的表现先是外周血网织红细胞增多，高峰在开始服药后 5～10 天，2 周后血红蛋白浓度上升，一般 2 个月左右恢复正常（选 C）。

【教材定位】《内科学》P543（第 9 版）。

78.【参考答案】A。

【押题点】缺铁性贫血的治疗。

【答案精析】患者为缺铁性贫血，缺铁性贫血患者口服铁剂 2 周后血红蛋白才会出现浓度上升，一般 2 个月左右恢复正常，故本题中铁剂仅服用 1 个月时，血红蛋白可表现为未恢复正常，应继续铁剂治疗。铁剂治疗应在血红蛋白恢复正常后持续 4～6 个月或以上，待铁蛋白正常后停药（选 A）。

【教材定位】《内科学》P543（第 9 版）。

79.【参考答案】E。

【押题点】缺铁性贫血的治疗。

【答案精析】患者为慢性消化道出血导致的缺铁性贫血，如铁剂治疗 3 周无治疗反应，应检查诊断是否准确、是否按医嘱服药、有无活动性出血、是否有铁吸收障碍、是否有干扰铁吸收和利用的因素存在（不选 A、B、C、D）。如患者同时存在溶血性贫血，临床表现多有黄疸、脾大等，且网织红细胞多为明显升高，该患者的表现不符合

(选E)。

【教材定位】《实用内科学》P1693(第15版)。

80.【参考答案】C。

【押题点】急性白血病的临床表现。

【答案精析】患者,青年男性,急性起病,发热、出血+白细胞明显升高($>10\times10^9$/L)+骨髓涂片显示原始细胞占0.80=急性白血病。细胞化学染色示POX部分阳性,PAS(-),NSE阳性、部分能被氟化钠抑制,符合急性单核细胞白血病的细胞化学反应特点。急性白血病,尤其是M4和M5,白血病细胞浸润可使牙龈增生、肿胀;皮肤可出现蓝灰色斑丘疹,局部皮肤隆起、变硬,呈紫蓝色结节,故为最有意义的体征(选C)。淋巴结肿大多见于ALL、CLL(不选A)。肝脾明显肿大多见于CML(不选B)。眼眶上有无痛性肿块多见于AML(不选D)。

【教材定位】《内科学》P571(第9版)。

81.【参考答案】A。

【押题点】急性白血病的常用化疗方案。

【答案精析】该患者考虑为AML,M4或M5可能性大,DA方案是除急性早幼粒细胞白血病外各型AML最常用的诱导治疗方案(选A)。VDP、VAP用于ALL诱导缓解治疗(不选B、C)。维A酸用于急性早幼粒细胞白血病的化疗(不选E)。

【教材定位】《内科学》P575(第9版)。

82.【参考答案】D。

【押题点】甲状腺功能亢进症的治疗。

【答案精析】高代谢表现+甲状腺肿大=甲状腺功能亢进症。抗甲状腺药物适用于年轻的轻、中度患者,患者为中老年人,合并甲状腺毒性心脏病,单纯口服药物治疗复发率高,疗效差,治疗不充分可诱发甲亢危象(不选A)。患者快速性房颤,高代谢状态,直接手术或放射性碘治疗易诱发急性心力衰竭甚至甲亢危象(不选B、C)。患者考虑甲状腺毒性心脏病,目前快速性房颤,需首先用药物快速控制其毒性作用,阻断对心脏的兴奋作用,警惕甲亢危象,再行放射性碘治疗,较手术而言相对简单、经济、治愈率高(选D,不选E)。

【教材定位】《内科学》P686(第9版),《实用内科学》P2274(第15版)。

【拓展】目前尚不能针对Graves病进行病因治疗,3种疗法被普遍采用,即抗甲状腺药物、放射性碘治疗和手术治疗,我国首选抗甲状腺药物(没有加限定条件时的首选药物)。

83.【参考答案】C。

【押题点】甲状腺功能亢进症的治疗。

【答案精析】心悸+第一心音强弱不等+心律绝对不规则=心房颤动。患者考虑甲状腺毒性心脏病,目前快速性心房颤动,洋地黄可延长房室结不应期,有效减慢心室率,但因甲亢高代谢特点,单一洋地黄治疗,常规量疗效不佳,大剂量易中毒(不选A)。β-肾上腺素能受体拮抗药的作用机制是阻断甲状腺激素对心脏的兴奋作用,阻断外周T4向T3转化,可控制心室率,但为了克服其引起的心肌收缩的不良反应,常需联合小剂量洋地黄制剂(选C,不选B)。胺碘酮内含碘,不适用于甲亢患者(不选D)。

【教材定位】《内科学》P687(第9版),《实用内科学》P2274(第15版)。

84.【参考答案】D。

【押题点】类风湿关节炎的实验室检查。

【答案精析】X线检查对类风湿关节炎的关节病变分期很重要。Ⅰ期:关节周围软组织肿胀影、关节附近骨质疏松(不选A)。Ⅱ期:关节间隙变窄(不选B)。Ⅲ期:关节面出现虫蚀样改变(不选C)。Ⅳ期:关节半脱位和关节破坏后的纤维性和骨性强直。该患者双手X线检查示双腕诸骨间隙消失并融合,为Ⅳ期表现(选D)。

【教材定位】《内科学》P809(第9版)。

85.【参考答案】B。

【押题点】类风湿关节炎的治疗。

【答案精析】RA一经确诊,都应早期应用改善病情抗风湿药物,视病情可单用也可采用两种及以上改善病情抗风湿药物联合使用。药物首选甲氨蝶呤(选B),也是联合治疗的基本药物。其他的改善病情抗风湿药物包括来氟米特、羟氯喹、柳氮磺吡啶等(不选C、D)。肾上腺皮质激素和雷公藤不是改善病情抗风湿药物(不选A、E)。

【教材定位】《内科学》P811(第9版)。

86.【参考答案】E。

【押题点】系统性红斑狼疮的免疫学检查。

【答案精析】患者为青年女性,存在多系统损害,表现为多关节酸痛、脱发、口腔溃疡,存在血液学异常及肾脏病变,符合4项美国风湿病学会1997年推荐的SLE分类标准,故考虑诊断为系统性红斑狼疮。患者输血后贫血加重,且血小板明显减少,考虑合并Evans综合征。本病的活动性依据受累器官的部位和程度来进行判断,严重的溶血性贫血和血小板减少性紫癜属于狼疮危象,因此溶血性贫血加重提示病情明显活动(选E)。24 h尿蛋白定量增加、ESR增快、发热均可提示病情活动,但意义不如E选项大(不选A、B、C)。ANA阳性与疾病的活动度无平行关系,即使高滴度ANA也不一定预示病情严重(不选D)。

【教材定位】《内科学》P819(第9版)。

87.【参考答案】C。

【押题点】系统性红斑狼疮的治疗。

【答案精析】患者考虑为系统性红斑狼疮,同时有红细胞、血小板减少,考虑合并Evans综合征,且患者有肾功能不全,肾穿刺活检有细胞型新月体形成,以及广泛免疫球蛋白和补体沉积,提示患者有急进性肾小球肾炎。狼疮危象是指急性的危及生命的重症SLE,包括急进性狼疮性肾炎、严重的中枢神经系统损害、严重的溶血性贫血、血小板减少性紫癜、粒细胞缺乏症、严重心脏损害、严重狼疮性肺炎、弥漫性肺泡出血、严重狼疮性肝炎和严重的血管炎。患者存在狼疮危象,治疗应给予激素+环磷酰胺冲击治疗(选C,不选A、B)。对病情危重或治疗困难病例,可根据临床情况选择静脉注射大剂量免疫球蛋白，但不作为首选治疗（不选 D）。终末期肾衰竭则必须依靠肾脏替代治疗来维持内环境的稳定，凡是达到透析指征者，应及时透析，对强化治疗无效的晚期病例或肾功能已无法逆转者，则有赖于长期维持透析（不选 E）。

【教材定位】《实用内科学》P2609（第 15 版）。

88.【参考答案】A。

【押题点】癫痫的诊断及鉴别诊断。

【答案精析】患者表现为阵发性左侧肢体抽搐，具有发作性、短暂性、重复性的特点，首先考虑癫痫发作，入院后应首先完善脑电图及头颅 MRI，其余检查都不是首先需要做的（选 A）。

【教材定位】《神经病学》P349（第 8 版）。

89.【参考答案】C。

【押题点】癫痫的诊断及鉴别诊断。

【答案精析】结合患者的症状、体征及辅助检查，考虑患者癫痫可能性大，但需与短暂性脑缺血发作鉴别，短暂性脑缺血发作表现为一过性的单瘫、偏瘫、偏身感觉障碍、失语、单眼视力障碍等，不遗留神经系统体征（选 C）。脑梗死和脑出血症状持续时间超过 24 h，且遗留神经系统体征（不选 A、B）。癔症发作形式多样，有明确的精神因素（不选 D）。周期性瘫痪表现为四肢弛缓性瘫痪，以低钾型瘫痪多见（不选 E）。

【教材定位】《神经病学》P361（第 9 版）。

90.【参考答案】B。

【押题点】癫痫的药物治疗。

【答案精析】患者癫痫诊断明确，一般来说，半年之内发作 2 次以上者，一经诊断明确，就应用药。该患者每年发作 2~3 次，应启动抗癫痫治疗（不选 A）。部分性发作首选卡马西平及苯妥英钠，但卡马西平可引起白细胞减少，结合患者的辅助检查，宜选苯妥英钠，但需定期检查，注意有无肝功能损伤及其他不良反应（选 B，不选 C）。乙琥胺仅用于单纯失神发作（不选 D）。地西泮用于癫痫持续状态（不选 E）。

【教材定位】《神经病学》P361（第 8 版）。

91.【参考答案】C。

【押题点】脑梗死的辅助检查、诊断和鉴别诊断。

【答案精析】老年患者，男性，有颈动脉硬化症病史，急性起病，有神经功能缺损症状，应首先考虑脑卒中。为明确诊断，首选检查为头颅 CT（选 C）。CSF 为脑脊液检查，对脑卒中的诊断价值小，且为有创（不选 A）。血脂、血糖有助于明确其危险因素，但对脑卒中的诊断价值小（不选 B、E）。DSA 可明确颅内血管情况，但为有创性检查，首次明确诊断首选 CT（不选 D）。

【教材定位】《神经病学》P187（第 8 版）。

92.【参考答案】D。

【押题点】脑梗死的辅助检查、诊断和鉴别诊断。

【答案精析】患者表现为眩晕、呕吐、眼震（累及前庭核）；左侧面部和右半身痛觉减退提示交叉性感觉障碍（累及三叉神经脊束核和对侧交叉的脊髓丘脑束）；左侧指鼻试验不准提示小脑性共济失调（累及小脑）；眼裂小、瞳孔小提示不完全 Horner 征（累及脑干网状结构中的交感神经下行纤维）；构音障碍、吞咽困难、饮水呛咳、声音嘶哑（累及疑核），为典型的延髓背外侧综合征，常见于小脑后下动脉、椎-基底动脉或外侧延髓动脉缺血性损害，病变在左侧（选 D，不选 B）。颈动脉血栓形成表现为病灶对侧偏瘫、偏身感觉障碍或同向性偏盲等，优势半球受累伴失语，非优势半球可有体象障碍（不选 A、C）。大脑中动脉血栓形成（主干闭塞）表现为典型的“三偏征”（不选 E）。

【教材定位】《神经病学》P13（第 8 版）。

93.【参考答案】A。

【押题点】钩体病的诊断依据及鉴别诊断。

【答案精析】近期秋收+发热、乏力、小腿酸痛、痰中带血+结膜充血、腓肠肌压痛、淋巴结肿大=钩端螺旋体病（选 A）。支气管扩张典型者表现为反复大量咯脓痰或反复咯血（不选 B）。流行性感冒为流感病毒引起，起病急，鼻咽部症状较轻，但全身症状较重，伴高热、全身酸痛和眼结膜炎症状（不选 C）。肾综合征出血热的主要传染源为鼠类，主要表现为发热、头痛、腰痛、恶心、呕吐等全身中毒症状，皮肤、黏膜充血、出血，肾功能损害（不选 D）。大叶性肺炎：急骤起病，以高热、寒战、咳嗽、血痰及胸痛为特征。胸部影像学检查呈肺段或肺叶急性炎症实变（不选 E）。

【教材定位】《传染病学》P246（第 9 版）。

94.【参考答案】E。

【押题点】钩体病的诊断依据及鉴别诊断。

【答案精析】钩端螺旋体病确诊依靠特异性血清学检查和病原学检查，特异性血清学检查可检测血清中的特异性抗体，病原学检查包括血培养、分子生物学检查等（选 E）。钩端螺旋体病肺出血型胸部影像学检查可见小片影，弥漫出血时表现为点片影融合成小片、大片状，对诊断无特异性（不选 A、D）。尿常规可见蛋白尿、少量细胞及管型，可协助评估肾脏损害，无特异性（不选 B）。痰培养可用于肺部感染时帮助寻找病原菌（不选 C）。

【教材定位】《传染病学》P247（第 9 版）。

【拓展】显微凝集试验可检测钩体病血清中特异性抗体，是目前国内最常用的钩体病血清学诊断方法。

95.【参考答案】A。

【押题点】钩体病的治疗。

【答案精析】钩端螺旋体病治疗首选抗生素为青霉素（选 A）。大环内酯类、喹诺酮类对钩体病可能有潜在治疗作用，但均不是治疗钩端螺旋体病的首选抗生素（不选 B、D）。异烟肼为抗结核药物（不选 C）。奥司他韦为抗病毒药物（不选 E）。

【教材定位】《传染病学》P248（第 9 版）。

【拓展】钩体病首剂青霉素治疗后 30 min 突起发冷、寒战、高热，全身痛及头痛，心率、呼吸加快，严重者发生休克，考虑是青霉素的赫氏反应。

96.【参考答案】E。

【押题点】原发性高血压的治疗。

【答案精析】ACEI 具有改善胰岛素抵抗和减少尿蛋白

作用，对肥胖、糖尿病和心脏、肾脏靶器官受损的高血压患者具有较好的疗效，特别适用于伴有心力衰竭、心肌梗死、房颤、蛋白尿、糖耐量减退或糖尿病肾病的高血压患者(选 E)。袢利尿药主要用于合并肾功能不全的高血压患者(不选 A)。钙通道阻滞药具有以下优势：对老年患者有较好的降压疗效。高钠摄入和非甾体抗炎药物不影响降压疗效。对嗜酒患者也有显著降压作用。可用于合并糖尿病、冠心病或外周血管病患者。长期治疗还具有抗动脉粥样硬化作用(不选 B)。β 受体拮抗药适用于不同程度的高血压患者，尤其是心率较快的中、青年患者或合并心绞痛和慢性心力衰竭者(不选 C)。噻嗪类利尿药适用于轻、中度高血压，对单纯收缩期高血压、盐敏感性高血压合并肥胖或糖尿病、更年期女性、合并心力衰竭和老年高血压有较强的降压效应(不选 D)。

【教材定位】《内科学》P253~255(第 9 版)。

【拓展】常见降压药的适应证和禁忌证都要掌握，反复考查。

97.【参考答案】C。

【押题点】原发性高血压的治疗。

【答案精析】β 受体拮抗药是梗阻性肥厚型心肌病的一线治疗用药，可改善心室松弛，增加心室舒张期充盈时间，减少室性及室上性心动过速。因此，高血压伴左心室肥厚者，宜首选 β 受体拮抗药(选 C)。非二氢吡啶类钙通道阻滞药也具有负性变时和减弱心肌收缩力作用，可改善心室舒张功能，对减轻左心室流出道梗阻也有一定治疗效果，可用于那些不能耐受 β 受体拮抗药的患者(不选 B)。根据上一题的答案精析，可排除 A、D、E 选项(不选 A、D、E)。

【教材定位】《内科学》P268(第 9 版)。

98.【参考答案】C。

【押题点】原发性高血压的治疗。

【答案精析】β 受体拮抗药可通过抑制中枢和周围 RAAS，抑制心肌收缩力和减慢心率而发挥降压作用，尤其适用于心率较快的中、青年患者或合并心绞痛和慢性心力衰竭者(选 C)。

【教材定位】《内科学》P253(第 9 版)。

99.【参考答案】A。

【押题点】肾性水肿的发病机制。

【答案精析】肾炎性水肿主要是肾小球滤过率下降，而肾小管重吸收功能基本正常，造成“球-管失衡”和肾小球滤过分数下降，导致水钠潴留(选 A)。肾炎性水肿时，因肾小球滤过率下降，出现血容量增多，可有血浆胶体渗透压下降，但不是急性肾炎水肿的主要原因(不选 B)。肾炎性水肿时，常出现血容量增多，可导致抗利尿激素(ADH)分泌减少(不选 C)。肾炎性水肿时，肾小球滤过率下降，出现血容量增多，而非减少(不选 D)。肾炎性水肿时，常出现血容量增多，可导致肾素-血管紧张素-醛固酮系统活性被抑制，醛固酮表现为减少而非增多(不选 E)。

【教材定位】《内科学》P465(第 9 版)。

100.【参考答案】B。

【押题点】肾性水肿的发病机制。

【答案精析】肾病性水肿主要是由长期、大量蛋白尿造成血浆蛋白过低，血浆胶体渗透压降低，液体从血管渗入组织间隙，产生水肿(选 B)。肾病性水肿时，肾小球滤过膜遭到破坏，肾小球滤过率增高(不选 A)。肾病性水肿时，有效血容量减少，抗利尿激素(ADH)分泌增多(不选 C)。肾病性水肿时，血浆胶体渗透压降低，液体从血管内渗入组织间隙，有效血容量减少，但不是水肿的主要原因(不选 D)。肾病性水肿时，有效血容量减少，刺激肾素-血管紧张素-醛固酮系统被激活，醛固酮分泌增多，但不是水肿的主要原因(不选 E)。

【教材定位】《内科学》P465(第 9 版)。

专业知识卷三答案与解析

1.【参考答案】C。

【押题点】心律失常的治疗要点。

【答案精析】患者既往反复心悸，突发突止。此次再发心悸，心电图示正常的窦性节律消失（排除窦性心动过速），代之以快速的窄 QRS 波（非宽大畸形的 QRS 波，排除室性心动过速），心率 130 次/min，考虑阵发性室上性心动过速。腺苷是房室结折返或利用房室结的房室折返性心动过速的首选药物，不属于孕妇的禁用药物（选 C）。治疗房室结折返性心动过速，当腺苷无效时可改用静脉注射维拉帕米。维拉帕米可通过胎盘，仅用于明确需要且利大于对胎儿的危害的孕妇（不选 A）。胺碘酮可用于治疗各种室上性和室性快速型心律失常，但由于对胎儿甲状腺的影响，禁用于孕妇（不选 B）。大多数室上性心动过速不需要首选电复律，但当患者出现严重心绞痛、低血压、充血性心力衰竭表现或者急性发作应用药物无效时，应立即应用直流电复律。该患者不适合（不选 D）。射频消融可预防室上速复发，但该患者处于孕期，故目前不适宜（不选 E）。

【教材定位】《内科学》P193、P206（第 9 版）。

2.【参考答案】A。

【押题点】心脏传导阻滞的治疗。

【答案精析】二度Ⅱ型与三度房室传导阻滞如心室率显著缓慢，伴有明显症状或血流动力学障碍时，应给予起搏治疗。该患者为三度房室传导阻滞伴晕厥，应给予起搏治疗。持续高度或三度房室传导阻滞伴有心、脑供血不足症状及活动量受限，心功能异常或有过阿-斯综合征发作者，应考虑采用埋藏式起搏器植入治疗。该患者未明确是否为持续的三度房室传导阻滞，故应首选临时起搏器治疗（选 A，不选 E）。阿托品可提高房室传导阻滞的心率，但使用超过数天，往往效果不佳且易发生严重的不良反应，仅适用于无心脏起搏条件的应急情况（不选 B）。美托洛尔为 β 受体拮抗药，适用于需要治疗的窦性心动过速；症状性期前收缩；心房扑动/心房颤动；多形性及反复发作单形性室性心动过速。该患者不适合（不选 C）。胺碘酮适用于各种室上性（包括心房扑动与颤动）与室性快速型心律失常，该患者为三度房室传导阻滞，不适合用胺碘酮（不选 D）。

【教材定位】《内科学》P203、P206（第 9 版），《实用内科学》P883（第 15 版）。

3.【参考答案】B。

【押题点】窦房结性心律失常的病因。

【答案精析】患者已知为窦性心动过缓，心室率仅为 43 次/min。此时需要除外由病理性疾患所致的心动过缓。最简单的方法是做阿托品试验（选 B）。直立倾斜试验用于检查血管迷走性晕厥（不选 A）。普萘洛尔试验用于鉴别自主神经功能紊乱所致的非特异性 ST-T 改变与心肌病变引起的 ST-T 改变（不选 C）。潘生丁试验用于诊断冠心病，不是检查心动过缓的相关试验（不选 D）。活动平板运动试验虽然对诊断可作一定提示，但不是常规项目（不选 E）。

【教材定位】《内科学》P183（第 9 版）。

4.【参考答案】D。

【押题点】继发性高血压的临床特点。

【答案精析】恶性高血压或伴有阵发性发作者+CT 检查示肾上腺肿瘤+血、尿儿茶酚胺测定阳性=嗜铬细胞瘤。患者年轻，反复阵发性头痛，1 h 左右可自行缓解，此次发作血压很高，1 h 后又恢复正常，表现为节律性血压升高，且尿儿茶酚胺升高，考虑嗜铬细胞瘤可能。儿茶酚胺使肝糖原分解加速及胰岛素分泌受抑制而肝糖异生增强，可引起血糖过度增高，尿糖阳性（选 D）。1 型糖尿病是由胰岛 β 细胞被破坏，常导致胰岛素绝对缺乏，多数青少年患者起病较急，多饮、多尿、多食、体重下降症状较明显（不选 A）。原发性高血压诊断需排除继发性高血压，患者年轻，尿儿茶酚胺升高，继发性高血压可能性大（不选 B）。原发性醛固酮增多症表现为顽固性低钾血症、肌无力等，该患者病史不符（不选 C）。皮质醇增多症主要是由促肾上腺皮质激素（ACTH）分泌过多导致肾上腺皮质增生或肾上腺皮质腺瘤，引起糖皮质激素过多所致。80% 的患者有高血压，同时有向心性肥胖、满月脸、水牛背、皮肤紫纹、毛发增多、血糖增高等表现，该患者病史不符（不选 E）。

【教材定位】《内科学》P260（第 9 版），《外科学》P589（第 9 版）。

5.【参考答案】B。

【押题点】心肌梗死的临床表现。

【答案精析】Killip 分级法可分为：①Ⅰ级，尚无明显心力衰竭；②Ⅱ级，有左心衰竭，肺部啰音<50% 肺野；③Ⅲ级，有急性肺水肿，全肺大、小、干、湿啰音；④Ⅳ级，

有心源性休克等不同程度或阶段的血流动力学变化。该患者胸闷憋气，双肺底闻及湿啰音，心尖部闻及第三心音、奔马律，符合心衰体征，结合心电图示急性心肌梗死，应采用Killip分级法，肺部啰音<50%，为Ⅱ级(选B)。

【教材定位】《内科学》P236(第9版)。

6.【参考答案】E。

【押题点】急性心肌梗死的治疗措施。

【答案精析】非ST段抬高型心肌梗死是动脉粥样斑块发生糜烂或者破裂，同时伴随不同程度由血小板聚集所组成的白色血栓，导致管壁增厚，引起血管狭窄，但未完全闭塞，可能伴随血管痉挛、远端血管栓塞的现象。由心肌持续性地严重缺血导致心肌发生坏死，属于缺血性心肌病。溶栓药可降解冠脉内纤维蛋白交联形成的红色血栓，但无法对由血小板聚集组成的白色血栓产生显著的溶解反应。若此时使用溶栓药可能会使未完全闭塞的血管转变为闭塞的状态，加重病情，因此非ST段抬高型心肌梗死不能溶栓(选E)。发生非ST段抬高型心肌梗死时，使用硝酸酯类药物可扩张静脉。降低心脏前负荷，降低左心室舒张末压、降低心肌耗氧量，改善左心室局部和整体功能，扩张冠脉，缓解心肌缺血，应尽早使用硝酸酯类药物(不选A)。阿司匹林是抗血小板药物的基石，若无禁忌证，所有患者都应服用阿司匹林(不选B)。除非有紧急，所有患者均应在抗血小板治疗的基础上常规接受抗凝治疗(不选C)。经皮冠状动脉介入治疗是非ST段抬高型心肌梗死患者血运重建的主要方式。能够进一步改善冠脉血运，减少心脏不良预后(不选D)。

【教材定位】《内科学》P232~234、P243(第9版)。

7.【参考答案】C。

【押题点】心房颤动的治疗。

【答案精析】由于患者为慢性风湿性心脏病，心悸、气短已有5年以上的病史，心尖区闻及舒张期雷鸣样杂音(二尖瓣狭窄的典型心音)，心律不齐，心音强弱不等(估计心房颤动已经持续了相当长的时间)。窦性心律的二尖瓣狭窄患者，不宜使用地高辛。但在目前心功能很差、二尖瓣狭窄所致的机械性梗阻继续存在的条件下，采用洋地黄类药物，可减慢心室率，同时可改善心功能(选C)。原发病二尖瓣狭窄病因未去除的情况下，即使暂时转复为窦性心律，通常也不能长期维持，因此此时通过药物或任何其他方法进行心律转复都是不适宜的(不选A、B、D)。利多卡因为窄谱抗心律失常药，用于治疗各种室性心律失常，对房颤无效(不选E)。

【教材定位】《内科学》P190(第9版)。

8.【参考答案】E。

【押题点】急性上呼吸道感染的鉴别诊断。

【答案精析】EB病毒可引起传染性单核细胞增多症。咽痛和乏力是最常见的症状，发热、咽峡炎和淋巴结肿大为典型的三联征。该患者出现发热、咽痛、淋巴结肿大，考虑EB病毒感染可能性大(选E)。呼吸道合胞病毒、腺病毒所致的上呼吸道感染，常以咽部粗糙感、干燥或咽痛为早期症状，继之有打喷嚏、鼻塞、流涕等，常有发热、全身酸痛、乏力、头痛等(不选A、B)。流感病毒所致的流行性感冒，临床上可有急起高热，全身症状较重而呼吸道症状并不严重，表现为畏寒、发热、头痛、乏力、全身酸痛等(不选C)。肠病毒可致疱疹性咽峡炎，主要见于婴幼儿和儿童，表现为发热、咽痛，吞咽时咽痛更突出。咽部充血，在咽部、上颚、腭垂或扁桃体上可见散在灰白色疱疹(不选D)。

【教材定位】《实用内科学》P291、P302、P325、P330(第15版)。

9.【参考答案】B。

【押题点】社区获得性肺炎(CAP)和医院获得性肺炎(HAP)的概念及临床特点。

【答案精析】CAP的诊断：①社区发病。②肺炎相关临床表现：a.新近出现的咳嗽、咳痰或原有呼吸道疾病症状加重并出现脓性痰，伴或不伴胸痛、呼吸困难、咯血；b.发热；c.肺实变体征和(或)闻及湿性音；d.WBC>10×10^9/L或<4×10^9/L，伴或不伴中性粒细胞核左移。③胸部影像学检查显示片状、斑片状浸润性阴影或间质性改变，伴或不伴胸腔积液。符合①、③及②中任何1项，并除外肺结核、肺部肿瘤等后，可建立临床诊断。HAP的诊断：胸部X线检查或CT检查显示新出现或进展性的浸润影、实变影、磨玻璃影，加上下列三个临床症状中的两个或以上，可建立临床诊断：①发热，体温>38℃；②脓性气道分泌物；③外周血白细胞计数>10×10^9/L或<4×10^9/L。因此，CAP或HAP的诊断标准需要有肺部影像学的改变(选B，不选A、C、D、E)。

【教材定位】《内科学》P42(第9版)。

10.【参考答案】E。

【押题点】肺炎的治疗要点。

【答案精析】铜绿假单胞菌肺炎的经验性抗感染治疗，通常采用抗假单胞菌活性的β内酰胺类抗生素如哌拉西林、替卡西林、阿洛西林、美洛西林、头孢他啶、头孢吡肟、头孢吡胺、亚胺培南、美罗培南，或含酶抑制药的复方制剂，如替卡西林/克拉维酸、哌拉西林/他唑巴坦、头孢哌酮/舒巴坦，联合抗假单胞菌氨基糖苷类(阿米卡星、妥布霉素)，或喹诺酮类(环丙沙星或左氧氟沙星)。铜绿假单胞菌对头孢曲松、头孢噻肟不敏感，对头孢他啶敏感(选E，不选A、B、C、D)。

【教材定位】《内科学》P84(第3版)。

11.【参考答案】E。

【押题点】结核性胸膜炎的诊断及鉴别诊断。

【答案精析】患者，中年男性，免疫力低下(有激素应用史)，有感染征象(发热、胸痛)，X线检查示右肺门淋巴结肿大，胸水提示渗出液(李凡他试验阳性，白细胞升高)，且胸水为草黄色，白细胞以淋巴细胞为主，符合结核性胸膜炎的胸水特点(选E)。癌性胸腔积液以45岁以上中老年人多见，呈血性，CEA大于20 μg/L，或胸水CEA/血清大于1(不选A)。化脓性胸膜炎胸腔积液多呈草黄色甚或脓性，白细胞计数明显增多，以中性粒细胞为主，葡萄糖和pH降低(不选D)。漏出液外观清澈透明，无色或浅黄色，不凝固，比重降低（不选 C）。风湿性胸膜炎是风湿热的并发症（不选 B）。

【教材定位】《内科学》P115（第 9 版）。

【拓展】下面总结结核性胸腔积液与恶性胸腔积液的常考点：①2021 年考查了癌性胸腔积液的诊断，CEA 值为题眼；②2023 年考查了“最符合结核性胸腔积液诊断的是腺苷脱氨酶（ADA）>45 U/L”；③2019 年考查了“在我国，单侧胸腔积液常见于结核性胸膜炎”；④2016 年考查了“对结核性胸腔积液与恶性胸腔积液的鉴别最有意义的是胸膜活检”；⑤2023 年考查了“鉴别结核性胸腔积液和恶性胸腔积液的检查意义不大的是胸水 LDH”。

12.【参考答案】C。

【押题点】幽门螺杆菌感染的治疗。

【答案精析】该患者 W-S 染色阳性，提示有幽门螺杆菌感染，应首选抗幽门螺杆菌治疗，即铋剂加 PPI 加 2 种抗生素的四联治疗（选 C）。单用铋剂、硫糖铝、PPI、多潘立酮无法达到根治幽门螺杆菌感染的目的（不选 A、B、D、E）。

【教材定位】《内科学》P356（第 9 版）。

【拓展】2020 年考点：引起慢性胃炎的主要病因是幽门螺杆菌感染。幽门螺杆菌感染的检测手段包括有创和无创两类，有创主要是通过胃镜获得胃黏膜标本的相关检查，包括快呋塞米素酶实验、病理（HE 或 warthin-starry 或 Giemsa 染色）、组织细菌培养、组织 PCR 技术等。无创指不通过胃镜检查获取标本，包括血清抗体检测、^{13}C 或^{14}C 呼气实验、粪幽门螺杆菌抗原检测等。

13.【参考答案】A。

【押题点】消化性溃疡的病理。

【答案精析】典型的胃溃疡多见于胃角附近和胃窦小弯侧（选 A）。

【教材定位】《内科学》P359（第 9 版）。

14.【参考答案】D。

【押题点】幽门螺杆菌的治疗。

【答案精析】患者目前有胃溃疡合并幽门螺杆菌感染，需杀菌治疗，同时需进行胃溃疡的治疗，方案通常为质子泵抑制药+根除幽门螺杆菌药物，胃溃疡的疗程为 6～8 周，需治疗结束后复查胃镜，观察溃疡是否愈合（选 D）。H2 受体拮抗药治疗、黏膜保护剂治疗，6 周复查胃镜、质子泵抑制药+黏膜保护剂治疗，4 周复查胃镜，因未进行抗幽门螺杆菌治疗，不能根治胃溃疡（不选 A、B、C）。抗幽门螺杆菌治疗，2 周复查胃镜，单独抗幽门螺杆菌而不进行抑酸治疗，效果欠佳。

【教材定位】《内科学》P361～362（第 9 版）。

15.【参考答案】C。

【押题点】酒精性肝炎的病理特点。

【答案精析】酒精性肝炎表现为肝细胞坏死、中性粒细胞浸润，小叶中央区肝细胞内出现酒精性透明小体（Mallory 小体）为酒精性肝炎的特征，严重的出现融合性坏死和（或）桥接坏死（选 C）。酒精性脂肪肝表现为肝细胞脂肪变性，可见肝细胞有比较大的脂滴（不选 A）。非酒精性脂肪肝的病理改变以大泡性或以大泡性为主的肝细胞脂肪变性为特征（不选 B）。自身免疫性肝炎：病理改变表现为界面型肝炎、汇管区和小叶淋巴浆细胞浸润、肝细胞玫瑰样花环，以及淋巴细胞对肝细胞的穿透现象（不选 D）。病毒性肝炎的病理变化可见肝细胞变性、坏死，肝细胞变性有气球样变、嗜酸性变、脂肪变性（不选 E）。

【教材定位】《病理学》P218（第 9 版），《内科学》P391、P393、P395（第 9 版）。

【拓展】与酒精性肝硬化相关的历年考点：①Mallory 小体为酒精性肝炎的病理特点。②酒精性肝病的诊断标准：长期饮酒史 5 年以上，男性酒精量至少 40 g/d，女性酒精量至少 20 g/d。③酒精进入人体后，90%以上在肝内代谢。④酒精性肝炎最主要的治疗是戒酒。

16.【参考答案】C。

【押题点】肝硬化并发症的临床表现。

【答案精析】本题注意不要下意识选肝性脑病。肝硬化腹水患者，未出现肝性脑病典型临床表现，血氨在正常范围内（血氨 20～60 μmol/L），肝性脑病及震颤麻痹不正确（不选 A、E）。患者血压为 112/68 mmHg，血压正常，故高血压脑病不正确（不选 B）。肝豆状核变性是一种先天性铜代谢异常的遗传性疾病，多以肝病及神经症状为主要表现，治疗目的是减少或者防止铜在体内蓄积，与患者病史及症状不符（不选 D）。患者以眩晕、恶心伴耳鸣为主诉，体格检查提示存在水平眼震，应用山莨菪碱（654-2）改善微循环后，症状缓解，考虑存在椎-基底动脉供血不足（选 C）。

【教材定位】《内科学》P409（第 9 版）。

17.【参考答案】B。

【押题点】急性胰腺炎的并发症。

【答案精析】胰腺假性囊肿常继发于急、慢性胰腺炎，由于胰液渗漏积聚，被周围组织和器官包裹后形成囊肿。该患者急性胰腺炎后再次出现腹痛，胰尾部可见包块，符合胰腺假性囊肿的发病特点（选 B）。胰腺癌、胰腺囊腺瘤、胰腺囊肿大都生长缓慢，且与急性胰腺炎的关系不大，根据一元论原则，不考虑（不选 A、C、E）。胰腺脓肿也是急性胰腺炎的局部并发症，多由胰周积液、胰腺假性囊肿或胰腺坏死感染发展而来，临床上多表现为脓毒血症，CT 检查可见气泡征。该患者无脓毒血症的表现，CT 未提示包块中含气体，故不考虑胰腺脓肿（不选 D）。

【教材定位】《内科学》P430、P439（第 9 版）。

18.【参考答案】A。

【押题点】急性胰腺炎的并发症。

【答案精析】重症胰腺炎起病 2～3 周后，因胰腺及胰腺周围坏死继发感染形成脓肿，此时出现高热、腹痛、上腹部肿块和中毒症状（选 A，不选 D）。膈下脓肿一旦形成，可出现明显的全身症状，而局部症状隐匿为其特点。全身症状：发热，初为弛张热，脓肿形成以后持续高热，也可为中等程度的持续发热，心率增快；逐渐出现乏力、贫血、虚弱、盗汗、厌食、消瘦、白细胞计数增多、中性粒细胞比例增加。局部症状：脓肿部位可有持续钝痛，疼痛常位于近中线的肋缘下或剑突下，深呼吸时加重(不选B)。胆石症常有胆绞痛史，疼痛位于右上腹，常放射到右肩部，Murphy征呈阳性，血及尿淀粉酶轻度升高，B超及X线胆道造影可明确诊断(不选C)。胰腺假性囊肿形成多在起病3~4周后形成。查体常可扪及上腹部包块，大的囊肿可压迫邻近组织产生相应症状(不选E)。

【教材定位】《内科学》P579(第3版)。

19.【参考答案】D。

【押题点】溃疡性结肠炎的临床分型及分度。

【答案精析】溃疡性结肠炎根据病情程度分为轻、中、重度。轻度：指排便<4次/d，便血轻或无，脉搏正常，无发热及贫血，血沉<20 mm/h。重度：指腹泻≥6次/d，明显血便，体温>37.8 ℃、脉搏>90次/min，血红蛋白<75%正常值，血沉>30 mm/h(选D)。介于轻度与重度之间为中度。

【教材定位】《内科学》P374(第9版)。

20.【参考答案】A。

【押题点】克罗恩病的临床表现。

【答案精析】瘘管形成是克罗恩病的临床特点之一，克罗恩病患者手术后有发生瘘管的可能，这也是应慎重选择手术的原因之一(选A)。中毒性巨结肠常因低钾、钡剂灌肠、使用抗胆碱能药物或阿片类制剂、结肠镜检查大量注气而诱发(不选C)。无证据证明下列猜测：患者发热，疾病可能具有传染性、患者的疾病为终末期，死亡不可避免、患者一定会发生消化道大出血(不选B、D、E)。

【教材定位】《内科学》P377(第9版)。

21.【参考答案】E。

【押题点】克罗恩病的病理特点。

【答案精析】克罗恩病的大体形态特点为：①病变呈节段性；②病变黏膜呈纵行溃疡及鹅卵石样外观，早期可呈鹅口疮溃疡；③病变累及肠壁全层，肠壁增厚变硬肠腔狭窄(选E)。溃疡穿孔引起局部脓肿，或穿透至其他肠段、器官、腹壁形成内瘘或外瘘。肠壁浆膜纤维素渗出、慢性穿孔均可引起肠黏连。小肠黏膜由单层柱状上皮组成，其管壁由黏膜、黏膜下层、肌层和浆膜构成(不选B、C、D)。溃疡性结肠炎：病变累及黏膜层和黏膜下层(不选A)。

【教材定位】《内科学》P377(第9版)。

22.【参考答案】E。

【押题点】上消化道出血的常见病因。

【答案精析】食管贲门黏膜撕裂症由剧烈呕吐导致腹内压和胃内压突然增高引起，以上消化道出血为主，常为鲜血。年轻女性+剧烈呕吐+呕鲜血=食管贲门黏膜撕裂症(选E)。急性胃黏膜病变常见于服用非甾体抗炎药，也可见于严重创伤、手术等，患者并没有相关病史(不选D)。食管静脉曲张破裂出血常有乙型肝炎或肝硬化病史，该患者无相关病史(不选C)。消化性溃疡并出血是上消化道出血最常见的原因，但患者并没有溃疡病史，所以并不能说明呕血的原因是消化性溃疡并出血(不选A、B)。

【教材定位】《实用内科学》P1491(第15版)。

23.【参考答案】C。

【押题点】蛋白尿的分类。

【答案精析】该患者球蛋白明显增多，伴明显蛋白尿，考虑异常球蛋白血症所致的肾损害可能性大，如多发性骨髓瘤、轻链病等，此类疾病所致的蛋白尿为溢出性蛋白尿(选C)。肾小球性蛋白尿主要见于急性肾炎、肾缺血、糖尿病肾病等(不选A)。肾小管性蛋白尿主要见于间质性肾炎、肾盂肾炎、药物损害等(不选B)。假性蛋白尿主要见于肾脏以下的泌尿系疾病，如尿道炎、膀胱炎、尿道出血等(不选D)。生理性蛋白尿分为两类。①功能性蛋白尿：剧烈运动、发热、交感神经兴奋等所致的暂时性蛋白尿，定量不超过0.5 g/d。②体位性蛋白尿(不选E)。

【教材定位】《诊断学》P304~305(第9版)，《实用内科学》P2042(第15版)。

24.【参考答案】B。

【押题点】肾病综合征的辅助检查。

【答案精析】成年人蛋白尿指的是24 h尿蛋白定量超过150 mg，超过3.5 g为大量蛋白尿；另外，随机尿白蛋白/肌酐超过300 mg/g可诊断临床蛋白尿(选B，不选A、C、D、E)。

【教材定位】《内科学》P459(第9版)。

25.【参考答案】B。

【押题点】肾病综合征的病理类型和临床特征。

【答案精析】系膜增生性肾小球肾炎的治疗效果与病理改变的轻重程度有关。病理改变轻者疗效较好，病理改变重者则疗效较差(选B)。微小病变型肾病：90%的病例对糖皮质激素治疗敏感(不选A)。系膜毛细血管性肾小球肾炎：目前尚无有效的治疗方法，激素和细胞毒性药物仅在部分儿童病例中有效，对成年人治疗效果不理想(不选C)。膜性肾病：多呈缓慢进展，蛋白尿的程度和持续时间与患者预后关系密切(不选D)。局灶节段性肾小球硬化：青少年多见，男性多于女性，大量蛋白尿及肾病综合征为其主要临床特点(不选E)。

【教材定位】《内科学》P471(第9版)。

26.【参考答案】D。

【押题点】肾病综合征：糖皮质激素的应用。

【答案精析】该患者存在大量蛋白尿、水肿(肾病综合征的典型表现)，诊断考虑肾病综合征。糖皮质激素使用原则为起始足量：泼尼松用药8周，必要时可延长至12周(选D，不选A)。细胞毒性药物可用于激素依赖型或激素抵抗型患者，协同激素治疗，该患者应用激素4周后症状缓解，考虑为激素敏感型，故可不加细胞毒性药物(不选B)。输入的白蛋白可引起肾小球高滤过及肾小管高代谢，造成肾小球脏层及肾小管上皮细胞损伤，现多数学者认为，非必要时不宜多使用(不选C)。通常在激素治疗时无须应用抗生素预防感染，否则不仅达不到预防目的，反而可能诱发真菌二重感染(不选E)。

【教材定位】《内科学》P475(第9版)。

27.【参考答案】E。

【押题点】慢性肾盂肾炎的治疗。

【答案精析】反复尿频、排尿不适+肾区轻叩击痛+真性菌尿(菌落计数>10^5/mL)+有肾小管功能受损表现(夜尿增多)=拟诊慢性肾盂肾炎。该患者病情迁延，尿培养为变形杆菌(多见于伴有尿路结石者)，故考虑复杂性尿路感染可能性大，应抗生素联合治疗以最大限度地控制感染，同时积极寻找并去除易感因素(选E)。单剂抗生素治疗多用于急性膀胱炎患者(不选A)。若应用抗生素无效，应根据药敏试验结果更换抗生素，而不是应用几种抗生素序贯治疗(容易诱发耐药)(不选B)。低剂量抑菌多用于复发性尿路感染(不选C)。标准的抗生素2周治疗多应用于急性肾盂肾炎(不选D)。

【教材定位】《内科学》P671(第3版)。

【拓展】①2023年考点：关于慢性肾盂肾炎的治疗，说法正确的是"治疗疗程长，多联合用药"；关于急性肾盂肾炎的治疗，说法正确的是"抗生素治疗72 h无效换药"。②慢性肾盂肾炎的诊断也考查过多次，需要记住诊断公式。

28.【参考答案】C。

【押题点】慢性肾功能不全的临床表现。

【答案精析】慢性肾衰竭时，由于肾脏排镁减少，常有轻度高镁血症(选C)。慢性肾衰竭时，肾脏排钾能力下降，易出现高钾血症(不选A)。在慢性肾衰竭早期，血钙、血磷可维持在正常范围内，随着病情进展，肾脏排磷减少，出现高磷血症、低钙血症(不选B、E)。慢性肾衰竭时水钠潴留，导致稀释性低钠血症(不选D)。

【教材定位】《内科学》P520(第9版)。

29.【参考答案】C。

【押题点】急性肾功能不全的病因和发病机制。

【答案精析】肾后性梗阻可由尿路突然梗阻导致排尿终止而出现突然无尿或间断无尿，梗阻长时间出现可造成肾功能不全(选C)。肾前性氮质血症：肾脏灌注下降，造成肾小球滤过率及肾排泄功能降低，使氮质潴留，长时间可出现肾功能不全，一般会逐渐出现无尿症状(不选A)。肾小球疾病、急性肾小管坏死及急性间质性肾炎引起的肾功能不全均为肾实质病变所导致，无尿症状都是渐渐出现(不选B、D、E)。

【教材定位】《内科学》P512(第9版)。

【拓展】2012年考点：出现突发性少尿、无尿的疾病是急性梗阻性肾损伤。

30.【参考答案】E。

【押题点】慢性肾功能不全各系统的临床表现。

【答案精析】尿毒症期患者，单纯透析可以明显改善其肾功能，但是内分泌功能无法恢复，即促红细胞生成素(EPO)减少导致肾性贫血，EPO减少是尿毒症患者贫血的主要原因(选E)。尿毒症毒素引起的骨髓微环境病变可产生造血障碍；消化道出血、透析失血可引起出血性贫血；叶酸、维生素B_{12}、维生素D不足及蛋白营养不良也会导致CKD患者贫血；红细胞膜钠泵受抑制、微血管病、戊糖旁路代谢受损、G-6-PD缺乏、氧化剂应用、透析液中含有氯胺，以及低磷血症引起的红细胞僵硬、脾功能亢进和血中铝、铜浓度过高，均可引起红细胞寿命缩短。但A、B、C、D选项均不是主要原因(不选A、B、C、D)。

【教材定位】《实用内科学》P1946(第15版)。

【拓展】2021年考点：下列属于肾脏分泌的激素的是促红细胞生成素。

31.【参考答案】D。

【押题点】慢性肾功能不全非透析疗法的内容和原则。

【答案精析】当患者血清磷水平低于1.94 mmol/L时，含钙结合剂推荐常规使用，但为降低软组织钙化风险，钙的剂量每日不应超过2 g；当患者血清磷水平更高或需要更大剂量含钙结合剂时，可使用司维拉姆或碳酸镧；当血清磷水平>2.26 mmol/L时，含铝结合剂可快速降低血磷水平(选C，不选D)。为避免铝中毒，应短期使用，且应避免透析液铝暴露。该患者血磷3.0 mmol/L，单凭饮食控制疗效欠佳(不选A)。肾移植需要较多准备，不能马上实现，故宜选择口服氢氧化铝(不选B)。

【教材定位】《实用内科学》P1952(第15版)。

32.【参考答案】E。

【押题点】慢性粒细胞白血病的治疗。

【答案精析】羟基脲(HU)为细胞周期特异性化疗药，起效快，用药后两三天白细胞即下降，停药后又很快回升。单独应用HU目前限于高龄、具有并发症、TKI和IFN-α均不耐受的患者，以及高白细胞淤滞时的降白细胞处理(选E)。全反式维A酸为急性早幼粒细胞白血病(M3)的首选治疗(不选A)。干扰素-α主要用于慢性粒细胞白血病的治疗，但不是血液学缓解的首选(不选B)。放射治疗仅用于中枢神经系统白血病的防治(不选C)。造血干细胞移植不是首选治疗，常用于缓解后治疗，是唯一可治愈白血病的方法(不选D)。

【教材定位】《内科学》P579(第9版)。

33.【参考答案】A。

【押题点】血友病的诊断与鉴别诊断、治疗。

【答案精析】男性患者，幼年发病+反复关节自发性出血+APTT明显延长=血友病。正常血浆经硫酸钡吸附后尚含有FⅧ、FⅪ，正常血清中含有FⅨ、FⅪ。因此，如果患者仅被硫酸钡吸附正常血浆纠正时，为FⅧ缺乏症；仅被正常血清纠正时，为FⅨ缺乏症；如两者皆可纠正，则为FⅪ缺乏症。该患者不能被正常血清纠正，但能被硫酸钡吸附正常血浆纠正，为FⅧ缺乏症，因此诊断血友病A。其治疗以替代疗法为主，即补充缺失的凝血因子，它是防止血友病出血最重要的措施。因此本病例患者应输入FⅧ浓缩制剂(选A)。输入新鲜冰冻血浆也可以补充FⅧ，但效果和安全性不如FⅧ浓缩制剂(不选B)。本病例患者血小板计数和功能正常，不需要输入血小板制剂(不选C)。血友病不需要进行放疗和化疗(不选D、E)。

【教材定位】《实用内科学》P1858(第15版)。

34.【参考答案】D。

【押题点】代谢疾病的病因。

【答案精析】营养疾病可因一种或多种营养物质不足、过多或比例不当而引发。病因包括原发性营养失调，如摄取营养物质不足、过多或比例不当；继发性营养失调，如器质性或功能性疾病；进食、消化吸收障碍；物质合成障碍；机体对营养需求的改变、排泄失常等。代谢疾病是指中间代谢某个环节障碍所引起的疾病，包括遗传性代谢病(先天性代谢缺陷)，与基因突变有关；获得性代谢病，可由环境因素引起，或遗传因素和环境因素相互作用所致(不选E、A)。不合适的食物、药物、理化因素、创伤、感染、器官疾病、精神疾病等是造成代谢障碍的常见原因。此外，有些遗传性代谢病以环境因素为其发病诱因，早期诊断和采取防治措施可避免不可逆的形态和功能改变，使病情不致恶化，甚至终身不出现症状，如苯丙酮尿症、半乳糖血症(不选B、C)。如在糖尿病早期使病情得到良好控制，可避免出现严重并发症。有些疾病完全无害，仅仅在特定环境下诱发(选D)。

【教材定位】《内科学》P647~649(第9版)。

35.【参考答案】A。

【押题点】Gravse眼病的治疗。

【答案精析】吸烟可加重Gravse眼病，故须戒烟(选A)。目前暂无证据证明B、C、D、E选项与Gravse眼病之间的关系，故不选(不选B、C、D、E)。

【教材定位】《内科学》P688(第9版)。

36.【参考答案】A。

【押题点】单纯性甲状腺肿的治疗。

【答案精析】青春期女性+甲状腺肿大+无症状=单纯性甲状腺肿。单纯性甲状腺肿也称非毒性甲状腺肿，指非炎症和非肿瘤原因，不伴有临床甲状腺功能异常的甲状腺肿。患者为青春期女性，单纯甲状腺肿大，无临床症状，甲状腺功能正常，可定期复查甲状腺及其功能(选A)。若出现症状或甲状腺功能异常，需明确病因，对因治疗，故不能单纯切除次全甲状腺(不选B)。放射性碘治疗主要用于甲亢患者，治疗后会出现终身性甲减，暂不考虑(不选D)。L-T4用于甲减治疗，患者甲状腺功能正常，不需要(不选C)。碘剂主要用于地方性甲状腺肿的治疗，碘过量可导致自身免疫性甲状腺炎或甲亢(不选E)。值得注意的是，早期的自身免疫性甲状腺炎的主要表现为甲状腺肿，长时期可以没有甲状腺功能的改变，或表现为亚临床甲减或血清甲状腺自身抗体阳性，故需同时随访甲状腺抗体。

【教材定位】《内科学》P678(第9版)，《实用内科学》P2265(第15版)。

37.【参考答案】A。

【押题点】糖尿病酮症酸中毒和高渗性非酮症糖尿病昏迷。

【答案精析】该患者为老年患者，男性，既往有糖尿病病史，存在脱水、昏迷表现，有效血浆渗透压(mOsm/L) = 2×(Na^++K^+)+血糖=357.4 mOsm/L，为高渗透压状态，且无明显酮症及酸中毒表现，考虑高渗高血糖综合征所致的昏迷可能性大。高渗状态引起的脑细胞脱水是威胁高渗性昏迷患者生命的主要原因，故首选补液治疗，目前多主张治疗开始时用等渗溶液如0.9%氯化钠注射液，可迅速有效地补充血容量，改善肾功能并降低血糖。输液总量一般按患者原体重的10%~12%估算，补液速度应先快后慢(选A)。高血糖是维持患者血容量的重要因素，如血糖迅速降低而补液不足，将导致血容量和血压进一步下降。单纯补液即可使血糖每小时下降1.1 mmol/L，但仍需应用胰岛素，主张小剂量胰岛素治疗方案，可先静脉推注胰岛素5~10 U，继续用静脉滴注维持治疗(3~7 U/h)。当血糖下降至16.7 mmol/L时，应开始输入5%葡萄糖液，并按每2~4 g葡萄糖加入1 U胰岛素进行治疗(不选B)。高渗高血糖综合征一般不补碱(不选C)。高渗性昏迷患者的脑细胞本就处于脱水状态，故前期禁用甘露醇。甘露醇是治疗脑水肿的首选药物(不选D)。血液透析的适应证包括急性肾损伤及慢性肾衰竭，急性药物或毒物中毒，难治性充血性心力衰竭，严重水、电解质、酸碱代谢紊乱等。该患者为高渗脱水，首选补液治疗，暂无血液透析指征(不选E)。

【教材定位】《内科学》P527、P748(第9版)，《实用内科学》P2416(第15版)。

38.【参考答案】A。

【押题点】糖尿病酮症酸中毒的治疗。

【答案精析】1型糖尿病患者+胰岛素治疗中断+昏迷+酸中毒=糖尿病酮症酸中毒。由于血糖下降过快，输注碳酸氢钠过早、过多，虽然血糖下降、酸中毒减轻，神志一过性好转，但由于发生了脑水肿，患者很快又进入昏迷(选A)。低血糖可出现交感神经兴奋的表现，如出汗、心悸、面色苍白、四肢冰凉的症状，所以并发低血糖的可能性不大(不选B)。患者无脑血管危险因素病史(不选C)。酸中毒减轻的情况下又并发乳酸酸中毒昏迷，可能性不大(不选D)。患者无肾功能不全的病史(不选E)。

【教材定位】《内科学》P747(第9版)。

39.【参考答案】B。

【押题点】高脂蛋白血症的分类。

【答案精析】HdL主要由肝和小肠合成。肝合成的新生HdL以磷脂和ApoAⅠ为主。在LCAT作用下，游离胆固醇变成胆固醇酯，脂蛋白则变成成熟球形HdL3，再经LPL作用转变成HdL2。HdL可将蓄积于末梢组织的游离胆固醇与血液循环中脂蛋白或与某些大分子结合而运送到各组织细胞，主要是肝脏。因此可以通过测定HdL中的胆固醇来反映人体内HdL的含量(选B)。

【教材定位】《内科学》P755(第9版)，《实用内科学》P2441(第15版)。

40.【参考答案】A。

【押题点】强直性脊柱炎的诊断。

【答案精析】强直性脊柱炎以下腰背痛伴晨僵为首发症状，在夜间休息或久坐时加重，活动后可减轻，患者此次就诊因摔倒后出现左膝关节肿胀，伴有骶髂关节的病变，初步考虑患者符合强直性脊柱炎的诊断(选A)。风湿性关节炎呈游走性、多发性关节炎。关节疼痛通常在2周内消退，发作后无遗留变形，但常反复发作(不选B)。腰椎间盘突出表现为腰部疼痛、下肢麻木、跛行等临床表现，与题干不符(不选 C)。急性脊髓炎指发生在脊髓某节段的炎症性病变，起病较急，一般以运动、感觉障碍甚至瘫痪等为临床表现，与题干不符(不选 D)。急性腰肌劳损是指运动或劳动时出现腰部关节或肌肉的急性损伤，引起腰骶部疼痛及功能障碍的疾病，与患者既往史不符(不选 E)。

【教材定位】《内科学》P805、P812、P823(第 8 版)。

41.【参考答案】E。

【押题点】系统性红斑狼疮的临床症状。

【答案精析】SLE 关节受累常出现对称性多关节疼痛肿胀，常累及指趾关节，一般不引起骨质破坏(选 E，不选 C、D、E)。5%~40%的患者可发生无菌性骨坏死，其中以股骨头坏死最为常见(不选 A)。系统性红斑狼疮所致的关节炎为非侵蚀性，较少出现关节畸形(不选 B)。

【教材定位】《实用内科学》P2604(第 15 版)。

42.【参考答案】D。

【押题点】头痛的诊断和鉴别诊断。

【答案精析】患者为青年女性，发作与月经期有关+发作性头痛伴呕吐+头痛前无先兆=普通型偏头痛(选 D)。典型偏头痛有先兆(不选 A)。紧张性头痛为持续性钝痛，头部或颅周缩箍感、压迫感、沉重感，不伴恶心、呕吐、畏光或畏声，位于双侧枕顶部、额颞部或弥散于整个头部(不选 B)。从集性头痛呈反复密集发作，男性多见，短暂、极剧烈单侧持续的非搏动性头痛，持续 15 min 至 3 h，始终为单侧头痛，常伴同侧结膜充血、流泪、流涕及 Horner 征，夜间发作多见，从睡眠中痛醒(不选 C)。基底动脉型偏头痛的先兆包括构音障碍、眩晕、耳鸣，听觉过敏，复视，同时发生的双眼颞侧及鼻侧视野的视觉症状，共济失调，意识水平下降，同时发生双侧感觉异常(不选 E)。

【教材定位】《神经病学》P176(第 8 版)。

43.【参考答案】A。

【押题点】脑出血的辅助检查。

【答案精析】脑出血 MRI 检查：超急性期(<24 h)血肿为 T1 低信号，T2 高信号，与脑梗死不易区分(选 A)。急性期(2~7 天)血肿为 T1 等信号，T2 低信号(不选 D)。亚急性期(8 天至 4 周)血肿为 T1 高信号，T2 高信号(不选 E)。慢性期(超过 4 周)血肿为 T1 低信号，T2 高信号。高密度影是脑出血的 CT 表现(不选 B)。低密度影是脑梗死的 CT 表现(不选 C)。

【教材定位】《神经病学》P213(第 8 版)。

44.【参考答案】B。

【押题点】面神经炎的治疗和护理。

【答案精析】根据患者吹风着凉的诱因，查体可见左侧周围性面舌瘫，四肢运动正常(排除颅内器质性病变)，诊断考虑特发性面神经麻痹。急性期应尽早应用糖皮质激素，一周内渐停，可辅助 B 族维生素以促进神经髓鞘的恢复(选 B，不选 D)。卡马西平是三叉神经痛的首选用药(不选 A)。丙戊酸钠是特发性癫痫大发作的首选用药(不选 C)。普萘洛尔是偏头痛的预防用药(不选 E)。

【教材定位】《内科学》P390(第 8 版)。

45.【参考答案】C。

【押题点】艾滋病的发病机制。

【答案精析】艾滋病病变主要在淋巴结和胸腺等免疫器官，淋巴结病变可以为反应性，如滤泡增生性淋巴结肿；也可以是肿瘤性病变，如卡波西肉瘤及非霍奇金淋巴瘤、伯基特淋巴瘤等。胸腺可出现萎缩、退行性或炎性病变(选 C)。肺部及消化道可出现机会性感染和肿瘤(不选 A、D)。中枢神经系统有神经胶质细胞灶性坏死、血管周围炎及脱髓鞘等(不选 B)。皮肤黏膜可出现病毒和真菌感染(不选 E)。

【教材定位】《内科学》P125(第 9 版)。

46.【参考答案】D。

【押题点】流行性乙型脑炎(简称乙脑)的诊断要点及预防。

【答案精析】乙脑主要在夏、秋季流行，多见于 10 岁以下儿童，初期表现为头痛、呕吐，极期以高热、抽搐、意识障碍、呼吸衰竭为主要症状，一般患者于 2 周左右可完全恢复，5%~20%的重症患者留有神经系统后遗症，根据以上信息可知本题的诊断为乙脑，乙脑的预防应采取以防蚊、灭蚊及预防接种为主的综合措施(选 D)。

【教材定位】《传染病学》P107(第 9 版)。

47.【参考答案】D。

【押题点】抗结核药物的常见不良反应及处理。

【答案精析】链霉素的不良反应主要为耳毒性、前庭功能损害和肾毒性等，严格掌握使用剂量，儿童、老年人、孕妇、听力障碍和肾功能不良等要慎用或不用(选 D)。异烟肼的不良反应：偶可发生药物性肝炎，肝功能异常者慎用，需注意观察。如果发生周围神经炎可服用维生素 B_6(吡哆醇)(不选 A)。利福平的不良反应主要为肝损害，用药后如出现一过性转氨酶上升可继续用药，加保肝治疗后观察，如出现黄疸应立即停药。流感样症状、皮肤综合征、血小板减少多在间歇疗法出现(不选 B)。吡嗪酰胺常见的不良反应为高尿酸血症、肝损害、食欲缺乏、关节痛和恶心(不选 C)。乙胺丁醇的不良反应为视神经炎，应在治疗前测定视力与视野，治疗中密切观察，提醒患者发现视力异常时应及时就医(不选 E)。

【教材定位】《内科学》P70~71(第 9 版)。

【拓展】链霉素和乙胺丁醇的不良反应多次考查。

48.【参考答案】C。

【押题点】肺结核的实验室和其他检查。

【答案精析】患者为青年女性，单侧肺门淋巴结肿大，有结核中毒症状，并且关节症状和皮损都可见于结核的反应，应首先考虑结核的可能，故首选 PPD 试验(选 C)。患者，青年女性，肺门淋巴结不对称肿大在结节病中少见，Kveim 试验繁杂，不作为首选(不选 A)。Casoni 皮肤试验为肝棘球蚴病的特异性试验，患者无上腹部肿块等表现，不是首要检查(不选 B)。单侧肺门淋巴结肿大、低热等不考虑药物过敏，青链霉素皮肤试验无意义(不选 D)。患者年轻，并且缺乏腺癌的有关证据，CEA 检查的必要性不大(不选 E)。

【教材定位】《内科学》P66(第 9 版)。

49.【参考答案】A。

【押题点】苯中毒的诊断及分级。

【答案精析】苯中毒分为急性中毒和慢性中毒,急性中毒有短期内吸入大量苯蒸气职业史,慢性中毒有长期接触苯的职业史。苯中毒还可分为轻度中毒和重度中毒。轻度中毒为大量吸入苯蒸气后出现头晕、头痛、恶心、呕吐、黏膜刺激等症状,伴有轻度意识障碍。重度中毒为大量接触苯蒸气后出现以下临床表现之一:一为中、重度意识障碍;二为呼吸循环衰竭;三为猝死。患者有短期大量接触苯蒸气职业史,出现轻度意识障碍(瞬间失去知觉)(选 A)。教材中没有急性中度苯中毒(不选 B)。该病例症状未达到急性重度苯中毒诊断标准(不选 C)。该患者为短期内(工作 20 min)出现中毒症状,不应诊断为慢性中毒(不选 D、E)。

【教材定位】《职业卫生与职业医学》P137(第 8 版)。

50.【参考答案】D。

【押题点】氨基甲酸酯类杀虫剂中毒的治疗。

【答案精析】解磷定属于胆碱酯酶复能药,对氨基甲酸酯类杀虫剂中毒引起的 AchE 抑制无复活作用,且存在一定的不良反应,故在明确诊断的患者中禁用胆碱酯酶复能药(选 D)。长托宁为选择性抗胆碱药,能够缓解中毒症状(不选 A)。对口服中毒药物后 1 h 内就诊者,可以用温水或 1%~2% $NaHCO_3$ 溶液洗胃,快速清除毒物(不选 B)。应用足量的阿托品是氨基甲酸酯类杀虫剂中毒的重要治疗措施,能够迅速控制由胆碱酯酶受抑制所引起的症状和体征(不选 C)。抽搐者可应用地西泮治疗(不选 E)。

【考点定位】《内科学》P894(第 9 版)。

【拓展】①氨基甲酸酯类农药中毒治疗的首选药物为东莨菪碱。②2016 年考点:甲酸酯类药物中毒后 2~6 h 发病。

51.【参考答案】D。

【押题点】急性中毒解毒药物的选择。

【答案精析】甲吡唑主要用于治疗甲醇、乙二醇中毒。在暴露甲醇后,出现中毒症状前,可给予甲吡唑预防毒性,出现中毒症状后应用可阻止病情进展(选 D)。多属螯合剂主要为金属中毒的解毒药,比如依地酸钙钠主要用于治疗铅中毒(不选 A)。亚甲蓝主要用于治疗亚硝酸盐、苯胺或硝基苯中毒引起的高铁血红蛋白血症(不选 B)。亚硝酸异戊酯主要用于氰化物中毒(不选 C)。纳洛酮主要用于阿片类麻醉药、急性酒精中毒及各种镇静药物的解毒(不选 E)。

【教材定位】《内科学》P880~881(第 9 版)。

52.【参考答案】C。

【押题点】高血压的发病机制。

【答案精析】患者为老年女性,体检发现血压升高,且以收缩压升高为主,脉压明显增大(≥60 mmHg)考虑单纯收缩期高血压。老年单纯收缩期高血压的发病机制与大动脉(中心动脉)硬化,弹性减退,顺应性降低有关(选 C)。青年、中年(30~50 岁)高血压患者的特点为舒张压增高,伴或不伴收缩压增高;心肌顺应性降低是高血压造成左心室肥厚的结果;肾素通过激活 RASS 系统使血压升高;失眠等精神因素造成高血压患者经休息后症状和血压可获得一定改善;A、B、D、E 选项的特点不表现为单纯收缩期高血压(不选 A、B、D、E)。

【教材定位】《内科学》P249(第 9 版)。

53.【参考答案】B。

【押题点】高血压的治疗。

【答案精析】老年单纯收缩期高血压患者除具有较大的血压波动外,还有体位改变时易发生低血压的独特的临床表现。其原因可能与体位改变引起机体反射性调节血压功能减退有关(选 B)。迷走神经张力增高可出现心率减慢、四肢冰凉、头晕等症状(不选 A)。病史未提示降压药过量(不选 C)。患者心率正常,窦房结功能减退不考虑(不选 D)。患者无呼吸困难,心功能不全不考虑(不选 E)。

【教材定位】《内科学》P250(第 9 版)。

54.【参考答案】C。

【押题点】高血压的治疗。

【答案精析】高血压治疗原则:小剂量开始、优先选择长效制剂。硝苯地平缓释片为长效钙离子拮抗药,且对老年高血压有较好的降压效果,适用于单纯收缩期高血压(选 C)。美托洛尔适用于不同程度的高血压患者,尤其是心率较快的中、青年患者或合并心绞痛和慢性心力衰竭者,对老年高血压疗效相对较差。卡托普利特别适用于伴有心力衰竭、心肌梗死、房颤、蛋白尿、糖耐量减退或糖尿病肾病的高血压患者(不选 A、D)。复方降压片为中成药制剂(不选 B)。氢氯噻嗪为利尿药,不单独使用控制血压(不选 E)。

【教材定位】《内科学》P255(第 9 版)。

55.【参考答案】D。

【押题点】急性心肌梗死的并发症。

【答案精析】急性心肌梗死病史+呼吸困难+心尖部喀喇音、收缩期杂音=乳头肌断裂。乳头肌断裂常为缺血或坏死导致收缩功能障碍,造成不同程度的二尖瓣脱垂并关闭不全,心尖部可出现收缩中晚期喀喇音和收缩期吹风样杂音,可出现心衰,多发生于后乳头肌,见于下壁心肌梗死,心衰明显(选 D)。感染性心内膜炎有发热表现,血培养可辅助诊断(不选 A)。主动脉夹层有后背部撕裂样疼痛,有高血压病史(不选 B)。室间隔破裂可在胸骨左缘第 3~4 肋间出现响亮的收缩期杂音,常伴震颤(不选 C)。心包摩擦音在胸骨左缘第 3~4 肋间最为明显(不选 E)。

【教材定位】《内科学》P237(第 9 版)。

56.【参考答案】E。

【押题点】急性心肌梗死的并发症。

【答案精析】患者出现了乳头肌断裂,外科手术治疗是唯一有效的措施,否则患者难以生存(选 E)。洋地黄、ACEI、利尿药及 IABP 均为抗心衰治疗的措施,对急性心肌梗死的机械并发症治疗仍以手术治疗为最佳(不选 A、B、C、D)。

【教材定位】《内科学》P244(第 9 版)。

57.【参考答案】E。

【押题点】急性心肌梗死的并发症。

【答案精析】患者有急性下壁心肌梗死，合并乳头肌断裂，后并发窦性心动过缓，故需予加快心率治疗，而异丙肾上腺素在急性心肌梗死患者中为禁忌，可用阿托品加快心率(选 E，不选 D)。多巴胺具有强心作用，可增加心肌耗氧量(不选 A)。美托洛尔在严重心动过缓中为禁忌(不选 B)。利多卡因主要用于控制室性心律失常(不选 C)。

【教材定位】《内科学》P244(第 9 版)。

58.【参考答案】A。

【押题点】急性心肌梗死的治疗。

【答案精析】急性下壁心肌梗死患者，有乳头肌断裂并发症，后出现胸闷、大汗，有血压低及心率快，考虑患者存在心源性休克，故不能应用硝酸酯类药物，可导致血压进一步下降(选 A)。治疗上可予多巴胺升压及多巴酚丁胺强心治疗(不选 B、C)。可予胶体补充血容量(不选 D)。因患者患有急性下壁心肌梗死，可予静脉滴注肝素抗凝治疗(不选 E)。

【教材定位】《内科学》P244(第 9 版)。

59.【参考答案】D。

【押题点】急性上呼吸道感染的诊断与鉴别诊断。

【答案精析】急性病毒性咽炎：临床表现为咽痒和灼热感，咽痛不明显。查体可见喉部充血、水肿，局部淋巴结轻度肿大和触痛。该患者的症状和体征符合急性病毒性咽炎的典型表现，故考虑急性病毒性咽炎可能性最大(选 D)。急性疱疹性咽峡炎：多见于儿童，表现为明显咽痛、发热，病程约 1 周。查体可见咽部充血，软腭、悬雍垂、咽及扁桃体表面有灰白色疱疹及浅表溃疡，周围伴红晕。该患者咽部无疱疹，可排除(不选 A)。咽结合膜热是由腺病毒引起，以发热、咽炎、结膜炎为特征。查体可见咽部充血，可见白色点块状分泌物；一侧或双侧滤泡性眼结膜炎，可伴球结膜出血。该患者无眼结膜症状，可排除(不选 B)。普通感冒主要表现为鼻部症状，如打喷嚏、鼻塞、流清水样鼻涕，也可表现为咳嗽、咽干、咽痒或烧灼感甚至鼻后滴漏感。查体可见鼻腔黏膜充血、水肿、有分泌物，咽部可为轻度充血。该患者无鼻部症状，不首先考虑普通感冒(不选 C)。急性咽扁桃体炎：起病急，咽痛明显，伴发热、畏寒，体温可在 39 ℃以上。查体可发现咽部明显充血，扁桃体肿大和充血，表面有黄色脓性分泌物。该患者扁桃体无肿大和化脓表现，可排除(不选 E)。

【教材定位】《内科学》P14~15(第 9 版)，《儿科学》P241(第 9 版)。

60.【参考答案】B。

【押题点】急性上呼吸道感染的诊断与鉴别诊断。

【答案精析】急性病毒性咽炎可由鼻病毒、腺病毒等引起。在诸多的呼吸道病原体中，腺病毒的感染在我国比较普遍，结合排除法，腺病毒为最佳答案(选 B)。只有 20%~30%的上呼吸道感染为细菌引起，急性咽扁桃体炎的病原体多为溶血性链球菌(不选 A)。呼吸道合胞病毒是婴幼儿毛细支气管炎和支气管肺炎的主要病原体(不选 C)。流行性感冒为流感病毒引起(不选 D)。急性疱疹性咽峡炎由柯萨奇病毒 A 引起(不选 E)。

【教材定位】《内科学》P14~15(第 9 版)，《实用内科学》P301(第 15 版)。

【拓展】E 选项的解析为 2023 年考点，做题的时候注意同时记忆。

61.【参考答案】E。

【押题点】慢性呼吸衰竭的治疗。

【答案精析】该患者既往有肺心病病史，此次病情加重，查 pH 7.33，PaO_2 45 mmHg，$PaCO_2$ 75 mmHg，HCO_3^- 35 mmol/L，提示Ⅱ型呼吸衰竭、呼吸性酸中毒。呼吸衰竭的治疗原则是治疗原发病、保持气道通畅、恰当的氧疗等(不选 B、C)。慢性呼吸衰竭急性加重的常见诱因是感染，且患者有白细胞升高，双肺可闻及大量湿性啰音，故需抗感染治疗(不选 A)。患者为Ⅱ型呼吸衰竭，有 CO_2 潴留，氧疗时需注意保持低浓度吸氧(不选 D)。纠正呼吸性酸中毒以使气道通畅、纠正缺氧和解除二氧化碳潴留为主，无须应用碳酸氢钠(选 E)。

【教材定位】《内科学》P142(第 9 版)。

62.【参考答案】E。

【押题点】慢性肺源性心脏病的临床表现。

【答案精析】患者有肺心病，双肺可闻及大量湿性啰音、白细胞升高，提示肺部感染；双下肢水肿、肝大且有压痛，提示右心衰竭；血气分析示 $PaO_2 < 60$ mmHg，$PaCO_2 > 50$ mmHg，提示Ⅱ型呼吸衰竭(不选 A、B、C)。血气分析示 pH 下降，$PaCO_2$ 和 HCO_3^- 升高，结合原发病，考虑呼吸性酸中毒(不选 D)。呼吸性酸中毒时，代偿后的 $HCO_3^- = 24 + \triangle PaCO_2 \times 0.35 \pm 5.58 = 24 + (75-40) \times 0.35 \pm 5.58 = 30.67 \sim 41.83$ mmol/L，该患者 HCO_3^- 35 mmol/L，在代偿范围内，故不存在代谢性酸中毒(选 E)。

【教材定位】《内科学》P111(第 9 版)。

63.【参考答案】D。

【押题点】血气分析的临床应用。

【答案精析】患者原发病为肺心病，血气分析示 pH 下降，$PaCO_2$、HCO_3^- 升高，考虑呼吸性酸中毒。呼吸性酸中毒时，代偿后的 $HCO_3^- = 24 + \triangle PaCO_2 \times 0.35 \pm 5.58 = 24 + (75-40) \times 0.35 \pm 5.58 = 30.67 \sim 41.83$ mmol/L，该患者 HCO_3^- 35 mmol/L，在代偿范围内，故为呼吸性酸中毒代偿期(选 D)。

【教材定位】《诊断学》P553(第 9 版)。

64.【参考答案】D。

【押题点】慢性肺源性心脏病的治疗。

【答案精析】呼吸系统感染是引起慢性肺心病急性加重致肺、心功能失代偿的常见原因，该患者双肺可闻及大量湿性啰音、白细胞升高，提示肺部感染，故首要治疗为积极控制感染(选 D)。氧疗、人工通气可改善肺心病患者的呼吸功能，纠正缺氧和二氧化碳潴留，但不是该患者首要的治疗(不选 A、C)。呼吸兴奋剂主要用于以中枢抑制为主、通气量不足的呼吸衰竭(不选 B)。慢性肺心病患者一般在积极控制感染、改善呼吸功能、纠正缺氧和二氧化碳潴留后，心力衰竭便能得到改善，患者尿量增多，水肿消退，不需常规使用利尿药和正性肌力药(不选E)。

【教材定位】《内科学》P112(第9版)。

65.【参考答案】C。

【押题点】肺炎的诊断要点。

【答案精析】革兰氏阴性杆菌肺炎指克雷伯菌、大肠杆菌、变形杆菌、流感嗜血杆菌或绿脓杆菌等所致的肺炎，多数为继发性肺炎；多见于年老体弱或原有慢性支气管-肺疾患者，亦可通过机械呼吸器、雾化器或各种导管而感染。肺炎常累及胸膜，引起胸腔积液，甚至脓胸(选C)。肺炎链球菌肺炎：起病急，寒战、高热、咳铁锈色痰、胸痛；X线检查表现为肺实变体征，肺叶或肺段实变，无空洞，可伴胸腔积液(A缺乏相关证据，故不选A)。肺炎支原体肺炎：临床表现为起病缓，可流行、乏力、肌痛、头痛；X线检查见下叶间质性支气管肺炎，3~4周可自行消散(不选B)。肺炎衣原体肺炎：临床表现通常症状较轻，伴有发热寒战、肌痛、干咳，非胸膜炎性胸痛，头痛和乏力，肺部查体多无异常，偶闻及湿啰音；X线检查见疾病早期以单侧、下叶肺泡渗出为主，后期可发展成双侧病变，表现为肺间质和肺泡渗出混合存在，病变可持续几周(不选D)。卡他莫拉菌引起的肺炎，其临床特点主要有高热、呼吸困难、脉搏加速、呼吸加快、咳痰等症状，本病多发生于冬末春初，并多见于老年人，而且多有易感的基础疾病等。胸部X线检查可无明显变化，仅见支气管周围明显肥厚，与本病不符(不选E)。

【教材定位】《内科学》P45(第9版)。

66.【参考答案】A。

【押题点】肺炎的治疗要点。

【答案精析】治疗革兰氏阴性杆菌肺炎之前应作细菌的药物敏感试验，以便选择有效药物。院内感染的重症肺炎在未明确致病菌之前，即应给予抗假单胞菌的β-内酰胺类、广谱青霉素/β-内酰胺酶抑制药、碳青霉烯类的任何一种联合呼吸氟喹诺酮类或氨基糖苷类药物(选A)。青霉素多用于青壮年和无基础疾病的CAP患者，该患者为免疫力低下患者，且为医院内肺炎，不宜应用青霉素(不选B)。大剂量青霉素联合甲硝唑可用于治疗合并厌氧菌感染(不选C)。亚胺培南可用于多重耐药但对本类药物敏感的需氧革兰氏阴性杆菌所致的严重感染(不选D)。万古霉素可用于治疗耐药革兰氏阳性菌所致的严重感染(不选E)。

【教材定位】《内科学》P45(第9版)。

67.【参考答案】C。

【押题点】消化性溃疡的诊断及鉴别诊断。

【答案精析】消化性溃疡是上消化道出血中最常见的病因。其中，十二指肠溃疡多见于中老年人，呈反复或周期性发作，部分患者与进餐相关，为饥饿痛或夜间痛，进餐缓解。该患者为老年男性，腹痛规律符合十二指肠溃疡的腹痛特点，突发呕血，考虑十二指肠溃疡的可能性最大(选C)。该患者有肝硬化病史，肝硬化失代偿期可出现门静脉高压，导致食管-胃底静脉曲张出血。但该患者的肝脏呈弥漫性增大，故考虑早期肝硬化，早期肝硬化未出现门静脉高压，故不首先考虑该患者呕血的病因为食管-胃底静脉曲张(不选A)。急性糜烂出血性胃炎的常见病因包括应激、非甾体抗炎药、酒精等，腹痛一般无规律性。该患者腹痛病史较长，且与进食相关，与急性糜烂出血性胃炎的临床特点不符(不选B)。胃溃疡多见于青壮年，且腹痛特点为餐后痛，与该患者的特点不符，故不首先考虑胃溃疡(不选D)。食管贲门黏膜撕裂也可并发上消化道出血，多由剧烈呕吐等导致胃内压升高引起。该患者有长期腹痛病史，不符合食管贲门黏膜撕裂的发病特点，且无引起胃内压骤升的因素，故不考虑食管贲门黏膜撕裂(不选E)。

【教材定位】《实用内科学》P1491、P1590(第15版)，《内科学》P353、P359、P407(第9版)。

68.【参考答案】B。

【押题点】消化性溃疡的治疗。

【答案精析】该患者考虑为十二指肠溃疡导致的上消化道出血。血小板聚集及血浆凝血功能所诱导的止血作用须在pH>6.0时才能有效发挥，而且新形成的凝血块在pH<5.0的胃液中会迅速被消化。因此，抑制胃酸分泌，提高胃内pH具有止血作用。常用PPI或H2受体拮抗药，大出血时应选用前者。奥美拉唑属于PPI，故为首选用药(选B，不选C)。生长抑素、垂体加压素可收缩内脏血管，是静脉曲张性出血的治疗药物，该患者不考虑为食管-胃底静脉曲张，故不选(不选A、E)。硫糖铝为胃黏膜保护剂，可中和胃酸，可短暂缓解疼痛，但很难治愈溃疡，已不作为治疗消化性溃疡的主要或单独药物(不选D)。

【教材定位】《内科学》P362、P412、P453(第9版)。

69.【参考答案】C。

【押题点】肝硬化并发症的临床表现。

【答案精析】肝硬化病史+突发右上腹痛+腹水急剧增加=门静脉栓塞。低蛋白血症的主要临床表现是营养不良(不选A)。肝肾综合征的主要临床表现为少尿、无尿及氮质血症(不选B)。门静脉血栓急性或亚急性发展时，表现为中重度腹胀痛或突发剧烈腹痛、脾大、顽固性腹水、肠坏死、消化道出血及肝性脑病等(选C)。肝硬化患者如出现以下情况，应怀疑并发原发性肝癌：肝脏体积快速增大，持续肝区疼痛，肝表面发现肿块，血性腹水等(不选D)。原发性腹膜炎：临床症状与感染轻重及发病早晚有关。典型者为急性起病，弥漫性腹痛，伴有恶心呕吐、发热，有腹膜刺激征。不典型者可无腹痛、发热，症状、体征被肝硬化表现所掩盖(不选E)。

【教材定位】《实用内科学》P1591(第15版)。

70.【参考答案】C。

【押题点】肝硬化的并发症。

【答案精析】该患者考虑为门静脉栓塞。门静脉血栓的临床表现变化较大，当血栓缓慢形成，局限于门静脉左右支或肝外门静脉时，侧支循环丰富，多无明显症状，常被忽视，往往首先由影像学检查发现(选C)。低蛋白血症：抽腹水查白蛋白（不选 A）。原发性肝癌：腹水找癌细胞（不选 B）。原发性腹膜炎：腹水培养、腹水常规（不选 D、E）。

【教材定位】《实用内科学》P1591（第 15 版）。

71.【参考答案】A。

【押题点】肝硬化的并发症。

【答案精析】肝硬化病史+全腹弥漫性疼痛、伴发热+全腹压痛、反跳痛、肌紧张=自发性细菌性腹膜炎。自发性细菌性腹膜炎（SBP）是有腹水征的肝硬化患者的常见并发症，肠道的细菌在机体抵抗力低下的情况下，繁殖并引起腹膜感染和炎症，表现为发热、腹痛，出现腹水或者原有的腹水近期大量增加（选 A）。继发性腹膜炎是腹腔内脏器的炎症、穿孔、外伤、血运障碍，以及医源性创伤等导致的腹膜急性化脓性炎症（不选 B）。结核性腹膜炎是由结核分枝杆菌引起的腹膜慢性、弥漫性炎症。本病的感染途径可由腹腔内结核直接蔓延或血行播散而来。前者更为常见，如肠结核、肠系膜淋巴结核、输卵管结核等，均可为本病的直接原发病灶。以中青年多见，女性略多于男性（不选 C）。腹膜转移癌是癌细胞经血路腹膜转移或腹膜直接种植生长所致。多继发于腹腔内肝、胃、结肠、胰腺和卵巢、子宫的癌肿和腹膜后的恶性肿瘤，也可继发于肺、脑、骨骼、鼻咽部的肿瘤及皮肤黑色素瘤等（不选 D）。真菌感染：浅部真菌（癣菌）仅侵犯皮肤、毛发和指（趾）甲，而深部真菌能侵犯人体皮肤、黏膜、深部组织和内脏，甚至引起全身播散性感染。深部真菌感染肠道即表现为真菌性肠炎，可独立存在，如婴儿念珠菌肠炎，或为全身性真菌感染的表现之一，如艾滋病并发播散性组织胞浆菌病（不选 E）。

【教材定位】《实用内科学》P1590（第 15 版）。

72.【参考答案】D。

【押题点】急性胰腺炎的诊断及鉴别诊断。

【答案精析】青年患者+饱食饮酒后出现剧烈腹痛+腹部压痛、反跳痛+血钙降低+循环衰竭、肝衰竭=急性重症胰腺炎（选 D，不选 C）。胆道蛔虫病：典型症状有阵发性钻顶样疼痛（不选 A）。胆石症合并胆囊炎：一般不会出现血钙下降（不选 B）。急性黄疸性肝炎常以乏力食欲缺乏、黄疸为主要表现，患者病史不符（不选 E）。

【教材定位】《实用内科学》P1473~1474（第 15 版）。

73.【参考答案】C。

【押题点】急性胰腺炎的实验室及特殊检查。

【答案精析】患者考虑为重症胰腺炎，需完善血淀粉酶测定，血淀粉酶是诊断急性胰腺炎的重要指标，于起病后 2~12 h 开始升高，48 h 开始下降，持续 3~5 天（选 C）。胸、腹部 X 线检查对发现有无胸腔积液、肠梗阻有帮助，但不是首选检查（不选 A）。胆囊造影常用于胆囊疾病，本病例虽有尿胆红素阳性，但查 B 超明确是否为胆源性胰腺炎即可（不选 B）。血管造影主要应用于血管疾病（不选 D）。

【教材定位】《内科学》P431~432（第 9 版）。

74.【参考答案】C。

【押题点】急性重症胰腺炎的治疗。

【答案精析】患者为青年女性，考虑急性重症胰腺炎，首选禁食抑制胰液分泌，积极液体复苏，因疼痛剧烈，可予哌替啶镇痛（选 C）。不考虑传染性疾病，不隔离（不选 A）。应该给予抗生素预防感染、保肝治疗，但不是首选措施（不选 B）。目前无消化道穿孔、腹腔出血的表现，不应进行剖腹探查（不选 D）。驱虫药显然不合适（不选 E）。

【教材定位】《内科学》P433（第 9 版）。

75.【参考答案】D。

【押题点】肾病综合征的临床表现。

【答案精析】膜性肾病：好发于中老年人，以男性多见，发病高峰年龄为 50~60 岁。该患者为 56 岁，故最可能的病理类型为膜性肾病（选 D）。微小病变型肾病：儿童发病率高，成人发病率相对降低（不选 A）。系膜增生性肾小球肾炎：好发于青少年（不选 B）。局灶节段性肾小球硬化：以青少年多见（不选 C）。系膜毛细血管性肾小球肾炎：本病好发于青少年（不选 E）。

【教材定位】《内科学》P471（第 9 版）。

76.【参考答案】B。

【押题点】肾病综合征的临床表现。

【答案精析】膜性肾病的病理分期分为 4 期（不选 E）。Ⅰ期：肾小球毛细血管壁基本正常，可见节段分布的细小的上皮下嗜复红颗粒，钉突不明显，上皮下电子致密物小，形态不规则，稀疏分布（不选 A）。Ⅱ期：肾小球毛细血管袢基膜弥漫均匀一致性增厚，上皮侧梳状钉突形成，弥漫分布，上皮下存在电子致密物沉积均匀分布（选 B）。Ⅲ期：光镜下新形成的基底膜样物质包绕沉积物，形成网状、链状表现。电镜下电子致密物沉积在基底膜内或上皮下（不选 C）。Ⅳ期：光镜下基底膜明显增厚。电镜下沉积物的电子密度丢失，在不规则增厚的基底膜中出现不规则的电子透亮区（不选 D）。

【教材定位】《实用内科学》P2008（第 15 版）。

77.【参考答案】C。

【押题点】肾病综合征：并发症的防治。

【答案精析】该患者为膜性肾病，易并发血栓和栓塞，患者出现肺栓塞的三联征（呼吸困难、胸痛和咯血），要考虑肺栓塞（选 C）。肺部感染多会出现发热、咳嗽、咳痰（不选 A）。急性左心衰竭多会出现呼吸困难、常有端坐呼吸、咳粉红色泡沫样痰（不选 B）。急性呼吸衰竭多有呼吸困难、发绀及神经精神症状（不选 D）。心脏压塞：典型表现为低血压、心音遥远、颈静脉怒张（不选 E）。

【教材定位】《内科学》P472（第 9 版）。

78.【参考答案】A。

【押题点】肾病综合征：并发症的防治。

【答案精析】该患者长期使用激素和免疫抑制药，免疫力低下，肺孢子菌肺炎是免疫功能低下患者最常见、最严重的机会性感染疾病。血常规表现为嗜酸性粒细胞增加，淋巴细胞绝对值减少。胸部 X 线检查早期典型改变为弥漫性肺泡和间质浸润性阴影，表现为双侧肺门周围弥漫性渗出，呈网状和小结节状影。该患者的临床表现及辅助检查符合肺孢子菌肺炎的特点(选A)。细菌感染多表现为白细胞及中性粒细胞升高(不选B)。卡氏肺囊虫属于真菌，但真菌感染范围太过广泛，故最佳答案为A选项(不选C)。结核感染多为淋巴细胞升高(不选D)。支原体感染：白细胞以中性粒细胞为主，X线检查显示肺部多种形态的浸润影，呈节段性分布(不选E)。

【教材定位】《内科学》P57(第9版)。

79.【参考答案】E。

【押题点】急性白血病的临床表现。

【答案精析】急性起病+皮肤黏膜、牙龈出血+血常规提示三系减低+骨髓穿刺见有核细胞增生明显活跃，异常早幼粒细胞0.85=急性早幼粒细胞白血病。该患者纤维蛋白原下降(正常2~4 g/L)，考虑凝血因子大量消耗并继发纤溶亢进，为M3常见并发症DIC，故考虑该患者出血的主要原因为DIC(选E)。异常早幼粒细胞浸润血管壁、血小板减少及凝血因子缺乏也可造成出血，但不是该例患者出血的主要原因(不选A、B、C、D)。

【教材定位】《内科学》P571(第9版)。

80.【参考答案】E。

【押题点】急性白血病的常用化疗方案。

【答案精析】患者考虑为急性早幼粒细胞白血病(M3)，多采用全反式维A酸+蒽环类药物。因为目前合并DIC，所以早期应抗凝治疗(选E)，当出血严重和继发纤溶亢进时应补充新鲜血浆、凝血酶原复合物、纤维蛋白原、单采血小板等。

【教材定位】《内科学》P576、P626(第9版)。

81.【参考答案】E。

【押题点】急性白血病的常用化疗方案。

【答案精析】患者考虑为急性早幼粒细胞白血病(M3)，完全缓解后可采用维A酸+亚砷酸±蒽环类的方案进行巩固治疗，但欲达根治目的，最理想的治疗为骨髓移植(选E)。

【教材定位】《实用内科学》P1747(第15版)。

82.【参考答案】B。

【押题点】特发性血小板减少性紫癜的治疗。

【答案精析】脾切除适用于常规糖皮质激素治疗4~6周无效，病程迁延6个月以上或糖皮质激素虽有效，但维持量>30 mg/d或有糖皮质激素禁忌证者(选B)。泼尼松用于特发性血小板减少性紫癜治疗4周仍无反应者，应迅速减量至停用(不选A)。特发性血小板减少性紫癜患者服用叶酸没有治疗效果(不选C)。输注血小板适用于伴消化系统、泌尿生殖系统、中枢神经系统或其他系统的活动性出血或需要急诊手术的重症ITP患者($PLT<10\times10^9/L$)(不选D)。特发性血小板减少性紫癜患者不需要进行骨髓移植(不选E)。

【教材定位】《内科学》P616(第9版)。

【拓展】2019、2022年考点：原发性免疫性血小板减少症又称特发性血小板减少性紫癜，首选治疗为糖皮质激素，调节免疫功能，近期有效率约为80%。对有活动性出血或需要急诊手术的重症原发性免疫性血小板减少症患者($PLT<10\times10^9/L$)，应予急诊输注血小板。

83.【参考答案】C。

【押题点】特发性血小板减少性紫癜的实验室检查。

【答案精析】特发性血小板减少性紫癜是由患者对自身血小板抗原免疫失耐受，产生体液免疫和细胞免疫介导的血小板过度破坏与血小板生成受抑，导致血小板减少，血小板寿命缩短(不选D)。实验室检查示凝血功能正常，出血时间延长，血块收缩不良(选C)，束臂试验阳性。骨髓检查提示巨核细胞数正常或增多，有成熟障碍，红系、粒系及单核系正常(不选B、E)。Hams试验用于阵发性睡眠性血红蛋白尿的诊断(不选A)。

【教材定位】《内科学》P614(第9版)。

84.【参考答案】C。

【押题点】特发性血小板减少性紫癜的病因和发病机制。

【答案精析】特发性血小板减少性紫癜是一种复杂的多种机制共同参与的获得性自身免疫性疾病(选C)。该病患者凝血功能正常，出血时间延长，血块收缩不良，束臂试验阳性(不选A)。血小板功能一般正常(不选B)。查体脾脏一般不增大或轻度增大(不选D)。该病不是由药物引起(不选E)。

【教材定位】《内科学》P614(第9版)。

85.【参考答案】B。

【押题点】妊娠期高血糖。

【答案精析】该患者有妊娠期高血糖，无糖尿病病史，在妊娠期出现，血糖达到妊娠期高血糖的诊断标准，但无法区分是糖尿病合并妊娠还是妊娠期糖尿病，故宜选在分娩后4~12周进行复查(选B)。分娩后1~3周，不能除外分娩、劳累等应激因素给血糖带来的影响(不选A)。

【教材定位】《内科学》P744(第9版)。

86.【参考答案】D。

【押题点】糖尿病的治疗。

【答案精析】患者为青年女性，空腹未达糖尿病诊断标准，OGTT餐后2 h超过正常，未达糖尿病诊断标准，属糖耐量异常。糖耐量异常，未达糖尿病诊断标准，无须药物治疗，可通过饮食及运动控制血糖，并进一步观察血糖变化情况(选D)。患者未达糖尿病诊断标准，无须使用药物治疗(不选A、C、E)。患者已达糖耐量异常诊断标准，仍须注意饮食结合运动进行控制(不选B)。

【教材定位】《内科学》P734(第9版)。

87.【参考答案】D。

【押题点】类风湿关节炎的诊断标准和鉴别诊断。

【答案精析】对称性多发小关节肿痛伴晨僵+RF(+)=类风湿关节炎(选D)。痛风：临床特征为血清尿酸升高、反复发作性急性关节炎、痛风石及关节畸形、尿酸性肾结石、肾脏病变等(不选A)。风湿性关节炎：呈游走性、多发性关节炎，关节疼痛常在2周内消退(不选B)。原发性骨关节炎是一种以关节软骨损害为主，并累及整个关节组织的病变，表现为关节疼痛、僵硬、肥大及活动受限，好发于膝、髋、颈椎和腰椎等负重关节及远端指间关节、近端指间关节、第一腕掌关节和第一跖趾关节(不选 C)。系统性红斑狼疮:特征性表现为面部蝶形红斑,关节炎表现为对称性多关节疼痛肿胀,抗核抗体阳性(不选 E)。

【教材定位】《内科学》P810(第 9 版)。

88.【参考答案】D。

【押题点】类风湿关节炎的治疗。

【答案精析】患者发热、乏力、γ-球蛋白升高、红细胞沉降率加快,提示病情活动。NSAIDs 药物可以缓解关节炎症状,但在控制病情方面作用有限,应与 DMARDs 同服。RA 一经确诊,都应早期使用 DMARDs 药物(选 D)。

【教材定位】《内科学》P811(第 9 版)。

89.【参考答案】C。

【押题点】类风湿关节炎的治疗。

【答案精析】患者被诊断为类风湿关节炎,且病情活动,应给予 DMARDs 治疗,首选 MTX,可联合应用糖皮质激素,糖皮质激素能迅速缓解关节肿痛症状和全身炎症,但在临床条件允许时应尽快递减糖皮质激素至停用(选 C)。糖皮质激素必须同时应用 DMARDs,仅作为 DMARDs 的桥梁治疗(不选 A)。D-青霉胺也属于 DMARDs,但现已少用(不选 B)。手术适用于较晚期有畸形并失去功能的关节(不选 D)。雷公藤多苷对缓解症状有效,但对长期控制病情的作用并不明确(不选 E)。

【教材定位】《内科学》P811(第 9 版)。

90.【参考答案】C。

【押题点】帕金森病的诊断和鉴别诊断。

【答案精析】患者为老年男性,出现静止性震颤、“铅管样肌强直”、运动迟缓(手指扣纽扣、系鞋带等困难,书写时字越写越小)、姿势步态异常(慌张步态),均为帕金森病的典型表现,故诊断考虑为帕金森病(选 C)。特发性震颤:多有家族史,姿势性或动作性震颤,身体保持一定姿态或骨骼肌随意收缩时出现(不选 A)。肝豆状核变性多于 20 岁以前发病,震颤、构音障碍、肌张力障碍,可见典型的角膜 K-F 环(不选 B)。抑郁症以抑郁心境、思维迟缓、精神运动性抑制为主要表现(不选 D)。阿尔茨海默病表现为逐渐发生的记忆障碍或遗忘、认知障碍、精神症状,常无震颤(不选 E)。

【教材定位】《神经病学》P330(第 8 版)。

91.【参考答案】A。

【押题点】帕金森病的诊断和鉴别诊断。

【答案精析】患者诊断考虑为帕金森病,该病的血和脑脊液常规检查均无异常,CT、MRI 检查无特征性改变(不选 E)。帕金森病的诊断主要依靠患者的临床症状及体格检查(选 A)。其他检查主要用于临床鉴别诊断。肝肾功能和血清铜蓝蛋白检查一般用于肝豆状核变性的诊断(不选 B)。腰椎穿刺脑脊液检查主要用于中枢神经系统感染等疾病(不选 C)。抑郁和智能量表测试主要用于评估患者的情绪和认知功能(不选 D)。

【教材定位】《神经病学》P332(第 8 版)。

92.【参考答案】B。

【押题点】帕金森病的治疗和护理。

【答案精析】帕金森病最显著的生化特征是脑内多巴胺含量减少,所以最重要的治疗药物是复方左旋多巴(选 B)。D-青霉胺是肝豆状核变性的首选用药(不选 A)。普萘洛尔是 β 肾上腺素受体拮抗药,不用于治疗帕金森病(不选 C)。抗胆碱酯酶药常用于重症肌无力、阿尔茨海默病(不选 D)。抗胆碱能药适用于震颤突出且年龄较轻的帕金森病患者,可影响认知(不选 E)。

【教材定位】《神经病学》P334(第 8 版)。

【拓展】①会加重帕金森症状的药物是甲基多巴。②帕金森患者禁用氟哌啶醇(可引起锥体外系反应)。

93.【参考答案】C。

【押题点】继发性肺结核的诊断与鉴别诊断。

【答案精析】患者为青年女性,病变部位在肺上叶(为继发性肺结核的好发部位),并形成空洞伴周围炎症,考虑肺结核空洞形成(选 C)。肺脓肿多有高热、咳大量脓臭痰,胸部 X 线检查表现为带有液平面的空洞伴周围浓密的炎性阴影(不选 A)。肺癌多发生于中老年人,多有长期吸烟史,胸部 X 线检查或 CT 检查表现为肺癌肿块常呈分叶状,有毛刺、切迹。癌组织坏死液化后,可以形成偏心厚壁空洞(不选 B)。原发型肺结核主要表现为含原发综合征及胸内淋巴结结核,胸部 X 线检查表现为哑铃型阴影,即原发病灶、引流淋巴管炎和肿大的肺门淋巴结(不选 D)。支气管扩张有慢性反复咳嗽、咳痰,多有大量脓痰,常反复咯血。轻者胸部 X 线检查无异常或仅见肺纹理增粗,典型者可见卷发样改变(不选 E)。

【教材定位】《内科学》P68(第 9 版)。

94.【参考答案】A。

【押题点】继发性肺结核的实验室和其他检查。

【答案精析】根据患者情况,初步诊断为肺结核,结核分枝杆菌检查是确诊肺结核的主要方法。该患者有空洞形成,对结核空洞患者,其痰中经常排菌,通过痰结核菌集菌及培养可明确诊断(选 A)。PPD 试验广泛应用于检出结核分枝杆菌的感染,对儿童、少年和青年的结核病诊断有参考意义(不选 B)。血抗结核抗体及血培养均不是诊断肺结核的辅助检查手段(不选 C、E)。患者已行胸部 X 线检查发现病变,再行胸部 CT 检查意义不大(不选 E)。

【教材定位】《内科学》P66(第 9 版)。

95.【参考答案】A。

【押题点】继发性肺结核的治疗。

【答案精析】患者考虑为继发性肺结核,针对初治活动性肺结核,且结核菌涂片呈阳性者,选用 2HRZE/4HR 方案(选 A)。

【教材定位】《内科学》P72(第 9 版)。

96.【参考答案】B。

【押题点】胸腔积液的诊断要点。

【答案精析】中年患者,男性,被诊断为股深静脉血栓性静脉炎,突发呼吸困难、咳嗽伴血痰、胸痛,应考虑肺栓塞,如肺栓塞发生胸腔积液,则多为血性(选 B)。肺栓塞引起的胸腔积液按发生机制分类为渗出液,但题干问的是最常见的类型,故最佳答案为 B 选项。

【教材定位】《内科学》P115(第9版)。

97.【参考答案】C。

【押题点】胸腔积液的诊断要点。

【答案精析】患者为青年女性，高热，右侧胸痛，咳嗽和深呼吸时疼痛加剧，考虑类肺炎性胸腔积液，为胸膜通透性增加引起，为渗出液(选C)。

【教材定位】《内科学》P118(第9版)。

98.【参考答案】D。

【押题点】胸腔积液的诊断要点。

【答案精析】患者为中年男性，被诊断为肺癌伴纵隔淋巴结转移，患者出现胸腔积液，若为恶性肿瘤侵犯胸膜引起的恶性胸腔积液，则多为血性。该患者胸水色黄清澈，结合其上腔静脉阻塞表现(颈面部明显肿胀、皮肤色紫而紧张、颈静脉和胸部浅静脉充盈)，故考虑为肿瘤致上腔静脉阻塞，引起胸膜毛细血管内静水压增高而出现的胸腔积液，为漏出液(选D)。

【教材定位】《内科学》P114(第9版)。

99.【参考答案】B。

【押题点】癫痫的药物治疗和机制。

【答案精析】典型失神发作表现为突然短暂的意识丧失和正在进行的动作中断，发作后立即清醒，发作时ECG呈双侧对称的3 Hz棘-慢复合波。根据患者的症状、体征及辅助检查，考虑失神发作，首选用药为乙琥胺(选B)；地西泮用于癫痫持续状态(不选A)。丙戊酸钠是全面性发作，尤其是全面强直-阵挛发作合并典型失神发作的首选药(不选D)。卡马西平是部分性发作的首选药物(不选E)。氯硝西泮多作为癫痫的辅助用药(不选C)。

【教材定位】《神经病学》P366(第8版)。

100.【参考答案】D。

【押题点】癫痫的药物治疗和机制。

【答案精析】意识丧失、双侧强直后出现阵挛是全面强直-阵挛发作的主要临床特征。患者发作时全身抽搐、意识丧失，考虑全面性癫痫(阵挛性发作)，首选用药为丙戊酸钠(选D)。

【教材定位】《神经病学》P366(第8版)。

专业实践能力卷一答案与解析

1.【参考答案】DEF。

【押题点】心力衰竭的诊断与鉴别诊断。

【答案精析】左心衰竭症状包括：①不同程度的呼吸困难；②咳嗽、咳痰、咯血；③乏力、疲倦、运动耐量减低、头晕、心慌等；④少尿及肾功能损害症状。体征包括：①肺部湿性啰音；②心脏体征，如心脏扩大及相对性二尖瓣关闭不全的反流性杂音、肺动脉瓣区第二心音亢进及第三心音或第四心音奔马律。右心衰竭症状包括：①消化道症状；②劳力性呼吸困难。体征包括：①水肿；②颈静脉征；③肝大；④心脏体征，如右心室显著扩大，三尖瓣关闭不全的反流性杂音。根据题干信息，患者为老年男性，进行性加重的呼吸困难、咳白痰(左心衰竭的症状)、水肿(右心衰竭的症状)，心尖收缩期杂音、肺部湿啰音(左心衰竭的体征)，颈静脉充盈、下肢水肿、肝大(右心衰竭的体征)，考虑为慢性全心衰竭(选D)。慢性心力衰竭判断原发病非常重要。扩张型心肌病：临床主要表现为活动时呼吸困难和活动耐量下降。体征：主要为心界扩大，有时可于心尖部闻及收缩期杂音。肺部听诊可闻及湿啰音，颈静脉怒张、肝大及外周水肿等右心衰竭导致的液体潴留体征也较为常见。慢性心力衰竭的治疗并不推荐血管扩张药物，仅对伴有心绞痛或高血压的患者可考虑联合治疗。硝酸酯类药物可降低肺静脉压，对扩张型心肌病的心衰症状有一定缓解作用。综上，应考虑扩张型心肌病的诊断(选E)。冠心病：以发作性胸痛为主要临床表现，常由体力劳动或情绪激动所诱发，但有些患者仅觉胸闷不适而非胸痛，休息或舌下含服硝酸甘油等可缓解，当合并心力衰竭时可出现相应体征。综上，应考虑冠心病诊断(选F)。慢性支气管炎：临床上以咳嗽、咳痰为主要症状，或有喘息，每年发病持续3个月或更长时间，连续2年或2年以上，急性发作期可在背部或双肺底听到干、湿啰音，咳嗽后可减少或消失(不选A)。支气管哮喘：临床表现为反复发作的喘息、气急、胸闷或咳嗽等症状，常在夜间及凌晨发作或加重，多数患者可自行缓解或经治疗后缓解。发作时典型的体征为双肺可闻及广泛的哮鸣音，呼气音延长(不选B)。肺栓塞：常有可以导致静脉血液淤滞、静脉系统内皮损伤和血液高凝状态的因素，症状缺乏特异性。可有不明原因的呼吸困难、气促、胸痛、晕厥、咯血、咳嗽、心悸等。可有发绀，肺部哮鸣音和(或)细湿啰音，心动过速，血压下降，颈静脉充盈或搏动，肺动脉瓣区第二音亢进(P2>A2)或分裂，三尖瓣区收缩期杂音(不选C)。慢性肾衰竭：常有慢性肾小球肾炎、糖尿病、高血压肾病等基础病因，表现为水电解质紊乱(高钾血症)、酸中毒，到CKD5期时，可出现急性左心衰竭、严重高钾血症、消化道出血、中枢神经系统障碍等，甚至有生命危险(不选G)。

【教材定位】《内科学》P20、P29、P100、P167、P173、P219、P262、P264、P520(第9版)。

2.【参考答案】ABD。

【押题点】心力衰竭的临床表现。

【答案精析】根据题干信息，患者为全心衰竭。慢性左心衰竭除基础心脏病的固有体征外，一般有心脏扩大及相对性二尖瓣关闭不全的反流性杂音、肺动脉瓣区第二心音亢进及第三心音或第四心音奔马律(选A、D)。慢性左心衰竭可出现交替脉：脉搏强弱交替。轻度交替脉仅能在测血压时发现。交替脉为左心室心力衰竭的重要体征之一。常见于高血压性心脏病、急性心肌梗死和主动脉瓣关闭不全导致的心力衰竭等(选B)。心包积液量大时可于左肩胛骨下出现叩诊浊音，听诊闻及支气管呼吸音，称心包积液征(Ewart征)，此乃肺组织受压所致(不选C)。奇脉指吸气时脉搏明显减弱或消失，见于心包积液、胸腔积液等(不选E)。水冲脉指脉搏骤起骤落，犹如潮水涨落，常见于甲亢、严重贫血、脚气病、主动脉瓣关闭不全、先天性心脏病(动脉导管未闭)、动静脉瘘等(不选F)。杵状指(趾)是指手指或足趾末端增生、肥厚、增宽、增厚，指甲从根部到末端拱形隆起呈杵状。常见于：①呼吸系统疾病，如慢性肺脓肿、支气管扩张和支气管肺癌；②某些心血管疾病，如发绀型先天性心脏病，亚急性感染性心内膜炎；③营养障碍性疾病，如肝硬化(不选G)。

【教材定位】《诊断学》P160、P206(第9版)，《内科学》P167、P304(第9版)，《实用内科学》P820(第9版)。

3.【参考答案】BCE。

【押题点】心力衰竭的诊断。

【答案精析】心力衰竭完整的诊断包括病因学诊断、心功能评价及预后评估。超声心动图：更准确地评价各心腔大小变化及瓣膜结构和功能，方便快捷地评估心功能和判断病因，是诊断心力衰竭最主要的仪器检查(选B)。冠状动脉造影(CAG)：对拟诊冠心病或有心肌缺血症状、心电图或负荷试验有心肌缺血表现者，可行冠状动脉造影明确病因诊断(选C)。胸部X线检查：有助于心衰与肺部疾病的鉴别。心影大小及形态为心脏病的病因诊断提供了重要的参考资料(选E)。血气分析：主要用于诊断呼吸衰竭，判断酸碱失衡类型(不选A)。放射性核素肺通气/灌注扫描：对肺栓塞和血管病变的诊断价值较高，对肺部肿瘤及其骨转移的诊断也有较高的参考价值(不选D)。腹部B超：用于探查消化系统实质性脏器、胆道及腹腔内的病变(不选F)。

【教材定位】《内科学》P11、P135、P168～169、P346(第9版)。

4.【参考答案】CF。

【押题点】心力衰竭的治疗。

【答案精析】血管紧张素转化酶抑制剂(ACEI)可缓解症状，延缓心衰进展，降低不同病因、不同程度心力衰竭患者及伴或不伴冠心病患者的病死率(选C)。心力衰竭患者长期应用β受体拮抗药能减轻症状、改善预后、降低病死率和住院率(选F)。地高辛可显著减轻轻中度心力衰竭患者的临床症状，提高生活质量，提高运动耐量，减少住院率，但对生存率无明显改变(不选A)。维拉帕米为钙通道阻滞药，有一定的负性肌力作用，主要用于肥厚型心肌病(不选B)。慢性心力衰竭的治疗并不推荐血管扩张药物如硝酸酯类，仅对伴有心绞痛或高血压的患者可考虑联合治疗，对存在心脏流出道或瓣膜狭窄的患者应禁用(不选D)。β受体激动药如多巴胺与多巴酚丁胺，在慢性心力衰竭加重时起到帮助患者渡过难关的作用，连续用药超过72 h可能出现耐药，长期使用将增加病死率(不选E)。利尿药是心力衰竭治疗中改善症状的基石，是心力衰竭治疗中唯一能够控制体液潴留的药物，但不能作为单一治疗。原则上在慢性心力衰竭急性发作和明显体液潴留时应用(不选G)。

【教材定位】《内科学》P170～174(第9版)。

5.【参考答案】ABCF。

【押题点】急性心力衰竭的抢救措施。

【答案精析】根据题干信息，患者端坐呼吸，满肺哮鸣音和湿啰音，发生了急性左心衰竭，急性肺水肿的药物治疗包括：①吗啡3～5 g静脉注射不仅可以使患者镇静，同时也具有舒张小血管的功能而减轻心脏负荷(选B)。②呋塞米20～40 mg于2 min内静脉注射，除利尿作用外，还有静脉扩张作用，有利于肺水肿缓解(选C)。③氨茶碱，除支气管痉挛，还有一定的增强心肌收缩、扩张外周血管作用。④洋地黄类药物(如去乙酰毛花苷)：去乙酰毛花苷静脉给药最适合用于有快速心室率的心房颤动并心室扩大伴左心室收缩功能不全者，首剂0.4～0.8 mg，2 h后可酌情继续使用0.2～0.4 mg(选A)。⑤血管扩张剂如硝普钠(选F)。美托洛尔等β受体拮抗药有强大的负性肌力作用，因此不能应用于急性失代偿性心力衰竭(不选D)。地尔硫䓬为钙通道阻断药，有一定程度的负性肌力作用，不能用于急性肺水肿(不选E)。抗菌药物用于细菌感染性疾病，急性肺水肿不是抗菌药物的适应证(不选G)。地塞米松等糖皮质激素可引起水钠潴留，不用于急性肺水肿的抢救(不选H)。

【教材定位】《实用内科学》P818、P826～827(第15版)，《内科学》P175～176(第9版)。

6.【参考答案】ABC。

【押题点】急性心力衰竭的抢救措施。

【答案精析】硝普钠为动、静脉血管扩张剂，可通过降低外周阻力(选A)，降低心脏后负荷，扩张小静脉，减少回心血量(选C)，降低心脏前负荷，减少心室舒张末期容量(选B)，增加心排血量。增加心肌收缩力，正性肌力药物主要是指洋地黄类和非洋地黄类。洋地黄类药物可抑制心肌细胞膜离子泵，通过抑制Na^+-K^+-ATP酶，促进心肌细胞Ca^{2+}-Na^+交换，增强心肌收缩力(不选D、H)。抑制交感神经兴奋性，减慢心室率、减少心肌耗氧量是β受体拮抗药治疗心衰的作用机制(不选E、G)。减少血容量，减少心脏前负荷是利尿药的作用机制(不选F)。

【教材定位】《内科学》P171～173、P258(第9版)。

7.【参考答案】ABE。

【押题点】心力衰竭的治疗。

【答案精析】噻嗪类利尿药的作用机制是抑制远曲小管近端Na^+-Cl^-共转运子，抑制NaCl的重吸收。尿中除排出Na^+和Cl^-外，K^+、Mg^{2+}的排泄也增多，从而造成低钠、低钾、低镁(选A、E)。本类药物还促进远曲小管由甲状旁腺激素(PTH)调节的Ca^{2+}重吸收过程，从而减少尿Ca^{2+}含量，增加血钙。利尿药可使尿酸经近曲小管的重吸收增加，同尿酸竞争有机酸分泌，从而造成高尿酸血症(选B)。降低胆固醇主要是他汀类药物的作用机制(不选C)。噻嗪类药物可促进远曲小管由PTH调节的Ca^{2+}重吸收过程，而减少尿Ca^{2+}含量，增加血钙(不选D)。粒细胞减少是抗甲状腺药物的常见不良反应(不选F)。肝功能损害是抗结核药物的常见不良反应(不选G)。

【教材定位】《药理学》P214、P244、P340、P426(第9版)。

8.【参考答案】CDG。

【押题点】心力衰竭的治疗。

【答案精析】根据题干信息，患者在应用地高辛药物期间出现了胃肠道症状、黄绿视、频发室性期前收缩，考虑洋地黄中毒。心肌缺血、缺氧及低血钾、低血镁、甲减、肾功能不全的情况下更易出现洋地黄中毒，利尿药可造成低钾，因此应暂停利尿药，立即停用洋地黄(选C、D，不选A)。对快速型心律失常者，如血钾浓度低则可用静脉补钾，如血钾不低可用利多卡因或苯妥英钠，电复律因易致心室颤动，一般禁用(选G，不选E)。普罗帕酮主要用于各种类型室上性心动过速、室性期前收缩、难治性或致命性室速(不选B)。胺碘酮可用于各种室上性(包括心房扑动与颤动)与室性快速型心律失常(不用于Q-T间期延长的多形性室速)、心肌梗死后室性心律失常、复苏后预防室性心律失常复发，尤其适用于器质性心脏病、心肌梗死后伴心功能不全的心律失常(不选 F)。维拉帕米可用于各种折返性室上性心动过速、预激综合征、利用房室结作为通道的房室折返性心动过速、心房扑动与颤动时减慢心室率、某些特殊类型的室速(不选 H)。

【教材定位】《内科学》P173、P206(第 9 版)。

9.【参考答案】ABD。

【押题点】高血压病的诊断。

【答案精析】根据题干信息,55 岁患者,女性,结合既往病史及入院时血糖水平,糖尿病诊断明确。入院时测血钾<3.5 mmol/L,低钾血症诊断明确。患者间断性头晕 5 年,加重 2 天。两日前测血压 175/95 mmHg,今日测血压 168/100 mmHg。不同两日测血压高于正常值,高血压病诊断明确(选 A、B、D)。脑动脉供血不足是指人脑某局部的血液供应不足而引起的脑功能障碍,主要症状是反复头晕,但患者合并高血压,血压高达 175/95 mmHg,高血压可引起头晕症状,从一元论来讲,选择高血压更合适,故不选(不选 C)。心功能不全主要表现为呼吸困难和体液潴留,如下肢水肿,一般不会只表现为头晕,与患者的症状、体征不符,故不选(不选 E)。心包炎主要症状为发热、盗汗、咳嗽、咽痛或呕吐、腹泻等,且听诊多有心包摩擦音,与患者的症状、体征不符,故不选(不选 F)。

【教材定位】《内科学》P251(第 9 版)。

10.【参考答案】ABCE。

【押题点】高血压病的诊断。

【答案精析】根据题干信息,考虑诊断高血压、2 型糖尿病、低钾血症。需要进一步完善的检查有:电解质、肝肾功能、血脂、尿常规等一般检查,可以对患者全身状况进行评估(选 B)。同型半胱氨酸主要用于检查 H 型高血压,对高血压的治疗有意义。同时,血脂、血糖、同型半胱氨酸对高血压的危险分层有价值(选 C)。患者高血压合并低钾,须排除原发性醛固酮增多症等继发性高血压,故需完善肾素、血管紧张素、醛固酮、肾上腺皮质功能和肾上腺及腹部彩超排除继发性高血压(选 A、E)。甲状腺功能紊乱可致继发性高血压,包括甲亢及甲状腺减退,但甲状腺彩超无法明确诊断,可以查甲状腺功能(不选 D)。胸部 CT 主要用于胸部脏器和血管疾病的辅助诊断,引起高血压的胸部疾病主要是主动脉缩窄和主动脉夹层,但一般会有呼吸困难症状,且不会出现低钾血症。与患者的症状不符,且普通 CT 检查意义不大,需行增强 CT,故不选(不选 F)。

【教材定位】《内科学》P251(第 9 版)。

11.【参考答案】ABCE。

【押题点】高血压病的危害。

【答案精析】根据题干信息,考虑诊断高血压、2 型糖尿病。高血压所致的全身小动脉病变主要是壁与腔的比值增加和管腔内径缩小,导致重要靶器官如心、脑、肾组织缺血。高血压患者长期压力负荷增高,引起左心室肥厚和扩张。左心室肥厚可使冠脉血流储备下降,特别是耗氧量增加时,导致心内膜下心肌缺血。故高血压性心脏病常可合并冠状动脉粥样硬化和微血管病变(选 A、C)。高血压对脑部的损害为:长期高血压可使脑血管形成缺血与病变,形成微血管瘤,易引起脑出血(选 B)。长期持续高血压使肾小球内囊压力升高,肾小球纤维化、萎缩,肾动脉硬化,导致肾实质缺血和肾单位不断减少,肾衰竭(选 E)。心绞痛和心肌梗死均为冠状动脉粥样硬化基础上出现管腔的固定狭窄或不稳定斑块破溃形成急性血栓所致。动脉粥样硬化的形成机制为:内膜损伤学说;脂肪浸润学说;中膜纤维细胞增生学说和血小板聚集、血栓形成学说。高血压是动脉粥样硬化的危险因素,不直接导致动脉粥样硬化的形成(不选 D、G)。心律失常是心脏活动的起源和(或)传导障碍导致心脏搏动的频率和(或)节律异常,虽然高血压、糖尿病和低钾血症均有可能引起心律失常,但不是继发性血管损害,故不选(不选 F)。

【教材定位】《内科学》P249~250(第 9 版)。

12.【参考答案】A。

【押题点】高血压的治疗。

【答案精析】多数糖尿病合并高血压患者往往同时有肥胖、血脂代谢紊乱和较严重的靶器官损害,属于心血管疾病高危群体。ACEI(血管紧张素转化酶抑制剂)或 ARB(血管紧张素Ⅱ 受体拮抗药)兼顾降压和降低尿蛋白,有效减轻和延缓糖尿病肾病的进展,降压目标为 130/80 mmHg 以下(选 A)。氢氯噻嗪等利尿药虽适用于合并糖尿病的高血压患者,有较强的降压效应,但也会引起血钾、血脂血糖和血尿酸的代谢,但没有降低尿蛋白作用,不如 ACEI 获益高,故不选(不选 B、G)。钙离子拮抗药降压起效迅速,降压疗效和幅度相对较强,疗效的个体差异性较小,与其他类型降压药物联合使用能明显增强降压作用,对血脂、血糖等无明显影响,但没有降低尿蛋白作用,不如 ACEI 获益高,故不选(不选 C)。利血平属于中枢交感神经抑制药,虽有一定的降压疗效,但因不良反应较多(如直立性低血压、撤药综合征及反跳现象),目前不主张单独使用,故不选(不选 D、F)。美托洛尔属于 β 受体拮抗药,虽然糖尿病不是使用 β 受体拮抗药的禁忌证,但 β 受体拮抗药增加胰岛素抵抗,还可能掩盖和延长低血糖反应,故不选(不选 E)。

【教材定位】《内科学》P255(第 9 版)。

13.【参考答案】DFG。

【押题点】急性心肌梗死的治疗。

【答案精析】该患者被诊断为急性广泛前壁心肌梗死,发病在 6 h 内,需尽快行急诊 CAG+PCI 术(选 G)。该患者出现室性期前收缩,应给予利多卡因静脉注射,而不是口服美西律,如室性心律失常反复发作,可用胺碘酮治疗(选 D,不选 B)。该患者查体有奔马律且伴有两肺散在湿啰音,考虑左心衰竭,以应用吗啡(或哌替啶)和利尿药为主(选 F)。同步直流电复律可用于发生室速及室上速的急性心肌梗死患者(不选 A)。在梗死发生后 24 h 内宜尽量避免使用洋地黄制剂(不选 C)。患者无严重的房室传导阻滞,无须安装临时起搏器(不选 E)。

【教材定位】《内科学》P242(第9版)。

14.【参考答案】ADEFG。

【押题点】急性心肌梗死的并发症。

【答案精析】心肌梗死后常见并发症：乳头肌功能失调或断裂、心脏破裂、栓塞、心室壁瘤、心肌梗死后综合征(选A、D、E、G、F)。室性心律失常和心源性休克属于急性心肌梗死的临床表现，而非并发症(不选B、C)。

【教材定位】《内科学》P240(第9版)。

15.【参考答案】B。

【押题点】流行性感冒的诊断及鉴别。

【答案精析】患者为青年男性，主要表现为高热、乏力、肌肉酸痛等全身中毒症状，呼吸道局部症状轻，且有家庭聚集性发病，血常规示淋巴细胞高，符合流行性感冒的发病特点(选B)。流行性脑脊髓膜炎(流脑)：早期症状往往类似流感，但流脑有明显的季节性，儿童多见。早期有剧烈头痛、脑膜刺激征、瘀点、口唇疱疹等，与本病例不符(不选A)。肺结核是由结核分枝杆菌引起的呼吸道传染病，多为低热(以午后为主)，伴咳嗽、咳痰，可有盗汗、乏力、食欲缺乏等全身中毒症状，该患者急性起病，以高热为主，故不考虑(不选C)。支气管扩张主要表现为慢性咳嗽、咳大量脓痰，反复咯血，该患者急性起病，不符合支气管扩张的特点(不选D)。支原体肺炎：症状及X线检查表现可类似流行性感冒，查血支原体抗体呈阳性，该患者支原体IgM抗体阴性，故不选择(不选E)。流行性乙型脑炎：由乙型脑炎病毒感染引起，临床以高热、惊厥、意识障碍为主要表现，该患者无惊厥、意识障碍症状(不选F)。

【教材定位】《实用内科学》P292(第15版)。

16.【参考答案】ABE。

【押题点】流行性感冒的治疗。

【答案精析】患者血常规示白细胞不高，淋巴细胞稍高，结合患者症状，考虑流行性感冒。患者有高热，对症处理可予解热镇痛药，尽早予以抗病毒药物可抑制病毒复制，缩短病程，减少并发症，咳嗽明显可使用复方甘草合剂治疗干咳(选A、B、E)。患者白细胞及中性粒细胞不高，无咳黄脓痰等继发细菌感染的证据，治疗以对症及抗病毒治疗为主，无须使用广谱抗生素(不选C)。全身大量应用激素仅用于重症流感合并血流动力学不稳定时，不符合本病例(不选D)。患者无肝功能损害证据，无须护肝治疗(不选F)。

【教材定位】《实用内科学》P292(第15版)。

17.【参考答案】ACF。

【押题点】重症流感诊断标准。

【答案精析】根据重症流感的判断标准，流感病例出现下列1种或1种以上情况者为重症流感病例：①意识改变如反应迟钝、嗜睡、躁动及惊厥等(选A)；②呼吸困难和(或)呼吸频率加快，>30次/min(不选B)；③严重呕吐、腹泻，出现脱水表现(选C)；④少尿，尿量<400 mL/24 h或出现急性肾衰竭；⑤血压<90/60 mmHg(不选D)；⑥动脉血氧分压(PaO_2)<60 mmHg或氧合指数<300 mmHg(不选E)；⑦胸部X线检查显示双侧或多肺叶浸润影，或入院48 h内肺部浸润影扩大>50%(选F)；⑧肌酸激酶及其同工酶等水平迅速升高；⑨原有基础疾病明显加重，出现脏器功能不全或衰竭。

【教材定位】《实用内科学》P292(第15版)。

18.【参考答案】BCDEF。

【押题点】慢性肺源性心脏病的辅助检查。

【答案精析】老年患者+反复咳嗽、咳痰、气短+肺气肿体征、P2>A2、颈静脉充盈、肝大、双下肢水肿=慢性肺源性心脏病。患者病情加重3天，感染是引起慢性肺心病急性加重的常见原因，故需完善血常规检查，明确有无感染(选B)。患者存在发绀、气促，应完善动脉血气分析，明确是否存在低氧血症、呼吸衰竭等(选C)。慢性肺心病的病因以慢性阻塞性肺疾病最为多见，肺功能检查有助于病因诊断，对肺心病的治疗及预后有参考意义(选D)。心功能不全时可伴有肾功能或肝功能异常，患者肝大、双下肢水肿，应完善肝肾功能、尿常规检查以评估病情(选E、F)。过敏原对肺心病的诊断和治疗无意义(不选A)。

【教材定位】《内科学》P111(第9版)。

19.【参考答案】ACF。

【押题点】慢性肺源性心脏病的辅助检查。

【答案精析】患者反复咳嗽、咳痰、气短，查体可见双侧呼吸运动减弱、双肺散在小水泡音及干鸣音，肺下界下降，考虑原发病为慢性阻塞性肺疾病可能性大。慢性阻塞性肺疾病的肺功能可见肺总量(TLC)增加(选A)；肺活量(VC)降低(不选B)；残气量(RV)增加(选C)；功能残气量(FRC)增加(不选D)。慢性阻塞性肺疾病表现为持续气流受限，即吸入支气管舒张剂后FEV_1/FVC<70%，FEV_1<80%预计值，提示中度以上的气流受限(选F)。一氧化碳弥散量为肺换气指标，慢性阻塞性肺疾病患者肺弥散面积减少，一氧化碳弥散量应减少(不选E)。

【教材定位】《内科学》P23(第9版)。

20.【参考答案】D。

【押题点】慢性肺源性心脏病的诊断。

【答案精析】患者为老年女性，反复咳嗽、咳痰、气短+双侧呼吸运动减弱、双肺散在小水泡音及干鸣音、肺下界下移+肺功能检查确定持续气流受限(吸入支气管舒张药后FEV_1/FVC<70%)=慢性阻塞性肺疾病，患者近3天症状加重，血常规提示感染，胸部X线检查示双肺纹理增多，考虑肺部感染引起的慢性阻塞性肺疾病急性加重，故诊断考虑为慢性阻塞性肺疾病急性加重期(选D)。慢性支气管炎慢性迁延期指有不同程度的咳、痰、喘症状迁延到1个月以上者，本病例患者血常规提示急性感染(不选A)。支气管哮喘：临床表现为反复发作的喘息、气急、胸闷或咳嗽等症状，常在夜间及凌晨发作或加重，多数患者可自行缓解或经治疗后缓解(不选B)。慢性支气管炎：临床上以咳嗽、咳痰为主要症状，或有喘息，每年发病持续3个月或更长时间，连续2年或2年以上，并排除具有咳

嗽、咳痰、喘息症状的其他疾病(不选 C)。肺结核常有低热、盗汗、乏力、消瘦等结核中毒症状,干、湿啰音多局限于上肺,胸部 X 线检查和痰结核菌检查可作出诊断(不选 E)。支气管扩张的临床表现主要为慢性咳嗽、咯大量脓痰和(或)反复咯血(不选 F)。

【教材定位】《内科学》P23(第 9 版)。

21.【参考答案】ACF。

【押题点】慢性肺源性心脏病的治疗。

【答案精析】患者为慢性阻塞性肺疾病急性加重期,血常规示白细胞及中性粒细胞升高,考虑存在细菌感染,此时应根据药敏试验结果选择合适的抗生素,而不是直接给予亚胺培南静脉滴注,以免出现耐药(选 A,不选 E)。同时给予低流量吸氧,改善缺氧症状(选 C)。患者有咳嗽、咳痰,可给予祛痰药促进痰液排出,而不是强镇咳剂止咳(选 F,不选 D)。患者有气短的症状,应给予支气管舒张药雾化治疗,而不是碳酸氢钠溶液(不选 B)。

【教材定位】《内科学》P26(第 9 版)。

22.【参考答案】ABCE。

【押题点】慢性肺源性心脏病并发症的处理。

【答案精析】患者血气分析示 pH 下降,$PaCO_2$ 及 HCO_3^- 升高,结合原发病,考虑为呼吸性酸中毒,根据代偿公式,$HCO_3^- = 24 + \triangle PaCO_2 \times 0.35 \pm 5.58 = 35.92 \sim 47.08$ mmol/L,该患者 HCO_3^- 48 mmol/L,超过代偿范围,故考虑合并代谢性碱中毒。呼吸性酸中毒合并代谢性碱中毒患者常合并低钠、低钾、低氯等电解质紊乱,故应纠正电解质紊乱(选 A)。慢性阻塞性肺疾病急性加重期应给予祛痰治疗(选 B);控制感染(选 C);吸氧,改善通气(选 E)。慢性肺心病患者一般在积极控制感染、改善呼吸功能、纠正缺氧和二氧化碳潴留后,心力衰竭便能得到改善,患者尿量增多,水肿消退,不需常规使用利尿药和正性肌力药(强心剂)及扩血管药物(不选 D、F)。

【教材定位】《内科学》P112(第 9 版)。

23.【参考答案】BF。

【押题点】结核性胸膜炎的诊断。

【答案精析】根据题干信息,患者为年轻女性,长期咳嗽、咳痰伴低热、盗汗、消瘦等结核中毒症状,判断患者有肺结核,且患者有胸痛的表现,提示患者肺结核已侵犯胸膜,出现结核性胸膜炎(选 B)。由于患者初步诊断有结核性胸膜炎,根据患者左侧胸痛,深呼吸及咳嗽时胸痛加重,且有气短的症状,查体左肺呼吸音极低,推测患者可能有胸腔积液,胸痛减轻为胸腔积液增多所致(选 F)。充血性心力衰竭为心肌收缩力降低、心脏负荷加重,造成心排血量降低、肺循环压力升高、周围循环阻力增加,出现急性肺淤血、肺水肿,并可伴组织器官灌注不足和心源性休克的临床症状,主要表现为呼吸困难、肺水肿等情况,本题患者主要为肺部疾病,无心衰表现,故不选择(不选 A)。肺炎大致分为细菌性肺炎、病毒性肺炎、支原体肺炎和衣原体肺炎,本题患者自行服用感冒药无效,可排除病毒性肺炎,细菌性肺炎多为高热,支原体肺炎和衣原体肺炎一般为中等度发热,因此基本可排除肺炎,通过患者典型的结核中毒症状,基本可判断患者肺部疾病是由结核导致(不选 C)。胸膜肿瘤:中老年人多见,本题患者为年轻女性,发病可能性较低,并且胸膜肿瘤不伴有随深呼吸及咳嗽而加重的表现,胸膜肿瘤多无发热等结核中毒症状,故不考虑(不选 D)。缩窄性心包炎时,心包缩窄使心室舒张期扩张受限、充盈减少,体循环回流障碍,可出现颈静脉怒张、肝大、腹腔积液、下肢水肿等,本题患者无相关体征,故不考虑(不选 E)。气胸:大多数起病骤急,突感一侧胸痛,针刺样或刀割样,持续时间短暂,继之胸闷和呼吸困难,可伴有刺激性咳嗽,本题患者起病缓慢,胸痛程度明显低于气胸,故不考虑(不选 G)。

【教材定位】《内科学》P65、P118(第 9 版)。

24.【参考答案】BCD。

【押题点】结核性胸膜炎的诊断。

【答案精析】胸部 B 超可检测胸膜病变部位、性质,探测胸腔积液的灵敏度高,定位准确,临床用于估计胸腔积液的深度和积液量,协助胸腔穿刺定位,因此可通过胸部 B 超判断患者有无胸腔积液(选 B)。患者的初步诊断为结核性胸膜炎,胸部 CT 检查能清晰显示各型肺结核的病变特点和性质,常用于对肺结核的诊断,也可用于引导穿刺、引流等(选 C)。通过 B 超、CT 引导进行胸腔穿刺,对病因诊断有重要意义,可用于结核病的诊断(选 D)。心电图内容主要包括心率、节律、各传导时间、波形振幅、波形形态等,了解患者是否存在各种心律失常、心肌缺血/梗死、房室肥大或电解质紊乱等,本题患者无心脏疾病相关表现,对患者无诊断意义(不选 A)。若有咯血或疑有气道阻塞者,可进行支气管镜检查,本题患者无相关症状,故不考虑(不选 E)。超声心动图可用于显示心脏结构、运动状态及心脏血流情况,本题患者无心脏疾病相关表现,对患者无诊断意义(不选 F)。

【教材定位】《内科学》P65、P116~117(第 9 版)。

25.【参考答案】BDE。

【押题点】胸腔积液的鉴别诊断。

【答案精析】渗出性胸水易凝固,漏出性胸腔积液不易凝固(选 B)。细胞总数>500×10^6/L,其中急性炎症以中性粒细胞为主,慢性炎症或恶性积液以淋巴细胞为主(选 D)。渗出性胸水比重>1.018,漏出性胸水比重<1.015(选 E)。渗出性胸水颜色可呈黄色、红色、乳白色,漏出性胸腔积液为清晰透明的淡黄色(不选 A)。渗出性胸水蛋白质含量>30 g/L,漏出性胸腔积液蛋白质含量<25 g/L(不选 C)。渗出性胸腔积液/血清胆红素>0.6,漏出性胸腔积液/血清胆红素<0.6(不选 F)。

【教材定位】《诊断学》P325~326(第 9 版)。

26.【参考答案】A。

【押题点】结核性胸腔积液的发病机制。

【答案精析】患者为结核性胸膜炎,炎症导致毛细血管通透性增加,液体易从体循环血管进入间质,并通过有渗漏性的胸膜间皮细胞层滤出到胸膜腔,产生胸腔积液。

结核性胸膜炎产生的胸腔积液为渗出性胸腔积液(选A)。胸膜毛细血管内静水压增高,液体从毛细血管流向间质的压力梯度增加,易产生漏出性胸腔积液;胸膜毛细血管内静水压下降,液体易回流入毛细血管(不选B、E)。胸膜毛细血管内胶体渗透压降低,壁层胸膜液体滤出到胸腔的压力梯度增加,易产生漏出性胸腔积液;胸膜毛细血管内胶体渗透压升高,液体易回流入毛细血管(不选C、F)。壁层胸膜淋巴引流障碍多发生于癌症淋巴管阻塞、发育性淋巴管引流异常等,产生渗出液(不选D)。胸膜通透性减小不易产生胸腔积液(不选G)。

【教材定位】《内科学》P114~115(第9版)。

27.【参考答案】B。

【押题点】胸腔积液的治疗。

【答案精析】根据题干信息,患者出现呼吸急促、心率加快、有心悸表现,提示患者胸腔积液过多,压迫肺、心脏及血管,因此应及时抽液,有助于受压迫的肺复张,改善呼吸功能,使肺功能免受损伤,使心脏充盈功能恢复,维持正常心排血量(选B)。β1受体拮抗药用于治疗室上性心律失常,降低心房颤动和心房扑动时的心室率,本题患者的心率加快和心悸是由胸腔积液压迫心脏,导致心脏舒张与充盈功能障碍,患者无心律失常,故不选择(不选A)。结核病常运用异烟肼、利福平、吡嗪酰胺和乙胺丁醇等抗结核药物及逆行治疗,但本题患者症状加重主要是由胸腔积液压迫肺和心脏所致,所以抗结核治疗不是首选(不选C)。糖皮质激素治疗结核病的应用主要是利用其抗炎、抗毒作用,仅用于结核中毒症状严重者,必须确保在有效抗结核药物治疗的情况下使用,本题患者症状加重并非结核引起,故不作为首选(不选D、E)。患者呼吸急促是由胸腔积液压迫肺脏,导致肺部扩张困难,气管插管机械通气并没有解除病因(不选F)。

【教材定位】《内科学》P118(第9版)。

28.【参考答案】D。

【押题点】胸腔积液的治疗。

【答案精析】过多、过快抽液可使胸腔压力骤降,发生复张后肺水肿或循环衰竭,表现为剧咳、气促、咳大量泡沫状痰,双肺满布湿啰音,PaO_2下降,X线检查显示肺水肿征,因此首次抽液不超过700 mL,以后每次抽液量不应超过1000 mL(选D,不选B、C)。患者应每周抽液2~3次,直至胸腔积液完全消失(不选A)。一般情况下,抽胸腔积液后,没必要向胸腔内注入抗结核药物,但可注入链激酶等防止胸膜黏连,抗结核药可通过口服或注射给药(不选E)。糖皮质激素治疗结核病主要是利用其抗炎、抗毒作用,如全身毒性症状严重、大量胸腔积液者,在抗结核治疗的同时,可以尝试加用泼尼松口服。为防止胸膜黏连,常向胸腔内注入链激酶(不选F)。

【教材定位】《内科学》P118(第9版)。

29.【参考答案】ABC。

【押题点】消化性溃疡并发穿孔的辅助检查。

【答案精析】患者以急腹症入院,查体可见腹膜刺激征(腹肌紧张,有压痛及反跳痛),考虑消化道穿孔可能性大,不排除急性胰腺炎。立位腹部平片发现膈下游离气体有助于诊断消化道穿孔(选A)。急性胰腺炎时,血淀粉酶于起病后2~12 h开始升高,48 h开始下降,持续3~5天。血淀粉酶升高有助于急性胰腺炎的诊断(选B)。腹部超声有助于发现胆道结石、胆管扩张、肝胆胰脾大、腹腔肿瘤、腹腔囊肿、腹腔积液等,也是急性胰腺炎的常规初筛影像检查(选C)。患者急腹症病因不明,应先行立位腹部平片及腹部超声进行初步评估,必要时再行腹部增强CT检查(不选D)。腹痛诊断不明确且伴有腹腔积液时,应行腹腔穿刺检查。该患者无腹腔积液的证据,暂无须行腹腔穿刺(不选E)。胃镜可以直接观察胃、十二指肠病变,但在急腹症病因不明时不可盲目进行(不选F)。

【教材定位】《内科学》P443(第9版)。

30.【参考答案】CE。

【押题点】消化性溃疡及其并发症的诊断。

【答案精析】该患者立位腹部平片发现膈下游离气体,可诊断为消化道穿孔(选E)。消化道穿孔可引起弥漫性腹膜炎,呈突发剧烈腹痛,持续而加剧。体征有腹壁板样僵直,压痛、反跳痛,肝浊音界消失。该患者的症状及体征符合弥漫性腹膜炎的表现(选C)。急性出血坏死性胰腺炎:首发症状为急性腹痛,常较剧烈,多位于左上腹甚至全腹,部分患者腹痛向背部放射。B超可见胰腺肿胀、水肿或坏死。该患者B超示胰腺未见明显异常,故暂不考虑(不选A)。急性阑尾炎典型的腹痛发作始于上腹,逐渐移向脐部,数小时后转移并局限在右下腹,部分患者发病开始即出现右下腹痛,坏疽性阑尾炎呈持续性剧烈腹痛。超声检查可发现肿大的阑尾或脓肿。该患者超声检查未见明显异常,诊断急性阑尾炎证据不足(不选B)。肠梗阻时X线检查可见肠腔积气、扩张和液平面,该患者X线检查表现不符(不选D)。胆囊炎穿孔:X线检查可见胆囊肿大、壁厚、粗糙,胆囊壁的连续性中断,右上腹可见积液,胆囊周围出现液性暗区。该患者不符合(不选F)。

【教材定位】《内科学》P443(第9版)。

31.【参考答案】C。

【押题点】消化性溃疡并发症的处理。

【答案精析】经密切观察和积极治疗后腹痛不缓解,腹部体征不减轻,全身情况无好转反而加重时,应给予手术治疗。该患者考虑为消化道穿孔、急性腹膜炎,经抗炎保守治疗后腹痛不缓解,且出现血压下降、心率增快的休克症状,应给予手术探查。患者为感染性休克,应继续给予抗炎治疗,同时给予抗休克治疗(选C)。

【教材定位】《内科学》P444(第9版)。

32.【参考答案】AB。

【押题点】腹痛的诊断及鉴别诊断。

【答案精析】根据题干信息,患者饮食后出现腹痛伴发热,提示有炎症存在,多见于急性胆囊炎、急性梗阻性化脓性胆管炎、急性胰腺炎或肝脓肿等疾病;腹痛伴黄疸提示胆胰疾病,题干中患者腹痛伴发热可能为急性梗阻性化脓性胆管炎或急性胰腺炎；腹部 CT 可见胆总管下段高密度影，胰腺周围渗出的影像学表现考虑患者为急性胰腺炎或急性梗阻性化脓性胆管炎（选 A、B）。若为急性胆囊炎，腹部 CT 示胆囊大小不可能为正常（不选 C）。肝炎患者急性期以乏力、厌食、肝区疼痛等为主要临床表现，腹部 CT 可见肝区异常，与题干不符（不选 D）。肺栓塞以呼吸困难、咯血、胸痛为主要临床表现，与题干症状不符（不选 E）。急性心肌梗死以缺血性胸痛，伴有大汗、呼吸困难为临床表现，与题干症状不符（不选 F）。

【教材定位】《内科学》P100、P230、P389、P442～443（第 9 版）。

33.【参考答案】B。

【押题点】急性胆管梗阻的诊治。

【答案精析】根据题干信息，考虑患者存在胆管下段梗阻，对急性期治疗最重要的是解除梗阻，即 ERCP 放置鼻胆管引流（选 B，不选 A、C、D、E、F）。

【教材定位】《内科学》P425（第 9 版）。

34.【参考答案】B。

【押题点】急性肾衰竭的病因。

【答案精析】增强 CT 的造影剂大多由肾脏排泄，行检查前后未水化，很容易导致造影剂在肾脏蓄积不能及时排出体外，从而对肾脏产生损害。该患者行胸部增强 CT 时未水化，2 天后出现少尿、水肿、恶心等肾功能不全表现，且该患者否认长期应用肾毒性药物史，肾脏彩超提示双肾体积增大。因此，该患者可能为造影剂导致的急性肾衰竭（选 B）。糖尿病肾病患者通常有长期的糖尿病病史，且肾脏彩超示肾脏体积缩小，而该患者无糖尿病病史，肾脏彩超提示双肾体积增大（说明患者急性肾功能受损处于代偿状态），所以排除 A（不选 A）。高血压肾病患者通常有长期的高血压病史，会有心脑血管病变，主要为肾小管功能受损，而该患者心脏查体未见异常，无高血压病史（不选 C）。肾静脉栓塞致急性肾衰竭的患者会突然出现一侧腰痛、血尿，而该患者无腰痛、血尿临床表现（不选 D）。多囊肾病患者会出现背部或肋腹部疼痛，肾脏彩超会发现肾内多个大小不等的肾囊肿，而该患者肾脏彩超仅提示双肾体积增大，且无背部或肋腹部疼痛表现（不选 E）。多发性骨髓瘤所致的肾衰竭患者会出现骨痛、贫血、感染等肾外表现，而该患者目前表现为少尿、水肿、高血压，与其临床表现不相符（不选 F）。

【教材定位】《内科学》P511（第 9 版）。

35.【参考答案】ABDF。

【押题点】急性肾衰竭的辅助检查。

【答案精析】急性肾损伤患者可出现水、电解质和酸碱平衡紊乱，所以完善血电解质和血气分析检查有助于了解该患者的肾功能受损状况，从而有助于协助诊断和治疗（选 A、B）。尿常规是早期发现和诊断肾脏病的重要线索，完善尿常规有助于了解该患者的肾功能，从而有助于协助诊断和治疗（选 D）。药物和电解质紊乱可引起一定的心电图变化，完善心电图检查有助于了解该患者体内是否存在电解质紊乱，从而有助于协助诊断和治疗（选 F）。该患者心、肺、腹查体未见异常，目前无须完善腹部彩超检查（不选 C）。静脉尿路造影是经静脉注入造影剂，是由肾脏排泄至尿路而使整个泌尿系统显影的一种检查方法，该患者行胸部增强 CT 后，已经出现肾功能受损的表现，所以不宜行静脉尿路造影检查（不选 E）。

【教材定位】《内科学》P513（第 9 版）。

36.【参考答案】ABDF。

【押题点】急性肾损伤：并发症高钾的治疗。

【答案精析】肾脏替代治疗的指征：动脉血 pH<7.2、血钾>6.5 mmol/L 等，该患者血钾为 6.8 mmol/L，心电图提示 T 波高尖，QRS 波增宽，提示高钾血症。所以下一步治疗可行血液透析或腹膜透析（选 A）。当患者血钾>6 mmol/L 或心电图有高钾表现时需：停用一切含钾药物或食物；对抗钾离子心肌毒性（10% 葡萄糖酸钙稀释后静脉推注）；转移钾至细胞内（葡萄糖与胰岛素合用促进糖原合成，使钾离子向细胞内转移、补充碱剂）；清除钾（离子交换树脂、利尿药、急诊透析），该患者血钾为 6.8 mmol/L，心电图提示 T 波高尖，QRS 波增宽，故应行上述治疗（选 B、D、F）。血库内储存的血液难免会导致红细胞破裂，使细胞内的钾离子进入血浆，所以输库存血会升高该患者的血钾浓度，从而加重病情（不选 C）。口服离子交换树脂 1～2 h 起效，灌肠 4～6 h 起效，起效较慢，不符合紧急降血钾的要求（不选 E）。

【教材定位】《内科学》P517（第 9 版）。

37.【参考答案】ABCF。

【押题点】肾功能不全患者的用药安全。

【答案精析】外源性肾毒素以药物最常见（包括新型抗生素、免疫抑制药、抗肿瘤药物等），其次为重金属、化学毒物、生物毒物及微生物感染等（选 A、B、C、F）。氯化钾颗粒用于治疗低钾血症，其不良反应主要是胃肠道症状（恶心、呕吐等），对肾脏影响较小（不选 D）。袢利尿药的主要不良反应为水电解质紊乱、直立性低血压等，对肾脏影响较小（不选 E）。

【教材定位】《内科学》P512（第 9 版）。

38.【参考答案】B。

【押题点】肾病综合征的临床表现、诊断标准。

【答案精析】肾病综合征表现为大量蛋白尿、低蛋白血症，伴有水肿和高脂血症。肾病综合征诊断包括：①大量蛋白尿（>3.5 g/d）；②低蛋白血症（血清白蛋白<30 g/L）；③高脂血症；④水肿。其中前两项为诊断的必备条件。患者双下肢重度水肿，伴有胸闷、腹胀、腹水，提示多浆膜腔积液，血清总胆固醇及甘油三酯升高，血清白蛋白降低，尿常规提示蛋白尿（选 B）。急进性肾小球肾炎是在急性肾炎综合征（血尿、蛋白尿、水肿、高血压）基础上肾功能快速进展的一组疾病，表现为急性肾炎综合征伴有肾功能急剧恶化，患者血肌酐未见异常，故排除（不选 A）。急性膀胱炎主要表现为尿频、尿急、尿痛（尿路刺激征），部分患者出现排尿困难，患者未出现尿路刺

激症状，故排除(不选 C)。急性肾盂肾炎表现为尿路刺激症状，伴有发热、腰痛等全身症状，可出现肋脊角叩击痛，患者未诉有腰痛、尿路刺激症状，故排除(不选 D)。急性肾小球肾炎多见于儿童，发病前 1~3 周常有前驱感染史，表现为急性肾炎综合征：血尿、蛋白尿、水肿、高血压，可伴有一过性肾功能不全，伴有血清 C3 一过性下降，患者无前驱感染史，无血尿，故排除(不选 E)。乙型肝炎相关性肾炎多见于儿童及青少年，须有血清乙型肝炎病毒抗原阳性、肾小球肾炎临床表现、活检找到乙型肝炎病毒抗原才可诊断，临床表现主要为蛋白尿或肾病综合征，患者未诉乙型肝炎相关病史，故排除(不选 F)。急性间质性肾炎主要以肾间质水肿和炎症细胞浸润为主要病理表现，常见病因为药物或感染引起，临床表现多样，无特异性，蛋白尿常为轻、中度，血压多正常，无水肿，患者出现全身水肿、多浆膜腔积液，故排除(不选 G)。狼疮性肾炎：肾脏表现差异较大，蛋白尿最常见，多数患者存在镜下血尿，可出现高血压，诊断狼疮性肾炎需要在系统性红斑狼疮基础上有肾损害表现，患者未诉有红斑等狼疮性肾炎以外的表现，故排除(不选 H)。

【教材定位】《内科学》P466~477、P487~489、P491~496(第 9 版)。

39.【参考答案】ABCH。

【押题点】肾病综合征的病理类型。

【答案精析】肾病综合征的常见病理类型分为微小病变型肾病、系膜增生性肾小球肾炎、局灶节段性肾小球硬化、膜性肾病、系膜毛细血管性肾小球肾炎。微小病变型肾病：光镜下肾小球无明显病变(选 A)。微小病变型肾病：免疫荧光检查阴性(选 B)。微小病变型肾病：电镜下的特征改变是广泛的肾小球脏层上皮细胞足突融合、消失(选 C)。光镜下，微小病变型肾病近端小管上皮细胞可见脂肪变性(选 H)。IgA 肾病：主要病理特点是肾小球系膜细胞增生和基质增多，常见临床表现为无症状血尿，患者的主要临床表现为水肿、蛋白尿，与之不符(不选 D)。新月体形成常见于急进性肾小球肾炎，表现为肾炎综合征伴有肾功能急剧恶化，患者的实验室检查提示血肌酐正常，故排除(不选 E)。肾小球基底膜不均匀增厚，有钉突样改变，常见于膜性肾病，好发于中老年人，患者为青年男性，暂不考虑(不选 F)。内皮细胞和系膜细胞增生常见于急性肾小球肾炎、急进性肾小球肾炎Ⅱ型，出现急性肾炎综合征，表现为血尿、蛋白尿、水肿和高血压，患者血压正常，无镜下血尿，故排除(不选 G)。

【教材定位】《内科学》P466~477(第 9 版)。

40.【参考答案】ACDFH。

【押题点】肾病综合征的治疗。

【答案精析】糖皮质激素治疗肾病综合征的机制：通过抑制免疫反应，抑制醛固酮和抗利尿激素分泌，影响肾小球基底膜通透性等综合作用产生利尿、消除尿蛋白的疗效。糖皮质激素使用原则为：起始足量，缓慢减药，长期维持。复发指治疗后缓解的患者重新出现 3 天以上的蛋白尿(选 A)。完全缓解指 24 h 尿蛋白<0.3 g 或尿蛋白/肌酐<300 mg/g 保持 3 天以上(选 H)。激素敏感指使用糖皮质激素治疗 8~12 周肾病综合征缓解(选 C，不选 B)。激素抵抗指使用糖皮质激素常规治疗无效，即使用糖皮质激素治疗 8~12 周肾病综合征不缓解(选 D，不选 E)。激素依赖指糖皮质激素治疗取得完全缓解后于减量或停药 2 周内复发(选 F，不选 G)。

【教材定位】《内科学》P470~477(第 9 版)。

41.【参考答案】D。

【押题点】肾病综合征的治疗。

【答案精析】使用糖皮质激素治疗取得完全缓解后于减量或停药 2 周内复发即为激素依赖，对激素依赖型患者可协同细胞毒性药物治疗。细胞毒性药物可用于激素依赖型肾病综合征患者，协同激素治疗。患者使用激素治疗缓解后于减量时复发，考虑为激素依赖型(选 D)。长期、大量应用糖皮质激素可能会加重或加速糖皮质激素产生的不良反应(不选 A)。对治疗缓解于减量时复发的患者，考虑为激素依赖型，推荐联合细胞毒性药物治疗(不选 B)。糖皮质激素治疗原则为起始足量、缓慢减药、长期维持，不推荐使用大剂量激素冲击治疗(不选 C)。肾移植是终末期肾病患者的首选治疗方案(不选 E)。肾活检帮助明确肾脏病变的病理类型，除对病理类型有疑义外，无须短期内重复进行肾活检(不选 F)。

【教材定位】《内科学》P470~477(第 9 版)。

42.【参考答案】C。

【押题点】急性白血病的诊断。

【答案精析】根据急性白血病的 FAB 分型标准，骨髓示以颗粒增多的异常早幼粒细胞增生为主，在 NEC 中≥30%者为急性早幼粒细胞白血病。患儿急性起病，表现为贫血、反复出血(骨髓造血功能受抑制的表现)，胸骨压痛(白血病细胞增殖浸润的表现)，骨髓示以颗粒增多的早幼粒细胞为主，在 NEC 中占 45%，符合急性早幼粒细胞白血病的诊断标准，属于急性白血病(选 C)。骨髓增生异常综合征以血细胞病态造血为特点，但不会出现如此数量的早幼粒细胞(不选 A)。环形铁幼粒细胞性难治性贫血为骨髓增生异常综合征的一个亚型，骨髓象表现为原始细胞<5%，环形铁幼粒细胞>有核红细胞 15%，该患者的骨髓象不符合(不选 B)。特发性血小板减少症的骨髓象示巨核细胞数正常或增多，有成熟障碍。该患者的骨髓象不符合(不选 C)。慢性淋巴细胞白血病起病缓慢，骨髓象诊断标准为淋巴细胞≥40%，以成熟淋巴细胞为主。该患者的骨髓象不符合(不选 D)。再生障碍性贫血的骨髓象示多部位骨髓增生减低，该患者的骨髓象不符合(不选 F)。

【教材定位】《实用内科学》P1740(第 15 版)。

43.【参考答案】D。

【押题点】急性白血病的染色体异常。

【答案精析】急性早幼粒细胞白血病染色体异常为 t(15；17)(q22；q12)，对应的融合基因为 *PML/RARα*。患儿染色体存在 t(15；17)(q22；q12)，提示急性早幼粒细胞白血病(M3)(选 D)。急性髓系白血病微分化型(M0)目前无特定的染色体异常(不选 A)。急性粒细胞白血病未分化型(M1)可见 inv(3)(q21;q26)/t(3;3)(q21;q26)的染色体异常，该患儿不符合(不选 B)。急性粒细胞白血病部分分化型(M2)可见染色体异常为 t(8;21)(q22;q22)、t(6;9)(p23;q34)，该患儿不符合(不选 C)。急性粒-单核细胞白血病(M4)可见 inv(16)(p13;q22)、inv(3)(q21;q26)/t(3;3)(q21;q26)、t(6;9)(p23;q34)、t(6;11)(p27;q23)的染色体异常，该患儿不符合(不选 E)。急性单核细胞白血病(M5)可见染色体异常为 t(9;11)(p22;q23)、t(6;11)(p27;q23)，该患儿不符合(不选 F)。红白血病(M6)可见 inv(3)(q21;q26)/t(3;3)(q21;q26)的染色体异常，该患儿不符合(不选 G)。

【教材定位】《实用内科学》P1740(第 15 版)。

44.【参考答案】ACE。

【押题点】白血病的临床表现。

【答案精析】患儿急性起病，反复出血，查体示面色苍白、牙龈出血、胸骨压痛。骨髓示以颗粒增多的早幼粒细胞为主，在 NEC 中占 45%，符合急性白血病。高尿酸血症是急性白血病最常见的代谢紊乱。由于白血病细胞的高代谢状态，尿酸可增高，尤其当诱导缓解化疗后白血病细胞大量崩解，使血浆尿酸浓度显著增高。大量尿酸由尿中排泄，可导致严重肾病，甚至肾衰竭。故高尿酸血症是急性白血病常见的并发症(选 A)。急性早幼粒细胞白血病的出血机制较为复杂，以前多认为是白血病细胞颗粒中含有的促凝物质释放导致 DIC 的发生，现在认为急性早幼粒细胞白血病患者出血以原发性纤维蛋白溶解亢进为主。故急性早幼粒细胞白血病常伴发凝血功能异常(选 C)。感染是急性白血病较常见的死亡原因之一，感染以咽峡炎、口腔炎最多见，肺部感染、肛周炎及肛周脓肿也常见。故肺炎是急性白血病常见的并发症(选 E)。急性白血病高代谢状态时，细胞内容物大量释放入血可引起急性溶瘤综合征，出现急性肾衰竭而非肝衰竭。肝衰竭不是急性白血病常见的并发症(不选 B)。急性白血病心肌及心包浸润的尸检报告达 35%，有临床症状者仅 5%，可表现为心肌炎、心律失常、心衰，偶有心包炎表现。故心力衰竭、高血压并不是急性白血病常见的并发症(不选 D、F)。中枢神经系统白血病以蛛网膜及硬脑膜浸润最高，其次为脑实质、脉络丛及脑神经，可发生在白血病活动期或缓解期。约 2%的急性白血病患者初诊时有中枢神经系统的累及，临床表现类同脑血管意外，患者有头痛、轻瘫，迅速进入昏迷，常致死亡。故癫痫并非急性白血病常见的并发症(不选 G)。

【教材定位】《实用内科学》P1735~1737(第 15 版)。

45.【参考答案】D。

【押题点】白血病的治疗方案。

【答案精析】患儿急性起病，反复出血，查体示面色苍白、牙龈出血、胸骨压痛。骨髓示以颗粒增多的早幼粒细胞为主，在 NEC 中占 45%，染色体异常为 t(15;17)(q22;q21)，诊断急性早幼粒细胞白血病(M3)。急性早幼粒细胞白血病多采用全反式维 A 酸(ATRA)+蒽环类药物，全反式维 A 酸是急性早幼粒细胞白血病的首选方案(选 D)。长春新碱(VCR)和泼尼松(P)组成的 VP 方案是急性淋巴细胞白血病的基本方案，非急性早幼粒细胞白血病的首选方案(不选 A)。急性髓系白血病(非 M3)采用蒽环类药物联合标准剂量阿糖胞苷化疗，最常用的是 IA 方案(I 为 IDA，即去甲氧柔红霉素，A 为阿糖胞苷)和 DA 方案(D 为 DNR，即柔红霉素，A 为阿糖胞苷)，非急性早幼粒细胞白血病的首选方案(不选 B、C)。慢性粒细胞白血病明确诊断后首选伊马替尼，非急性早幼粒细胞白血病的首选方案(不选 E)。苯丁酸氮芥(C)联合泼尼松(P)组成 CP 方案，苯丁酸氮芥用于淋巴瘤及慢性淋巴细胞白血病，非急性早幼粒细胞白血病的首选方案(不选 F)。

【教材定位】《内科学》P575~576，P578~579(第 9 版)。

46.【参考答案】ABCD。

【押题点】急性白血病的治疗。

【答案精析】急性白血病化疗可分成诱导缓解和缓解后继续治疗两个阶段。诱导缓解治疗的目标是应用化疗药物短期内将白血病细胞减少到一定程度，正常造血功能得以恢复，患者症状消失，血涂片中不能找到白血病细胞，要特别重视初治疗效，力争 1~2 个疗程即达到完全缓解。急性白血病完全缓解的标准为：①形态学无白血病状态，骨髓白血病细胞<5%，外周血无幼稚细胞，髓外无浸润病变。②造血正常，骨髓三系增生，外周血中性粒细胞绝对值>1.0×10^9/L，血小板计数 >100×10^9/L，不依赖输血。③细胞遗传学完全反应，以前如发现有细胞遗传学异常，现恢复正常。④分子生物学完全反应，分子检测转阴。故患儿未再出现瘀斑、瘀点及牙龈出血，符合症状消失，白细胞分类中无白血病细胞、骨髓检查原粒+早幼粒细胞≤5%，符合形态学缓解，外周血中性粒细胞大于 1×10^9/L，符合造血恢复(选 A、B、C、D)。完全缓解造血恢复要求骨髓三系增生，外周血中性粒细胞绝对值>1.0×10^9/L，血小板计数 >100×10^9/L，血小板大于 50×10^9/L 不符合标准(不选 E)。完全缓解形态学无白血病状态要求骨髓白血病细胞<5%，外周血无幼稚细胞，髓外无浸润病变。骨髓检查原粒+早幼粒细胞≤10% 及外周血可见少量白血病细胞，不符合完全缓解(不选 F、G)。

【教材定位】《实用内科学》P1744(第 15 版)，《内科学》P575(第 9 版)。

47.【参考答案】BCDE。

【押题点】糖尿病酮症酸中毒的实验室检查。

【答案精析】根据题干信息，患者为老年女性，有糖尿病病史 5 年，间断服用中成药、二甲双胍、格列美脲等药物治疗(糖尿病酮症酸中毒的常见诱因之一)，出现恶心、呕吐、食欲缺乏 3 天，意识不清 2 h(糖尿病酮症酸中毒的典型表现)，查体：心率增快，深大呼吸(Kussmaul 呼吸)，低血压，皮肤、黏膜干燥，四肢湿冷(休克的表现)，考虑为糖尿病酮症酸中毒。糖尿病酮症酸中毒是一种胰岛素不足和拮抗胰岛素的激素过多共同作用所致的严重代谢紊乱综合征，以高血糖、酮症和酸中毒为主要表现，患者血糖增高，一般为16.7～33.3 mmol/L，有时可超过55.5 mmol/L，血酮体升高，血β-羟丁酸升高。同时实际HCO_3^-和标准HCO_3^-降低，CO_2结合力降低，酸中毒失代偿后血pH下降；剩余碱负值增大，阴离子间隙增大，与HCO_3^-降低大致相等。因此，血糖、动脉血气分析可用于明确诊断(选B)。渗透性利尿的同时使钠、钾、氯、磷酸根等大量丢失，厌食、恶心、呕吐使电解质摄入减少，引起电解质代谢紊乱，血钠、血氯降低，血钾在治疗前可正常、偏低或偏高，因此可以电解质的改变辅助诊断糖尿病酮症酸中毒(选C)。糖尿病酮症酸中毒患者可出现尿糖强阳性，尿酮阳性(正常情况下一般不会出现尿酮阳性)，且患者可出现蛋白尿和管型尿，因此尿酮阳性可作为糖尿病酮症酸中毒诊断的标准之一(选D)。严重的组织缺氧可导致血中乳酸增加，常见于休克时，该患者出现了休克的表现，因此测量血乳酸值可用于判断糖尿病酮症酸中毒的预后和休克的严重程度(选E)。心电图可用于辅助诊断心律失常、心肌缺血、心肌梗死、心脏扩大等心脏疾病，而患者无高血压、冠心病等病史，同时也无胸痛、心悸、头晕等症状，因此不是明确诊断的检查(不选A)。血脂检查是常规体检项目之一，可以协助诊断动脉粥样硬化症患者，还可用于评估冠心病、脑梗死的危险程度，不能诊断糖尿病酮症酸中毒(不选F)。床旁胸部X线检查可用于检查胸廓、胸腔、肺组织、纵隔、心脏等的疾病，如肺炎、气胸、肺心病、心脏病等，而患者无高血压、冠心病等病史，且该患者无呼吸困难、咳嗽、咳痰、胸痛、心悸等症状，不是明确诊断立刻要做的检查(不选G)。腹部彩超可用于检查腹腔脏器，如肝、胆囊、胃、胰腺、子宫、卵巢、肾脏、输尿管等，而患者无腹痛、腹胀等腹部不适症状，因此没有进行腹部彩超检查的适应证(不选H)。

【教材定位】《内科学》P745～746(第9版)。

48.【参考答案】BEH。

【押题点】糖尿病酮症酸中毒的诊断和鉴别诊断。

【答案精析】患者为老年女性，已有糖尿病病史5年，间断口服二甲双胍、格列美脲等药物，其母亲有2型糖尿病，根据患者的年龄和治疗用药，遗传病史可判断该患者为2型糖尿病患者，患者服药不规律，出现了恶心、呕吐、食欲缺乏等症状，且查体发现患者呼吸急促、血压下降，有休克的表现，尿糖强阳性，尿酮阳性，血钾升高，血气分析：pH 7.21，血乳酸1.1 mmol/L，因此推断患者是发生了糖尿病的急性并发症，即酮症酸中毒(选B、E)。糖尿病酮症酸中毒患者由胰岛素作用不足，K^+从细胞内逸出导致细胞内失钾；血液浓缩、肾功能减退时，K^+滞留以及酸中毒致K^+从细胞内转移到细胞外，因此血钾浓度可增高。正常血钾范围是3.5～5.5 mmol/L，而患者的血钾为5.8 mmol/L，因此患者还存在高钾血症(选H)。脑梗死，又称缺血性脑卒中，常见症状为突发脸部、一侧上肢或下肢麻木、刺痛、无力或丧失运动能力，突发视力改变、突发口齿不清、言语困难等，而患者的临床表现不符合诊断(不选A)。脑出血患者一般有高血压等心血管疾病史，且临床症状表现为突发剧烈头痛，手臂或腿无力，说话或理解讲话有困难，患者相关病史和临床表现不符合诊断(不选C)。急性心肌梗死常有胸闷、胸痛症状，心电图可见ST段抬高及ST段明显压低，心肌酶及肌钙蛋白明显升高，患者的病史、临床表现及实验室检查结果不符合诊断(不选D)。高渗性高血糖状态是糖尿病的急性并发症，血糖达到或超过33.3 mmol/L(一般为33.3～66.6 mmol/L)，有效血浆渗透压达到或超过320 mOsm/L(一般为320～430 mOsm/L)，血钠正常或增高，尿酮阴性或弱阳性，一般无明显酸中毒，而该患者血糖33.2 mmol/L，尿酮阳性，不符合诊断(不选F)。脑动脉瘤破裂通常有脑血管病史，起病突然，有头痛、视力障碍、意识障碍、偏瘫、精神障碍等症状，而患者的临床症状不符合诊断(不选G)。

【教材定位】《内科学》P746(第9版)。

49.【参考答案】BCD。

【押题点】糖尿病酮症酸中毒的治疗。

【答案精析】患者目前被诊断为糖尿病酮症酸中毒，补液是关键治疗，基本原则为“先快后慢，先盐后糖”，该类患者的失水量可占体重的10%以上，开始时输液速度应较快，在1～2 h内输入0.9%氯化钠注射液1000～2000 mL，以便尽快补充血容量，改善周围循环和肾功能(选B)。糖尿病酮症酸中毒患者一般采用小剂量(短效)胰岛素治疗方案，即每小时给予0.1 U/kg胰岛素，使血清胰岛素浓度为100～200 μU/mL，这已有抑制脂肪分解和酮体生成的最大效应及相当强的降低血糖效应，而促进钾离子运转的作用较弱(选C)。糖尿病酮症酸中毒患者血糖下降速度一般以每小时降低3.9～6.1 mmol/L为宜，同时每1～2 h复查血糖(选D)。糖尿病酮症酸中毒的患者由于酸中毒，胰岛素的敏感性降低，只有大量补液改善组织灌注，胰岛素的生物效应才能充分发挥，通常先使用生理盐水。因此不能马上给予葡萄糖+胰岛素治疗(不选A)。糖尿病酮症酸中毒患者在补液治疗时，血糖下降至13.9 mmol/L时，可根据血钠情况改为5%葡萄糖液或葡萄糖生理盐水，并按每2～4 g葡萄糖加入1 U短效胰岛素进行治疗，而无须等到血糖下降到11.1 mmol/L才改用葡萄糖+胰岛素治疗(不选E)。糖尿病酮症酸中毒患者酸中毒主要由酮体中酸性代谢产物引起，经输液和胰岛素治疗后，酮体水平下降，酸中毒可自行纠正，一般不必补碱，但若严重影响到心血管、呼吸系统等时，应开始补碱(不选F)。

【教材定位】《内科学》P746～747(第9版)。

50.【参考答案】BCE。

【押题点】糖尿病酮症酸中毒的诱因。

【答案精析】治疗不规律会造成血糖波动，将直接损伤各脏器，并发急性并发症(糖尿病酮症酸中毒)，以及各种慢性并发症(累及全身各个组织器官)(选 B)。糖尿病酮症酸中毒是由胰岛素不足或拮抗胰岛素的激素分泌过多引起，而应激时会出现胰高血糖素等升糖激素增多，因此糖尿病患者出现应激时易出现酮症酸中毒(选 C)。感染是糖尿病患者出现酮症酸中毒最常见的诱因，即使患者常有感染，但其临床表现可被 DKA 的表现所掩盖，且往往因外周血管扩张而体温不高(选 E)。较长时间的饥饿会使能量摄入严重不足，人体动员体内脂肪、蛋白质供能，使产物中丙酮类物质增多，称饥饿性酮症，但其血糖正常或偏低，与糖尿病酮症酸中毒的发病机制不一样，因此不是诱发酮症酸中毒的诱因(不选 A)。天气改变不是糖尿病发生酮症酸中毒的诱因，天气一般与上呼吸道感染、风湿等疾病有关(不选 D)。过量服用降糖药是导致低血糖的常见原因，且容易产生降糖药物的不良反应，例如低血糖、消化道症状、皮疹等，一般不会导致糖尿病酮症酸中毒(不选 F)。

【教材定位】《内科学》P745(第 9 版)。

51.【参考答案】E。

【押题点】类风湿关节炎的诊断。

【答案精析】患者为老年男性，以双手对称性关节肿胀伴晨僵为主要表现，晨僵时间大于 2 h，查体可见双手掌指关节及双肘关节畸形，膝、髋、骶髂关节有无发热等表现题干未提及，暂考虑 RA 可能性大(选 E)。题干中患者既往有无咽喉炎或扁桃体炎等上呼吸道感染情况未提及，风湿热关节炎表现呈游走性且少有晨僵，而患者关节疼痛部位固定，并伴有长时间晨僵，因此该患者考虑风湿热的可能性不大(不选 A)。骨关节炎：较少累掌指关节且晨僵时间多小于 30 min，而患者主要是掌指关节受累且晨僵时间大于 2 h，因此骨关节炎可能性不大(不选 B)。反应性关节炎：特点为非对称性少关节炎，以膝、踝、跖趾等下肢关节多见，患者以对称性双手小关节炎为主，反应性关节炎可能性不大(不选 C)。系统性硬化症：主要表现以皮肤和内脏病变为主，侵蚀性关节炎少见，而题干中尚未提及患者存在指端硬化等皮肤硬化表现，且患者关节炎症状重，双手掌指关节及肘关节明显畸形，因此系统性硬化症可能性不大(不选 D)。患者为老年男性，不属于 SLE 高发人群，且无发热、皮疹及内脏受累的表现。同时，SLE 的关节痛特点虽可累及掌指关节，但伴红肿者少见，因此 SLE 可能性不大(不选 F)。强直性脊柱炎患者的典型表现为下腰背痛伴晨僵，关节病变以骶髂关节为主，而该患者主要以双手小关节炎为主，强直性脊柱炎可能性不大(不选 G)。

【教材定位】《内科学》P807(第 9 版)。

52.【参考答案】ABC。

【押题点】类风湿关节炎的诊断。

【答案精析】考虑诊断为类风湿关节炎：抗 CCP 抗体为诊断 RA 的标记性抗体，具有很高的特异性(93%～98%)(选 A)。抗 Sa 抗体：在未经选择的 RA 患者中，阳性率为 42.7%，特异性高达 98.9%(选 B)。抗 APF 抗体：与 RA 的多关节痛、晨僵及骨破坏(X 线检查)之间呈明显相关性，对 RA 的诊断特异性在 90%以上(选 C)。抗心磷脂抗体常见于抗磷脂综合征、SLE 及 CTD，主要引起凝血系统改变，其与 RA 的诊断无相关性(不选 D)。抗血小板抗体是原发性血小板减少性紫癜的诊断、疗效判断和预后的指标，与 RA 诊断无相关性(不选 E)。抗 JO-1 抗体为 PM/DM 的血清标记性抗体，在 PM/DM 中的阳性率为 20%～30%，对 RA 的诊断无参考价值(不选 F)。抗 ds-DNA 抗体为 SLE 活动的指标，但其对 RA 诊断无参考价值(不选 G)。

【教材定位】《内科学》P802(第 9 版)。

53.【参考答案】AD。

【押题点】类风湿关节炎的临床表现。

【答案精析】该患者目前诊断考虑 RA，其关节畸形见于较晚期患者，最为常见的关节畸形是掌指关节的半脱位、手指向尺侧偏斜和呈“天鹅颈”及“纽扣花”样表现及腕和肘关节强直。“天鹅颈”样畸形、“纽扣花”样畸形均为 RA 晚期关节畸形表现(选 A、D)。Heberden 结节为骨性关节炎的表现，是远端指间关节受累形成的畸形，不属于 RA 晚期关节畸形特点(不选 B)。Bouchard 结节为骨性关节炎的表现，是近端指间关节受累形成的畸形，不属于 RA 晚期关节畸形特点(不选 C)。骶髂关节强直为强直性脊柱晚期常见的畸形，不属于 RA 晚期关节畸形特点(不选 E)。RA 晚期畸形多尺侧偏移，桡侧偏移少见(不选 F)。

【教材定位】《内科学》P808(第 9 版)。

54.【参考答案】C。

【押题点】类风湿关节炎的治疗方案。

【答案精析】患者目前诊断考虑 RA，非甾体抗炎药可明显改善患者关节炎症状，甲氨蝶呤是 RA 治疗的首选用药，也是联合治疗的基本药物。患者目前存在明显关节畸形，应积极给予甲氨蝶呤控制和延缓疾病进展(选 C)。非甾体抗炎药虽可迅速改善关节症状，但其无免疫抑制作用，不能控制 RA 患者病情进展，不符合该患者的正确治疗方案(不选 A)。糖皮质激素在发生下述情况时，如处于活动期应用 NSAIDs 无效，伴有严重关节外表现(如血管炎、心包炎、胸膜炎、神经系统病变、重度巩膜炎、Felty 综合征等)可考虑使用。使用糖皮质激素必须同时应用改善病情的抗风湿药物(DMARDs)，仅作为 DMARDs 的桥梁治疗(不选 B、E)。临床上老年人应用柳氮磺吡啶的安全性较甲氨蝶呤低，老年患者应用磺胺药发生严重不良反应的机会增加，对磺胺过敏者应用柳氮磺吡啶后会出现严重皮疹、骨髓抑制和血小板减少等严重不良反应，因此老年患者应避免使用(来源：柳氮磺吡啶说明书)，且其不是治疗 RA 的首选治疗药物(不选 D)。该患者无严重关节外表现，无须予以非甾体抗炎药+糖皮质激素+2 种 DMARDs 联合用药，且患者为老年人，多种药物联合不良反应更大(不选 F)。

【教材定位】《内科学》P811～812(第 9 版)。

55.【参考答案】B。

【押题点】类风湿关节炎的临床表现。

【答案精析】费尔蒂综合征是指RA患者伴有脾大、中性粒细胞减少，甚至出现贫血和血小板减少，并可能合并下肢溃疡、色素沉着，皮下结节，关节畸形，以及发热、乏力、食欲减退和体重下降等全身表现。患者目前诊断考虑RA，且合并脾大，中性粒细胞下降，考虑诊断为费尔蒂综合征(选B)。成人斯蒂尔病虽可有发热伴脾大等临床表现，但会出现中性粒细胞升高等类白血病反应，而该患者中性粒细胞降低，不符合该诊断(不选A)。结核病患者可有发热、乏力等全身表现，若结核累及关节，可出现关节炎表现，但结核病极少出现脾大及粒细胞降低等表现，不符合该诊断(不选C)。系统性红斑狼疮的关节炎表现多为非侵蚀性关节半脱位，患者X线检查表现为关节尺侧偏移并双肘屈曲畸形，且伴有晨僵，因此不考虑(不选D)。干燥综合征：虽可出现白细胞降低表现，但其主要以皮肤黏膜和内脏受累为主，极少出现关节破坏及畸形，而该患者存在明显侵蚀性关节畸形，不符合(不选E)。反复性风湿病：典型表现为急性关节炎和关节周围炎反复发作，发作间期无任何症状，而患者关节炎症状长期持续发作，症状不符(不选F)。RS3PE综合征，即缓和的血清阴性对称性滑膜炎伴凹陷性水肿综合征，是一种特殊类型的以关节炎为主要表现的风湿性疾病。其特点为急性起病的对称性、水肿性和可缓解性关节炎，而该患者无明显水肿表现，不符合(不选G)。

【教材定位】《内科学》P809(第9版)。

56.【参考答案】AB。

【押题点】系统性红斑狼疮的诊断。

【答案精析】患者为青年女性，有面部蝶形红斑，伴双膝关节疼痛、双踝关节肿痛，查血常规提示白细胞、红细胞降低，补体低，炎症指标高，抗Sm抗体(+)。可能的诊断是系统性红斑狼疮(选A)。27.9%~70%的SLE患者在病程中会出现临床肾脏受累，本病例患者尿常规示尿蛋白(+++)，可能合并狼疮性肾炎(选B)。类风湿关节炎常累及腕、掌指、近端指间关节，一般无蝶形红斑且抗Sm抗体阴性(不选C)。风湿性关节炎是一组由A组链球菌引起的关节炎症反应性疾病，关节疼痛呈游走性、多发性关节炎，抗Sm抗体阴性(不选D)。原发性肾炎是没有其他继发因素导致的肾炎，本病例患者有面部蝶形红斑，伴双膝关节疼痛、双踝关节肿痛，补体低，炎症指标高，抗Sm抗体(+)，考虑狼疮性肾炎(不选E)。混合结缔组织病常有高滴度的斑点型抗核抗体和抗U1RNP抗体，临床上有雷诺现象、双手肿胀、多关节痛或关节炎、肢端硬化、肌炎、食管运动障碍、肺动脉高压等特征性的临床综合征(不选F)。

【教材定位】《内科学》P816(第9版)。

57.【参考答案】BCDG。

【押题点】系统性红斑狼疮的实验室及辅助检查。

【答案精析】抗dsDNA抗体是诊断系统性红斑狼疮的特异性抗体，为系统性红斑狼疮的标记抗体；抗dsDNA抗体的滴度与疾病活动性密切相关(选B)。抗磷脂抗体包括抗心磷脂抗体、狼疮抗凝物、抗β2-糖蛋白抗体等针对自身不同磷脂成分的自身抗体，是SLE常见的自身抗体(选C)。27.9%~70%的系统性红斑狼疮患者在病程中会出现临床肾脏受累，进一步检查24 h尿蛋白可以准确评估肾脏受累的程度(选D)。肾活检病理改变对狼疮性肾炎的诊断、治疗和判断预后有较大价值(选G)。ASO主要是用于诊断溶血性链球菌感染，ASO滴度会随着感染好转而下降，不能用于系统性红斑狼疮的诊断(不选A)。咽喉拭子主要用于呼吸道感染的检测，与系统性红斑狼疮无关(不选E)。心电图主要用于帮助心肌缺血、心肌梗死、心律失常等疾病的诊断，常用于常规检查。但对系统性红斑狼疮患者来说，需明确有无心脏受累时超声心动图更佳，其对心包积液、心肌、心瓣膜病变、肺动脉高压等有较高的敏感性而有助于早期诊断，故本题不选心电图(不选F)。

【教材定位】《内科学》P482、P817(第9版)。

58.【参考答案】ABCDFG。

【押题点】系统性红斑狼疮的活动期指标。

【答案精析】除抗dsDNA抗体、补体与系统性红斑狼疮病情活动度相关外，还有许多指标变化可提示狼疮活动，包括CSF变化、蛋白尿增多和炎症指标升高。后者包括ESR增快、CRP升高、血小板计数减少等(选A、B、C、D、F、G)。抗Sm抗体是诊断系统性红斑狼疮的标记抗体，特异性为99%，但敏感性仅为25%，有助于早期和不典型患者的诊断或回顾性诊断，但与疾病活动无关(不选E)。

专家补充意见：在《内科学》第9版中，血小板增加是活动期表现(第818页，有人认为是书上该部分内容印刷错误，应该是血小板减少)；在评估狼疮活动性的SLEDAI评分中有一项指标为血小板减少；可见《内科学》第9版关于这点自身就存在矛盾；在《实用内科学》第15版第2607页，此处表述为三系减少(血小板减少)。因此，该题存在争议。建议以血小板减少作为标准。

【教材定位】《内科学》P818~819(第9版)，《实用内科学》P2607(第15版)。

59.【参考答案】A。

【押题点】系统性红斑狼疮的治疗。

【答案精析】糖皮质激素是SLE治疗最重要的药物，是系统性红斑狼疮患者的首选治疗(选A)。甲氨蝶呤是系统性红斑狼疮患者可以选用的免疫抑制药，但不作为首选(不选B)。羟氯喹是系统性红斑狼疮的背景治疗药物，但不是首选治疗(不选C)。环磷酰胺在有重要脏器受累的系统性红斑狼疮患者治疗中发挥着重要作用，但不是首选(不选D)。来氟米特有腹泻、肝功能损害、皮疹、白细胞下降、脱发、致畸等不良反应，应用时应该密切监测血常规、生化等指标，不作为系统性红斑狼疮治疗的首选(不选E)。对病情危重或治疗困难病例，可选择静脉注射大剂量免疫球蛋白(IVIG)、血浆置换、造血干细胞或间充质干细胞移植等（不选 F、G）。青霉素属于 β-内酰胺类抗生素，不用于系统性红斑狼疮的治疗（不选 H）。

【教材定位】《内科学》P820（第 9 版）。

60.【参考答案】A。

【押题点】系统性红斑狼疮的预后。

【答案精析】系统性红斑狼疮患者反复发作关节炎，常无侵蚀性，一般不会引起关节畸形和关节周围肌肉萎缩（选 A）。急性期患者的死亡原因主要是系统性红斑狼疮造成的多脏器严重损害和感染，尤其是伴有严重神经精神性狼疮、肺动脉高压和急进性狼疮性肾炎者（不选 B、C）。系统性红斑狼疮早期诊断和有效治疗者，10 年生存率可在 90%以上，叙述正确（不选 D）。非缓解期的系统性红斑狼疮患者容易出现流产、早产和死胎，发生率约为 30%，故应避孕（不选 E）。抗 dsDNA 抗体的滴度与疾病活动性密切相关，需要监测以防治狼疮活动、复发（不选 F）。

【教材定位】《内科学》P821（第 9 版）。

61.【参考答案】CF。

【押题点】系统性红斑狼疮与妊娠。

【答案精析】病情处于缓解期达半年以上者，没有中枢神经系统、肾脏或其他脏器严重损害，口服泼尼松剂量低于 15 mg/d，一般能安全地妊娠，并分娩出正常婴儿（选 C、F）。羟氯喹和硫唑嘌呤、钙调蛋白酶抑制药（如环孢素、他克莫司）对妊娠影响相对较小，尤其是羟氯喹，可全程使用（不选 A）。含雌激素避孕药没有治疗系统性红斑狼疮的作用（不选 B）。激素通过胎盘时被灭活（但是地塞米松和倍他米松例外），孕晚期应用对胎儿影响小，妊娠时及产后可按病情需要给予激素治疗（不选 D）。应用免疫抑制药及大剂量激素者，产后避免哺乳（不选 E）。

【教材定位】《内科学》P821（第 9 版）。

62.【参考答案】D。

【押题点】蛛网膜下腔出血的临床表现。

【答案精析】根据该患者突发头部剧烈疼痛，随即出现意识丧失伴抽搐的临床表现，查体示神志清楚，左眼睑下垂，右侧瞳孔直径 3 mm，对光反射灵敏，左侧瞳孔直径 5 mm，对光反射消失，右侧肢体活动障碍的特征考虑蛛网膜下腔出血可能。其典型临床表现为突然发生的剧烈头痛、恶心、呕吐和脑膜刺激征，伴或不伴局灶体征。剧烈活动中或活动后出现爆裂性局限性或全头部剧痛，难以忍受，呈持续性或持续进行性加重，有时上颈段也可出现疼痛。其始发部位常与动脉瘤破裂部位有关。常见伴随症状有呕吐、短暂意识障碍，该患者的症状、体征符合（选 D）。脑出血是指非外伤性脑实质内血管破裂引起的出血，常发生于 50～70 岁，男性略多，冬春季易发，通常在活动和情绪激动时发病，出血前多无预兆，半数患者出现头痛并剧烈，常见呕吐，出血后血压明显升高，临床症状常在数分钟至数小时达到高峰，临床症状、体征因出血部位及出血量不同而异。该患者年纪小，没有高血压病史，故不考虑脑出血（不选 A）。脑膜脑炎是病毒性脑膜炎，是由多种病毒引起的中枢神经系统感染性疾病，又称无菌性脑膜炎或浆液性脑膜炎。其主要体征为腮腺及颌下腺肿大、腮腺管口红肿、颈部抵抗、克氏征及巴宾斯基征呈阳性，少数患者可出现眼球震颤、共济失调、下肢肌力减退等。该患者的症状不符合（不选 B）。原发性癫痫，又称真性癫痫、特发性癫痫、功能性癫痫、隐源性癫痫等，多见于儿童及青少年，绝大多数在 30 岁前发病。除遗传因素外无其他明显病因。发作形式多为全身性发作，如大发作（全身强直-阵挛性发作）、小发作（失神发作）和肌阵挛发作等。该患者的症状不符合（不选 C）。血管性头痛指头部血管舒缩功能障碍及大脑皮质功能失调，或某些体液物质暂时性改变引起的临床综合征，以一侧或双侧阵发性搏动性跳痛、胀痛或钻痛为特点，可伴有视幻觉、畏光、偏盲、恶心、呕吐等血管自主神经功能紊乱症状。该患者的症状不符合（不选 E）。颅内肿瘤包括由脑实质发生的原发性脑瘤和由身体其他部位转移至颅内的继发性脑瘤。表现为发作性头痛、呕吐、癫痫、精神及意识障碍，后者指思维、情感、智能、意识、人格和记忆力的改变。该患者的症状不符合（不选 F）。

【教材定位】《神经病学》P214～219（第 8 版）。

63.【参考答案】A。

【押题点】蛛网膜下腔出血的辅助检查。

【答案精析】头颅 CT 是诊断蛛网膜下腔出血的首选方法，CT 显示蛛网膜下腔内高密度影可以确诊。根据 CT 结果可以初步判断或提示颅内动脉瘤的位置：如位于颈内动脉段，常是鞍上池不对称积血；大脑中动脉段多见外侧裂积血；前交通动脉段多见前间裂基底部积血；而出血位置在脚间池和环池，一般无动脉瘤。动态 CT 检查还有助于了解出血的吸收情况，有无再出血、继发脑梗死、脑积水及其程度等。CT 对蛛网膜下腔出血诊断的敏感性在 24 h 内为 90%～95%（选 A）。通常 CT 检查已确诊者，腰椎穿刺不作为临床常规检查。如果出血量少或者起病时间较长，CT 检查可无阳性发现，而临床可疑蛛网膜下腔出血需要行腰椎穿刺检查脑脊液（不选 B）。当病后数天 CT 的敏感性降低时，MRI 可发挥较大作用。4 天后 T1 像能清楚地显示外渗的血液，血液高信号可持续至少 2 周，在 FLAIR 像则持续更长时间。因此，当病后 1～2 周，CT 不能提供蛛网膜下腔出血的证据时，MRI 可作为诊断蛛网膜下腔出血和了解破裂动脉瘤部位的一种重要方法。但不作为首选方法（不选 C）。脑血管造影（DSA）：是诊断颅内动脉瘤最有价值的方法，阳性率达 95%，可以清楚地显示动脉瘤的位置、大小，以及与载瘤动脉的关系、有无血管痉挛等，血管畸形和烟雾病也能清楚显示。条件具备、病情许可时应争取尽早行全脑 DSA 检查以确定出血原因和决定治疗方法、判断预后。但由于血管造影可加重神经功能损害，如脑缺血、动脉瘤再次破裂出血等，因此造影时机宜避开脑血管痉挛和再出血的高峰期，即以出血 3 天内或 3～4 周后进行为宜（不选 D）。经颅超声多普勒（TCD）动态检测颅内主要动脉流速，是及时发现脑血管痉挛（CVS）倾向和痉挛程度的最灵敏的方法，但不是目前首先应该进行的检查(不选E)。脑电图所描记的脑部活动图形，不仅能说明脑部本身疾病，如癫痫、肿瘤、外伤及变性病等所造成的局限或弥散的病理表现，而且对脑外疾病如代谢和内分泌紊乱及中毒等引起的中枢神经系统变化也有诊断价值，但对蛛网膜下腔出血的检查没有意义(不选F)。

【教材定位】《神经病学》P214~219(第8版)。

64.【参考答案】ABCEF。

【押题点】蛛网膜下腔出血的治疗。

【答案精析】发生蛛网膜下腔出血以后，患者需要安静休息，绝对卧床4~6周；控制血压，患者可能由剧痛导致血压升高，注意去除疼痛等诱因；避免情绪激动、大便用力，预防再出血(选A)。蛛网膜下腔出血患者需要监测生命体征和神经系统体征变化，保持气道通畅，维持呼吸、循环稳定(选B)。蛛网膜下腔出血临床常用甘露醇、呋塞米等脱水剂降低颅内压，也可酌情选用白蛋白。当伴有较大的脑内血肿时，可手术清除血肿以降低颅内压，抢救生命(选C)。早期使用尼莫地平等钙离子拮抗药可治疗蛛网膜下腔出血后脑血管痉挛，可早期给予尼莫地平口服，必要时静脉应用(选E)。纠正水、电解质平衡紊乱，适当限制液体入量，防治蛛网膜下腔出血后的低钠血症(选F)。去除疼痛等诱因后，如果平均动脉压>120 mmHg或收缩压>180 mmHg，可在密切监测血压下使用短效降压药，保持血压稳定在正常或起病前水平。故将收缩压控制在150 mmHg以下是不正确的(不选D)。通常CT检查已确诊者，腰椎穿刺不作为临床常规检查。如果出血量少或者起病时间较长，CT检查可无阳性发现，而临床可疑蛛网膜下腔出血需要行腰椎穿刺检查CSF。最好于发病12 h后进行腰椎穿刺，以便于穿刺误伤鉴别，所以立即行腰椎穿刺是不正确的(不选G)。

【教材定位】《神经病学》P214~219(第8版)。

65.【参考答案】BC。

【押题点】病毒性肝炎的诊断及分型。

【答案精析】患者为青年男性，急性起病，有发热、黄疸症状，且为“热退黄疸现”，乙型肝炎表面抗原阴性，综上，诊断首先考虑急性黄疸性肝炎，急性黄疸性肝炎多以甲、戊型肝炎多见(选B、C)。患者近1个月无用药史，故不考虑药物性肝损害(不选A)。患者乙型肝炎表面抗原阴性，故不为乙型病毒性肝炎(不选D)。丙型病毒性肝炎急性期和慢性感染早期症状隐匿，与该患者临床表现不符(不选E)。患者无长期饮酒史，故不是酒精性肝炎(不选F)。患者体形偏瘦，脂肪肝可能性小(不选G)。患者否认家族遗传病史，暂不考虑遗传性肝病(不选H)。

【教材定位】《传染病学》P35(第9版)。

66.【参考答案】A。

【押题点】病毒性肝炎的辅助检查。

【答案精析】患者初步诊断考虑急性黄疸性肝炎，应积极完善肝炎病原学检查明确诊断(选A)。B、D、E、F选项均为常规检查，对肝功能异常的病因诊断意义不大(不选B、D、E、F)。该患者系青年男性，不是自身免疫性肝病的常见年龄及性别，且自身免疫性肝病的诊断尚需结合肝穿刺检查，自身免疫性抗体对该患者的诊断意义不大(不选C)。

【教材定位】《传染病学》P37~40(第9版)。

67.【参考答案】ABCDEF。

【押题点】甲型病毒性肝炎的治疗。

【答案精析】患者抗-HAV IgM阳性，急性甲型病毒性肝炎诊断明确；急性甲型病毒性肝炎为粪-口传播途径，需消化道隔离，急性期患者应隔离至病毒消失；主要措施为：搞好环境和卫生，加强粪便、水源管理，做好食品卫生、食具消毒等工作(选A、B、C)。各型肝炎的治疗均应以足够的休息、合理的饮食，辅以适当的药物护肝，避免饮酒、过劳和损伤肝脏的药物(选D、E、F)。糖皮质激素应用需慎重，对症状轻，肝内淤胆严重，其他退黄药物无效，且无禁忌证时，可短期应用；该患者TBiL水平尚可，暂不需糖皮质激素治疗(不选G)。干扰素主要用于乙型肝炎、丙型肝炎的治疗，甲型肝炎为自限性疾病，无特异性抗病毒药物(不选H)。

【教材定位】《传染病学》P42~49(第9版)。

68.【参考答案】ABDF。

【押题点】胸痛的常见病因。

【答案精析】患者，中年男性，突发左侧胸痛，要考虑心肌梗死的可能，应立即完善心电图和心肌酶检查(选A、F)。一侧胸痛常见于气胸、胸膜炎，因此，应完善胸部X线检查(选B)。感染性疾病，如胸膜炎等，可见血常规中白细胞计数增多等改变，对病因有一定提示作用(选D)。该患者腹部无压痛及反跳痛，Murphy征阴性，故暂不考虑胃穿孔、胰腺炎、胆囊炎等疾病，因此，不选腹部X线检查、血淀粉酶(不选C、E)。肝肾功能检查对该患者胸痛病因诊断的辅助意义不大(不选G、H)。

【教材定位】《内科学》P236(第9版)，《诊断学》P24(第9版)。

69.【参考答案】CDH。

【押题点】结核性胸膜炎的辅助检查。

【答案精析】该患者胸部X线检查示左侧肋膈角消失，考虑存在胸腔积液。超声探测胸腔积液的灵敏度高，定位准确，临床可用于估计胸腔积液的深度和积液量，协助下一步的胸腔穿刺定位(选C)。结核性胸膜炎是儿童和青年最常见的胸膜炎，PPD试验可用于检出结核分枝杆菌的感染，有助于结核性胸膜炎的诊断(选D)。结核病时，因纤维蛋白原和免疫球蛋白增加，血沉明显加快。血沉明显增快对结核性胸膜炎有一定提示作用(选H)。该患者血常规未见异常，无高热，不首先考虑普通细菌感染，故不选血培养(不选A)。该患者无咳嗽、咳痰症状，且双肺野清，不考虑为肺炎、肺结核、肺癌等疾病，且无排痰，不易留取痰标本，故不选痰培养、痰细胞学检查、痰查抗酸杆菌(不选B、E、G)。血气分析可以了解供氧及酸碱平衡状况。该患者表现为胸痛，但无呼吸困难、缺氧等表现，故不选血气分析（不选 F）。

【教材定位】《诊断学》P249、P546（第 9 版），《内科学》P11、P66、P117（第 9 版）。

70.【参考答案】BEFG。

【押题点】结核性胸膜炎的治疗。

【答案精析】该患者胸腔积液比重>1.018，白细胞>500×10^6/L，蛋白>30 g/L，考虑为渗出液。结合胸腔积液 ADA>45 U/L，PPD 试验强阳性，血沉明显增快，考虑为结核性胸膜炎所致的胸腔积液。结核性胸膜炎应行正规抗结核治疗，在没有合并中枢神经和骨关节结核的情况下，结核性胸膜炎参照痰菌阳性的肺结核方案，在强化期应用异烟肼、利福平、吡嗪酰胺和乙胺丁醇（选 B、E、F、G）。万古霉素仅用于严重 G^+感染，特别是 MRSA、MRSE 和肠球菌属所致的感染（不选 A）。青霉素、头孢菌素都属于 β-内酰胺类抗生素，不用于抗结核分枝杆菌感染（不选 C、D）。结核性胸膜炎如全身毒性症状严重、大量胸腔积液，在抗结核治疗的同时，可尝试加用泼尼松。该患者无应用糖皮质激素的指征（不选 H）。

【教材定位】《内科学》P115、P118（第 9 版），《实用内科学》P1342（第 15 版），《药理学》P369～385（第 9 版）。

71.【参考答案】E。

【押题点】有机磷中毒的诊断。

【答案精析】根据题干信息描述，患者少量饮酒并进食较多凉拌蔬菜后出现恶心、呕吐、流涎的症状，并出现意识障碍，因此可以初步考虑急性中毒，送医院后查体可见皮肤潮湿，双瞳孔针尖样大小，双肺可闻及湿啰音，此为有机磷中毒的 M 样症状的临床表现，题干信息显示患者是在进食较多凉拌蔬菜后出现症状，因此可以考虑本题患者是食用了附有残留农药的未处理干净的蔬菜所致的急性有机磷中毒（选 E）。亚硝酸盐中毒的靶器官是血液系统，引起的是高铁血红蛋白血症。杀鼠药中毒主要的靶器官是凝血系统，本题题干描述中并无这两个系统的症状（不选 A、C）。本题题干提示患者少量饮酒并进食较多凉拌蔬菜后出现中毒症状，可以优先考虑酒精中毒，但是患者之后并无酒精中毒的临床症状（不选 B）。甲醇中毒主要以中枢神经系统变化、代谢性酸中毒及视网膜的急性损害为主，与本题患者出现的症状不符，且无甲醇的接触史（不选 F）。本题首先并无吗啡的接触史，其次吗啡中毒虽然也会出现瞳孔缩小，但是其本质是麻醉药，且吗啡中毒的临床表现有特征的三联征，即昏迷、呼吸抑制和瞳孔缩小，与本题患者的症状不符（不选 D）。

【教材定位】《内科学》P882～887、P890、P894～897、P908（第 9 版），《中华职业医学》P748～752（第 2 版）。

72.【参考答案】E。

【押题点】有机磷中毒的诊断及分级标准。

【答案精析】ChE 是有机磷中毒的有效生物标志物，根据题干信息，患者的症状为有机磷中毒的 M 样症状伴肺水肿，且 ChE 活力为 25%，考虑为有机磷中毒的重度中毒（选 E）。亚硝酸盐中毒的靶器官是血液系统，引起的是以组织缺氧为主的急性中毒，表现的是高铁血红蛋白量，有效生物标志物是高铁血红蛋白（MetHb），本题给出的检测指标是 ChE（不选 A）。急慢性乙醇中毒生物标志物是血清乙醇，而非 ChE，与题干不符（不选 B、F）。有机磷轻度中毒仅有 M 样症状，ChE 活力为 50%～70%，中度中毒 M 样症状加重，出现 N 样症状，ChE 活力为 30%～50%，与本题题干不符（不选 C、D）。

【教材定位】《内科学》P885、P900～901、P908（第 9 版）。

73.【参考答案】ACDE。

【押题点】有机磷中毒的治疗。

【答案精析】急性中毒的治疗方案，无论何种毒物中毒，第一时间一定是彻底脱离、清除毒物，能够明确毒物的，且有特效解毒剂的，应迅速使用特效解毒剂，再给予对症支持治疗。本题暂时考虑为急性有机磷中毒，因为是口服导致的，所以第一时间彻底清除毒物需要选择洗胃。因为不清楚是哪种有机磷农药，所以选择温清水比较好，洗胃+导泻可以有效去除尚未吸收的毒物。有机磷中毒的特效解毒剂是胆碱受体拮抗药及 ChE 复活剂，氯解磷定是 ChE 复活剂，胆碱受体拮抗药是阿托品，此外还要针对患者的症状给予对症治疗，如吸氧、机械通气、维持酸碱平衡等（选 A、C、D、E）。在治疗有机磷中毒伴肺水肿时，可给予阿托品，而避免给予吗啡、氨茶碱治疗（不选 B、F）。

【教材定位】《内科学》P880～887（第 9 版）。

74.【参考答案】D。

【押题点】有机磷中毒的临床表现。

【答案精析】有些有机磷农药如乐果、氧乐果、敌敌畏等可能因为神经-肌肉接头传导阻滞、横纹肌坏死、乙酰胆碱酯酶持续抑制、血清钾离子水平下降等，在急性重度或中度中毒后 1～4 天，个别为 7 天，患者急性胆碱能危象已基本消失，意识清醒，却出现以脑神经支配的肌肉、屈颈肌和四肢近端肌肉，以及呼吸肌力弱或麻痹为特征的临床表现，称为中间期肌无力综合征。本题患者在症状好转后第 3 天出现突发的呼吸困难、面瘫、视物模糊、大小便失禁，此为脑神经支配的肌肉无力的表现，肌力 3 级且氧分压下降，表明出现呼吸肌麻痹，综上所述可以考虑患者出现的症状为中间期肌无力综合征（选 D）。缺血性脑卒中的主要原因是动脉粥样硬化，临床上可表现为暂时缺血性发作、可逆缺血性神经功能缺陷、进展性卒中或完全卒中。但本题患者既往体健，发病时血压正常、呼吸频率、心率都正常，因此可排除缺血性脑卒中所致的临床表现（不选 A）。根据题干信息，描述，患者症状已好转，并不存在有机磷中毒加重的可能，本选项为干扰性（不选 B）。一些有机磷农药如敌百虫、敌敌畏等可引起迟发性神经病变（OPIDN），可能是神经病靶酯酶抑制及靶神经轴索内的钙离子/钙调蛋白激酶 B 受干扰，导致轴突变性所致，OPIDN 表现在中毒后 2～8 周，出现肢体远端肌肉麻痹和感觉障碍，与本题患者的症状不符（不选 C）。有机磷中毒引起的是迟发性神经病变与中间期肌无力，本选项为干扰项(不选E)。有机磷中毒引起的是迟发性多发性神经病，而迟发性脑病一般由窒息性气体中毒引起(如一氧化碳中毒等)，此为干扰项(不选F)。

【教材定位】《中华职业医学》P922~923(第2版)，《职业卫生与职业医学》P167~173(第8版)，《外科学》P208~219(第9版)。

75.【参考答案】ABCDE。

【押题点】急性有机磷中毒的治疗。

【答案精析】中间期肌无力综合征的治疗是在治疗急性有机磷中毒的基础上，主要给予对症和支持治疗。对症状轻者，给予输液，保证热量供给和维持电解质平衡，并密切观察肌无力的变化，警惕重症中间期肌无力的发生。而出现吞咽困难明显的给予鼻饲，出现呼吸困难时给予吸氧，对吸氧无法缓解的重度呼吸困难者，应及时建立人工气道，进行机械通气，并防治酸碱平衡失调及水、电解质紊乱，积极防治并发症。根据题干信息，本题患者有呼吸困难，因此可先给予吸氧，若持续不改善可采取机械通气，此外也要继续进行有机磷中毒的治疗，其次还要给予对症和支持治疗，给予病情观察，因此需要监测血氧饱和度，防止肺部感染的发生(选A、B、C、D、E)。口服营养神经药物为周围神经病的治疗方法，针对迟发性多发性神经病，本题患者为中间期肌无力，因此此项为干扰项(不选F)。

【教材定位】《中华职业医学》P926(第2版)。

专业实践能力卷二答案与解析

1.【参考答案】CEG。

【押题点】急性心力衰竭的诊断。

【答案精析】老年女性患者，急性起病，反复憋喘，咳粉红色泡沫样痰，端坐呼吸，血压升高，呼吸急促，双肺可闻及干湿性啰音，考虑诊断急性左心衰竭。为明确诊断，可行NT-proBNP/利钠肽检测，心力衰竭时明显升高，可协助诊断(选C、E)。胸部X线检查可显示肺水肿征象，可协助诊断急性心力衰竭(选G)。心肌损伤标志物是指心肌损伤时释放到外周血中并被检测到的蛋白质和(或)酶类物质，严重的心衰患者心肌损伤标志物可轻微升高，但是该检查是为了明确或者排除心肌梗死的诊断，而非心力衰竭的诊断(不选A、B)。心脏磁共振主要用于心肌病变、心包疾病、心脏肿瘤等的辅助检查，不作为急性心力衰竭的首选检查(不选D)。冠状动脉造影是一种主要用于诊断冠状动脉粥样硬化性心脏病(冠心病)的常用且有效的检查，不是急性心力衰竭的首选检查(不选F)。

【教材定位】《内科学》P175(第9版)。

2.【参考答案】D。

【押题点】急性心力衰竭的分级。

【答案精析】NYHA Ⅳ级患者不能从事任何体力活动，休息状态下也存在心衰症状，活动后加重。患者此次心衰急性发作，端坐呼吸，符合NYHA分级Ⅳ级的标准(选D)。NYHA Ⅰ级患者日常活动量不受限制，一般活动不引起乏力、呼吸困难等心衰症状，与患者的症状不符(不选A)。NYHA Ⅱ级患者的体力活动轻度受限。休息时无自觉症状，一般体力活动下可出现心衰症状，与患者的症状不符(不选B)。NYHA Ⅲ级患者的体力活动明显受限。低于平时一般活动即可引起心衰症状，与患者的症状不符(不选C)。Killip分级适用于评价急性心肌梗死时心力衰竭的严重程度，患者无心肌梗死病史(不选E、F、G)。

【教材定位】《内科学》P168(第9版)。

3.【参考答案】ABEF。

【押题点】心力衰竭的治疗。

【答案精析】利尿药是心力衰竭治疗中改善症状的基石，是心衰治疗中唯一能够控制体液潴留的药物，利尿减轻心脏前后负荷，故可以选用呋塞米(选A)。患者血压150/100 mmHg，可考虑应用扩血管药物如硝酸甘油扩张小静脉降低回心血量；硝普钠扩张动、静脉，降低心脏后负荷，减轻心脏负担(选B、E)。患者心衰发作，端坐呼吸，高流量吸氧是必要的一般治疗(选F)。卡托普利属于ACEI类药物，ACEI类药物起效较慢，不用于急性左心衰竭的抢救治疗(不选C)。美托洛尔是β受体拮抗药，患者既往有支气管哮喘，目前处于端坐呼吸状态，属于禁忌证(不选D)。

【教材定位】《内科学》P175~176(第9版)。

4.【参考答案】ACG。

【押题点】急性心力衰竭的治疗。

【答案精析】洋地黄使用的禁忌证有：①预激综合征合并心房颤动；②严重的窦性心动过缓或房室传导阻滞(选A)；③病态窦房结综合征，特别是老年人；④单纯性舒张性心力衰竭如肥厚型心肌病(选G)；⑤单纯性重度二尖瓣狭窄伴窦性心律而无右心衰竭的患者；⑥急性心肌梗死(选C)。洋地黄通过抑制Na^+-K^+-ATP酶发挥作用，抑制心脏传导系统，对房室交界区抑制最为明显，伴有快速房颤或者房扑的收缩性心力衰竭是使用洋地黄的最佳指征(不选B)。对代谢异常引起的高排量心力衰竭如甲亢等引起的心衰，洋地黄治疗效果欠佳，则优先考虑β受体拮抗药，需要明确患者是否有甲亢，但甲亢不是洋地黄使用的禁忌证(不选D)。甲状腺功能减退症时更容易出现洋地黄中毒，但不是洋地黄的禁忌证，中毒表现为各类心律失常，故使用洋地黄时应密切观察患者及复查心电图，发生洋地黄中毒后应立即停药(不选E)。洋地黄最佳适应证是伴有快速房颤或者房扑的收缩性心力衰竭是使用洋地黄的最佳指征，扩张型心肌病属于收缩功能障碍，洋地黄可用(不选F)。

【教材定位】《内科学》P172(第9版)。

5.【参考答案】BCE。

【押题点】急性心力衰竭的治疗。

【答案精析】低钾可使洋地黄经肾的排泄量下降，从而造成洋地黄在体内蓄积；低钾心肌应激性增高，使心肌复极不均匀，发生异常传导、折返激动或心室颤动，以致心脏更易受到洋地黄损害(选B)。心肌缺血、缺氧、低血镁、甲减、肾功能不全的情况下更易出现洋地黄中毒(选C、E)。洋地黄中毒可以导致高血钾，因为洋地黄会抑制钠钾泵，使细胞内的Na^+不容易移出到细胞外，K^+不容易进入到细胞内，有可能导致高血钾，高血钾不是洋地黄中毒的原因(不选A)。甲减易导致洋地黄中毒，而不是甲亢(不选D)。低血钠主要表现为低渗性脱水表现，不影响心肌对洋地黄敏感性(不选F)。

【教材定位】《内科学》P172(第9版)。

【拓展】2016年考点：心力衰竭患者使用洋地黄治疗，应注意监测血钾情况，适时补钾。

6.【参考答案】ACE。

【押题点】急性心力衰竭的治疗。

【答案精析】发生洋地黄中毒后应立即停止使用(选E)。对快速型心律失常者，如血钾浓度低则可用静脉补钾，且低钾时心肌对洋地黄药物敏感性增高，故如有低钾应予以补足(选A)。有传导阻滞及缓慢型心律失常者可予阿托品静脉注射(选C)。电复律易导致心室颤动，洋地黄中毒时禁用(不选B)。洋地黄中毒时使用异丙肾上腺素易诱发室性心律失常，故不宜应用(不选D)。低血钾而不是低血钠会诱发洋地黄中毒，洋地黄中毒应纠正低钾，而不是补钠，故不选(不选F)。

【教材定位】《内科学》P173(第9版)。

7.【参考答案】BCDE。

【押题点】继发性高血压的诊断。

【答案精析】患者为青年女性，血压重度升高，且腹部可闻及血管杂音，故初步诊断考虑继发性高血压(选E，不选F)。继发性高血压中，腹部可闻及血管杂音的疾病包括肾血管性高血压和主动脉缩窄，肾动脉狭窄和多发性大动脉炎，均可引起肾血管性高血压，且查体时在上腹部或背部肋脊角处可闻及血管杂音(选B、C、D)。冠心病多发于40岁以上成人，有心肌缺血缺氧的症状，症状主要以发作性胸痛为主。该患者无相关证据(不选A)。

【教材定位】《内科学》P258(第9版)。

8.【参考答案】ABCE。

【押题点】继发性高血压的治疗。

【答案精析】高血压的一般治疗包括减少钠盐摄入、戒烟、控制体重、适度运动、控制血脂等(选A、C)。单侧肾动脉狭窄呈高肾素者，常首选ACEI或ARB，可以改善患者肾脏和心血管的预后(选B)。肾动脉狭窄或主动脉缩窄的患者均可选择行介入手术治疗(选E)。呋塞米多用于原发性高血压及皮质醇增多症等(不选D)。螺内酯多用于治疗原发性醛固酮增多症(不选F)。

【教材定位】《内科学》P260(第9版)。

9.【参考答案】BDE。

【押题点】二尖瓣关闭不全并发心力衰竭的检查。

【答案精析】根据题干信息，患者双肺底可闻及细小水泡音，心界扩大，考虑肺部淤血、心脏扩大，故可做胸部X线检查(选B)。根据题干信息，该患者劳累后呼吸困难5年，加重伴咳粉红色泡沫样痰1周，心尖部可见抬举样搏动，心界向左扩大，考虑已经心脏已经有了形态及功能的改变，故需做心电图及超声心动图检查(选D、E)。血常规对该患者的劳累后呼吸困难等表现并无辅助诊断意义(不选A)。胸部CT主要用于肺部良恶性肿瘤和肿瘤样病变的诊断和鉴别诊断及肺部炎症等的检查，对该患者的肺部湿啰音的检查无意义(不选C)。心脏负荷试验主要用于对不典型胸痛或可疑冠心病患者进行鉴别诊断，根据题干信息，该患者无胸痛等冠心病表现(不选F)。支气管激发试验、支气管舒张试验及呼吸功能检测用于检查肺功能气道阻塞的可逆性，协助诊断支气管哮喘等呼吸系统疾病，根据题干信息，该患者的呼吸困难都是劳累后发生，无咳嗽咳痰、无季节性，不首先考虑呼吸系统疾病(不选G、H、I)。

【教材定位】《内科学》P293(第9版)。

10.【参考答案】A。

【押题点】二尖瓣关闭不全的心电图表现。

【答案精析】根据题干信息，该患者20余年前有风湿热病史，劳累后呼吸困难5年，加重伴咳粉红色泡沫样痰1周，查体双肺底可闻及细小水泡音，心尖部可见抬举样搏动，心界向左下扩大，此为二尖瓣关闭不全的特征性表现，可考虑为风湿性二尖瓣关闭不全引发了心衰。二尖瓣关闭不全患者如为窦性心律则可见P波增宽且呈双峰状(二尖瓣P波)，提示左心房增大(选A，不选D)。心电图P波高尖一般说明目前存在有右心房肥大的情况，根据题干信息，该患者为左心扩大(不选B)。QRS波时限>0.12 s，为束支传导阻滞，不是二尖瓣关闭不全的心电图表现(不选C)。异常Q波即临床所说病理性Q波，须做心电图才可确认，多见于心肌梗死的患者，该患者无心肌梗死(不选E)。ST段抬高≥0.1 mV见于ST段抬高型心肌梗死及变异型心绞痛，该患者无冠心病表现(不选F)。ST段下移≥0.1 mV为心肌缺血心绞痛的心电图表现，该患者无此类表现(不选G)。

【教材定位】《内科学》P293(第9版)。

11.【参考答案】AFH。

【押题点】二尖瓣关闭不全的诊断及继发表现。

【答案精析】彩色多普勒示左心房内收缩期可见高速射流为二尖瓣关闭不全的特征性表现，患者胸部X线检查可见心界向左下扩大，提示左心增大，考虑存在左心房、左心室明显增大、左心室肥厚和劳损(选A、F、H)。三尖瓣关闭不全X线检查示右心房和右心室肥大，心脏右缘凸出(不选B)。主动脉关闭不全时，多普勒超声显示主动脉瓣下方(左心室流出道)探及全舒张期反流，与题干描述不符(不选C)。二尖瓣狭窄患者心影显示左心房、右心室增大、心脏呈梨形，与题干描述的心界向左下扩大不符(不选D)。主动脉瓣狭窄彩色多普勒超声心动图上可见血流于瓣口下方加速形成五彩镶嵌的射流，与题干描述不符(不选E)。右心房肥厚胸部X线检查心界应向右扩大(不选G)。

【教材定位】《内科学》P296(第9版)。

12.【参考答案】B。

【押题点】二尖瓣关闭不全的心脏杂音。

【答案精析】根据题干信息，心尖部可见抬举样搏动，心界向左下扩大，可考虑为二尖瓣关闭不全。二尖瓣关闭不全的典型杂音为心尖区全收缩期吹风样杂音(选B)。心尖部舒张期隆隆样杂音，是二尖瓣狭窄的表现(不选A)。胸骨左缘第3、4肋间全收缩期杂音常见于先天性心脏病中的室间隔缺损等疾病(不选C)。胸骨右缘第1~

2肋间收缩期递增-递减型杂音为主动脉瓣狭窄的杂音（不选D）。舒张期叹气样杂音为主动脉关闭不全的杂音（不选E、F）。

【教材定位】《内科学》P293（第9版）。

13.【参考答案】ABF。

【押题点】二尖瓣关闭不全的治疗。

【答案精析】对已有症状的二尖瓣关闭不全，血管紧张素转化酶抑制剂（ACEI）已证明能减少左心室容积，缓解症状，贝那普利、卡托普利均属于ACEI（选A、B）。手术治疗是治疗二尖瓣关闭不全的根本性措施，应在左心室功能发生不可逆损害之前进行（选F）。硝酸甘油，舌下给药，作用迅速而短暂，用于治疗冠状动脉狭窄引起的心绞痛，不用于二尖瓣关闭不全的治疗（不选C）。酚妥拉明可起到血管扩张和血压降低的作用，不用于二尖瓣关闭不全的治疗（不选D）。硝苯地平用于治疗各种类型的高血压及心绞痛（不选E）。

【教材定位】《内科学》P294（第9版）。

14.【参考答案】C。

【押题点】二尖瓣关闭不全的并发症。

【答案精析】根据题干信息，该患者脉率（P）90次/min，心率160次/min，脉率小于心率，心律不齐，第一心音强弱不等，是房颤的典型体征（选C）。根据题干信息，该患者并无心肌梗死、心肌缺血及变异型心绞痛的胸痛表现（不选A、B、F）。根据题干信息，该患者无面色苍白或者青紫、抽搐、意识丧失、脉搏消失等室颤表现（不选D）。心房扑动患者心率为250~350次/min，该患者为160次/min（不选E）。

【教材定位】《内科学》P188（第9版）。

15.【参考答案】D。

【押题点】急性咽结膜炎的诊断及鉴别。

【答案精析】急性咽结膜炎多发于夏季，由游泳传播，主要是腺病毒、柯萨奇病毒引起，表现为发热、咽痛，畏光、流泪、咽及结膜充血明显，该患者游泳后出现上述症状，考虑急性咽结膜炎（选D）。普通感冒又称上呼吸道卡他，主要表现为鼻部症状，如鼻塞、流涕、打喷嚏等，与本病例患者表现不符（不选A）。急性疱疹性咽峡炎儿童多见，表现为发热、咽痛，查体见咽部充血，软腭、悬雍垂、咽及扁桃体表面有灰白色疱疹及溃疡，该患者查体见咽部无疱疹及溃疡（不选B）。急性扁桃体炎病原体多为溶血性链球菌，起病急，咽痛明显，伴发热、畏寒，查体可见咽部充血，扁桃体肿大，表面可见脓性分泌物，该患者双侧扁桃体未见明显脓性分泌物（不选C）。过敏性鼻炎属于过敏性疾病，常表现为鼻部黏膜充血和分泌物增多，伴突发性连续打喷嚏、鼻痒、鼻塞及流大量清鼻涕，无发热，不符合本病例（不选E）。流行性感冒由流感病毒感染引起，全身中毒症状重，而呼吸道局部症状轻，不符合本病例（不选F）。

【教材定位】《内科学》P14~15（第9版）。

16.【参考答案】ABC。

【押题点】急性咽结膜炎的辅助检查。

【答案精析】根据题干信息，患者为青年女性，公共泳池游泳后出现发热，咽痛，畏光，流泪，初步诊断考虑急性咽结膜炎。患者有发热、干咳，完善胸部CT检查排外肺部病变（选A）。急性咽结膜炎主要由腺病毒、柯萨奇病毒感染引起，血常规检查可判断细菌感染还是病毒感染，咽拭子病毒抗原检测有助于诊断（选B、C）。急性咽结膜炎是一种感染性疾病，而不是过敏性疾病，无须行过敏原测定（不选D）。尿常规检查主要用于辅助诊断肾脏疾病，对本病例诊断无意义（不选E）。心脏彩超主要用于心血管疾病的辅助诊断，急性咽结膜炎不累及心脏（不选F）。

【教材定位】《内科学》P15（第9版）。

17.【参考答案】BDE。

【押题点】急性咽结膜炎的治疗。

【答案精析】根据题干信息，患者血常规及胸部CT未见异常，结合临床表现，考虑病毒感染引起的急性咽结膜炎。急性咽结膜炎主要由腺病毒及柯萨奇病毒感染引起，治疗包括一般治疗如休息、多喝水、戒烟戒酒（选B、E，不选F）。清热解毒中药可缓解症状，部分中药有一定的抗病毒效果（选D）。患者无白细胞、中性粒细胞升高，无细菌感染，抗生素治疗无效（不选A、C）。

【教材定位】《内科学》P15~16（第9版）。

18.【参考答案】A。

【押题点】支气管哮喘的诊断。

【答案精析】根据题干信息，患者有过敏性喘息病史20年，病史长，发病时呼吸急促，R 25次/min，口唇发绀，听诊两肺满布哮鸣音，此为支气管哮喘急性发作的典型表现（选A）。慢性支气管炎急性发作多见于中老年人，多有长期吸烟或接触有害气体的病史和慢性咳嗽史，查体双肺呼吸音明显减弱，两肺或可闻及湿啰音而非哮鸣音，血气分析一般为Ⅱ型呼吸衰竭（不选B）。心源性哮喘患者多有高血压、冠心病等基础病史，多表现为突发气急、端坐呼吸、咳粉红色泡沫样痰，查体可闻及干湿性啰音，心尖部可闻及奔马律（不选C）。气胸典型症状为胸闷、气短、发绀、咳嗽等，查体特征为气胸侧的肺部呼吸音减弱，叩诊呈鼓音（不选D）。支气管扩张的典型症状有慢性咳嗽、咳大量脓痰和反复咯血，查体肺部听诊有固定性、持久不变的湿啰音，杵状指（不选E）。肺炎的典型症状为咳嗽咳痰，查体特点为双肺可闻及湿啰音，血气分析多正常（不选F）。

【教材定位】《内科学》P30（第9版）。

19.【参考答案】ACD。

【押题点】支气管哮喘的治疗。

【答案精析】根据题干信息，患者诊断为哮喘，主要应区分心源性和肺源性哮喘，在未明确诊断前不宜选择的治疗方法有：支气管哮喘患者不应使用地西泮，会加重呼吸肌疲劳；普萘洛尔引起气道痉挛，导致呼吸困难加重；肾上腺素禁用于心源性哮喘患者，因肾上腺素的强心作用会增加心肌耗氧，导致加重心绞痛，甚至引起急性心肌梗死后心脏破裂，故不宜使用（选A、C、D）。吸氧是呼吸困难的一般治疗，吸入β受体激动药、吸入色甘酸钠气雾剂和静脉注射氨茶碱均可以用于支气管/心源性哮喘的治疗，可缓解急性发作的症状，故可选用(不选B、E、F、G)。

【教材定位】《内科学》P32~35(第9版)。

20.【参考答案】ACF。

【押题点】支气管哮喘的诊断。

【答案精析】根据题干信息，支气管哮喘诊断的辅助检查结果有：支气管舒张试验阳性，提示可逆性气道阻塞(选A)。支气管哮喘为可逆性气流受限，且有通气功能时间节律变化的特点，昼夜PEF变异率≥20%，提示存在气道可逆性的改变(选C)。血清特异性IgE增高结合病史有助于病因诊断(选F)。胸部X线检查可见多发、可变性斑片影(多为肺炎的胸部X线检查特征)，而哮喘的胸部X线检查可见两肺透亮度增加，呈过度通气状态，缓解期多无明显异常(不选B)。咳粉红色泡沫样痰、心尖部闻及奔马律以及胸部X线见心脏增大、肺淤血征均是心源性哮喘的特征，故不选(不选D、E、G)。

【教材定位】《内科学》P30(第9版)。

21.【参考答案】ABD。

【押题点】支气管哮喘病情的判断。

【答案精析】根据题干信息，哮喘可根据白天、夜间哮喘症状出现的频率、血气分析和肺功能检查(包括呼气峰流速测定)结果，将慢性持续期哮喘病情严重程度分为间歇性、轻度持续、中度持续和重度持续4级(选A、D)。出现奇脉提示为重度以上哮喘(选B)。支气管激发试验、胸部X线检查及特异性变应原的检测可用于哮喘的辅助诊断，但不能用于哮喘的严重程度分级(不选C、E、G)。哮喘患者的心电图一般没有特殊变化，亦不能用于哮喘的严重程度分级(不选F)。

【教材定位】《内科学》P30(第9版)。

22.【参考答案】ABE。

【押题点】支气管哮喘的病理因素。

【答案精析】哮喘的病理表现为气道上皮下肥大细胞、嗜酸性粒细胞、巨噬细胞、淋巴细胞及中性粒细胞等的浸润，以及气道黏膜下组织水肿、微血管通透性增加、支气管平滑肌痉挛、纤毛上皮细胞脱落、杯状细胞增殖及气道分泌物增加等病理改变。哮喘长期反复发作，可见支气管平滑肌肥大增生、基底膜增厚等气道重构的表现，黏液清除存在障碍，加重喘息的发作(选A、B、E)。肺毛细血管大量减少、肺泡弹性回缩力下降、肺泡壁破坏，肺泡融合是肺气肿的病理特点，哮喘引起喘息的病理生理不包括上述原因(不选C、D、F、G)。

【教材定位】《内科学》P29(第9版)。

23.【参考答案】CDF。

【押题点】支气管哮喘的治疗。

【答案精析】根据题干信息，患者支气管哮喘急性发作，可使用缓解性药物迅速解除支气管痉挛，如静脉滴注氨茶碱(选C)。糖皮质激素如静脉滴注甲强龙，是目前控制哮喘最有效的药物(选D)。维持内环境稳态，需注意纠正电解质、酸碱平衡紊乱(选F)。哮喘急性发作，单用支气管舒张剂对症治疗效果不佳，应加用糖皮质激素抗炎，能快速地控制症状(不选A)。哮喘发作的病因很多，如大气污染、尘螨、各种过敏原、药物，还有病原体感染等，皆可诱发哮喘急性发作。题干中未出现患者呼吸道感染的信息，感染并不一定是原发病，故不需要抗感染治疗(不选B)。患者 $PaCO_2$ 27 mmHg，pH 7.31，未达到补碱治疗指征(呼吸性酸中毒时 pH<7.2；代谢性酸中毒时 BE<-3 mmol/L，HCO_3^-<21 mmol/L)(不选E)。发作时不应予以镇静治疗，以免引起呼吸肌无力，加重呼吸困难(不选G)。注射去乙酰毛花苷会加重心肌收缩耗氧，导致呼吸困难加重(不选H)。呼吸兴奋剂属于中枢兴奋药，可用于呼吸中枢障碍、神经运动障碍、呼吸器官的功能障碍，但哮喘患者多为气道的高反应和气道的痉挛，呼吸肌疲惫，如大量使用不仅可能无效，反而可能导致呼吸肌痉挛(不选I)。

【教材定位】《内科学》P32~35(第9版)。

24.【参考答案】ABF。

【押题点】支气管哮喘的治疗。

【答案精析】根据题干信息，患者经治疗后无缓解，出现发绀，神志淡漠，端坐呼吸，三凹征，CO_2 潴留和血压下降，考虑进展为危重度哮喘，应及时给予机械通气治疗，其指征主要包括：呼吸肌疲劳、$PaCO_2$≥45 mmHg，意识改变(需进行有创机械通气)；监测BP、HR、氧饱和度；注意维持水、电解质平衡，纠正酸碱失衡，当pH<7.20且合并代谢性酸中毒时，应适当补碱(选A、B、F)。患者此时已进展为危重度哮喘，继续使用呼吸兴奋剂会加重呼吸肌疲劳，加重 CO_2 潴留，导致进一步神志改变甚至昏迷(不选C)。患者呼吸急促，水分经呼吸道丢失增多，应大量补液，而不应静脉推注呋塞米利尿(不选H)。使用去乙酰毛花苷会增加心肌收缩力增加耗氧，从而加重呼吸困难(不选G)。静脉推注吗啡抑制呼吸(不选E)。纳洛酮主要用于阿片类药物过量中毒或用于阿片药成瘾的诊断，一般不用于哮喘的治疗(不选D)。

【教材定位】《内科学》P32~35(第9版)。

25.【参考答案】D。

【押题点】支气管哮喘的并发症。

【答案精析】根据题干信息，患者使用机械通气后颈部皮肤有握雪感，血氧下降，握雪感是皮下气肿的特点，且皮下气肿位于颈部，考虑纵隔气肿(选D)。气胸虽然会导致血氧饱和度下降，呈现Ⅰ型呼吸衰竭的特点，但机械通气导致气胸不多见，且没有皮肤握雪感的特点(不选A)。肺气囊肿位于肺实质内，肺尖肺底及肋膈角部位可见含气肺组织影，正常不会有特殊不适，也不会有皮肤握雪感(不选B)。间质性肺气肿是一种慢性阻塞性肺疾病，主要是支气管炎或长期吸烟导致呼吸系统发生病变，虽然可有Ⅰ型呼吸衰竭，但不会有皮肤握雪感的特点(不选C)。肺大疱指由各种原因导致肺泡腔内压力升高，肺泡壁破裂，互相融合，在肺组织形成的含气囊腔，主要表现为咳嗽，胸闷，气短，呼吸困难，查体可见呼吸音减弱，与患者的症状体征不相符(不选E)。急性肺水肿患者多有心脏基础病史，临床表现为突然出现严重的呼吸困难，端坐呼吸，伴咳嗽，常咳粉红色泡沫样痰，患者烦躁不安，口唇发绀，大汗淋漓，心率增快，两肺满布湿啰音及哮鸣音，与患者的症状不相符，且不会有皮肤握雪感的特点（不选 F）。

【教材定位】《内科学》P32（第 9 版）。

26.【参考答案】CDEG。

【押题点】慢性胃炎的辅助检查。

【答案精析】血常规虽缺乏特异性诊断价值，但对估计疾病的严重度和活动性有一定作用，属于基础检查。该患者慢性胃炎病史，近期腹痛加重，伴食欲缺乏，完善血常规检查可明确有无贫血情况（选 C）。粪便检查对胃肠道疾病是一种简便易行的诊断手段，对肠道感染、寄生虫病、腹泻、便秘和消化道出血的诊断和鉴别尤其重要，可提供有诊断重要性的第一手资料（选 D）。CEA 是一种广谱的肿瘤标记物，可作为胃癌、结肠癌等有价值的辅助诊断方法。该患者为中老年人，有慢性胃炎病史，近期腹痛加重，应警惕胃肠恶性肿瘤的发生，故应筛查肿瘤标志物（选 E）。超声检查是消化系统疾病诊断首选的非创伤性检查（选 G）。恶性肿瘤疾病及小肠炎性疾病（如克罗恩病或肠结核）可有血沉增快，但该指标特异性较差，提示意义不大，故不作为选择（不选 A）。血尿淀粉酶测定对急性胰腺炎有诊断价值。该患者为慢性起病，病程较长，不符合急性胰腺炎的发病特点，故不检测血尿淀粉酶（不选 B）。胃镜是食管、胃、十二指肠疾病最准确的检查方法，可直视黏膜病变，还能取活检。但由于内镜是一种侵入性检查，不作为首先要进行的检查的选择，应在完善基础检查后，再考虑内镜检查（不选 F）。全消化道造影不作为首选检查手段，一般用于了解胃肠的运动情况，以及内镜检查有禁忌证或不愿接受内镜检查者（不选 H）。

【教材定位】《实用内科学》P1465～1466（第 15 版），《内科学》P360、P431（第 9 版），《诊断学》P417（第 9 版）。

27.【参考答案】CGH。

【押题点】慢性胃炎的治疗。

【答案精析】颠茄属于抗胆碱药，可抑制胃肠道平滑肌痉挛，缓解胃肠绞痛。该患者为慢性胃炎所致的上腹痛，非胃肠绞痛，不宜应用颠茄（选 C）。阿莫西林属于抗 Hp 感染药物之一，该患者目前无 Hp 感染证据，暂不予应用阿莫西林（选 G）。抗抑郁药适用于睡眠差，有明显精神因素的慢性胃炎患者。该患者无心理因素证据，不宜应用抗抑郁药（选 H）。该患者腹痛餐后加重，伴食欲缺乏，可应用酶制剂缓解胃肠动力不足或消化酶分泌不足引起的症状（不选 A）。患者既往慢性胃炎，目前以腹痛为主要表现，可给予抑酸治疗，包括 H2 受体拮抗药，如雷尼替丁、西咪替丁和质子泵抑制药，如奥美拉唑等（不选 B、D、E）。胃黏膜保护剂，如铝碳酸镁、硫糖铝等，也可用于缓解腹痛与反酸等症状（不选 F、I）。

【教材定位】《药理学》P65（第 9 版），《内科学》P356（第 9 版），《内科学》P462（第 3 版），《实用内科学》P1510（第 15 版）。

28.【参考答案】BD。

【押题点】胃肠道肿瘤的排除检查。

【答案精析】患者应用奥美拉唑后症状缓解，考虑为胃肠道疾病可能，但患者 CEA 升高，应进一步排查胃肠肿瘤性疾病，应用内镜可以直接观察消化道腔内病变并在直视下活检明确病因诊断（选 B、D）。CEA 升高主要见于胰腺癌、结肠癌、直肠癌、乳腺癌、胃癌、肺癌等患者，不是妇科肿瘤的特异性标志物，故不选妇科检查（不选 A）。小肠镜难以观察整个小肠，对小肠病变的阳性检出率低于胶囊内镜；且检查耗时长，患者较为痛苦。因此，多在胶囊内镜初筛发现小肠病变后，需要活检或内镜治疗时才采用小肠镜（不选 C）。血胃泌素测定可了解胃泌素水平，对促胃液素瘤等的诊断有一定帮助，对该患者的诊断意义不大（不选 E）。^{13}C 呼气试验为 Hp 检测的重要方法。该患者 CEA 升高，应先排查胃肠肿瘤，待完善胃肠镜检查后，根据胃肠镜结果再考虑是否行^{13}C 呼气试验（不选 F）。CA125 对诊断卵巢癌有较大价值。该患者用药后症状减轻，主要考虑消化系统疾病，故不选 CA125（不选 G）。

【教材定位】《诊断学》P417、P420（第 9 版），《内科学》P343～345、P361（第 9 版）。

29.【参考答案】G。

【押题点】慢性胃炎的病因检查。

【答案精析】该患者胃镜提示中度慢性胃炎，排除了胃癌、消化性溃疡等疾病。Hp 感染是慢性胃炎最常见的病因。为明确下一步是否行根除 Hp 治疗，进一步的检查应选^{13}C 呼气试验（选 G）。ANCA 是诊断血管炎的特异性指标，在消化系统疾病中，可见于溃疡性结肠炎、原发性胆汁性肝硬化等，与该患者疾病关系不大，故不选该项检查（不选 A）。CA19-9 在胰腺癌、肝胆和胃肠道疾病中可明显升高，是胰腺癌的首选标志物。该患者已行胃肠镜检查，未见肿瘤病变，且不考虑胰腺癌可能，故不选 CA19-9（不选 B）。血 Hp-IgG 抗体通常应用于流行病学调查，不常用于临床（不选 D）。血胃泌素、血胃蛋白酶原水平对该患者的下一步治疗的指导意义不大（不选 C、E）。患者已行腹部超声及胃肠镜检查，没必要再行腹部 CT 检查（不选 F）。

【教材定位】《内科学》P354、P356（第 9 版），《诊断学》P419、P430（第 9 版），《实用内科学》P1510（第 15 版）。

30.【参考答案】ABEFG。

【押题点】Hp 相关肺炎的治疗。

【答案精析】该患者为慢性胃炎伴糜烂、肠化生，且有腹痛症状，查^{13}C 呼气试验阳性，应给予根除 Hp 治疗。目前倡导的联合方案为含有铋剂的四联方案，即 1 种 PPI+2 种抗生素和 1 种铋剂。PPI 可选埃索美拉唑、奥美拉唑、兰索拉唑等，铋剂可选枸橼酸铋钾、果胶铋等（选 A）。抗生素可选克拉霉素、阿莫西林、甲硝唑、呋喃唑酮等，由于各地抗生素耐药情况不同，抗生素及疗程的选择应视当地耐药情况而定（选 B、E、G）。该患者胃镜提示伴有糜烂，且腹痛症状明显，可应用胃黏膜保护剂，如硫糖铝等(不选F)。莫沙必利为胃肠动力药，主要用于治疗以上腹部饱胀、早饱等症状为主者或十二指肠-胃反流导致的慢性胃炎患者。对该患者考虑为Hp相关胃炎，且无腹胀等表现，故不作为首选(不选C)。法莫替丁为H2受体拮抗药，在抗Hp感染中不作为首选药物(不选D)。

【教材定位】《内科学》P356(第9版)，《内科学》P462(第3版)。

31.【参考答案】AE。

【押题点】慢性胃炎的随访治疗。

【答案精析】伴有萎缩、肠化生、异形增生的慢性胃炎应定期随访胃镜检查及病理组织学检查。对轻度异形增生或者低级别瘤变可选择3~6个月复查。该患者胃镜提示中度肠上皮化生及轻度不典型增生，经治疗1个月，可再过3个月后复查胃镜(选A)。该患者之前查CEA明显升高，应予动态观察CEA水平变化(不选E)。对消化性溃疡多次复发的患者，可给予维持治疗，即较长时间服用维持剂量的H2受体拮抗药或PPI，疗程因人而异，短者3~6个月，长者1~2年，或视具体病情延长用药时间。该患者为慢性胃炎，非复发性胃溃疡，无长期应用PPI的指征(不选B)。该患者血常规未见异常，没有必要每个月复查血常规(不选C)。对根除Hp的患者，应追踪抗Hp的疗效，一般应在治疗至少4周后复检Hp，但没必要以后每个月复查(不选D)。Hp的血清抗体检测通常应用于流行病学调查，一般不作为幽门螺杆菌根除治疗后评价疗效的方法(不选F)。

【教材定位】《实用内科学》P1510(第15版)，《诊断学》P417(第9版)，《内科学》P362(第9版)。

32.【参考答案】C。

【押题点】肝硬化的临床表现与诊断。

【答案精析】该患者有长达10年的乙肝病毒感染史(肝硬化的高危因素)，现有乏力、食欲减退、出血表现，伴有肝功能明显异常，提示存在肝功能减退，考虑可能进入肝硬化阶段(选C)。白血病是造血系统的恶性肿瘤疾病，可有贫血、出血、感染等症状，另外会有胸骨压痛体征，肝功能受损不明显，与该患者不符(不选A)。胃溃疡一般会有反复发作的规律性上腹痛，餐后加重，可表现为上消化道出血，但不会出现牙龈出血，皮肤淤点、瘀斑，一般不伴有肝功能受损，与该患者不符(不选B)。早期胃癌无症状，部分患者可有消化不良症状，进展期胃癌最常见的症状是体重减轻和上腹痛，另有贫血、食欲缺乏、厌食、乏力，一般不会出现牙龈出血、皮肤瘀斑，与该患者不符(不选D)。胰腺炎多急性起病，多表现为急性腹痛，可出现两侧胁肋部和脐周的瘀斑，但很少出现牙龈出血、皮肤瘀斑，与该患者不符(不选E)。胃炎多无特异性症状，可表现为上腹不适、胀满、恶心、呕吐和食欲不振等，一般不会出现牙龈出血、皮肤瘀斑，也不会出现明显的肝功能异常。与该患者不符(不选F)。

【教材定位】《内科学》P406(第9版)。

33.【参考答案】CE。

【押题点】肝硬化出血的临床表现。

【答案精析】肝硬化患者在失代偿期肝功能减退时会出现出血与贫血症状，常有鼻腔、牙龈出血及皮肤黏膜瘀点、瘀斑和消化道出血等，与肝合成凝血因子减少、脾功能亢进和毛细血管脆性增加有关。该患者疑诊为肝硬化，肝功能减退时肝脏合成凝血因子障碍，从而出现出血表现(选C)。脾功能亢进，外周血会出现不同程度的血小板及白细胞减少、增生性贫血，易并发感染及出血(选E)。腹壁静脉曲张是肝硬化患者失代偿期常出现的临床表现，但不是该患者出血的原因(不选A)。肝硬化患者食管-胃底静脉曲张可导致上消化道出血，一般表现为呕血、黑便，而不是牙龈出血、皮肤瘀斑，故不选择(不选B)。内分泌失调与肝硬化后肝功能减退导致的肝脏对各种激素的转化、降解能力下降有关，主要表现为男性乳房发育、蜘蛛痣、肝掌等，但不是出血的原因(不选D)。腹腔积液是肝硬化后肝功能减退和门静脉高压的共同结果，腹腔积液形成后容易导致感染、肝肾综合征等，但不是出血的原因(不选F)。门静脉血栓形成的临床表现变化较大，当血栓缓慢形成时，可无明显症状；当血栓严重阻断入肝血流时，可以导致难治性食管-胃底静脉曲张出血、中重度腹胀痛、顽固性腹腔积液、肠坏死及肝性脑病等，但与该患者出血表现之间无直接关系(不选G)。

【教材定位】《内科学》P406(第9版)。

34.【参考答案】ABDEF。

【押题点】肝性脑病的诱因。

【答案精析】该患者拟诊断为肝硬化，在此基础上出现嗜睡，行为异常等脑病表现，怀疑可能并发肝性脑病。肝性脑病常见诱因包括：消化道出血、放腹腔积液、高蛋白饮食、使用催眠镇静药、便秘、感染、水电解质紊乱(低钾、代谢性碱中毒、脱水、呕吐、腹泻、使用利尿药)、门体分流术、血管闭塞(肝静脉血栓形成、门静脉血栓形成)、原发性肝细胞癌(选A、B、D、E、F)。

【教材定位】《内科学》P408(第9版)。

35.【参考答案】ADE。

【押题点】腹腔积液的形成机制。

【答案精析】该患者拟诊断为肝硬化，在此基础上出现移动性浊音阳性及液波震颤，判断已有腹腔积液。肝硬化腹腔积液的机制主要有：①门静脉高压；②低清蛋白血症；③有效循环血容量不足；④肝脏对醛固酮和抗利尿激素灭活作用减弱；⑤肝淋巴量超过了淋巴循环引流的能力。血清白蛋白低于30 g/L时，血浆胶体渗透压降低，毛细血管内液体漏入腹腔或组织间隙可以导致腹腔积液(选A，不选B)。有效循环血容量不足，肾血流量减少，肾素-血管紧张素系统激活，肾小球滤过率下降，排钠和排尿量减少可以导致腹腔积液(选D，不选C)。门静脉高压，腹腔内脏血管床静水压增高，组织液回吸收减少而漏入腹腔，是腹腔积液形成的决定性因素(选E)。高钠血症不是腹腔积液形成的机制(不选F)。

【教材定位】《内科学》P407(第9版)。

36.【参考答案】BCE。

【押题点】腹腔积液的治疗。

【答案精析】该患者拟诊断为肝硬化，在此基础上并发腹腔积液，查血钠 130 mmol/L（正常值为 135～145 mmol/L），考虑存在稀释性低钠血症。对肝硬化出现腹腔积液患者，可以用利尿药治疗腹腔积液，一般开始用螺内酯 60 mg/d+呋塞米 20 mg/d，逐渐增加至螺内酯 100 mg/d+呋塞米 40 mg/d，因此该患者最开始呋塞米应该选用 20 mg/d（选 B，不选 A）。肝硬化腹腔积液患者一般每次放腹腔积液 1000 mL，输注白蛋白 8 g，该患者最开始应该选用放腹腔积液 1000 mL（选 C，不选 D）。腹腔积液时要限制钠、水摄入，氯化钠摄入宜<2.0 g/d，入水量<1000 mL/d，如有低钠血症，则入水应限制在 500 mL 以内。该患者有低钠血症，因此应限制入水量 500 mL/d（选 E，不选 F）。

【教材定位】《内科学》P411（第 9 版）。

37.【参考答案】CDF。

【押题点】肝肾综合征的治疗。

【答案精析】患者拟诊断为肝硬化合并腹腔积液，2 周内肌酐升至 300 μmol/L，否认肾脏相关疾病及药物服用，考虑可能为肝肾综合征。肝肾综合征的治疗原则是增加动脉有效血容量和降低门静脉压力，具体可以通过静脉补充清蛋白、使用血管升压素、TIPS、血液透析以及人工肝支持等。血管活性药物如血管升压素，可以收缩内脏血管，提高有效循环血容量，增加肾血流量，增高肾小球滤过率，阻断 RASS 激活，降低肾血管阻力，可用于治疗肝肾综合征（选 C）。静脉补充清蛋白可以增加动脉有效血容量，有助于治疗肝肾综合征（选 D，不选 E）。经颈肝内门腔分流术，可以降低门静脉压力，对肝肾综合征的治疗有一定帮助（选 F）。质子泵抑制药是消化性溃疡的首选药，一般不用于肝肾综合征的治疗（不选 A）。生长抑素可以用于静脉曲张出血的止血治疗，一般不用于肝肾综合征的治疗（不选 B）。内镜结扎主要用于治疗消化道出血，一般不用于肝肾综合征的治疗（不选 G）。

【教材定位】《实用内科学》P1596（第 15 版）。

38.【参考答案】E。

【押题点】急性胰腺炎的诊断。

【答案精析】根据题干信息，该患者大量进食（病因）后突发左上腹刀割样疼痛，并向左后背放射，伴恶心、呕吐，呕吐后疼痛无缓解，伴寒战、发热，提示有炎症感染；有中上腹压痛及左上腹压痛、肠鸣音减少体征，急查血淀粉酶明显升高，且彩超提示胰腺肿胀，结合以上特征及辅助检查可考虑诊断为急性胰腺炎（选 E）。急性胃肠炎临床表现主要为恶心、呕吐、腹痛、腹泻、发热等，常季节性多发，有不洁饮食史；该患者无季节性、无腹泻表现，与本题干不相符（不选 A）。急性胆囊炎的主要症状为右上腹痛、恶心、呕吐与发热，体征表现为患者右上腹有压痛；该患者的体征表现为中上腹压痛及左上腹压痛，与本题干不相符（不选 B）。急性肠梗阻患者表现为上腹部和脐周疼痛、恶心呕吐、肛门停止排气排便；该患者仅有突发左上腹痛，伴恶心、呕吐症状，无肛门停止排气排便症状，与本题干不相符（不选 C）。急性糜烂性胃炎的诱因常见于应激、药物、酒精、创伤等；该患者是由于大量进食发病，大量进食不会引起急性糜烂性胃炎，故不是该病的诊断（不选 D）。消化性溃疡表现为反复节律性腹痛，且为慢性疾病；该患者是突发左上腹痛，与本题干不相符（不选 F）。胃肠穿孔一般由消化性溃疡引起，穿孔后可出现弥漫性腹膜炎、穿透性溃疡、瘘管形成等；该患者血淀粉酶明显升高，且彩超提示胰腺肿胀，提示急性胰腺炎，故该患者不考虑胃肠穿孔诊断（不选 G）。

【教材定位】《内科学》P431～432（第 9 版）。

39.【参考答案】ADEGH。

【押题点】急性胰腺炎的病因。

【答案精析】胆石症及胆道感染等是急性胰腺炎的主要病因，由于胰管与胆总管汇合成共同通道开口于十二指肠壶腹部，一旦结石、蛔虫嵌顿在壶腹部，胆石移行时损伤 Oddi 括约肌等，将导致胰管流出道不畅、胰管内高压，故胆道疾病是急性胰腺炎的病因（选 A）。酒精可促进胰液分泌，当胰管流出道不能充分引流大量胰液时，胰管内压升高，引发腺泡细胞损伤；酒精在胰腺内氧化代谢时产生大量活性氧，也有助于激活炎症反应，故酒精是急性胰腺炎的病因（选 D）。胰管结石、蛔虫、狭窄、肿瘤（壶腹周围癌、胰腺癌）可引起胰管阻塞和胰管内压升高，故胰管阻塞是急性胰腺炎的病因（选 E）。球后穿透溃疡、邻近十二指肠乳头的肠憩室炎等炎症可直接波及胰腺，故十二指肠降段疾病是急性胰腺炎的病因（选 G）。高甘油三酯血症可能因脂球微栓影响胰腺微循环及胰酶分解甘油三酯致毒性脂肪酸损伤细胞而引发或加重急性胰腺炎，故代谢障碍是急性胰腺炎的病因（选 H）。胃炎一般是胃黏膜炎症，急性胰腺炎不涉及胃炎疾病，故胃炎不是急性胰腺炎的病因（不选 B）。消化道出血指从食管到肛门之间的消化道出血，急性胰腺炎是常由胆道疾病、十二指肠降段疾病、代谢障碍等导致胰腺组织自身消化所致的胰腺水肿、出血及坏死等炎症性损伤，不涉及消化道出血疾病，故消化道出血不是急性胰腺炎的病因（不选 C）。进食后分泌的胰液不能经胰管流出道顺利排至十二指肠，胰管内压升高，即可引发急性胰腺炎，故应是过度进食会导致急性胰腺炎，进食过少则不是急性胰腺炎的病因（不选 F）。

【教材定位】《内科学》P429（第 9 版）。

40.【参考答案】CEF。

【押题点】急性胰腺炎的胰腺局部并发症。

【答案精析】急性胰腺炎早期，胰腺内、胰周较多渗出液积聚，没有纤维隔，可呈单灶或多灶状，约半数患者可在病程中自行吸收，故急性胰周液体积聚是胰腺局部并发症（选 C）。急性胰腺炎可导致胰管破裂，胰液从胰管漏出>7 天，即为胰瘘，故此为胰腺局部并发症（选 E）。含有胰内瘘的渗出液积聚，常难以吸收，病程为 1 个月左右，纤维组织增生形成囊壁，包裹而成胰腺假性囊肿，故此为胰腺局部并发症（选 F）。全身炎症反应综合征是机体对感染、创伤、烧伤、手术以及缺血—再灌注等感染性或非感染性因素的严重损伤所产生的全身性的非特异性炎症反应，其中非感染性因素如多发性创伤、急性胰腺炎、烧伤等可引起全身炎症反应综合征，但其不是胰腺炎的胰腺局部并发症(不选A)。急性胰腺炎腹痛持续不缓、腹胀逐渐加重，可陆续出现循环、呼吸、肠、肾、肝衰竭，但不属于胰腺炎的胰腺局部并发症(不选B、D)。

【教材定位】《内科学》P431(第9版)。

41.【参考答案】AE。

【押题点】急性胰腺炎的检查。

【答案精析】胰腺CT有助于确定有无胰腺炎、膜周炎性改变及胸、腹腔积液，增强CT有助于确定胰腺坏死程度，故需要检查(选A)。血常规、CRP及生化检查可反映急性胰腺炎多器官功能障碍的病理生理改变情况，有助于判断该患者的炎症程度及并发症诊断，故血常规、CRP及生化检查是需要进行的检查(选E)。颈部血管彩超检查适用于心血管疾病患者，是诊断、评估颈动脉壁病变的有效手段，对该患者的诊断无意义，故无须做该检查(不选B)。血清脂肪酶于急性胰腺炎起病后24~72h开始升高，该患者发病3h(不选C)。心脏彩超对心脏病的辅助判断有非常重要的作用，尤其在心脏瓣膜病、心肌病、心包病的诊断方面，有决定性的诊断价值，对该患者的诊断无意义，故无须做该检查(不选D)。急性胰腺炎患者需完善腹部CT检查，可评估病情及排除胃肠穿孔等急腹症情况，再行腹部X线检查意义不大(不选F)。

【教材定位】《内科学》P431~432(第9版)。

42.【参考答案】ACF。

【押题点】急性轻症胰腺炎的治疗。

【答案精析】心电监护可及时了解患者病情发展情况，有助于急性轻症胰腺炎的治疗(选A)。补液可早期控制急性胰腺炎引发全身炎症反应，是治疗急性轻症胰腺炎的关键措施(选C)。抑制胰酶分泌可减少胰酶对胰腺的自身消化，有助于急性轻症胰腺炎的治疗(选F)。胰腺穿刺是诊断性穿刺，目的是取组织活检做病理检查，以诊断疾病，故不属于急性轻症胰腺炎的治疗(不选B)。腹腔探查一般作为疾病难以确诊时的辅助检查，不用于该患者的治疗(不选D)。食物是胰液分泌的天然刺激物，起病后短期禁食，可减少胰液分泌，抑制胰酶对胰腺的自身消化，故该患者是需要禁食治疗的(不选E)。

【教材定位】《内科学》P433~434(第9版)。

43.【参考答案】ABCDEFG。

【押题点】慢性肾衰竭的临床表现。

【答案精析】慢性肾衰竭的临床表现：水、电解质代谢紊乱，高血压、心力衰竭、胸闷气短、恶心呕吐、肾性贫血等。患者重度贫血貌，需进一步行血常规检查以了解血红蛋白情况(选A)。高龄患者，女性，活动能力差，既往有长期高血压病病史，血管条件差，同时患者肾功能异常，可能存在尿蛋白继发血白蛋白低于正常范围，因此该患者存在多种双下肢血栓形成的高危因素，患者目前出现呼吸困难，虽水肿情况不严重，但仍需排除下肢静脉血栓形成后脱落导致的肺栓塞等致死性疾病可能，因此下肢静脉超声检查存在必要性(选B)。患者既往发现肌酐升高病史5年，此次发病存在明显呼吸困难，双下肢水肿，需要完善肝肾功能检查了解肌酐、尿素氮及血白蛋白进展情况(选C)。慢性肾衰竭常见高钾、低钙、高磷血症等电解质紊乱，需行电解质检查以评估病情并及早处理(选D)。慢性肾衰竭患者需积极控制尿蛋白，因此行尿常规检查了解尿蛋白情况。同时，慢性肾衰竭患者极易合并肺部及泌尿系等部位的感染，予以完善尿常规初步判断泌尿系感染情况(选E)。患者既往长期高血压病史，此次发病出现活动后呼吸困难，需要完善心脏彩超，明确心脏大小及EF值等指标，评估心脏功能(选F)。患者存在明显呼吸困难，查体提示双肺湿啰音，需行胸部X线检查明确肺部感染情况(选G)。

【教材定位】《内科学》P520~522(第9版)。

44.【参考答案】E。

【押题点】慢性肾衰竭的诊断。

【答案精析】依据K/DOQI指南，慢性肾脏病(CKD)分为5期，各期GFR值：1期≥90 mL/min，2期60~89 mL/min，3a期45~59 mL/min，3b期30~44 mL/min，4期15~29 mL/min，5期<15 mL/min。患者GFR<15 mL/min，为CKD5期患者，属于终末期肾脏病(选E，不选A、B、C、D)。急进性肾炎若不及时治疗，在发现血肌酐升高后，多在数周到数月内快速进展到肾衰竭阶段。患者系慢性病程，与之不符，考虑急进性肾炎可能性不大(不选F)。急性肾小球肾炎多在β溶血性链球菌感染后发病，多见于儿童，肾功能异常及高血压均为一过性，而题干中尚未提及患者存在相关感染病史，且其高血压及血肌酐异常多年，因此考虑急性肾小球肾炎可能性不大(不选G)。

【教材定位】《内科学》P518(第9版)。

45.【参考答案】ABDF。

【押题点】慢性肾衰竭的治疗。

【答案精析】慢性肾衰竭及其并发症的治疗包括：严格控制血压、纠正酸中毒和电解质紊乱、肾脏替代治疗等。患者目前考虑慢性肾脏病5期，二氧化碳结合力10.1 mmol/L，提示代谢性酸中毒，需要给予纠正酸中毒治疗(选A)。正常血钾水平为3.5~5.5 mmol/L，患者血钾6.0 mmol/L，考虑高钾血症，因此需予以纠正(选B)。对非糖尿病肾病患者，当GFR<10 mL/min并有明显尿毒症症状和体征，则应进行肾脏替代治疗。患者肾小球滤过率9 mL/min，且存在代谢性酸中毒，符合血液透析的适应证(选D)。慢性肾衰竭患者极易出现肺部及泌尿系统感染，患者查白细胞12×10^9/L，胸部X线检查示少许斑片影，考虑肺部感染可能性大，积极控制感染(选F)。患者目前考虑慢性肾衰竭，查血红蛋白56 g/L，可长期给予促红细胞生成素治疗，逐步提高血红蛋白水平，不属于立即予以诊疗的急诊处理范畴(不选C)。患者白蛋白30 g/L，白蛋白尚未明显低于正常水平，且输注白蛋白会加重心衰及增加肾脏负担，因此暂不考虑输白蛋白治疗(不选E)。

【教材定位】《内科学》P523~525(第9版)。

46.【参考答案】BCEFG。

【押题点】慢性肾衰竭的治疗。

【答案精析】慢性肾衰竭的治疗分为三部分：早期防治策略及预防；营养治疗；慢性肾衰竭及其并发症的药物治疗。患者既往有高血压病病史，目前血压控制水平较差，存在蛋白尿的情况下，血压控制目标需达到130/80 mmHg以下；患者目前考虑CKD5期，水钠潴留严重，存在心衰、肺水肿及胸腔积液，因此需要血液透析进行肾脏替代治疗；他汀类药物在CKD的较早期，特别是蛋白尿明显的患者中疗效确切，有延缓肾功能进展、降低心血管风险的效应。但在尿毒症透析患者中的随机对照研究未显示其对心血管的保护效果，因此对该患者而言，不建议预防性应用他汀类调脂药物(选B)。慢性肾衰竭出现贫血的主要原因为促红细胞生成素的缺乏，同时叶酸、维生素B_{12}、维生素D不足及蛋白营养不足等因素可导致贫血进一步加重，患者血红蛋白56 g/L，考虑重度贫血，需要给予促红细胞生成素改善贫血，同时适当补充铁剂、叶酸(选C、E)。慢性肾衰竭时，低钙血症主要与钙摄入不足、活性维生素D缺乏、高磷血症、代谢性酸中毒等因素有关，肾脏排磷减少，继而出现高磷血症、低钙血症，因此该患者若出现低钙血症、高磷血症，可使用骨化三醇治疗，并控制磷的摄入(选F、G)。患者目前考虑CKD5期，慢性肾衰竭时，蛋白质分解增多和(或)合成减少、负氮平衡、肾脏排出障碍等原因，可导致蛋白质代谢产物蓄积，出现氮质血症，因此应限制蛋白摄入，减少含氮代谢产物产生，减轻临床症状及相关并发症(不选A)。血红蛋白浓度的完全纠正与脑卒中风险相关，建议使用促红细胞生成素维持Hb浓度不应超过115 g/L，对所有患者，避免使用红细胞生成刺激剂将Hb浓度升高超过130 g/L(不选D)。

【教材定位】《内科学》P523~525(第9版)，《实用内科学》P1951(第15版)。

47.【参考答案】ABDFG。

【押题点】贫血性疾病的诊断。

【答案精析】根据题干信息，患者为青年女性，出现乏力、皮肤、口唇黏膜、甲床苍白，考虑重度贫血，余无阳性体征，首先考虑贫血性疾病。女性贫血常见原因多有月经过多失血、慢性溃疡失血、痔疮出血等因素。患者为青年，须排除有无遗传性因素导致贫血。询问病史时应注意询问患者贫血原因。月经增多会导致患者慢性失血引起缺铁性贫血，可出现贫血表现(选A)。患者为青年，需排除有无遗传性因素导致贫血。如地中海贫血、遗传球形红细胞增多症等均有家族史，可出现贫血表现(选B)。黑便提示有消化道慢性失血，多见于慢性消化性溃疡等疾病，长期慢性失血易导致缺铁性贫血，出现贫血表现(选D)。再生障碍性贫血有药物、毒物接触史，如放射线毒物、苯等。饮食情况也与贫血有关。素食主义患者因叶酸或维生素B_{12}摄入不足容易出现营养性贫血(选F)。许多慢性疾病可引起贫血，如慢性肾功能不全患者，促红细胞生成素减少导致肾性贫血(选G)。呼吸困难，眩晕。重度贫血时患者可出现呼吸困难、眩晕。该患者目前有皮肤、口唇黏膜、甲床苍白，提示重度贫血，故询问病史侧重点应为寻找贫血的病因(不选C、E)。

【教材定位】《内科学》P536~537(第9版)。

48.【参考答案】BCFG。

【押题点】营养性贫血的诊断及辅助检查。

【答案精析】患者为青年女性，出现贫血表现，查体考虑重度贫血，余无阳性体征，询问病史月经、大小便正常，未用药物，既往体健，无慢性疾病、手术史、家族史，节食减肥8个月。考虑患者目前为重度营养不良导致的贫血。营养不良导致的贫血可见于缺铁性贫血、巨幼细胞贫血。缺铁性贫血辅助检查主要包括血象、骨髓象及铁代谢指标。巨幼细胞贫血辅助检查主要包括叶酸、维生素B_{12}检测、血象、骨髓象。该患者诊断考虑缺铁性贫血或巨幼细胞贫血，两者网织红细胞均明显增生，缺铁性贫血血象特点为小细胞低色素性贫血，巨幼细胞贫血为大细胞性贫血(选B)。缺铁性贫血铁代谢指标变化为血清铁降低、铁蛋白降低、总铁结合力升高、转铁蛋白饱和度下降(选C)。血FEP属于贫血检查的一种检测项目，主要是检查贫血。FEP增高：常见于缺铁性贫血、铁粒幼细胞贫血、阵发性睡眠性血红蛋白尿以及铅中毒等，对诊断缺铁，FEP/Hb更灵敏。FEP减低：常见于巨幼细胞贫血、恶性贫血和血红蛋白病等(选F)。巨幼细胞贫血为叶酸或维生素B_{12}水平下降(选G)。骨髓穿刺术为大部分血液系统疾病诊断金标准，缺铁性贫血和巨幼细胞贫血诊断金标准也为骨髓穿刺涂片检查。但骨髓活检术一般用于全血细胞减少不明原因，骨髓坏死等疾病，不用于缺铁性贫血和巨幼细胞贫血，故不选该选项(不选A)。血红蛋白是人体内负责运载氧的一种蛋白质，也是人体红细胞的主要蛋白质。血红蛋白电泳多用于诊断血红蛋白病，是一组由珠蛋白肽链(α、β、γ、δ)的结构异常或合成肽链速率的改变所致的遗传性疾病，轻症者出现乏力、头晕等贫血表现，重者出现黄疸、肝脾肿大。该患者不考虑该疾病(不选D)。血清蛋白电泳即用电泳方法测定血清中各类蛋白所占总蛋白的百分比。对肝肾疾病和多发性骨髓瘤的诊断有意义(不选E)。

【教材定位】《内科学》P537~538(第9版)。

49.【参考答案】C。

【押题点】缺铁性贫血的诊断。

【答案精析】患者为青年女性，出现贫血表现，查体考虑重度贫血，余无阳性体征，辅助检查结果提示血象为中度贫血，MCV、MCH均明显下降，提示小细胞低色素性贫血。网织红细胞明显增加，提示骨髓红系增生活跃。铁代谢指标提示血清铁、铁蛋白及转铁蛋白饱和度均下降，总铁结合力升高，符合缺铁性贫血表现。叶酸和维生素B_{12}正常，排除巨幼细胞贫血。患者为青年女性，出现贫血表现，查体考虑重度贫血，余无阳性体征，辅助检查结果提示血象为中度贫血，MCV、MCH均明显下降，提示小细胞低色素性贫血。网织红细胞明显增加，提示骨髓红系增生活跃。铁代谢指标提示血清铁、铁蛋白及转铁蛋白饱和度均下降，总铁结合力升高，符合缺铁性贫血表现(选 C)。铁粒幼细胞性贫血是一组遗传或不明原因导致的铁利用障碍性疾病。特征为骨髓中出现大量环状铁粒幼红细胞，红细胞无效生成，组织铁储量过多和外周血呈小细胞低色素性贫血。铁代谢指标改变为血清铁、铁蛋白及转铁蛋白饱和度均升高，该患者血清铁、铁蛋白及转铁蛋白饱和度均降低(不选 A)。巨幼细胞贫血为叶酸和维生素 B_{12} 缺乏，该患者叶酸和维生素 B_{12} 正常(不选 B)。地中海贫血又称海洋性贫血，是一种遗传性溶血性贫血疾病。常有家族史、脾大，血涂片可见靶形红细胞，血红蛋白电泳异常，如胎儿血红蛋白或血红蛋白 A2 增多。血清铁及铁蛋白不降低，总铁结合力正常，骨髓细胞外铁及铁粒幼细胞数不降低。该患者血清铁及铁蛋白降低，总铁结合力升高(不选 D)。阵发性睡眠性血红蛋白尿(PNH)为获得性造血干细胞基因突变所致的红细胞膜缺陷性溶血病。网织红细胞常增高，骨髓红系增生，以中幼红细胞为主，尿含铁血黄素阳性，蔗糖溶解试验及酸溶血(Ham)试验阳性，该患者无血红蛋白尿(不选 E)。转铁蛋白缺乏症为常染色体隐性遗传所致或严重肝病、肿瘤继发。表现为小细胞低色素性贫血。血清铁、总铁结合力、血清铁蛋白及骨髓含铁血黄素均明显降低。该患者总铁结合力增高(不选 F)。

【教材定位】《内科学》P536~537(第 9 版)。

50.【参考答案】ABDF。

【押题点】缺铁性贫血治疗。

【答案精析】治疗缺铁性贫血的原则是根除病因，补足贮铁。不探究病因的补铁治疗是不合实际的，即使在轻度贫血的情况下也应寻找原因，该患者病因为节食减肥，治疗为停止节食，规律健康饮食(选 A)。各种铁盐(如硫酸亚铁，葡萄糖酸亚铁，富马酸亚铁)或含糖铁均可提供铁，可在餐前 30 min 口服(食物或抗酸剂可降低其吸收)(选 B)。服用铁剂时，同时服用维生素 C 片(500 mg)或橙汁可增加铁的吸收，且不会增加胃部不适(选 D)。口服铁剂有效的表现先是外周血网织红细胞增多；高峰在开始服药后 5~10 天，2 周后血红蛋白浓度上升，一般 2 个月左右恢复正常。铁剂治疗应在血红蛋白恢复正常后持续 4~6 个月或以上，待铁蛋白正常后停药(选 F)。大剂量铁剂大部分是不能被吸收的，反而会使不良反应增加，尤其是便秘或其他肠胃不适(不选 C)。口服铁剂有效的表现先是外周血网织红细胞增多，高峰在开始服药后 5~10 天，2 周后血红蛋白浓度上升，故不选该选项(不选 E)。

【教材定位】《内科学》P536~537(第 9 版)，《实用内科学》P1693(第 15 版)。

51.【参考答案】ABF。

【押题点】甲亢危象的治疗。

【答案精析】患者 Graves 病，好转后自行停药，受凉(诱因)后出现高热、谵语、大汗、休克血压、心动过速(BP 90/70 mmHg，心率 152 次/min)，诊断考虑甲状腺危象。治疗首先要针对诱因治疗，抗甲状腺药物选择丙硫氧嘧啶，高热者予以物理降温(选 A、B、F)。左甲状腺素钠：补充甲状腺素，用于甲状腺功能减退症，不用于甲亢危象(不选 C)。阿司匹林属于非甾体抗炎药，但是甲亢危象高热者应避免阿司匹林类药物。利尿药不是治疗甲亢或甲亢危象的常用药物(不选 D、G)。放射性碘多用于药物治疗无效或手术治疗后复发，或甲亢合并其他靶器官损害，不用于甲亢危象的治疗(不选 E)。

【教材定位】《内科学》P687(第 9 版)。

52.【参考答案】C。

【押题点】甲亢危象的治疗。

【答案精析】患者甲亢危象，出现大汗、不能平卧，两肺中小水泡音，考虑急性心力衰竭。心力衰竭急性期不能使用 β 受体拮抗药，可能导致病情加重，因此不能选用普萘洛尔(选 C)。丙硫氧嘧啶、碘溶液、氢化可的松、碳酸锂、腹膜透析都是甲状腺危象治疗的常用治疗方法(不选 A、B、D、E、F)。

【教材定位】《内科学》P687(第 9 版)。

53.【参考答案】FG。

【押题点】甲状腺危象的诱因。

【答案精析】甲状腺危象常见的诱因不包括甲状腺结节和锂剂(选 F、G)。甲状腺危象多发生于较重甲亢未予治疗或治疗不充分的患者，常见诱因有感染、手术、创伤、精神刺激等(不选 A、B、C、D、E)。

【教材定位】《内科学》P683(第 9 版)。

54.【参考答案】B。

【押题点】高渗高血糖综合征的诊断。

【答案精析】老年男性患者，因进食不卫生食物后出现腹泻伴恶心呕吐(高渗高血糖综合征的常见诱因)，反应迟钝，尿量增多(高渗高血糖综合征的常见临床表现)，嗜睡状，皮肤失水，呼吸加快，脉搏细速，BP 80/50 mmHg(提示患者处于休克状态)，血糖 36.1 mmol/L(高渗高血糖综合征的血糖值常超过 33.3 mmol/L)，尿糖(+++)，综合患者的临床表现和实验室检查考虑诊断为高渗高血糖综合征(选 B)。糖尿病酮症酸中毒一般表现为恶心呕吐、休克、昏迷，呼吸有酮味(烂苹果味)，血糖增高，一般为 16.7~33.3 mmol/L，尿糖强阳性、尿酮阳性。该患者无尿酮阳性，且血糖值超过 33.3 mmol/l，不符诊断(不选 A)。乳酸性昏迷指乳酸性酸中毒，多发生于血糖控制不好的糖尿病患者中，比如当出现严重心肌梗死时，感染性休克时，血乳酸水平明显升高。该患者未提示血乳酸明显升高，不符诊断(不选 C)。急性胃肠炎一般表现为腹痛，腹泻，腹胀，伴恶心呕吐，严重时可导致脱水，甚至休克，但血糖值不会升高，也不会出现尿糖。该患者无腹部症状，不符诊断(不选 D)。电解质紊乱是指任何原因引起人体体液内水和电解质的量，组成成分，或分布异常，严重者会发生休克，但不会出现血糖升高，尿糖阳性。题干未提示电解质紊乱的具体数值，因此不符诊断(不选 E)。代谢性酸中毒是指身体内酸性物质积聚或产生过多，或碱性物质丢失过少引起血液 pH 降低，题干中并无支持代谢性酸中毒诊断的血气分析结果(不选 F)。急性食物中毒常表现为恶心，呕吐，腹痛，腹泻等症状，无血糖升高，尿糖阳性，因此不符诊断(不选G)。脑梗死患者一般有心血管疾病史，常表现为恶心呕吐、肢体无力、感觉障碍、视觉障碍、面瘫等，无血糖升高，尿糖阳性，因此不符诊断(不选H)。

【教材定位】《内科学》P748(第9版)。

55.【参考答案】E。

【押题点】高渗高血糖综合征的辅助检查。

【答案精析】高渗高血糖综合征(HHS)以严重高血糖、高血浆渗透压、脱水为特点，血糖达到或超过33.3 mmol/L，有效血浆渗透压达到或超过320 mOsm/L可诊断本病(选E)。颅脑CT可用于颅脑外伤，颅内炎症、肿瘤、脑血管病变等疾病的诊断，该患者为老年男性，发病过程中有神志改变，可用于脑梗死的鉴别诊断，但对高渗高血糖综合征无诊断价值(不选A)。血气分析可用于了解患者血液酸碱度，而高渗高血糖综合征患者一般无明显酸中毒，可用于与酮症酸中毒的鉴别诊断，但对诊断HHS不是最有价值(不选B)。高渗高血糖综合征患者由于失水可出现血钠正常或增高，以及血钾的改变，但血电解质的检查对诊断此病并无特异性(不选C)。高渗高血糖综合征患者尿酮阴性或弱阳性，可通过尿酮的检查排除糖尿病酮症酸中毒，但无法对高渗高血糖综合征做出诊断(不选D)。生化检查包括肝肾功能、血脂、电解质等，而高渗高血糖综合征的生化检查一般无异常，因此诊断价值不大(不选F)。

【教材定位】《内科学》P748(第9版)。

56.【参考答案】ADEH。

【押题点】高渗高血糖综合征的治疗。

【答案精析】补液是高渗高血糖综合征治疗的关键，只有充分补液，组织灌注改善后胰岛素的敏感性才会增加，目前多主张治疗开始时用等渗溶液如0.9%氯化钠注射液，因大量输入等渗液不会引起溶血，有利于恢复血容量，纠正休克，改善肾血流量，恢复肾脏调节功能，休克患者应另予血浆或全血，可补充血细胞和血红蛋白(选A、D、E)。高渗高血糖综合征患者由于体液的大量丢失，可能也存在不同程度钾的丢失，因此在补液的过程中要注意监测血钾，及时补充(选H)。高渗高血糖综合征患者一般存在血浆渗透压升高，因此补液时不能首选高渗液体(不选B)。高渗高血糖综合征患者虽然存在血浆渗透压升高，但由于失水严重，也存在休克的情况，因此需要大量补液，此时若大量输入低渗液体会导致溶血的发生。只有当休克已纠正，在输入生理盐水后血浆渗透压仍高于350 mOsm/L，血钠高于155 mmol/L，才考虑输入适量低渗溶液如0.45%氯化钠注射液，因此一般不选低渗液体，而首选等渗液体(不选C)。高渗高血糖综合征患者无血栓的形成，无须进行静脉溶栓治疗(不选F)。高渗高血糖综合征患者无酸中毒，一般不用补碱(不选G)。

【教材定位】《内科学》P748(第9版)。

57.【参考答案】CE。

【押题点】高渗高血糖综合征的治疗。

【答案精析】高渗高血糖综合征患者一般对胰岛素较敏感，因此采用小剂量(短效)胰岛素治疗，即每小时给予0.1 U/kg胰岛素，这已有相当强的降低血糖效应，但促进钾离子运转的作用较弱，一般在补液治疗后当血糖下降至16.7 mmol/L时，应开始输入5%葡萄糖液，并按每2~4 g葡萄糖加入1 U胰岛素进行治疗(选C、E)。高渗高血糖综合征患者使用胰岛素治疗时，当血糖下降至16.7 mmol/L即可开始使用小剂量胰岛素治疗，无须等到血糖降至13.9 mmol/L或15.5 mmol/L时才用胰岛素治疗(不选A、B、D)。高渗高血糖综合征患者经过补液后，组织的灌注恢复，组织细胞对胰岛素的敏感性增加，且给予小剂量胰岛素治疗即可有较强的降糖效应，不用给大剂量胰岛素治疗(不选F)。

【教材定位】《内科学》P748(第9版)。

58.【参考答案】A。

【押题点】强直性脊柱炎(AS)的诊断。

【答案精析】根据强直性脊柱炎1984年修订的纽约标准：①腰痛、晨僵3个月以上，活动改善，休息无改善；②腰椎额状面和矢状面活动受限；③胸廓活动度低于相应年龄、性别的正常人。该患者符合其中2项，且有骶髂关节压痛，故最可能为强直性脊柱炎(选A)。痛风好发于40岁以上的男性患者，女性多在更年期后发病，受累关节多为单侧第一跖趾关节最常见，多伴有尿酸升高(不选B)。骨质疏松好发于老年人及绝经期后女性患者，可出现腰背部疼痛，但一般活动后症状加重(不选C)。筋膜炎可发生全身性广泛性疼痛，大多数患者伴有皮肤触痛，不伴脊柱活动受限，故不符合筋膜炎(不选D)。退行性骨关节病又称骨关节炎，可累及膝、髋、颈椎和腰椎等负重关节，但好发于老年人，且活动后加重，休息可缓解(不选E、G)。类风湿关节炎好发于腕、掌指、近端指间关节，晨僵时间超过1 h，有关节肿胀及畸形，较少累及腰椎(不选F)。反应性关节炎为继发于泌尿生殖道、肠道等其他部位感染的急性非化脓性关节炎，不符合该诊断(不选H)。

【教材定位】《内科学》P825~826(第9版)。

59.【参考答案】DE。

【押题点】强直性脊柱炎的临床表现。

【答案精析】“天鹅颈”及“纽扣花”样改变是类风湿关节炎典型关节畸形改变(选D、E)。强直性脊柱炎可发生关节外表现，约有30%出现葡萄膜炎或虹膜炎(不选A、B)。强直性脊柱炎患者中，少见有肾功能异常、间质性肺炎及肌肉萎缩等(不选C、G、H)。强直性脊柱炎部分患者的首发症状可以是下肢大关节(如髋、膝或踝等大关节)肿痛(不选F)。

【教材定位】《内科学》P825~826(第9版)。

60.【参考答案】BD。

【押题点】强直性脊柱炎实验室检查及影像学特征。

【答案精析】强直性脊柱炎有90%左右HLA-B27呈阳性。影像学检查提示双侧大于等于Ⅱ级或单侧Ⅲ~Ⅳ级的骶髂关节炎，支持强直性脊柱炎诊断(选B、D)。RF及抗

CCP抗体为类风湿关节炎的特异性指标，强直性脊柱炎患者为阴性(不选A)。强直性脊柱炎有90%左右HLA-B27呈阳性(不选C)。抗双链DNA阳性常见于系统性红斑狼疮患者，对强直性脊柱炎诊断价值不大(不选E)。

【教材定位】《内科学》P826(第9版)。

61.【参考答案】ACD。

【押题点】强直性脊柱炎的治疗。

【答案精析】AS的总体原则：①AS是一种多种临床表现并具有潜在严重后果的疾病，需要在风湿科医生协调下进行多学科联合治疗。②AS的主要治疗目标是通过控制症状和炎症来最大限度地提高生活质量，避免远期关节畸形，保持患者的社交能力。③AS的治疗目的是在医生和患者共同决策下对患者进行最好的照顾。④同时兼顾药物和非药物治疗(选A、C、D)。治疗目标为避免远期关节畸形，而不是近期关节畸形(不选B)。治疗目的是在医生和患者共同决策下对患者进行最好的照顾(不选E)。需同时兼顾药物和非药物治疗(不选F)。

【教材定位】《内科学》P826~827(第9版)。

62.【参考答案】ABCG。

【押题点】强直性脊柱炎的治疗。

【答案精析】强直性脊柱炎治疗包括非药物治疗及药物治疗。非药物治疗基础是患者教育及规律的锻炼及物理治疗。药物治疗则包括非甾体抗炎药和抗TNF拮抗药(选A、B、C、G)。该患者以中轴关节病变为主，非甾体抗炎药为强直性脊柱炎的一线用药，没有足够证据证实传统改善风湿病情药物(包括柳氮磺吡啶和甲氨蝶呤)对强直性脊柱炎中轴疾病的治疗有效(不选D)。该患者以中轴关节病变为主，但循证医学证据不支持全身应用糖皮质激素治疗强直性脊柱炎的中轴关节病变(不选E)。对髋关节病变导致难治性疼痛或关节残疾及有放射学证据的结构破坏、严重残疾畸形、急性脊柱骨折可行手术治疗。该患者未发生上述情况，故无须手术(不选F)。

【教材定位】《内科学》P827(第9版)。

63.【参考答案】A。

【押题点】典型失神发作的诊断。

【答案精析】患者发病具有发作性、短暂性、重复性、刻板性，首先考虑癫痫。患者为儿童发病，每天发作数10次，主要为突发突止、突然出现发呆、停止手中的动作，醒后无明显不适，醒后不能回忆，结合患者发病年龄及发病症状首先考虑诊断为失神发作。典型失神发作多见于儿童起病，表现为突然出现意识丧失和中止手中的动作，持续数秒钟，每日可发作数次至数百次，发作后立即清醒，无明显不适，醒后不能回忆。根据题干信息，患者为5岁儿童，突然出现意识障碍和中止手中的动作，持续30 s，且发作后立即清醒无不适，醒后不能回忆，每天发作数10次，可诊断为典型失神发作(选A)。癔症发作时常有诱因，且持续时间长，发作形式多样。该病例发作时有呼之不应、持续时间短，且每次发作具有刻板性，故不考虑癔症发作(不选B)。单纯部分性发作主要包括部分运动性发作、部分感觉性发作、自主神经性发作、精神性发作，其特点为发作时无意识障碍、发作时间短(一般不超过1 min)，发作起始与结束均较突然。本题该患者发作时虽然持续时间短，但有意识障碍，故不考虑单纯部分性发作(不选C)。复杂部分性发作又称精神运动性发作，可有先兆，发作持续时间通常为1~3 min，部分患者出现自动症(反复咂嘴、咀嚼、舔舌、反复搓手、不断穿衣和解衣扣、摸索，或者无目的地开门、关门、自言自语、喊叫)。该患者发作时有意识障碍且中止手中的动作，但是发作前无先兆、持续时间短，且无自动症出现(不选D)。全面强直-阵挛发作主要临床特征是意识丧失、双侧强直后出现阵挛，从发作到意识恢复历时5~15 min。主要分为强直期(表现为全身骨骼肌持续性收缩：双眼上翻、牙关紧闭、尖叫，持续10~20 s)、阵挛期(肌肉交替性收缩与松弛，持续30~60 s，并出现瞳孔散大、对光反射消失、血压升高、心率加快，病理征呈阳性)、发作后期(全身肌肉松弛，可出现尿失禁)。该患者发病时无肢体抽搐、尿失禁，发作持续时间短，发作后即刻恢复正常，故不考虑全面强直-阵挛发作(不选E)。舞蹈样病是指部分或全身明显、不规则、无目的、不自主动作的疾病总称。表现为各受累肌群的快速收缩互不协调，致使动作怪异、变幻不已。该患者需要与小舞蹈症进行鉴别，小舞蹈症典型发病年龄为5~15岁，女性比男性更易受累，通常发生在A组β-溶血性链球菌感染后。本题患者虽然为儿童起病，但是病前无感染史，发作时有意识丧失，无肢体不自主运动，不符合舞蹈样病表现(不选F)。偏侧阵挛发作特征是某一肢体为主的重复性阵挛性抽动伴意识丧失，发作前无强直期，持续1 min或数分钟，几乎都发生在婴幼儿时期，脑电图缺乏特异性。虽然该患者为儿童起病，发作时有意识丧失，但是发作持续时间短，每次发作类似，不考虑偏侧阵挛发作(不选G)。

【教材定位】《神经病学》P355(第8版)。

64.【参考答案】ABCDFGH。

【押题点】失神发作的临床表现及脑电图特点。

【答案精析】典型失神发作多见于儿童起病，表现为突然出现意识丧失和中止手中的动作，持续数秒钟，每日可发作数次至数百次，发作后立即清醒，无明显不适，醒后不能回忆，过度换气易诱发。发作时脑电图呈双侧对称3 Hz棘-慢综合波。典型失神发作多见于学龄儿童，突发突止，发作时表现为意识丧失和停止正在进行的动作，持续数秒钟，原因不明，对治疗反应好。失神发作时可伴失张力如手中持物坠落或轻微阵挛。不典型失神发作常伴肌张力减低，偶有肌阵挛(选A、B、C、D、F、G、H)。失神发作时可有过度换气(不选E)。

【教材定位】《神经病学》P355(第8版)。

【拓展】典型失神发作最可靠的诊断依据是脑电图出现双侧同步3 Hz棘慢波发作。

65.【参考答案】A。

【押题点】失神发作的药物治疗。

【答案精析】根据教材，失神发作可选乙琥胺、拉莫三嗪、丙戊酸，首选乙琥胺(但最新指南推荐失神发作的一线药物为丙戊酸、拉莫三嗪，二线药物为托吡酯）。本题干是失神发作的首选药（选A）。卡马西平用于部分性发作，失神发作属于全面性发作，而且卡马西平会加重失神发作（不选B）。使用苯妥英钠可加重失神发作，故失神发作不能选苯妥英钠（不选C）。苯巴比妥常用于小儿癫痫，对全面强直-阵挛发作效果好，也可用于单纯及复杂部分性发作，而且会加重失神发作（不选D）。托吡酯常用于全面强直-阵挛性发作，目前是失神发作的二线药物推荐，不是首选（不选E）。加巴喷丁是癫痫的辅助用药，不是首选（不选F）。奥卡西平用于部分性发作，而失神发作属于全面性发作（不选G）。

【教材定位】《神经病学》P362（第8版）。

66.【参考答案】ABCDEFGH。

【押题点】乙琥胺的常见药物不良反应。

【答案精析】乙琥胺的常见药物不良反应：消化道症状，如恶心、呕吐、食欲减退；中枢系统，如嗜睡、眩晕、头痛、幻觉、注意力减退、共济失调（选A、B、C、D、E）；造血系统，如粒细胞减少、白细胞减少、再生障碍性贫血（选G）；过敏反应，如荨麻疹、红斑狼疮；肝肾功能损伤（选F、H）。苯巴比妥、苯妥英钠的不良反应包括骨质疏松、水钠潴留。本题干是乙琥胺的不良反应，不包括骨质疏松和水钠潴留（不选I、J）。

【教材定位】《药理学》P127（第9版）。

67.【参考答案】F。

【押题点】帕金森病（PD）的临床体征。

【答案精析】根据该患者肢体不自主震颤、行走笨拙、缓慢，走路时起步困难，步伐小及查体四肢肌张力呈铅管样增高等症状体征，考虑帕金森病。帕金森病是一种常见的神经系统变性疾病，老年人多见，最主要的病理改变是中脑黑质多巴胺能神经元的变性死亡，由此而引起纹状体DA含量显著性减少而致病。首发症状通常是一侧肢体的震颤或活动笨拙，进而累及对侧肢体。临床上主要表现为静止性震颤、运动迟缓、肌强直和姿势步态障碍（选F）。进行性核上性麻痹是一种少见的神经系统变性疾病，以假性延髓麻痹、垂直性核上性眼肌麻痹、锥体外系肌僵直、步态共济失调和轻度痴呆为主要临床特征。通常开始于中年晚期，进行性核上性麻痹引起肌肉强直、眼球活动不能以及咽部肌肉无力，表现为双眼不能向上转动。由于同时伴有帕金森病的症状，随着病情的发展，患者可出现严重强直并失去活动能力。该患者症状不符合（不选A）。小脑性共济失调系以小脑为主的脑组织变性而引起的随意运动失调的一组症候群。本病有遗传性，多于成年期发病。主要表现为四肢共济失调，多以下肢较重，亦可有眼球震颤及吟诗样言语。该患者症状不符合（不选B）。路易体痴呆（DLB）是一组在临床和病理表现上重叠于帕金森病与阿尔茨海默病之间以波动性认知功能障碍、视幻觉和帕金森综合征为临床特点，以路易体为病理特征的神经变性疾病。在早期，大部分病例的认知功能为颞顶叶型，表现为记忆、语言和视觉空间技能损害，与阿尔茨海默病的表现相似。该患者症状不符合（不选C）。肝豆状核变性是一种常染色体隐性遗传的铜代谢障碍性疾病，以铜代谢障碍引起的肝硬化、基底节损害为主的脑变性疾病为特点。神经症状以锥体外系损害为突出表现，以舞蹈样动作、手足徐动和肌张力障碍为主，并有面部怪容、张口流涎、吞咽困难、构音障碍、运动迟缓、震颤、肌强直等。震颤可以表现为静止或姿势性的，但不像帕金森病的震颤那样缓慢而有节律性（不选D）。皮质基底节变性是一种慢性进展性神经变性疾病，以不对称发作的无动性强直综合征、失用、肌张力障碍及姿势异常为其临床特征。临床表现主动运动减少，动作缓慢，肌强直等帕金森综合征表现；多巴药物治疗多无效。有姿势性和运动性震颤，伴姿势反射障碍，步态障碍，行走困难，易跌倒，平衡不稳。部分患者有肌阵挛，限于一侧上肢或下肢，以上肢常见（不选E）。原发性震颤又称家族性或良性特发性震颤，是一种常染色体显性遗传病，为最常见的锥体外系疾病，也是最常见的震颤疾病。姿势性震颤是本病唯一的临床表现。本病的震颤常见于手，其次为头部震颤，极少的患者出现下肢震颤。震颤在注意力集中、精神紧张、疲劳、饥饿时加重，多数病例在饮酒后震颤暂时消失，次日加重。该患者症状不符合（不选G）。

【教材定位】《神经病学》P328~336（第8版）。

68.【参考答案】ACD。

【押题点】帕金森病的病理改变。

【答案精析】帕金森病突出的病理改变是中脑黑质多巴胺能神经元的变性死亡、纹状体DA含量显著性减少以及黑质残存神经元胞质内出现嗜酸性包涵体，即路易体。出现临床症状时黑质多巴胺能神经元死亡在50%以上，纹状体DA含量减少在80%以上。除多巴胺能系统外，帕金森病患者的非多巴胺能系统也有明显的受损（选A、C、D，不选B、E）。基底节由尾状核、壳核、苍白球、丘脑底核和黑质组成。帕金森病主要的病理改变是黑质-纹状体多巴胺能通路变性，该选项为基底节变性，范围太笼统（不选F）。

【教材定位】《神经病学》P328~336（第8版）。

69.【参考答案】BDE。

【押题点】帕金森病的治疗。

【答案精析】帕金森病患者的药物治疗原则：≥65岁的患者或伴智能减退，首选复方左旋多巴，必要时可加用多巴胺受体（DR）激动剂、单胺氧化酶B（MAO-B）或儿茶酚-O-甲基转移酶（COMT）抑制药。金刚烷胺：可促进多巴胺在神经末梢的合成和释放，阻止其重吸收。对少动、僵直、震颤均有轻度改善作用，对异动症可能有效。复方左旋多巴（包括左旋多巴/苄丝肼和左旋多巴/卡比多巴）：左旋多巴是多巴胺的前体。外周补充的左旋多巴可通过血脑屏障，在脑内经多巴脱羧酶的脱羧转变为多巴胺，从而发挥替代治疗的作用。苄丝肼和卡比多巴是外周脱羧酶抑制药，可减少左旋多巴在外周的脱羧，增加左旋多巴进入脑内的含量以及减少其外周的不良反应。溴隐亭是一种多巴胺受体激动药，属于麦角灵的衍生物，临床可用于治疗帕金森病（选B、D、E）。苯海索主要是通过抑制脑内乙酰胆碱的活性，相应提高多巴胺效应。主要适用于震颤明显且年龄较轻的患者。老年患者慎用，闭角型青光眼及前列腺增生患者禁用(不选A)。左旋多巴为多巴胺的前体药物，本身无药理活性，通过血脑屏障进入中枢，经多巴脱羧酶作用转化成DA而发挥药理作用。不良反应较多，因用药时间较长很难避免。主要由外周产生的多巴胺过多引起。目前不用于治疗帕金森病(不选C)。D-青霉胺用于重金属离子中毒，也用于类风湿关节炎及慢性活动性肝炎等免疫性疾病，但不用于帕金森病的治疗(不选F)。氟哌啶醇片，适应证为急、慢性各型精神分裂症、躁狂症、抽动秽语综合征。控制兴奋躁动、敌对情绪和攻击行为的效果较好。因本品心血管系统的不良反应较少，也可用于脑器质性精神障碍和老年性精神障碍。但不用于帕金森病的治疗(不选G)。巴氯芬用于多发性硬化引起的骨骼肌痉挛。也可用于脑源性肌痉挛，如由大脑性瘫痪、小儿脑性瘫痪、脑卒中和脑血管意外、脑部肿瘤、退行性脑病、脑膜炎、颅脑外伤引起的肌痉挛。但不用于帕金森病的治疗(不选H)。A型肉毒素是通过对乙酰胆碱释放所必需的蛋白质的裂解而阻断神经肌肉传导，并引起松弛性麻痹。可降低肌张力，缓解肌痉挛，但不用于帕金森病的治疗(不选I)。普萘洛尔用于治疗多种原因所致的心律失常，如房性及室性期前收缩(效果较好)、窦性及室上性心动过速、心房颤动等，但室性心动过速宜慎用。不用于帕金森病的治疗(不选J)。

【教材定位】《神经病学》P328~336(第8版)。

70.【参考答案】D。

【押题点】帕金森病的并发症。

【答案精析】患者服用多巴丝肼片5年，近期频繁于服药间期症状发作，考虑为左旋多巴引起的“剂末现象”。系是指帕金森病患者在开始药物治疗若干年后出现药性减弱，药效维持时间变短，从而导致药量不断增加的现象。患者表现为有震颤、动作缓慢、发僵感、肌肉痉挛、全身无力、平衡障碍、难以从椅子上起坐、动作的灵活性降低、吞咽或言语困难等症状。并且表现出服药后起效时间延长，从原来的半小时延长至1 h左右，药效维持的时间缩短，从原来的4~5 h缩短至1.5 h左右(选D)。帕金森病患者在疾病晚期可出现精神症状，如幻觉、欣快、错觉等(不选A)。帕金森病痴呆是直接由帕金森病的病理改变所导致的痴呆。表现为PD发病1年或数年后出现缓慢进展的认知障碍，而且此认知障碍影响患者的日常生活能力。主要表现为注意力下降、执行能力下降、精神运动速度减慢、视空间辨别技能异常、记忆提取障碍等(不选B)。异动症又称运动障碍，表现为头面部、四肢或躯干的不自主舞蹈样或肌张力障碍样动作。在左旋多巴血药浓度达高峰时出现者称为剂峰异动症(不选C)。“开关”现象表现为突然不能活动和突然行动自如，两者在几分钟至几十分钟内交替出现。开关现象是让帕金森病症状在突然缓解和突然加重之间转换，缓解时常有不自主运动，加重时全身僵硬、寸步难行。长期应用一种疗法或单方单药往往容易引致类似“开关”现象等副反应(不选E)。低血压为服用左旋多巴常见的周围性并发症，但不是该患者此时的并发症(不选F)。

【教材定位】《神经病学》P328~336(第8版)。

71.【参考答案】ACEF。

【押题点】帕金森病并发症的治疗。

【答案精析】对出现疗效减退的并发症，可以通过增加每日服药次数或增加每次服药剂量，或改用缓释剂，或加用其他辅助药物。对出现“开关”现象，可采用微泵持续输注左旋多巴甲酯、乙酯或DR激动剂(溴隐亭)治疗(选A、C、E、F，不选B、D、G)。

【教材定位】《神经病学》P328~336(第8版)。

72.【参考答案】A。

【押题点】艾滋病的病理机制。

【答案精析】艾滋病病毒主要侵犯免疫系统细胞，主要包括$CD4^+$T细胞、巨噬细胞和树突状细胞，$CD4^+$T细胞是HIV侵犯的靶细胞(选A)。HIV不感染CT8+T细胞(不选B)。HIV可以逃过NK细胞的监视(不选C)。HIV不攻击白细胞、中粒性细胞(不选D、E)。B细胞表面低表达CD4分子，故不是HIV主要侵犯的细胞(不选F)。HIV侵犯巨噬细胞，但不是主要靶细胞(不选G)。

【教材定位】《传染病学》P122~131(第9版)。

73.【参考答案】BDF。

【押题点】艾滋病的临床表现。

【答案精析】根据题干信息，患者临床表现和HIV抗体阳性，目前该患者诊断为HIV感染。HIV各种机会性感染及肿瘤如下。①呼吸系统：人肺孢子菌引起的肺孢子菌肺炎，表现为慢性咳嗽、发热，发绀，血氧分压降低。少有肺部啰音。胸部X线检查显示间质性肺炎。六甲烯四胺银染色印片或改良亚甲蓝对痰或气管灌洗液染色可快速检出肺孢子菌(选B)。MTB、鸟复合分枝杆菌可引起肺结核(选D)。巨细胞病毒、假丝酵母菌及隐球菌可引起病毒性肺炎、复发性细菌、真菌性肺炎。卡波西肉瘤也常侵犯肺部。②中枢神经系统：可发生新隐球菌脑膜炎、结核性脑膜炎、弓形虫脑病、各种病毒性脑膜脑炎(选F)。③消化系统：白念珠菌食管炎、巨细胞病毒性食管炎、肠炎，沙门菌、痢疾杆菌、空肠弯曲菌及隐孢子虫性肠炎。表现为鹅口疮、食管炎或溃疡，吞咽疼痛、胸骨后灼烧感、腹泻、体重减轻，感染性肛周炎、直肠炎，粪检和内镜检查有助诊断。隐孢子虫、肝炎病毒及巨细胞病毒感染致血清转氨酶升高，偶可有胆囊机会性感染和肿瘤等。④口腔：鹅口疮、舌毛状白斑、复发性口腔溃疡、牙龈炎等。⑤皮肤：带状疱疹、传染性软疣、尖锐湿疣、真菌性皮炎和甲癣。⑥眼部：巨细胞病毒视网膜脉络膜炎和弓形虫性视网膜炎，表现为眼底絮状白斑。眼睑、睑板腺、泪腺、结膜及虹膜等常受卡波西肉瘤侵犯。⑦肿瘤：恶性淋巴瘤、卡波西肉瘤等。卡波西肉瘤侵犯下肢皮肤和口腔黏膜，可出现紫红色或深蓝色浸润斑或结节，融合成片，表面溃疡并向四周扩散。这种恶性病变可出现于淋巴结和内脏。肺炎链球菌不属于机会性致病菌(不选A)。肺炎克雷伯菌不是HIV患者的机会性致病菌(不选C)。

支原体经飞沫传播，不属于机会性致病菌(不选 E)。

【教材定位】《传染病学》P122~131(第 9 版)。

74.【参考答案】A。

【押题点】艾滋病的治疗。

【答案精析】高效抗反转录病毒治疗是针对 HIV 的特异治疗，能最大限度地抑制病原体的转录复制，降低病死率和 HIV 相关疾病的发生(选 A)。该患者是艾滋病病毒感染，抗生素感染无效(不选 B)。补充 $CD4^+$T 细胞不能抑制病毒的复制，不降低病死率(不选 C)。蛋白酶抑制药、整合酶抑制药对 HIV 的治疗都有效，但通常采用联合用药，因为单一的药物对 HIV 患者容易产生耐药(不选 D、E)。HIV 是通过血液、性和母婴传播，隔离感染者不能有效阻断传播，不能降低病死率(不选 F)。对症治疗不能降低病死率，降低病死率最根本的治疗是抗病毒治疗(不选 G)。

【教材定位】《传染病学》P122~131(第 9 版)。

75.【参考答案】DF。

【押题点】有机磷中毒的诊断要点。

【答案精析】根据题干信息，患者为农药厂上班的工人，有接触到农药的机会，因此可以首先考虑出现的症状是否跟接触农药有关，常用的农药包括杀虫药、灭鼠药、除草药等，根据症状及相关检查可以初步判断哪种农药中毒。患者出现的临床症状先期为头晕、恶心、呕吐，继而出现意识不清，结合患者的工作，可以初步考虑患者为急性农药中毒，此外，患者突然出现大汗，瞳孔针尖样大小，可视为一个特征性的临床表现。查体：患者多汗，瞳孔针尖样大小，两肺听诊闻及湿啰音，说明患者有 M 样症状，肌束颤动说明患者同时还有 N 样症状，题干最后一句双侧病理征(-)表明患者所处的一个中毒期别。有机磷中毒患者会出现 M 样症状、N 样症状，该患者还有浅昏迷是一个中枢神经系统症状，而氨基甲酸酯类是短效胆碱酯酶抑制药，因此其中毒后临床表现与有机磷中毒相似，综上所述可以初步考虑为有机磷中毒或氨基甲酸酯类中毒(选 D、F)。有机氯杀虫药因为氯被植物吸收后不易分解，可长期残留于环境，并通过植物链扩大污染，影响生态平衡，对人类和其他生物造成长期危害，已经很少使用。有机氯杀虫剂中毒会引起中枢性高热，发生高热、大汗、昏迷、惊厥，可伴有肝肾损害，与本题患者出现症状不符(不选 A)。杀虫脒是一种高效广谱有机氮农业杀虫药和杀螨药，中毒后轻度可表现为头昏、头疼，乏力、嗜睡，发绀、心率减慢，血压减低，可有尿频、尿急、尿痛、肉眼血尿等。综上所述，杀虫脒中毒主要临床表现有中枢神经系统、高铁血红蛋白血症、出血性膀胱炎、明显的消化道症状与体征，本题患者症状体征与其不符(不选 B)。拟除虫菊酯类中毒，常见病例多为轻度中毒，首发症状最突出的是暴露皮肤出现烧灼感、痒痛感、麻木或蚁走感等异常感觉，可发生接触性皮炎或过敏性皮炎，出汗或热水洗脸后加重，较重者可伴有全身症状，本题患者症状并无明显的皮肤症状(不选 C)。多数除草剂为低毒，主要表现为皮肤和黏膜刺激作用；少数毒性较高如百草枯，百草枯中毒的临床特点为皮肤黏膜的局部损伤，呈现浓度依赖性，全身性系统损伤为剂量依赖性，本题患者症状特点显然不是除草剂中毒所致(不选 E)。

【教材定位】《内科学》P882~894(第 9 版)，《职业卫生与职业医学》P176~179(第 8 版)，《中华职业医学》P915~920、P930~936(第 2 版)。

76.【参考答案】BCDE。

【押题点】有机磷中毒治疗。

【答案精析】根据上题我们判断出该患可能为 OPI 中毒或氨基甲酸酯类中毒，结合本题题干，该患确定为有机磷中毒。中毒表现多种多样，但是中毒治疗遵循一个总的治疗原则，就可以迅速应对并及时提供正确的治疗，原则包括：①立即终止毒物接触；②紧急复苏和对症支持治疗；③清除体内尚未清除的毒物；④应用解毒药；⑤预防并发症。患者为接触性有机磷中毒，应用肥皂清洗农药污染的皮肤，但无须洗胃灌肠(选 B，不选 A)。胆碱酯酶复活剂、阿托品为有机磷中毒的特效解毒剂，该患者接触的为内吸磷，胆碱酯酶复活剂效果较好(选 C、D)。对症处理则是根据患者表现出来的症状给予对应的措施，例如：患者若出现休克、循环衰竭等症状，则应立即采取复苏措施，稳定生命体征(选 E)。该患者出现肺水肿，因此首要保证呼吸道通畅，清除呼吸道分泌物，因此应该给予阿托品，而不能应用吗啡和氨茶碱(不选 F)。

【教材定位】《内科学》P877~894(第 9 版)。

77.【参考答案】E。

【押题点】有机磷中毒：中间期肌无力综合征。

【答案精析】中间期肌无力在治疗急性有机磷中毒的基础上，主要给予对症和支持治疗。该患者出现呼吸困难，且 SaO_2 急剧下降，应及时建立人工气道，进行机械通气(选 E)。无论是轻重型还是中间期肌无力，均应给予对症治疗，而加大阿托品用量则会使缺氧的有机磷中毒患者出现室颤，加大胆碱酯酶复活剂用量则会起到相反作用产生呼吸抑制等不良反应，这两种都不是治疗中间期肌无力的方法(不选 A、B)。应用呼吸兴奋剂及加大给氧量则会产生呼吸抑制，加重呼吸困难，并不能缓解患者症状(不选 C、D)。轻型中间期肌无力应给予输液，保证热量供给和维持电解质平衡，密切观察肌无力变化，警惕重型中间期肌无力，出现呼吸困难则要迅速给氧，重度呼吸困难需要及时建立人工气道，进行机械通气，并注意防治酸碱平衡失调及水与电解质紊乱，积极防治并发症。因此继续观察不是本病的治疗措施(不选 F)。

【教材定位】《中华职业医学》P920~927(第 2 版)。

专业实践能力卷三答案与解析

1.【参考答案】CDF。

【押题点】心房颤动的治疗。

【答案精析】患者二尖瓣区可闻及收缩期杂音，感冒后加重，心音强弱不等，考虑诊断为风心病二尖瓣关闭不全合并房颤。慢性房颤患者可口服β受体拮抗药(美托洛尔)、地高辛或非二氢吡啶类钙通道阻滞药(维拉帕米)控制心室率(选C、D、F)。胺碘酮和普罗帕酮主要用于将房颤转复为窦性心律，而本题考查的是控制心室率的药物，故不选(不选A、B)。美西律主要用于慢性室性心律失常(不选E)。

【教材定位】《内科学》P190(第9版)。

2.【参考答案】C。

【押题点】心房颤动的治疗。

【答案精析】无论是阵发性还是持续性心房颤动，均应长期口服华法林抗凝，维持2.0~3.0的国际标准化比值(INR)，以预防血栓形成及栓塞事件发生，尤其是脑卒中的发生(选C)。

【教材定位】《内科学》P190(第9版)。

3.【参考答案】A。

【押题点】心房颤动的临床表现。

【答案精析】心房颤动心脏听诊第一心音强度变化不定，心律极不规则，当心室率快时可发生脉搏短绌(选A)。房性期前收缩可无临床症状，亦可有心悸或心搏暂停感，听诊可发现心律不规则，期前收缩后有较长的代偿间歇。期前收缩的患者第一心音多增强，第二心音多减弱或消失(不选B)。室速的临床症状包括低血压、少尿、气促、心绞痛、晕厥等。听诊心律可轻度不规则，第一、二心音分裂(不选C)。房扑的心室率不快时，患者可无症状；房扑伴有极快的心室率时，可诱发心绞痛与充血性心力衰竭，房室传导比例恒定时心律规则(不选D)。窦性心动过速、阵发性室上性心动过速心律规则(不选E、F)。

【教材定位】《内科学》P188(第9版)。

4.【参考答案】E。

【押题点】急性心肌梗死的诊断要点。

【答案精析】根据题干信息，老年男性患者，近期有心绞痛发作史，此次发病心前区疼痛2 h，疼痛剧烈，伴出汗，且无缓解，是急性心肌梗死的典型症状。入院查体发现血压下降，休克，第一心音减弱，是急性心肌梗死的典型体征，辅助检查提示肌红蛋白升高(肌红蛋白在心肌梗死2 h后开始升高)，肌钙蛋白T阴性(肌钙蛋白T在心肌梗死3 h后开始升高，患者发病2 h，故此时为阴性)，结合以上病史、症状、体征、辅助检查，该患者最有可能的诊断是急性心肌梗死(选E)。急性肺动脉栓塞患者一般会有血栓形成的危险因素病史，如外科手术、卧床过久、口服避孕药等，典型的症状和体征是呼吸困难、胸痛，P2>A2，肺动脉高压等，辅助检查D-二聚体提示阳性，与该患者的表现不符(不选A)。自发性气胸一般见于身材高、瘦的青年男性患者，典型的表现是剧烈活动后突然发作的呼吸困难、胸痛，并且心肌损伤标志物阴性，与该患者的表现不符(不选B)。主动脉夹层患者表现为胸背部刀割样或撕裂样疼痛，大部分患者有高血压病史，患者因疼痛和失血也可出现休克，与急性心肌梗死表现很相似，另外主动脉夹层患者的心肌损伤标志物为阴性，与该患者的表现不符(不选C)。不稳定型心绞痛患者可出现无劳累诱因的心前区疼痛，但疼痛时间一般较短，可自行缓解，血压一般不会下降，心肌损伤标志物一般不会升高，与该患者的表现不符(不选D)。急性胰腺炎患者一般有暴饮暴食病史或者胆道结石病史，表现为上腹正中偏左疼痛，如果是出血坏死性胰腺炎，患者可出现休克，另外急性胰腺炎患者的心肌损伤标志物为阴性，与该患者的表现不符(不选F)。急性消化道穿孔患者一般有消化性溃疡病史，表现为全腹的腹膜刺激征呈阳性，另外急性消化道穿孔患者的心肌损伤标志物为阴性，与该患者的表现不符(不选G)。

【教材定位】《内科学》P236(第9版)。

5.【参考答案】D。

【押题点】急性心肌梗死部位的心电图定位。

【答案精析】急性广泛前壁心肌梗死心电图表现为V1~V5导联ST段弓背向上抬高，伴随有T波改变，供血的冠状动脉是左前降支(选D)。急性前间壁心肌梗死心电图表现为V1~V3导联ST段弓背向上抬高，伴随有T波改变，供血的冠状动脉是左前降支(不选A)。急性局限前壁心肌梗死心电图表现为V3~V5导联ST段弓背向上抬高，伴随有T波改变，供血的冠状动脉是左前降支(不选B)。急性前侧壁心肌梗死心电图表现为V5~V7、Ⅰ、aVL导联ST段弓背向上抬高，伴随有T波改变，供血的冠状动脉是左前降支(不选C)。急性下壁心肌梗死心电图表现为Ⅱ、Ⅲ、aVF导联ST段弓背向上抬高，伴随有

T 波改变，供血的冠状动脉是右冠状动脉或左回旋支(不选 E)。急性侧壁心肌梗死心电图表现为Ⅰ、aVL、V5、V6 导联的 ST 段弓背向上抬高，伴随有 T 波改变，供血的冠状动脉是左前降支或左回旋支(不选 F)。

【教材定位】《诊断学》P504(第 9 版)。

6.【参考答案】A。

【押题点】冠状动脉粥样硬化性心脏病的治疗要点。

【答案精析】根据题干信息，老年男性患者，有稳定型心绞痛病史，心前区疼痛 2 h，疼痛剧烈，出汗，且无缓解，是急性心肌梗死的典型症状。入院查体发现血压下降，休克，第一心音减弱，是急性心肌梗死的典型体征，辅助检查提示肌红蛋白升高(肌红蛋白在心肌梗死 2 h 后开始升高)，肌钙蛋白 T 阴性(肌钙蛋白 T 在心肌梗死 3 h 后开始升高，患者发病 2 h，故此时为阴性)，结合以上病史、症状、体征、辅助检查，该患者最有可能的诊断是急性心肌梗死。根据题干信息，患者胸痛 2 h，持续不缓解，且已出现心源性休克，是急诊冠脉造影+PCI 的强适应证。此时开通闭塞的冠状动脉，使心肌得到再灌注，挽救濒临坏死的心肌或缩小心肌梗死的范围，减轻梗死后心肌重塑，同时可挽救心功能纠正休克(选 A)。如果预计直接 PCI 时间大于 120 min，则首选溶栓策略，力争在 10 min 给予患者溶栓药物，该患者目前已在医院就诊，故不作为首选治疗(不选 B)。除外有抗凝的禁忌，所有的急性 ST 段抬高型心肌梗死患者无论是否采用溶栓治疗，均应在抗血小板治疗基础上常规联合抗凝治疗，患者目前首要目标是抢救坏死的心肌细胞，而非抗凝，故不作为首选治疗(不选 C)。先溶栓治疗，若疼痛不缓解再进行经皮冠状动脉介入治疗是补救性 PCI，患者目前在医院有条件行直接 PCI，故不作为首选治疗(不选 D)。介入治疗失败或溶栓治疗无效有手术指征者，宜争取 6~8 h 内施行紧急冠状动脉旁路搭桥术，故不作为首选治疗(不选 E)。各种类型的急性冠脉综合征均需要联合应用包括阿司匹林和氯吡格雷在内的口服抗血小板药物，是再灌注的基础治疗；但双抗治疗并不是再灌注的方法(不选 F)。

【教材定位】《内科学》P242(第 9 版)。

7.【参考答案】BCDFG。

【押题点】冠状动脉粥样硬化性心脏病的治疗要点。

【答案精析】溶栓再通的判断标准：根据冠状动脉造影观察血管再通情况直接判断(TIMI 分级达到 2、3 级者，表明血管再通)，或根据①心电图抬高的 ST 段于 2 h 内回降>50%；②胸痛 2 h 内基本消失；③2 h 内出现再灌注性心律失常(短暂的加速性室性自主节律，房室或束支传导阻滞突然消失，或下后壁心肌梗死的患者出现一过性窦性心动过缓、窦房传导阻滞或低血压状态)；④血清 CK-MB 峰值提前出现(14 h 内)等间接判断血栓是否溶解(选 B、C、D、F、G)。溶栓再通的标准明确，其余选项均为干扰选项(不选 A、E)。

【教材定位】《内科学》P243(第 9 版)。

8.【参考答案】C。

【押题点】急性左心衰竭的诊断要点。

【答案精析】根据题干信息，老年男性患者，急性心肌梗死病史(心力衰竭的病因之一)，近期在解大便时出现呼吸困难、咳嗽、咳粉红色泡沫样痰(急性左心衰竭的典型症状)，查体：满肺湿啰音，心尖闻及奔马律(急性左心衰竭的典型体征)，综合该患者的病史、症状、体征，考虑该患者最可能的诊断为急性左心衰竭(选 C)。室上性心动过速发作常常出现在无器质性心脏病的年轻患者，心动过速的起始和终止常较突然，持续时间较短，大多仅有突然心悸感，与该患者表现不符(不选 A)。室性心动过速可由器质性心脏病引起，但是患者表现为心慌、胸闷、胸痛、黑矇、晕厥，其临床特征是发病突然，经治疗或自限性突然消失，与该患者表现不符(不选 B)。心源性休克是指由心脏功能极度减退，导致心排血量显著减少并引起严重的急性周围循环衰竭的一组综合征，患者血压目前正常，无休克表现(不选 D)。右心衰竭患者表现为胃肠道的淤血症状，如恶心、呕吐，肝区淤血症状，如肝脏肿大、心源性肝硬化，以及呼吸困难、颈静脉怒张等，与该患者的表现不符(不选 E)。再发急性心肌梗死患者表现为胸骨后或心前区压榨样疼痛，烦躁不安、出汗、休克等，与该患者表现不符(不选 F)。

【教材定位】《内科学》P174~175(第 9 版)。

9.【参考答案】BCDF。

【押题点】急性左心衰竭的治疗要点。

【答案精析】根据题干信息，老年男性患者，急性心肌梗死病史(心力衰竭的病因之一)，近期在解大便时出现呼吸困难、咳嗽、咳粉红色泡沫样痰(急性左心衰竭的典型症状)，查体：满肺湿啰音，心尖闻及奔马律(急性左心衰竭的典型体征)，综合该患者的病史、症状、体征，考虑该患者最可能的诊断为急性左心衰竭。去乙酰毛花苷是洋地黄类药物，可用于急性左心衰竭的治疗，另外急性心肌梗死 24 h 内不宜使用洋地黄制剂，患者是在治疗心肌梗死后 2 天出现急性左心衰竭的症状，故可使用(选 B)。急性左心衰竭患者可用呋塞米快速利尿，除利尿作用外，它还有静脉扩张作用，有利于肺水肿缓解，故可选用此药物(选 C)。急性左心衰竭患者可用吗啡镇静，减少躁动所带来的额外的心脏负担，同时也具有舒张小血管的功能，从而减轻心脏负荷，故可选用此药物(选 D)。急性左心衰竭患者可用硝酸酯类药物扩张冠状动脉，增加冠状动脉血流量，增加静脉容量而降低心室前负荷(选 F)。患者目前的诊断为急性左心衰竭，而非急性心肌梗死，不是 PCI 的适应证，故不选用此治疗方法(不选 A)。β 受体拮抗药的禁忌证之一是急性左心衰竭，使用之后抑制心脏活动，会加重左心衰竭患者的病情(不选 E)。CCB 的禁忌证之一是急性左心衰竭，使用之后抑制心脏活动，会加重左心衰竭患者的病情(不选 G)。

【教材定位】《内科学》P175(第 9 版)。

10.【参考答案】ACDEF。

【押题点】冠状动脉粥样硬化性心脏病的治疗要点。

【答案精析】阿司匹林联合氯吡格雷为抗血小板药物，各种类型的 ACS 均需要联合应用包括阿司匹林和氯吡格雷在内的口服抗血小板药物，负荷剂量后给予维持剂量，故该患者需要长期服用此药物(选A)。卡托普利为ACEI类药物，患者心肌梗死后出现急性左心衰竭，ACEI类药物早期足量应用除可缓解症状，还能延缓心力衰竭进展，降低不同病因、不同程度心力衰竭患者及伴或不伴冠心病患者的病死率，故该患者需要长期维持终身服用此药(选C)。坎地沙坦为ARB类药物，效果类似于ACEI，患者如果不耐受ACEI，可选用ARB类药物，故该患者可长期选用此药物(选D)。阿托伐他汀为他汀类调脂药物，无论患者血脂水平，急性冠脉综合征患者均需长期服用此类药物，故该患者可长期选用此药物(选E)。美托洛尔为β受体拮抗药，能减少心肌耗氧量和改善缺血区的氧供需失衡，缩小MI面积，减少复发性心肌缺血、再梗死、心室颤动及其他恶性心律失常，对降低急性期病死率有肯定的疗效，此外该药对治疗心力衰竭也有帮助，可减轻心肌肥厚，改善心肌顺应性，故该患者可长期选用此药物(选F)。华法林是抗凝药，结合题干，患者无房颤、深静脉血栓、心室血栓等临床情况，不需院外长期抗凝治疗，院外长期抗凝治疗不仅增加出血风险，亦增加患者负担(不选B)。利伐沙班是新型口服抗凝药，目前主要用于非瓣膜性房颤的抗凝治疗，患者目前没有联合抗凝指征，只需要常规双抗即可(不选G)。

【教材定位】《内科学》P241~242(第9版)。

11.【参考答案】ABDE。

【押题点】胸痛的诊断与鉴别诊断。

【答案精析】患者为青年男性，主诉胸痛2 h来就诊，胸骨左缘第3~4肋间可闻及喷射性收缩期杂音，考虑肥厚型心肌病可能性大，但不能除外其他引起胸痛的疾病，如主动脉瓣狭窄、急性心肌梗死、主动脉夹层、肺栓塞等疾病。心脏彩超为诊断肥厚型心肌病的金标准，同时也可以作为鉴别肥厚型心肌病和主动脉狭窄的重要检查(选A)。急性心肌梗死心电图表现为ST段抬高，心肌酶升高，心肌标记物升高，心电图及心肌酶、心肌标记物可作为鉴别急性心肌梗死和肥厚型心肌病的重要检查(选B、D、E)。肺栓塞时肺动脉造影可表现为肺动脉内造影剂充盈缺损，伴或不伴轨道征的血流阻断，是诊断肺栓塞的金标准，也是鉴别肥厚型心肌病与肺栓塞的重要检查，但其为有创检查，临床可操作性差，不作为首选(不选C)。糖化血红蛋白反映患者近8~12周平均血糖水平，作为评估糖尿病患者血糖控制情况的重要检查，对胸痛的诊断和鉴别诊断无明显意义(不选F)。动态血压可监测患者24 h内血压波动情况，可用于评估血压升高程度、短时变异、昼夜节律以及治疗效果等。但对胸痛的诊断与鉴别诊断无明显意义(不选G)。

【教材定位】《内科学》P266~268(第9版)。

12.【参考答案】A。

【押题点】肥厚型心肌病的诊断。

【答案精析】患者为青年男性，主诉胸痛2 h，查体胸骨左缘第3~4肋间可闻及喷射性收缩期杂音，超声心动图示室间隔厚度大于15 mm，肥厚型心肌病诊断明确(选A)。扩张型心肌病表现为活动时呼吸困难和活动耐量下降。超声心动图早期表现为左心室轻度扩大，后期各心腔均扩大，室壁运动普遍减弱，心肌收缩功能下降，左心室射血分数显著降低；该患者主要表现为胸痛，心脏彩超示室间隔增厚，左心室流出道狭窄，与扩张型心肌病表现不符(不选B)。慢性左心衰竭表现为不同程度的呼吸困难，咳嗽、咳痰、咯血，乏力，疲倦，运动耐量降低等，超声心动图可发现射血分数降低；与本患者临床表现及超声心动图表现不符(不选C)。急性心力衰竭可表现为突发严重呼吸困难，强迫坐位，面色灰白，发绀，大汗，烦躁，同时频繁咳嗽，咳粉红色泡沫状痰；与本患者临床表现不符(不选D)。限制型心肌病表现为活动耐量下降，乏力，呼吸困难。随病情进展，逐渐出现肝大，腹腔积液，全身水肿，查体可见颈动脉怒张，心脏听诊可闻及奔马律。超声心动图可见双心房扩大和心室肥厚。与本患者临床表现、超声心动图表现不符(不选E)。急性心肌梗死最常表现为胸痛，程度重，持续时间长，可达数小时，休息和含服硝酸甘油多不能缓解，伴有心肌酶及肌钙蛋白升高。本患者心肌酶、肌钙蛋白正常，因此不考虑急性心肌梗死诊断(不选F)。

【教材定位】《内科学》P266~268(第9版)。

13.【参考答案】AEF。

【押题点】扩张型心肌病、肥厚型心肌病的诊断与鉴别诊断。

【答案精析】扩张型心肌病是一类以左心室或双心室扩大但收缩功能障碍为特点的心肌病，超声心动图表现为射血分数降低。而肥厚型心肌病收缩功能正常，因此射血分数不会降低(选A，不选B、C)。肥厚型心肌病是一种遗传性心肌病，以心室非对称性肥厚为解剖特点。因此常表现为心室壁厚度明显增加(选E)。肥厚型心肌病后期可出现左心室扩大，左心室收缩功能减低，慢性心功能不全的临床表现，表现为左心衰竭(选F)。扩张型心肌病表现为活动时呼吸困难和活动耐量下降。一般不表现为胸痛(不选D)。

【教材定位】《内科学》P266~269(第9版)。

14.【参考答案】CE。

【押题点】肥厚型心肌病的治疗。

【答案精析】β受体拮抗药是梗阻性肥厚型心肌病的一线治疗用药，可改善心室松弛，增加心室舒张期充盈时间，减少室性及室上性心动过速。禁忌证：有症状(头晕、黑矇)的心动过缓或低血压，心率<45次/min(美托洛尔说明书)。该患者无禁忌证(选C)。肥厚型心肌病最常见的持续性心律失常为房颤，出现房颤若不及时抗凝易出现心房血栓，并发大血管栓塞(选E)。肥厚型心肌病后期可出现左心衰竭表现，可应用利尿药、ACEI，甚至地高辛治疗，本患者尚处于疾病早期阶段，不需要使用(不选A、B)。起搏器主要应用于病态窦房结综合征或高度房室传导阻滞患者，该患者心率尚在正常范围，因此不宜用起搏器治疗(不选D)。非二氢吡啶类钙通道阻滞药具有负性变时和减弱心肌收缩力作用，可改善心室舒张功能，对减轻

左心室流出道梗阻也有一定治疗效果，可用于不能耐受β受体拮抗药的患者，但与β受体拮抗药联用后可导致低血压、心率慢。注意患者优先选用β受体拮抗药，且心率为64次/min，不首选应用钙离子通道阻滞药(不选F)。

【教材定位】《内科学》P268~269(第9版)。

15.【参考答案】ABCDE。

【押题点】慢性肺源性心脏病的诊治。

【答案精析】根据题干信息，患者有COPD病史，近期急性加重，伴有双下肢水肿、颈静脉怒张(心功能不全)及意识模糊(可能存在急性加重后引发的肺性脑病)考虑患者为慢性肺源性心脏病；对慢性肺源性心脏病，为评估患者临床情况，应完善的辅助检查包括：①血常规及电解质；②血气分析；③X线检查；④心电图检查；⑤超声心动图检查(选A、B、C、D、E)。肝肾功能仅能提供患者基础肝肾情况，并不能评估慢性肺源性心脏病患者的临床情况(不选F)。

【教材定位】《内科学》P111(第9版)。

16.【参考答案】BD。

【押题点】血气分析。

【答案精析】根据血气分析结果，二氧化碳分压>50 mmHg且氧分压<60 mmHg符合Ⅱ型呼吸衰竭低氧血症伴高碳酸血症；另外患者近期急性咳嗽咳痰加重伴有二氧化碳分压>50 mmHg提示急性呼吸性酸中毒(选B、D)。患者近期存在COPD急性加重，优先考虑急性呼吸性酸中毒(不选A)。患者存在低氧血症合并高碳酸血症应为Ⅱ型呼吸衰竭(不选C)。根据题干信息中的血气分析结果，患者应为代偿性呼吸性酸中毒，而非代谢性酸中毒(不选E、F)。

【教材定位】《内科学》P109(第9版)。

17.【参考答案】ABC。

【押题点】慢性肺源性心脏病的心电图表现。

【答案精析】慢性肺源性心脏病的心电图表现：①额面平均电轴≥+90°；②V1导联R/S≥1；③重度顺钟向转位；④RV1+SV5≥1.05 mV；⑤aVR导联R/S或R/Q≥1；⑥V1~V3导联呈QS、Qr或qr波；⑦肺型P波(选A、B、C)。慢性肺源性心脏病患者心电图胸腔导联重度顺钟向转位(不选D)。右束支传导阻滞并非慢性肺源性心脏病的特征(不选E)。胸前导联R波递增不良提示前壁心肌缺血、心肌炎、心肌梗死等疾病(不选F)。

【教材定位】《内科学》P111(第9版)。

18.【参考答案】A。

【押题点】肺心病的治疗。

【答案精析】静脉予以吗啡能够抑制呼吸，不宜应用于呼吸衰竭的患者中(选A)。对控制呼吸衰竭可予以鼻导管低流量吸氧，必要时可给予正压通气(不选B)。呼吸系统感染是引起慢性肺心病加重的常见原因，需要积极控制感染(不选C)。有严重喘息症状者可给予较大剂量雾化吸入治疗，如应用沙丁胺醇500 μg，或沙丁胺醇1000 μg加异丙托溴铵250~500 μg，通过小型雾化器给患者吸入治疗以缓解症状(不选D)。对肺心病急性加重期患者，应予以静脉糖皮质激素(不选E)。发生低氧血症者可用鼻导管吸氧，或通过文丘里(Venturi)面罩吸氧(不选F)。

【教材定位】《内科学》P26、P112(第9版)。

19.【参考答案】CDEF。

【押题点】抗生素的选择。

【答案精析】超广谱β-内酰胺酶大肠埃希菌的抗生素包括以下几种。①碳青霉烯类：亚胺培南、美罗培南。②β-内酰胺酶类/β-内酰胺酶抑制药复合制剂：哌拉西拉/他唑巴坦、头孢哌酮/舒巴坦、阿莫西林棒酸。③头孢霉素类及氧头孢烯类：头孢美唑、头孢西丁。④喹诺酮类：环丙沙星、左氧氟沙星或莫西沙星。⑤氨基糖苷类：阿米卡星、依替米及妥布霉素。⑥甘氨酰环素类：替加环素(选C、D、E、F)。

【教材定位】《内科学》P112(第9版)。

20.【参考答案】BCDEF。

【押题点】肺心病的预防。

【答案精析】对稳定期的治疗：①劝导戒烟(选C)；②支气管扩张剂，吸入用沙丁胺醇、异丙托溴铵、氟替卡松(选B)；③长期家庭氧疗(选F)；④康复治疗；⑤及时接种疫苗、增强机体免疫力(选D、E)。对急性期感染控制后，无须口服抗生素治疗(不选A)。对肺心病引起的心力衰竭仅推荐在急性加重期应用利尿药控制心力衰竭(不选G)。对稳定期患者，无须口服糖皮质激素，可应用吸入用激素改善症状(不选H)。

【教材定位】《内科学》P26~27、P112(第9版)。

21.【参考答案】CF。

【押题点】支气管哮喘的病史。

【答案精析】支气管哮喘患者常有家庭或个人过敏性疾病史，且合并过敏性鼻炎是导致哮喘控制不佳的常见原因。因此，有无过敏性鼻炎也是应该询问的内容(选C)。哮喘是一种具有多基因遗传倾向的疾病，其发病具有家族聚集现象，亲缘关系越近，患病率越高。因此，对疑诊哮喘患者，应重点询问其家族史(选F)。是否曾患麻疹肺炎、有无糖尿病史、有无肝炎病史均与哮喘的发生无明显相关(不选A、D、E)。长期吸烟史与呼吸系统多种疾病相关，包括慢性支气管炎、COPD、肺癌等，而与哮喘无明确相关性，但烟草暴露可作为哮喘发作的诱发因素。因此有无吸烟史对支气管哮喘的鉴别意义不大(不选B)。有肺结核病史的患者可能会有少量结核分枝杆菌没有被消灭，长期处于休眠期，成为继发性结核病的来源之一。因此，对继发性肺结核或肺外结核的患者，要注意询问其有无肺结核病史，但该病史与支气管哮喘的发病无关(不选E)。

【教材定位】《内科学》P19、P28、P64、P75(第9版)，《实用内科学》P1220(第9版)。

22.【参考答案】CE。

【押题点】支气管哮喘的辅助检查。

【答案精析】支气管哮喘的诊断标准包括典型哮喘的临床症状、体征和可变气流受限的客观检查。可变气流受限的客观检查包括：①支气管舒张试验阳性(选C)；

②支气管激发试验阳性；③平均每日PEF昼夜变异率>10%或PEF周变异率>20%(选E)。哮喘发作时胸部X线检查可见两肺透亮度增加，呈过度通气状态，缓解期多无明显异常。部分患者胸部CT检查可见支气管壁增厚、黏液阻塞。哮喘的胸部X线检查及CT检查变化无特异性，不作为哮喘的诊断标准(不选A、B)。哮喘发作时呈阻塞性通气功能障碍，肺弥散功能正常。因此，肺弥散功能检查对哮喘的诊断无意义(不选D)。体内的变应原皮肤点刺试验和体外的血清特异性IgE检测，可明确患者的过敏状态，指导患者尽量避免接触变应原及进行特异性免疫治疗，但对哮喘的诊断意义不大(不选F、G)。

【教材定位】《实用内科学》P1217(第15版)，《内科学》P30(第9版)。

23.【参考答案】C。

【押题点】支气管哮喘的首选治疗。

【答案精析】激素是目前控制哮喘气道炎症最有效的药物，分为吸入、口服和静脉用药。吸入型糖皮质激素由于其局部抗炎作用强、全身不良反应少，目前已成为哮喘长期治疗的首选药物(选C)。口服糖皮质激素用于吸入激素治疗无效或需要短期加强治疗的患者，不主张长期口服激素用于维持哮喘控制的治疗(不选A)。静脉糖皮质激素用于重度或严重哮喘发作(不选B)。短效β2受体激动药为治疗哮喘急性发作的首选药物(不选D)。长效β2受体激动药与吸入型糖皮质激素联合是目前最常用的哮喘控制性药物，但长效β2受体激动药不能单独用于哮喘的治疗(不选E)。白三烯受体拮抗药为哮喘控制性药物，可作为轻度哮喘吸入型糖皮质激素的替代治疗药物和中、重度哮喘的联合治疗用药(不选F)。M受体拮抗药舒张支气管的作用比β2受体激动药弱，短效吸入型抗胆碱能药物主要用于哮喘急性发作的治疗，长效抗胆碱药主要用于哮喘合并慢性阻塞性肺疾病以及慢性阻塞性肺疾病患者的长期治疗(不选G)。茶碱类药物有舒张支气管和气道抗炎作用，是目前治疗哮喘的有效药物之一。口服缓释茶碱尤适用于夜间哮喘症状的控制(不选H)。

【教材定位】《内科学》P32~34(第9版)。

24.【参考答案】ABEF。

【押题点】支气管哮喘的病情评估。

【答案精析】患者虽然没有哮喘急性发作，但仍有喘息等症状，为慢性持续期。目前应用最广泛的慢性持续期哮喘严重性评估方法为哮喘控制水平评估，包括目前临床控制评估和未来风险评估(请参考对应教材的表格)。故应该询问的内容包括日间发作次数、夜间有无发作、使用平喘药的频率、活动耐量有无变化(选A、B、E、F)。

【教材定位】《内科学》P31(第9版)。

25.【参考答案】BDF。

【押题点】支气管哮喘的长期治疗。

【答案精析】哮喘的长期治疗方案分为5级。该患者平时应用吸入型糖皮质激素，发作时应用短效β受体激动药，属于第2级治疗方案。但由于仍存在夜间发作情况，为改善患者的症状，应把治疗方案升级到第3级，包括加用长效β受体激动药、加大糖皮质激素的吸入剂量、加用白三烯受体拮抗药、加用茶碱(选B、D、F)。加用口服糖皮质激素、加用M受体拮抗药属于第5级方案(不选A、E)。短效β受体激动药应按需间歇使用，以缓解哮喘的症状，不宜长期、单一使用(不选C)。若不合并细菌感染，则无应用抗生素的指征(不选G)。H1受体拮抗药属于抗组胺药物，具有抗过敏作用，在哮喘治疗中作用较弱，可用于伴有变应性鼻炎的哮喘患者的治疗(不选H)。

【教材定位】《实用内科学》P1219(第15版)，《内科学》P33、P35(第9版)。

26.【参考答案】CDG。

【押题点】重症哮喘的表现。

【答案精析】哮喘急性发作时，按严重程度可分为轻度、中度、重度和危重4级。其中危重级的表现为患者不能讲话，嗜睡或意识模糊，胸腹矛盾运动，哮鸣音减弱甚至消失，脉率变慢或不规则，严重低氧血症和高二氧化碳血症，pH降低。其机械通气治疗的指征主要包括：呼吸肌疲劳、$PaCO_2 \geq 45$ mmHg、意识改变(选C、D、G)。合并肺部感染并不提示哮喘的严重程度，也不是机械通气治疗的指征(不选A)。哮喘严重发作时可并发气胸，但气胸不是机械通气的适应证，气胸量较大时应给予排气(不选B)。哮喘发作时，过度通气可使$PaCO_2$下降，pH上升，表现为呼吸性碱中毒。若病情进一步恶化，可同时出现缺氧和CO_2潴留，表现为呼吸性酸中毒(不选E)。哮喘中度发作也可出现三凹征(不选F)。

【教材定位】《内科学》P30~31、P34、P122(第9版)。

27.【参考答案】D。

【押题点】消化道出血的检查。

【答案精析】根据题干信息，该患者8 h前无明显诱因出现呕血，为咖啡样物质，排黑便一次，有上腹部压痛，大便隐血试验强阳性，结合以上特征可初步考虑为上消化道出血。胃镜是诊断上消化道出血病因、部位和出血情况的首选方法，它不仅能直视病变、取活检，对出血病灶可进行及时、准确的止血治疗，故胃镜为首选检查(选D)。腹部超声有助于了解肝胆胰病变，是诊断胆道出血的常用方法，但不适合作为首选检查(不选A)。消化道造影助于发现肠道憩室及较大的隆起或凹陷样肿瘤，但在急性消化道出血期间不宜选择该项检查，除其敏感性低，更重要的是可能影响之后的内镜、血管造影检查及手术治疗(不选B)。腹部CT检查对有腹部包块、肠梗阻征象的患者有一定的诊断价值；该患者仅有呕血、血便表现，无腹部包块、肠梗阻征象，故不作为首选(不选C)。肝肾功能检查可化验谷草转氨酶、总胆红素、血肌酐、血清尿素氮等，这些指标在一定程度上可以反映患者的肝脏和肾脏的功能状态，对该患者的诊断意义不大(不选E)。心电图对各种类型的心脏病，可进行定性诊断；该患者既往有冠心病病史，可用心电图反映该患者是否有特异性缺血的改变，以排除心脏病引起此次发病，故对该患者是有帮助的，但不是首选检查(不选F)。胸部CT一般对原发性和转移性纵隔肿瘤、淋巴结结核、中心型肺癌等诊断有较大的帮助，对该患者的诊断意义不大(不选G)。

【教材定位】《内科学》P451~452(第9版)。

28.【参考答案】D。

【押题点】消化道出血的检查。

【答案精析】胃镜检查多主张在出血后24~48 h内进行检查，因为有些消化道出血可在短短几天内愈合而不留痕迹，血管异常多在活动性出血或近期出血期间才易于发现(选D)。行急诊胃镜检查的最佳时机已明确，其余选项不考虑(不选A、B、C、E、F)。

【教材定位】《内科学》P451(第9版)。

29.【参考答案】A。

【押题点】消化道出血的诊断。

【答案精析】患者目前初步考虑为上消化道出血，急诊胃镜示十二指肠球部可见大小约1.2 mm溃疡，溃疡表面坏死覆盖较重的白苔，可考虑诊断为十二指肠溃疡A1期伴上消化道出血(选A)。十二指肠溃疡A2期表现为溃疡面坏死，覆盖的苔变薄，与本题干不相符(不选B)。十二指肠溃疡H1期表现为溃疡面并没有坏死，白苔消失或者变得很薄，与本题干不相符(不选C)。十二指肠溃疡H2期表现为一般溃疡会消失，能见到明显的再生上皮以及轻度的黏膜集中，与本题干不相符(不选D)。十二指肠溃疡S1期表现为溃疡已经愈合，成为红色的疤痕，与本题干不相符(不选E)。十二指肠溃疡S2期表现为溃疡已经形成白色的斑痕，黏膜集中比较明显，与本题干不相符(不选F)。

【教材定位】《实用内科学》P1514(第15版)。

30.【参考答案】D。

【押题点】十二指肠溃疡伴上消化道出血的检查。

【答案精析】患者目前诊断十二指肠球部溃疡伴上消化道出血，需进一步明确是否合并幽门螺杆菌感染。^{14}C或^{13}C呼气试验为Hp感染的非侵入性检测，该检查不依赖内镜，患者依从性好，准确性较高，为临床检测幽门螺杆菌感染的首选方法(选D)。快呋塞米素酶试验是Hp感染的侵入性检测，需作胃镜检查和黏膜活检，较非侵入性检测繁琐，不作为Hp检测的首选方法(不选A)。采集胃黏膜进行细菌培养，一般不用作临床常规诊断检查，多用于科研(不选B)。血Hp抗体检测可以发现是否感染过幽门螺杆菌，但不能明确是否为现症感染(不选C)。血清胃蛋白酶原Ⅰ/Ⅱ主要用于评估胃黏膜细胞分泌胃酸的功能，可用于萎缩性胃炎、早期胃癌等检测，该患者考虑十二指肠球部溃疡，故检测意义不大(不选E)。粪便Hp抗原检测属于幽门螺杆菌非侵入性检测方法，敏感性和准确性高，可准确反映Hp的现症感染情况。但该患者目前有消化道出血，粪便被血液稀释，有可能造成检测结果的假阴性，故不作为首选(不选F)。

【教材定位】《内科学》P345(第9版)。

31.【参考答案】BCEF。

【押题点】十二指肠溃疡伴上消化道出血的治疗。

【答案精析】该患者^{13}C呼气试验阳性，故存在Hp感染，应行根除Hp治疗，目前倡导的联合方案为含有铋剂的四联方案，即1种PPI+2种抗生素+1种铋剂，疗程为10~14天；其中雷贝拉唑为PPI制剂，阿莫西林和呋喃唑酮为抗生素，果胶铋为铋剂，故雷贝拉唑、阿莫西林、呋喃唑酮和果胶铋联用是应给予的治疗方案(选B、C、E、F)。雷尼替丁属于H2受体拮抗药，不符合以上联合方案(不选A)。奥曲肽和生长抑素适合肝硬化所致食管-胃底静脉曲张出血的紧急治疗，对该患者无治疗意义(不选D、G)。

【教材定位】《内科学》P362(第9版)。

32.【参考答案】BCDF。

【押题点】消化道活动性出血的判断。

【答案精析】应考虑有消化道活动性出血的情况：①反复呕血，或黑粪(血便)次数增多，肠鸣音活跃；②周围循环状态经充分补液及输血后未见明显改善，或虽暂时好转而又恶化；③血红蛋白浓度、红细胞计数水平与红细胞比容继续下降；④补液与尿量足够的情况下，血尿素氮持续或再次升高(选B、C、F)。在消化道出血24 h内网织红细胞计数即见增多，当网织红细胞持续增多，提示可能有消化道活动性出血(选D)。由于肠道内积血需经约3日才能排尽，故黑便不提示活动性出血(不选A)。消化道出血时，大量血液蛋白质的消化产物在肠道被吸收，出血后数小时血尿素氮就开始上升，当补液充足或出血停止后，血尿素氮可逐渐下降。如果血尿素氮持续或再次升高，那就提示有消化道活动性出血。该选项只是血尿素氮升高，不能提示是否有消化道活动性出血(不选E)。

【教材定位】《内科学》P451(第9版)，《实用内科学》P1489(第15版)。

33.【参考答案】ACE。

【押题点】肝硬化的并发症。

【答案精析】根据该患者病史，临床表现和辅助检查，首先考虑该患者为肝炎后肝硬化，发热、腹痛、尿少，疑为肝硬化并发自发性腹膜炎，烦躁多语，考虑自发性腹膜炎感染诱发肝性脑病，查凝血酶原的活动度，可及时了解肝损害的严重程度；腹水征呈阳性需尽快穿刺化验腹水性质及行B超检查了解肝脏、腹部情况(选A、C、E)。肝脏穿刺创伤较大，用于肝功能减退和门静脉高压证据不充分、肝硬化的影像学征象不明确时；胃镜常用于肝硬化伴有食管静脉曲张的诊断和治疗；脑电图在肝性脑病1期通常正常，不作为肝性脑病诊断首选，故均不能作为首选检查(不选B、D、F)。

【教材定位】《内科学》P408(第9版)。

34.【参考答案】CF。

【押题点】各型病毒性肝炎的诊断。

【答案精析】因患者有慢性乙型肝炎病史十余年，近来出现腹水等肝硬化症状，首先考虑该患者慢性乙型肝炎，肝炎后肝硬化(选C、F)。患者无长期大量饮酒病史，不考虑酒精性肝硬化(不选A)。肾癌主要临床表现为血尿、腰痛、包块三联征，该患者无相应临床表现(不选B)。阑尾炎是因多种因素而形成的阑尾炎性改变，为外科常见病，临床上急性阑尾炎较为常见，表现为转移性右下腹疼痛，麦氏点压痛、反跳痛(不选D)。肝脏肿瘤主要表现为肝区持续性胀痛或钝痛，肝脏进行性增大，质地坚硬，表面凹凸不平，常有大小不等的结节，边缘钝而不整齐，常有不同程度的压痛，查AFP>400 ng/mL，因此可以排除肝脏肿瘤(不选E)。

【教材定位】《内科学》P410(第9版)。

35.【参考答案】ABDE。

【押题点】肝硬化的并发症。

【答案精析】乙型肝炎肝硬化+移动性浊音阳性、发热、腹痛+腹水检查=自发性腹膜炎；肝硬化+少尿+肌酐尿素氮进行性升高=肝肾综合征；肝硬化+感染、消化道出血、低钾诱因+意识不清+血氨增高(96 μmol/L，正常值18～72 μmol/L)=肝性脑病；移动性浊音阳性=腹水量在1000 mL以上。根据该患者病史，临床表现和辅助检查，首先考虑为肝炎后肝硬化，发热、腹痛、尿量减少，故可能的并发症有自发性腹膜炎、电解质紊乱、肝性脑病、肝肾综合征等(选A、B、E)。腹水征呈阳性提示腹水(选D)。结核性腹膜炎多继发于肺结核或体内其他部位结核病，由结核分枝杆菌引起的腹膜慢性、弥漫性炎症，腹部揉面感，全身结核中毒症状(不选C)。高钠血症表现为口渴、尿量减少、皮肤干燥、循环血量不足等，该患者目前Na^+ 131 mmol/L(正常值135～145 mmol/L)，可排除高钠血症(不选F)。

【教材定位】《内科学》P408(第9版)。

36.【参考答案】ABCF。

【押题点】肝硬化的治疗。

【答案精析】该患者首先考虑为肝炎后肝硬化，出现腹膜炎，故需联合抗感染治疗(选A)。该患者腹水征呈阳性，对腹腔积液的治疗应限制钠、水摄入，联合使用保钾及排钾利尿药(选B)。保护或改善肝功能，改善黄疸(选C)。化验提示血氨升高，有诱发肝性脑病的风险，故行降血氨治疗(选F)。发热是肝硬化的并发症之一，多呈低、中热，主要是肝细胞坏死时释放出的蛋白产物进入血液中，影响体温调节中枢所致，解热镇痛药无效，另外患者合并自发性腹膜炎，解热镇痛药物可增加肝脏代谢负担(不选D)。患者合并自发性腹膜炎，暂不宜行腹水浓缩回输(不选E)。肝硬化低钠血症轻症者，通过限水可以改善，无须补充浓氯化钠(不选G)。

【教材定位】《内科学》P411～414(第9版)。

37.【参考答案】AF。

【押题点】上消化道出血的诊断。

【答案精析】根据患者症状为上腹部不适，黑便，大便常规显示：黑色软便，大便隐血试验(+++)，可诊断为上消化道出血(选A)。根据患者临床表现为轻度贫血貌，皮肤、睑结膜及甲床均苍白，血红蛋白95 g/L(正常男性>120 g/L)，可诊断为贫血(选F)。痔疮中，内痔常表现为间歇性便后出血，外痔表现为肛门不适、潮湿不洁、有时伴有瘙痒，该患者表现为黑便，症状与之不符，不考虑诊断为痔疮(不选B)。高血压病的诊断一般需非同日测量三次血压值收缩压均≥140 mmHg，和(或)舒张压均≥90 mmHg，该患者血压100/50 mmHg，不符合高血压的诊断，故不考虑诊断为高血压病(不选C)。急性肠炎临床上常表现为腹泻、腹痛、腹胀伴不同程度恶心呕吐，严重时可导致脱水，甚至休克，但不会有黑便，故不考虑诊断为急性肠炎(不选D)。心绞痛常表现为体力劳动或情绪激动等诱因后发生的在胸骨后可波及胸前区的性质为压迫发闷或紧缩性、烧灼感的，持续时间为3～5 min的胸痛，一般不会伴有黑便(不选E)。

【教材定位】《内科学》P451(第9版)。

38.【参考答案】ABDE。

【押题点】上消化道出血的治疗。

【答案精析】该患者有呕血、黑便症状，说明有上消化道出血，故应行止血治疗(选A)。血小板聚集及血浆凝血功能所诱导的止血作用需在pH>6.0时才能有效发挥作用，故应行抑酸治疗(选B)。患者有大量出血表现，可造成血压下降，故应补充血容量，行液体复苏(选D)。患者长期贫血，近期频繁呕血，活动性出血期间禁食，故应行静脉营养支持治疗(选E)。利尿可导致血压下降，脱水，因此常用于高血压、心力衰竭、水肿等疾病，但该患者无相关应用指征，故不考虑利尿治疗(不选C)。患者无发热等明显感染迹象，故不考虑抗感染治疗(不选F)。患者消化道出血导致低血压，为低血容量休克，重点在于液体复苏，血管活性药物有加重器官灌注不足和缺氧的风险，低血容量性休克患者一般不常规使用。多巴胺主要用于心源性休克(不选G)。

【教材定位】《内科学》P452(第9版)，《实用内科学》P1413(第15版)。

39.【参考答案】A。

【押题点】输血的不良反应。

【答案精析】根据患者输血后表现为呼吸困难，发绀，考虑是输血速度过快、过量引起的急性心力衰竭和肺水肿(选A)。慢性胃炎患者大多数无明显症状，可表现为中上腹不适、饱胀、钝痛或烧灼痛，也可呈食欲缺乏、嗳气、泛酸、恶心等消化不良症状，慢性胃炎是一个慢性病程，不会表现为输血后突发的呼吸困难与发绀，故不考虑诊断为慢性胃炎(不选B)。支气管肺炎多见于婴幼儿，起病多急骤，可有寒战、高热，伴有胸痛，脓性痰等表现，该病起病前常有轻度上呼吸道感染，而不会表现为输血后突发的呼吸困难与发绀，故不考虑诊断为支气管肺炎(不选C)。支气管哮喘的典型症状为发作性伴有哮鸣音的呼气性呼吸困难，可伴有气促、胸闷或咳嗽；支气管哮喘是一个气道慢性炎症，不会表现为输血后突发的呼吸困难与发绀，故不考虑诊断为支气管哮喘(不选D)。急性心肌梗死常表现为前兆症状后的胸痛伴有烦躁不安、胸闷或有濒死感，可有发热，疼痛剧烈时伴有频繁的恶心呕吐和上腹部胀痛，以及心律失常、低血压等，不会表现为输血后突发的呼吸困难与发绀，故不考虑诊断为急性心肌梗死(不选E)。心包炎常表现为胸骨后、心前区疼痛，可在心前区闻及心包摩擦音，不会表现为输血后突发的呼吸困难与发绀，该患者心脏无相关临床表现，故不考虑诊断为心包炎（不选 F）。

【教材定位】《外科学》P23（第 9 版）。

40.【参考答案】ABCDEG。

【押题点】上消化道出血的临床表现。

【答案精析】通常出血部位在幽门以上者常有呕血和黑便，在幽门以下者可仅表现为黑便。但是出血量少而速度慢的幽门以上病变可仅见黑便，而出血量大、速度快的幽门以下的病变可因血液反流入胃，引起呕血；大量出血占全身血量的 30%～50%即可产生休克，表现为烦躁不安或神志不清、面色苍白、四肢湿冷、口唇发绀、呼吸困难、血压下降至测不到、脉压缩小及脉搏快而弱等；出血量 400 mL 以内可无症状，出血量中等可引起贫血或进行性贫血、头晕、软弱无力，突然起立可产生晕厥、口渴、肢体冷感及血压偏低等；若处理不当，可导致死亡。中度或大量出血病例，于 24 h 内发热，多在 38.5 ℃以下，持续数日至 1 周不等（选 A、B、C、D、E、G）。出血部位在幽门附近，出血量大者常有呕血，上消化道出血可见黑便，而非在幽门以下者常有呕血和黑便（不选 F）。

【教材定位】《内科学》P450（第 9 版）。

41.【参考答案】BCEF。

【押题点】上消化道出血的治疗。

【答案精析】胃镜检查示胃腔内存留大量新鲜血液，胃底后壁见一处黏膜下小动脉破裂出血，说明此时出血量多，故应对患者进行一般急救，即应进行心电监护，监测生命体征，吸氧以及积极补充血容量（选 B、C）。该患者胃内出血灶明确，有活动性出血，机械治疗较适用于活动性出血，热凝止血效果可靠，两者均可选用（选 E、F）。介入治疗与手术治疗常在药物、内镜治疗后仍不能止血、持续出血将危及患者生命时选择，该患者出血灶明确，可先行内镜治疗，治疗无效时再考虑介入治疗与开腹探查手术（不选 A、D）。

【教材定位】《内科学》P453（第 9 版）。

42.【参考答案】D。

【押题点】急性药物过敏性间质性肾炎的临床表现。

【答案精析】近期有感染和应用抗生素的病史、突然发热+持续数天或数周不同程度的高血压、肌酐上升+血嗜酸性粒细胞增高、尿中有嗜酸性粒细胞=急性药物过敏性间质性肾炎。该病通常发生于应用抗生素、非甾体抗炎药等药物应用后 2 天至 2 个月，表现为发热、皮疹、肾功能异常、轻中度尿蛋白、血嗜酸性粒细胞升高等表现（选 D）。肺出血肾炎综合征通常表现为反复咯血，之后出现肾脏病变，在急性肾炎综合征基础上，肾功能快速进展，病理类型为新月体肾炎，抗肾小球基底膜抗体阳性，本题不符（不选 A、F）。急性肾盂肾炎主要有发热、寒战、腰痛等全身症状，本题虽然有发热、尿白细胞升高，但为应用抗生素之后加重，一般应用头孢等抗生素类药物后病情应缓解，故本题不首要考虑急性肾盂肾炎（不选 B）。IgA 肾病常表现为无症状性血尿，有些患者起病前数小时或数日内有上呼吸道或消化道感染等前驱症状，主要表现为发作性的肉眼血尿，本题不符（不选 C）。本题题干不符合感染性休克的诊断（不选 E）。

【教材定位】《内科学》P488（第 9 版）。

43.【参考答案】AE。

【押题点】急性药物过敏性间质性肾炎的诊断。

【答案精析】急性药物过敏性间质性肾炎通常有血嗜酸性粒细胞升高、轻中度蛋白尿，尿嗜酸性粒细胞增多（选 A、E）。也可出现血沉增快、CRP 升高，但是本病通常需要与感染性疾病鉴别，这两项指标无特异性（不选 C、D）。血嗜碱粒细胞计数通常无异常（不选 B）。抗核抗体（ANA）主要用于系统性红斑狼疮（SLE）等自身免疫性疾病的筛查（不选 F）。

【教材定位】《内科学》P488（第 9 版）。

44.【参考答案】B。

【押题点】慢性粒细胞白血病的诊断。

【答案精析】慢性粒细胞白血病：多见于男性患者，起病缓慢，早期常无自觉症状，患者可因健康检查或其他疾病就医时才发现血象异常或脾大而被确诊。慢性粒细胞白血病慢性期患者有乏力、低热、多汗或盗汗、体重减轻等代谢亢进的症状，由于脾大而自觉有左上腹坠胀感。常以脾大为最显著体征，质地坚实、平滑，无压痛。白细胞数明显增多，超过 20×10^9/L，可在 100×10^9/L 以上，晚期血小板减少，并出现贫血。患者，中年男性，病史 2 年，体重下降；查体示脾大，血常规示 WBC 175×10^9/L。目前最可能的诊断为慢性粒细胞白血病慢性期（选 B）。再生障碍性贫血、骨髓增生异常综合征为骨髓衰竭性疾病，血细胞减少，不会出现白细胞数明显增多（$>100\times10^9$/L），故不考虑此诊断（不选 A、F）。慢性淋巴细胞白血病 60%～80%的患者存在淋巴结肿大，多见于头颈部、锁骨上、腋窝、腹股沟等部位，半数以上患者有轻至中度的脾大。患者，中年男性，查体示脾大，未提示淋巴结肿大，暂时首先考虑慢性粒细胞白血病而非慢性淋巴细胞白血病（不选 C）。按照细胞分化程度可将白血病分为：①急性白血病。骨髓及外周血中以异常的原始及幼稚细胞为主，一般超过 20%，病情发展多比较迅速。②慢性白血病。骨髓及外周血中以异常的较成熟细胞为主，其次为幼稚细胞，原始细胞为 10%～15%或以下，大多表现为疾病进展缓慢。根据患者病史，考虑该患者为慢性白血病而非急性白血病（不选 D）。原发性免疫性血小板减少症既往也称为特发性血小板减少性紫癜，常表现为反复的皮肤黏膜出血，血小板计数减少，脾脏不大，骨髓象检查示巨核细胞数增多，有成熟障碍。不会出现白细胞数明显增多（$>100\times10^9$/L），故不考虑此诊断（不选 E）。

【教材定位】《内科学》P577、P580、P614（第 9 版），《实用内科学》P1731（第 15 版）。

45.【参考答案】ACD。

【押题点】慢性粒细胞白血病的检查。

【答案精析】患者，中年男性，病史 2 年，体重下降；查体示脾大，血常规示 WBC 175×10^9/L。目前最可能的诊断为慢性粒细胞白血病慢性期。慢性粒细胞白血病骨髓增生明显至极度活跃，以粒细胞为主，粒红比例明显增高，其中中性中幼、晚幼及杆状核粒细胞明显增多，原始细胞<10%。完善骨髓检查可明确患者骨髓增生情况，原始细胞数量有助于鉴别诊断，如果原始细胞超过20%，可考虑为急性白血病或者慢性粒细胞白血病急变期。故应行骨髓检查明确诊断(选A)。腹部B超可以评估患者脾大情况，慢性粒细胞白血病慢性期患者常以脾大为最显著体征，往往就医时已达脐或脐下，质地坚实、平滑，无压痛。如果发生脾梗死，则脾区压痛明显，并有摩擦音。故行腹部B超有助于明确诊断(选C)。凡有不明原因的持续性白细胞数增多，根据典型的血象、骨髓象改变，脾大，pH染色体阳性或*BCR-ABL*融合基因阳性即可作出诊断。95%以上的慢性粒细胞白血病的细胞中出现pH染色体，显带分析为t(9；22)(q34；q11)，形成*BCR-ABL*融合基因。细胞遗传学及分子生物学检查是确诊慢性粒细胞白血病所必需(选D)。胸部CT有助于评估患者肺部感染等情况，但不是明确诊断所必需的辅助检查(不选B)。血吸虫病、慢性疟疾、黑热病、肝硬化、脾功能亢进等均有脾大，但是各病均有各自原发病的临床特点，且血象及骨髓象无慢性粒细胞白血病的典型表现，无须脾活检鉴别(不选E)。原发性骨髓纤维化脾大显著，多次多部位骨髓穿刺干抽，骨髓活检网状纤维染色阳性。骨髓活检有助于鉴别原发性骨髓纤维化。但骨髓纤维化外周血白细胞数较少，多不超过30×10^9/L，此患者WBC 175×10^9/L，骨髓纤维化可能小，必要时可行骨髓活检，骨髓活检不是明确慢性粒细胞白血病诊断必需的辅助检查(不选F)。

【教材定位】《内科学》P577~578(第9版)。

46.【参考答案】B。

【押题点】慢性粒细胞白血病的实验室检查。

【答案精析】95%以上的慢性粒细胞白血病的细胞中出现pH染色体，显带分析为t(9；22)(q34；q11)，形成*BCR-ABL*融合基因(选B)。

【教材定位】《内科学》P578(第9版)。

47.【参考答案】B。

【押题点】慢性粒细胞白血病的实验室检查。

【答案精析】患者，中年男性，病史2年，查体示脾大，血常规示WBC 175×10^9/L，pH染色体(+)，可诊断为慢性粒细胞白血病慢性期。慢性粒细胞白血病患者中性粒细胞碱性磷酸酶活性减低或呈阴性反应。治疗有效时中性粒细胞碱性磷酸酶活性可以恢复，疾病复发时又下降，合并细菌性感染时可略升高。故此选项错误(选B)。慢性粒细胞白血病常以脾大为最显著体征，血象示白细胞数明显增多，超过20×10^9/L，可达100×10^9/L或以上，血片中粒细胞显著增多。骨髓增生明显至极度活跃，以粒细胞为主，粒红比例明显增高，其中中性中幼、晚幼及杆状核粒细胞明显增多，原始细胞<10%，95%以上的慢性粒细胞白血病的细胞中出现pH染色体，显带分析为t(9；22)(q34；q11)，形成*BCR-ABL*融合基因。故余选项均正确(不选A、C、D、E、F)。

【教材定位】《内科学》P577(第9版)。

48.【参考答案】ABF。

【押题点】慢性粒细胞白血病的治疗。

【答案精析】患者，中年男性，病史2年，查体示脾大，血常规示WBC 175×10^9/L，pH染色体(+)，可诊断为慢性粒细胞白血病慢性期。患者血常规示WBC 175×10^9/L，提示高白细胞血症。当血中白细胞数>100×10^9/L时应紧急使用血细胞分离机，单采清除过高的白细胞，同时给予水化治疗。故此患者需紧急使用血细胞分离机单采白细胞并行水化治疗(选A、B)。慢性粒细胞白血病明确诊断后，首选伊马替尼(选F)。切除脾脏不属于慢性粒细胞白血病的治疗(不选C)。异基因造血干细胞移植是慢性粒细胞白血病的根治性治疗方法，但在慢性粒细胞白血病慢性期不作为一线选择，仅用于移植风险很低且对分子靶向药耐药或不耐受以及进展期的慢性粒细胞白血病患者。观察患者靶向药物治疗反应后，确定是否考虑移植(不选D)。急性早幼粒细胞白血病多采用全反式维A酸(ATRA)+蒽环类药物，全反式维A酸是急性早幼粒细胞白血病的首选方案(不选E)。慢性粒细胞白血病其他药物治疗包括羟基脲、阿糖胞苷、高三尖杉酯碱等，单独应用羟基脲限于高龄、具有合并症、分子靶向药物及干扰素均不耐受的患者以及用于高白细胞淤滞时的降白细胞处理。并非治疗慢性粒细胞白血病的次选(不选G)。

【教材定位】《内科学》P574、P578~579(第9版)。

49.【参考答案】E。

【押题点】Graves病的诊断。

【答案精析】根据题干信息，该患者心悸，多食，消瘦，眼睑水肿，失眠易怒，双眼球轻度突出，双侧甲状腺二度肿大，胫前黏液性水肿，结合以上特征可考虑诊断为Graves病。Graves病的诊断条件为：①甲亢诊断确立；②甲状腺弥漫性肿大(触诊和B超证实)，少数病例可以无甲状腺肿大；③眼球突出和其他浸润性眼征；④胫前黏液性水肿；⑤TRAb、TROAb阳性。本题患者双眼球轻度突出，双侧甲状腺二度肿大，胫前黏液性水肿满足Graves病的诊断条件，因此诊断患者为Graves病(选E)。风湿性心脏病患者常表现为心慌、气短、乏力、咳嗽、呼吸困难、水肿、咳粉红色泡沫样痰，起病前常有风湿热为诱因，累及心脏瓣膜时常出现心脏杂音；本题患者未提及风湿病史，心界不大，未提及心脏杂音，故不考虑风湿性心脏病(不选A)。结核一般伴有低热、盗汗、消瘦、虚弱等共同的全身症状；本题患者未提及结核病史，无低热盗汗，故不考虑结核(不选B)。肿瘤的第一表现是出现肿块，其他还可表现为疼痛、出血、溃疡、梗阻等多种症状；该患者虽有体重下降，但多食，呈高代谢表现，不符合肿瘤的恶病质表现(不选C)。肝炎主要临床表现为乏力、恶心、食欲减退、厌油、腹胀、尿黄、肝区压痛、肝掌、蜘蛛痣等；该患者发病来多食、无明显消化道症状，故不考虑肝炎(不选D)。心肌病在疾病的早期阶段可能没有明显症状，或仅表现为乏力、运动耐量下降，随着疾病的进展，出现心力衰竭的表现，如活动后气急、进行性呼吸困难、端坐呼吸、下肢和眼睑水肿等症状，常伴有胸痛、心悸、乏力、头晕、晕厥，可有栓塞和猝死的风险；该患者发病来虽有心悸、眼睑水肿，但无乏力、运动耐量下降以及心力衰竭的其他临床表现，故不考虑心肌病（不选 F）。心脏瓣膜病常见症状为活动后心慌、气短、疲乏和倦怠，活动耐力明显降低，稍作运动便出现呼吸困难，严重者会出现夜间阵发性呼吸困难甚至无法平卧休息；本题患者虽有心悸，但无其他相关症状支持，故不考虑心脏瓣膜病（不选 G）。贫血常见症状有乏力、易疲劳、头晕等；该患者虽精神差，但无头痛、头晕、耳鸣、眼花、嗜睡等贫血表现，且无实验室检查支持，故不考虑贫血（不选 H）。

【教材定位】《内科学》P685（第 9 版）。

50.【参考答案】AB。

【押题点】Graves 病的诊断。

【答案精析】患者目前诊断考虑 Graves 病，甲状腺功能分别指 T4、T3、TSH、FT3、FT4 的测定，是诊断甲亢的重要指标（选 A）。甲状腺自身抗体主要有 TRAb、TPOAb、TgAb 等，对甲亢的诊断，治疗和估计预后都有十分重要的临床意义，故应做甲状腺自身抗体明确诊断（选 B）。ECT 是 CT 加核医学检查，可反映生理、代谢方面的改变，能较早地发现与诊断疾病，常用于甲状腺癌、骨骼等部位肿瘤，尤其是骨转移性肿瘤的检测；本题患者尚未出现甲状腺结节，不需要行甲状腺 ECT（不选 C）。甲状腺摄^{131}I 功能试验为诊断甲亢的传统方法，目前已经被 sTSH 测定所替代，^{131}I 试验更多作为甲状腺毒症的病因鉴别，不作为明确诊断的检查，所以不选 D（不选 D）。超声心电图检查是评价心脏、血管的形态及功能的重要辅助检查技术，该患者考虑为 Graves 病导致的心率加快，不作为明确诊断的检查（不选 E）。肿瘤标志物的意义在于肿瘤的早期发现，肿瘤的诊断、鉴别诊断与分期；本题患者考虑诊断为 Graves 病，不作为明确诊断的检查（不选 F）。血常规、肝功能为一般生化实验室检查，在该患者明确诊断中意义不大（不选 G、H）。

【教材定位】《内科学》P684（第 9 版）。

51.【参考答案】BF。

【押题点】Graves 病的治疗。

【答案精析】ATD 治疗是甲亢的基础治疗，甲巯咪唑可抑制甲状腺激素的合成；本题患者血 FT3、FT4 升高；所以建议使用甲巯咪唑（选 B）。β 受体拮抗药可阻断甲状腺激素对心脏的兴奋作用；阻断外周组织 T4 向 T3 的转化，主要在 ATD 治疗初期使用，可较快控制甲亢的临床症状；所以建议使用 β 受体拮抗药（选 F）。甲状腺手术治疗的适应证包括：①甲状腺肿大显著（大于 80 g），有压迫症状；②中重度甲亢，长期服药无效或停药复发，或不能坚持服药者；③胸骨后甲状腺肿；④细针穿刺细胞学证实甲状腺癌或者怀疑恶变；⑤ATD 治疗无效或者过敏的妊娠患者，手术需要在妊娠 T2 期施行。本题患者双侧甲状腺二度肿大，未达到甲状腺手术治疗的适应证（不选 A）。甲巯咪唑和丙硫氧嘧啶治疗甲亢的作用机制都是抑制碘的有机化和甲状腺酪氨酸耦联，减少甲状腺激素的合成。二者联用，治疗作用不会叠加，不良反应反而更大，一般不联合用药（不选 C）。^{131}I 治疗的适应证：①甲状腺肿大Ⅱ度以上；②对 ATD 过敏；③ATD 治疗或者手术治疗后复发；④甲亢合并心脏病；⑤甲亢伴白细胞减少，血小板减少或全血细胞减少；⑥甲亢合并肝、肾等脏器功能损害；⑦拒绝手术治疗或者有手术禁忌证；⑧浸润性眼突。本题患者双侧甲状腺二度肿大，未达^{131}I 治疗的适应证（不选 D）。糖皮质激素并不是甲亢常规的治疗药物，一般用于甲状腺危象、Graves 眼病的治疗，所以不建议患者使用糖皮质激素（不选 E）。

【教材定位】《内科学》P685～687（第 9 版）。

52.【参考答案】ADF。

【押题点】代谢性疾病的诊断。

【答案精析】该患者超重、高血脂、高血糖，存在脂肪性肝病的易感因素，且存在转氨酶升高，肝脏彩超显示回声增粗增强符合脂肪肝的影像学表现，故可诊断为脂肪肝（选 A）。超重或肥胖可导致肥胖相关性肾炎，肥胖导致肾损伤的早期标志是尿白蛋白排泄量增多。该患者存在超重，尿蛋白（+-），不排除肥胖相关性肾炎（不选 B）。患者存在高脂血症、超重的高危因素，查空腹血糖为 6.3 mmol/L，存在空腹血糖受损，应考虑是否存在糖尿病，下一步应完善 OGTT 2 h 血糖，以明确诊断（选 D）。糖尿病的微血管病变主要引起肾小球病变，在糖尿病肾病早期，可出现持续微量白蛋白尿。该患者血糖升高，尿蛋白（+-），不排除糖尿病肾病，要进一步完善检查（选 F）。患者无乙型肝炎的病原血清学检查证据，不考虑为乙型肝炎（不选 C）。肾病综合征的诊断标准是大量蛋白尿（>3.5 g/d）、低蛋白血症（血清白蛋白<30 g/L）、水肿、高脂血症。其中前两项为诊断的必备条件。该患者尿蛋白（+-），不符合大量蛋白尿的标准，故不考虑为肾病综合征（不选 E）。高胰岛素血症多见于胰岛素瘤、胰岛素自身免疫性低血糖症等，常表现为低血糖，与该病例不符（不选 G）。

【教材定位】《内科学》P389、P392、P470、P730、P733、P753（第 9 版）。

53.【参考答案】ABCDE。

【押题点】血脂和脂蛋白异常症。

【答案精析】严重的高甘油三酯血症（>10 mmol/L）可引起急性胰腺炎（选 A）。胆囊结石的危险因素：40 岁以上、女性、妊娠、口服避孕药和雌激素替代治疗、肥胖、减肥期间的极低热量膳食和体重快速减轻、糖尿病、肝硬化、胆囊动力下降、克罗恩病和溶血等。血中的胆固醇、卵磷脂和胆盐共同维系着胆汁的稳定，当胆固醇呈过饱和状态时，易于析出结晶而形成结石，故胆结石的形成与血脂异常有关（选 B）。脂质在血管内皮下沉积引起动脉粥样硬化，导致心脑血管和周围血管病变（选 C、D）。黄色瘤是一种异常的局限性皮肤隆起，由脂质局部沉积引起，颜色可为黄色、橘黄色或棕红色，多呈结节、斑块或丘疹形状，质地柔软，最常见于眼睑周围，是血脂异常的常见临床表现（选 E）。骨质疏松的发生与性激素缺乏、急性维生素 D 缺乏和 PTH 增高、峰值骨量降低、不良的生活方式和生活环境(如高龄、吸烟、制动、体力活动过少、酗酒)等有关,与血脂异常无明确相关性(不选F)。

【教材定位】《内科学》P422、P756、P787(第9版)。

54.【参考答案】BDF。

【押题点】血脂和脂蛋白异常症的辅助检查。

【答案精析】糖尿病的诊断标准:糖尿病临床症状加随机血糖≥11.1 mmol/L或空腹血糖≥7.0 mmol/L或OGTT 2 h血糖≥11.1 mmol/L。OGTT试验应清晨空腹,75 g无水葡萄糖溶于250~300 mL水中,清晨空腹时于5~10 min内饮完。该患者空腹血糖偏高,但未达到糖尿病诊断标准,须进行OGTT试验(选B,不选C)。血脂异常的基本检测项目为血浆或血清总胆固醇、甘油三酯、LdL-C和HdL-C(选D、F)。乳糜微粒、HLdL也都属于脂蛋白,但对血脂异常的诊断、临床分类及危险分层的意义不如总胆固醇、甘油三酯、LdL-C和HdL-C,不属于血脂异常的基本检测项目,故不作为下一步选择(不选A、E)。

【教材定位】《内科学》P732、P757(第9版)。

55.【参考答案】CD。

【押题点】血脂控制目标。

【答案精析】该患者存在超重、糖尿病、高脂血症、高血压,考虑为代谢综合征。代谢综合征血脂代谢紊乱的治疗目标是LdL-C<2.6 mmol/L、TG<1.7 mmol/L、HdL-C>1.0 mmol/L(选C、D)。

【教材定位】《内科学》P761(第9版)。

56.【参考答案】CFG。

【押题点】血脂和脂蛋白异常症的治疗。

【答案精析】调脂首选他汀类药物,但对严重高TG血症(空腹TG≥5.7 mmol/L)患者,应首先考虑使用降TG和VLdL-C的药物(如贝特类药物、高纯度鱼油或烟酸)。该患者甘油三酯8.3 mmol/L,因此可先应用贝特类药物,待TG正常后再用他汀类药物(选C,不选A、B、D、E)。血脂异常明显受饮食和生活方式影响,控制饮食和改善生活方式是治疗血脂异常的基础措施(选F、G)。高脂血症应限制饱和脂肪酸摄入量,脂肪摄入优先选择富含n-3(ω-3)不饱和脂肪酸的食物(不选H)。单纯性脂肪性肝病一般无须药物治疗,伴有血脂高者应用降血脂药物。该患者转氨酶轻度升高,可先行饮食、运动及降脂治疗,监测肝功变化(不选I)。

【教材定位】《内科学》P392、P758~759(第9版)。

57.【参考答案】AC。

【押题点】糖尿病的治疗。

【答案精析】该患者OGTT 2 h血糖大于11.1 mmol/L,可诊断为糖尿病。对2型糖尿病,治疗首选二甲双胍,如果没有禁忌证,应一直保留在治疗方案中;不适合二甲双胍治疗者可选择其他种类药物。如单独使用二甲双胍治疗血糖未达标,可加用其他种类的降糖药物。该患者为初始药物治疗,无二甲双胍应用禁忌证,应首选二甲双胍(选A)。该患者为糖尿病合并高血压,降压药首选ACEI或ARB。ACEI/ARB具有改善胰岛素抵抗和减少尿蛋白的作用,对肥胖、糖尿病和心脏、肾脏靶器官受损的高血压患者具有较好的疗效(选C)。阿卡波糖属于α-葡萄糖苷酶抑制药(AGI),适用于以碳水化合物为主要食物成分,或空腹血糖正常(或不太高)而餐后血糖明显升高者。可单独用药或与其他降糖药物合用。T1DM患者在胰岛素治疗基础上加用AGI有助于降低餐后高血糖(不选B)。β受体拮抗药适用于不同程度高血压患者,尤其是心率较快的中、青年患者或合并心绞痛和慢性心力衰竭者。虽然糖尿病不是使用β受体拮抗药的禁忌证,但它增加胰岛素抵抗,还可能掩盖和延长低血糖反应,使用时应注意(不选D)。小剂量阿司匹林可作为有冠脉粥样硬化性心血管疾病(ASCVD)病史的糖尿病患者的二级预防用药,对不适用阿司匹林者,可用氯吡格雷替代;对伴有ASCVD危险因素、年龄≥50岁的糖尿病患者,可考虑将小剂量阿司匹林作为一级预防策略。该患者有超重、高血压等危险因素,但年龄<50岁,可暂不行阿司匹林或氯吡格雷治疗(不选E、F)。

【教材定位】《内科学》P253、P739、P743(第9版)。

58.【参考答案】AFG。

【押题点】狼疮性肾炎的诊断。

【答案精析】系统性红斑狼疮11项诊断标准包括:①颊部红斑;②盘状红斑;③光过敏;④浆膜炎;⑤肾脏病变;⑥神经病变;⑦血液系统疾病;⑧关节炎;⑨口腔溃疡;⑩免疫学异常;⑪抗核抗体阳性。以上11条满足4条即可诊断。SLE基础上,有肾脏损害表现,如持续性蛋白尿(>0.5 g/d,或>+++)、血尿或管型尿(可为红细胞或颗粒管型等),则可诊断为狼疮性肾炎。该患者为青年女性,关节疼痛、贫血、尿检异常、抗核抗体、抗dsDNA及抗Sm抗体阳性,符合系统性红斑狼疮诊断,因其出现水肿、泡沫尿且尿蛋白阳性,符合狼疮性肾炎诊断。既往有结核病史,现已治愈,可诊断为陈旧性肺结核(选A、F、G)。肾脏综合征:①大量蛋白尿(>3.5 g/d);②低蛋白血症(血清白蛋白<30 g/L);③水肿;④高脂血症。其中前两项为诊断的必备条件。患者仅尿蛋白阳性,未完善24 h尿蛋白定量及血清白蛋白指标,肾病综合征诊断依据不足(不选B)。急性肾小球肾炎临床特点为急性起病,表现为血尿、蛋白尿、水肿和高血压,可伴有一过性肾功能不全,多见于链球菌感染后。该患者病程有2年,为慢性病程,不符合急性肾炎诊断(不选C)。类风湿关节炎也可出现关节肿痛,伴类风湿因子阳性;该患者尽管出现关节肿痛,但RF因子阴性,且出现抗核抗体阳性,抗dsDNA、抗Sm抗体阳性,不符合类风湿关节炎(不选D)。急进性肾炎是在急性肾炎综合征基础上,肾功能快速进展。该患者病程有2年,为慢性病程,不符合急进性肾炎诊断(不选E)。

【教材定位】《内科学》P482、P818(第9版)。

59.【参考答案】AF。

【押题点】狼疮性肾炎的诊断标准。

【答案精析】狼疮性肾炎的诊断标准:在SLE的基础上,有肾脏损害的表现,如持续性蛋白尿(>0.5 g/L或+++)、血尿或管型尿,则可诊断狼疮性肾炎。肾活检对多种肾脏疾病的诊断、病情评估、判断预后和指导治疗非常有价值，尤其是原发性和继发性肾病(选A)。如上解析，需行尿常规及24 h尿蛋白检查(选F)。肾血管造影及肾血管彩超主要用于肾脏血管病变，狼疮性肾炎无明显肾脏血管变化，不能用于诊断狼疮性肾炎(不选B、C)。泌尿系彩超主要用于明确泌尿系结构及血管有无病变，狼疮性肾炎无明显变化，不能用于诊断狼疮性肾炎(不选D)。肾功能检测是临床评估肾小球滤过功能的常用方法，不同类型的肾炎均可出现肾小球滤过功能正常或降低，不能用于诊断狼疮性肾炎(不选E)。

【教材定位】《内科学》P481(第9版)。

60.【参考答案】D。

【押题点】狼疮性肾炎的病理分型。

【答案精析】Ⅳ型，弥漫性狼疮性肾炎，累及≥50%肾小球，该患者出现肾小球毛细血管壁弥漫性增厚，符合Ⅳ型病理表现(选D)。Ⅰ型，系膜轻微病变性狼疮性肾炎，光镜下正常，免疫荧光检查可见系膜区免疫复合物沉积，该患者出现肾小球毛细血管壁弥漫性增厚，不符合Ⅰ型病理表现(不选A)。Ⅱ型，系膜增生性狼疮性肾炎，系膜细胞增生伴系膜区免疫复合物沉积，该患者出现肾小球毛细血管壁弥漫性增厚，不符合Ⅱ型病理表现(不选B)。Ⅲ型，局灶性狼疮性肾炎，累及<50%肾小球，该患者出现肾小球毛细血管壁弥漫性增厚，不符合Ⅲ型病理表现(不选C)。Ⅴ型，膜性狼疮性肾炎，可以合并发生Ⅲ型或Ⅳ型，也可伴有终末期硬化性狼疮性肾炎，该患者出现肾小球毛细血管壁弥漫性增厚，未说明是否存在足突弥漫性融合，不符合Ⅴ型病理表现(不选E)。Ⅵ型，终末期硬化性狼疮性肾炎，≥90%肾小球呈球性硬化，多无病情活动性改变，该患者出现肾小球毛细血管壁弥漫性增厚，且有蛋白尿提示病情活动，不符合Ⅵ型病理表现(不选F)。微小病变型肾病：光镜下肾小球无明显病变，近端肾小管上皮细胞可见脂肪变性。免疫病理检查阴性。电镜下的特征性改变是广泛的肾小球脏层上皮细胞足突融合，该患者出现肾小球毛细血管壁弥漫性增厚，未说明是否存在足突弥漫性融合，不符合微小病变型肾病的病理表现(不选G)。

【教材定位】《内科学》P481(第9版)。

61.【参考答案】G。

【押题点】狼疮性肾炎的治疗。

【答案精析】弥漫性狼疮性肾炎应给予积极的免疫抑制治疗，故联合使用激素及免疫抑制药(选G)。阿司匹林仅在合并抗磷脂综合征时使用，该患者无抗磷脂综合征表现，故不使用阿司匹林(不选A、D)。根据SLEDAI评分为10分(蛋白尿4分，关节炎4分，抗dsDNA阳性2分)，目前考虑病情活动，单用激素或环磷酰胺效果不佳，需联合使用(不选B、C)。当病情危重或治疗困难时，可根据临床情况选择血浆置换、免疫球蛋白，该患者目前病情暂不需要进行血浆置换、免疫球蛋白治疗(不选E、F)。

【教材定位】《内科学》P482、P820~821(第9版)。

62.【参考答案】ACEFG。

【押题点】系统性红斑狼疮的一般治疗。

【答案精析】系统性红斑狼疮患者食用杧果、无花果等水果，服用比如苯妥英钠、青霉素、避孕药等药物，感冒等均可能诱发或加重本病，需避免。适当锻炼及保持良好心情有助于疾病恢复(选A、C、E、F、G)。狼疮性肾炎患者不可食用过多蛋白及胆固醇，导致高脂血症，加重肾脏负担(不选B)。系统性红斑狼疮避免强阳光暴晒和紫外线照射，以免引起皮肤病变加重(不选D)。

【教材定位】《内科学》P820(第9版)。

63.【参考答案】CDGI。

【押题点】椎-基底动脉系统TIA的临床体征。

【答案精析】根据该患者突然出现双下肢无力并跌倒在地，持续约10 s后自行恢复，整个过程中无意识丧失的临床表现，考虑椎-基底动脉系统TIA引起的跌倒发作，系脑干网状结构短暂性缺血引起，表现为患者转头或仰头时，下肢突然失去张力而跌倒，无意识丧失。急诊检查需行头颅CT检查，观察颅内出血情况，除外出血性疾病。同时需要测血糖排除是低血糖引起的相关症状；血常规检查可以观察有无炎症指标及贫血，凝血四项检查可以判断患者的凝血功能，以上几项检查均是急诊常规检查项目(选C、D、G、I)。脑电图是通过精密的电子仪器，从头皮上将脑部的自发性生物电位加以放大、记录而获得的图形，是通过电极记录下来的脑细胞群的自发性、节律性电活动。特别是癫痫在发作时脑电图可以准确地记录出散在性慢波、棘波或不规则棘波，因此对诊断癫痫，脑电图检查十分准确，且脑电图对抗癫痫药的停药具有指导作用。但对TIA的患者无检查意义(不选A)。肌电图是通过检测神经肌肉对外界刺激的反应，来反映神经、肌肉情况的检查。比如可以通过肌电图的检查，来判断肌肉疾病、神经肌肉接头处疾病；通过神经疾病、脊髓病变造成的异常，来进行定位的诊断。但对TIA的患者无检查意义(不选B)。脑MRI也就是脑的磁共振检查，这是神经科非常重要的检查，主要是了解脑的结构和形态，能够尽快地发现特别小的一些实质性的脑内的病变。但检查比较费时，所以一般不作为急诊常规检查(不选E)。腰椎穿刺是临床上比较常用的一种诊疗操作手段，主要是通过脑脊液的检查来明确中枢神经系统疾病的类型。主要的适应证包括没有颅压增高的颅内占位性病变，脑血管病变，蛛网膜下腔出血及一些炎症性的病变的诊断，但对TIA的患者无检查意义(不选F)。血脂检查可以判断患者的血脂代谢情况，但一般需要空腹，故一般不作为急诊检查项目(不选H)。

【教材定位】《神经病学》P191~193(第8版)。

64.【参考答案】E。

【押题点】椎-基底动脉系统TIA的临床表现。

【答案精析】根据该患者突然出现双下肢无力并跌倒在地，持续约10 s后自行恢复，整个过程中无意识丧失的临床表现，头颅CT未见异常，考虑椎-基底动脉系统TIA引起的跌倒发作，系脑干网状结构短暂性缺血引起，表现为患者转头或仰头时，下肢突然失去张力而跌倒，无意识丧失(选E)。脑梗死系由各种原因所致的局部脑组织区域血液供应障碍，导致脑组织缺血缺氧性病变坏死，进而产生临床上对应的神经功能缺失表现。起病急，多在休息或睡眠中发病，其临床症状在发病后数小时或1~2天达到高峰。而该患者症状反复一过性发作，头颅CT未见梗死病灶，不符合脑梗死的临床特征(不选A)。部分感觉性发作的癫痫表现为肢体麻木感和针刺感，多发生在口角、舌、手指或足趾，病灶位于中央后回体感觉区，偶可缓慢扩散为感觉性Jackson癫痫。但不会出现双下肢无力跌倒在地，故不符合(不选B)。颈内动脉系统TIA最常见的症状是黑矇或失明，对侧偏瘫及感觉障碍(眼动脉交叉瘫)；同侧Horner征，对侧偏瘫(Horner征交叉瘫)；对侧同向性偏盲(大脑中-后动脉皮质支分水岭区缺血颞-枕交界区受累所致)；优势半球受累还可出现失语，该患者症状不符合(不选C)。偏瘫型偏头痛发作时，偏瘫可作为头痛发作的先兆症状之一。数十分钟后发生对侧或同侧头痛，而偏瘫症状持续至头痛消退一至数日后方始消失，甚至可有部分残留。发作时，1/2左右的患者会发生构音障碍或失语，1/3的患者有感觉中枢受累的症状。该患者症状不符合(不选D)。短暂性全面性遗忘症(TGA)，是指患者短期内突然不能接受新的信息，而保留远期记忆，常在24 h内缓解的一种综合征。遗忘发作是唯一症状，也是临床诊断的主要依据。体检时患者往往无神经系统定位体征。该患者症状不符合(不选F)。可逆性缺血性神经功能缺失是脑血栓形成及粥样动脉硬化性脑梗死的临床类型之一，发病后神经缺失症状较轻，持续24 h以上，但可于3周内恢复。该患者症状持续约10 s后自行恢复，故不符合(不选G)。

【教材定位】《神经病学》P174、P191、P194、P354(第8版)。

65.【参考答案】ABCDFG。

【押题点】椎-基底动脉系统TIA的辅助检查。

【答案精析】根据该患者突然出现双下肢无力并跌倒在地，持续约10 s后自行恢复，整个过程中无意识丧失的临床体征，考虑跌倒发作。辅助检查需行心电图检查，主要是排除诊断患者是否有房颤、频发期前收缩、陈旧心肌梗死、左心室肥厚等。超声心动图检查判断是否存在心脏瓣膜病变，如风湿性瓣膜病、老年性瓣膜病。TCD发泡试验检查适应证：隐源性脑梗、偏头痛、减压病等患者的卵圆孔未闭(PFO)筛查。下肢动脉超声主要看下肢血管有无动脉粥样硬化、动脉炎、动脉瘤、狭窄、闭塞、动静脉瘘及深静脉血栓等病变。以上几项检查均是TIA患者需要完善的常规检查项目(选A、B、C、D)。脑血管DSA可清楚地显示动脉管腔狭窄、闭塞、侧支循环建立情况等，对脑出血、蛛网膜下腔出血，可进一步查明导致出血的病因，如动脉瘤、动静脉畸形、动静脉瘘等(选F)。脑MRA是磁共振血管造影，主要检查颅内动脉的走行、侧支循环情况，是否存在动脉瘤、动脉夹层、动脉畸形、动脉硬化及伴有狭窄(选G)。腰椎穿刺是临床上比较常用的一种诊疗操作手段，主要是通过脑脊液的检查来明确中枢神经系统疾病的类型。主要的适应证包括没有颅压增高的颅内占位性病变，脑血管病变，蛛网膜下腔出血及一些炎症性的病变的诊断，但对TIA的患者无检查意义(不选E)。

【教材定位】《神经病学》P191~193(第8版)。

66.【参考答案】AB。

【押题点】卵圆孔未闭的治疗。

【答案精析】该患者超声心动图检查示卵圆孔未闭。TCD发泡试验监测到大量栓子信号。考虑卵圆孔未闭引起的微栓子脱落引起的TIA跌倒发作。卵圆孔未闭是目前成人中最为常见的先天性心脏异常，与不明原因脑卒中患者之间存在着密切的联系，这是因为通过未闭的卵圆孔，栓子可进入左心系统引起相应的临床症状。目前治疗上首选经皮PFO封堵术，同时予抗血小板治疗预防脑卒中(选A、B)。溶栓治疗主要应用于急性脑梗死，对脑部动脉血管闭塞来进行治疗。静脉溶栓治疗一般就是在血管内输入血栓溶解剂，比如阿替普酶，达到血管再通的效果，血管再通后，患者脑梗死症状会逐渐减轻，功能会逐渐恢复，从而达到治疗效果。但该患者TIA发作，而非急性脑梗死，故不适用于溶栓治疗(不选C)。抗癫痫治疗可通过药物或手术两种方式来消除或减轻癫痫发作，但该患者不考虑癫痫发作，故不予抗癫痫治疗(不选D)。常规阿托伐他汀治疗不仅可以延缓动脉粥样硬化斑块的进展，稳定粥样斑块，而且对粥样斑块有一定逆转作用。适用于动脉粥样硬化引起的脑梗死或TIA，但对卵圆孔未闭引起的TIA，并无确切疗效(不选E)。扩容治疗是指通过大量补充液体改善血流动力学改变引起的低灌注TIA，而该患者是卵圆孔未闭引起，扩容治疗没有效果(不选F)。

【教材定位】《神经病学》P191~193(第8版)。

67.【参考答案】D。

【押题点】阿尔茨海默病(AD)的临床表现。

【答案精析】根据该患者记忆力下降及计算力下降、定向力下降、找词困难等临床表现，结合辅助检查MRI示脑萎缩；MMSE 13分；Hachinski缺血量表4分，考虑阿尔茨海默病(AD)。AD是一种隐匿起病的进行性发展的神经系统退行性疾病。临床上以记忆障碍、失语、失用、失认、视空间技能损害、执行功能障碍以及人格和行为改变等全面性痴呆表现为特征(选D)。帕金森病痴呆是直接由帕金森病的病理改变所导致的痴呆，表现为帕金森病(PD)发病1年或数年后出现缓慢进展的认知障碍，而且此认知障碍影响患者的日常生活能力。临床上主要表现为注意力下降、执行能力下降、精神运动速度减慢、视空间辨别技能异常、记忆提取障碍等，该患者没有帕金森病相关症状，故不考虑(不选A)。路易体痴呆是一组在临床和病理表现上重叠于帕金森病与阿尔茨海默病之间，以波动性认知功能障碍、视幻觉和帕金森综合征为临床特点，以路易体为病理特征的神经变性疾病。大部分病例的认知功能为颞顶叶型，表现为记忆、语言和视觉空间技能损害，与阿尔茨海默病的表现相似。脑脊液中多态性Tau蛋白定量β淀粉样蛋白片段，有诊断与鉴别意义。

而该患者脑脊液化验正常，故不符合(不选B)。血管性痴呆(VD)是指由缺血性卒中、出血性卒中和造成记忆、认知和行为等脑区低灌注的脑血管疾病所致的严重认知功能障碍综合征。该患者无脑卒中和低灌注脑血管疾病病史，故不考虑(不选C)。额颞叶痴呆是指中老年患者缓慢出现人格改变、言语障碍及行为异常的痴呆综合征。神经影像学显示额颞叶萎缩。早期出现人格和情感改变，如易激惹、暴怒、固执、淡漠和抑郁等。逐渐出现行为异常，如举止不当、对事物漠然和冲动行为等，可出现Kluver-Bucy综合征，表现迟钝、淡漠、失认和思维快速变换，口部过度活动、贪食、肥胖，把任何东西都放入口中试探，伴健忘、失语等。该患者症状不符合(不选E)。亨廷顿病，又称大舞蹈病或亨廷顿舞蹈病，是一种常染色体显性遗传的神经退行性疾病。患者一般在中年发病，表现为舞蹈样动作，随着病情进展逐渐丧失说话、行动、思考和吞咽的能力，病情会持续发展10~20年，并最终导致患者死亡。该患者症状不符合(不选F)。正常颅压性脑积水，又称正常压力脑积水，是一种虽脑室扩大但脑脊液压力正常的交通性脑积水综合征。早期临床表现为下肢无力、起步或行走站立不稳、尿失禁、共济失调、进行性痴呆等。而该患者MRI示未见脑积水，故不符合(不选G)。

【教材定位】《神经病学》P265~270(第8版)。

68.【参考答案】AC。

【押题点】阿尔茨海默病的病理特点。

【答案精析】阿尔茨海默病的病理生理改变为脑萎缩；镜下可见神经炎性斑、神经原纤维缠结、神经元减少、脑淀粉样血管病等主要病理改变(选A、C)。弥漫性神经元丢失被认为是血管性痴呆的主要病理生理改变(不选B)。神经递质枯竭是脑变性疾病的病理生理改变(不选D)。微空泡变性：常因化脓性感染、各种急性和慢性感染、大面积灼伤、恶性肿瘤等引起(不选D)。路易体是以帕金森病为代表的路易体病患者脑内的特征性标志物。显微镜下为圆形粉红色均质状结构(不选F)。

【教材定位】《神经病学》P265~270(第8版)。

69.【参考答案】CDF。

【押题点】阿尔茨海默病的治疗。

【答案精析】美金刚属于兴奋性氨基酸受体拮抗药，用于治疗中重度至重度阿尔茨海默型痴呆。多奈哌齐是第二代特异的可逆性中枢乙酰胆碱酯酶(AChE)抑制药，对外周AChE作用很小。本品通过抑制AChE活性，使突触间隙乙酰胆碱(ACh)的分解减慢，从而提高ACh的含量，改善阿尔茨海默病患者的认知功能。奥拉西坦临床上用于脑损伤及引起的神经功能缺失、记忆与智能障碍的治疗。故此三种药物均可用于阿尔茨海默病患者的治疗(选C、D、F)。金刚烷胺可以抑制病毒穿入宿主细胞，并影响病毒的脱壳，抑制其繁殖，起治疗和预防病毒性感染作用。同时对帕金森病有明显疗效，缓解震颤、僵直效果好，但不用于治疗阿尔茨海默病(不选A)。苯海索临床用于帕金森病，脑炎后或动脉硬化引起的帕金森病，对改善流涎有效，对缓解僵直、运动迟缓疗效较差，改善震颤明显，但总的疗效不及左旋多巴、金刚烷胺。主要用于轻症及不能耐受左旋多巴的患者。常与左旋多巴合用。不用于治疗阿尔茨海默病(不选B)。复方左旋多巴适用于治疗自发的帕金森病脑炎后帕金森综合征、症状性帕金森综合征(氧化碳或锰中毒)、服用含比多辛(维生素B_6)的维生素制剂引起的帕金森病或帕金森综合征患者。不用于治疗阿尔茨海默病(不选E)。

【教材定位】《神经病学》P265~270(第8版)。

70.【参考答案】ACDE。

【押题点】阿尔茨海默病的治疗。

【答案精析】抗精神病药有助控制阿尔茨海默病患者的行为紊乱、激越、攻击性和幻觉与妄想。但应使用小剂量，以防发生毒副反应，同时增量间隔时间稍长并根据个体化调整(选A、C、D、E，不选B、F)。

【教材定位】《神经病学》P542~550(第8版)。

71.【参考答案】E。

【押题点】肺结核的辅助检查。

【答案精析】影像学诊断技术在呼吸系统疾病诊治中具有特殊的重要价值，胸部CT能提高分辨率，对病变细微特征进行评价，减少重叠影像，易发现隐匿的胸部和气管、支气管内病变，早期发现肺内粟粒阴影和减少微小病变型肾病的漏诊。患者咳嗽、咳痰2周，伴发热、盗汗，胸痛，听诊双肺可闻及少许干湿性啰音。不排除肺结核，可首选胸部CT(选E)。血常规、尿常规、大便常规是常规检查，但并不作为呼吸系统疾病诊断的首选检查(不选A、D、F)。痰结核分枝杆菌检查是肺结核的主要检查方法，也是制定化疗方案和评估治疗效果的主要依据。每一个有肺结核可疑症状或肺部有异常阴影的患者都必须查痰，但不作为首选检查(不选B、C)。结核菌素试验广泛应用于检出结核分枝杆菌的感染，而非检出结核病。结核菌素试验对儿童、少年和青年的结核病诊断有参考意义，不是首选检查(不选G)。

【教材定位】《内科学》P65~66(第9版)。

72.【参考答案】ACDG。

【押题点】肺结核的鉴别诊断。

【答案精析】肺脓肿是由多种病原体所引起的肺组织化脓性病变，临床特征为高热、咳嗽和咳大量脓臭痰，患者有发热、咳嗽、咳痰症状，不排除肺脓肿(选A)。肺结核的常见可疑症状是咳嗽、咳痰2周以上或痰中带血，发热为肺结核最常见症状，多为长期午后潮热，部分患者有倦怠乏力、盗汗、食欲减退和体重减轻。患者间断咳嗽，咳痰，咯血1天，伴发热、盗汗。考虑诊断肺结核(选C)。肺炎起病急骤，高热、寒战，全身肌肉酸痛，体温在数小时内升至39~40 ℃，可伴有患侧胸部疼痛，咳嗽或深呼吸时加剧，痰少，可带血或呈铁锈色。患者有发热、咳嗽、咳痰症状，查体可闻及干性啰音，考虑诊断肺炎(选D)。支气管扩张主要症状为持续或反复的咳嗽、咳痰或咳脓痰，急性感染时可出现痰量增多和发热，表现为患者伴随肺炎，出现触觉语颤增强。患者有发热、咳嗽症状，查体触觉语颤增强，不排除支气管扩张(选G)。上呼吸道感染起病较急，主要表现为鼻部症状，如打喷嚏、鼻塞、流清水样鼻涕，也可表现为咳嗽、咽干、咽痒或烧灼感甚至鼻后滴漏感，一般 5~7 天痊愈。患者无鼻部症状，且症状持续 2 周，故不考虑(不选 B)。慢性阻塞性肺疾病多见于有长期吸烟史的中老年人，常见症状有反复发作的咳嗽、咳痰、呼吸困难、喘息等，语音震颤减弱，暂不考虑(不选 E)。支气管哮喘典型症状为发作性伴有肺部听诊哮鸣音的呼气性呼吸困难，可伴有气促、胸闷或咳嗽，症状可在数分钟内发作，并持续数小时至数天，可经平喘药物治疗后缓解或自行缓解。患者无喘憋，肺部听诊无哮鸣音，暂不考虑(不选 F)。

【教材定位】《内科学》P69(第 9 版)。

73.【参考答案】ABCDF。

【押题点】肺结核的辅助检查。

【答案精析】血常规检查外周血细胞，白细胞计数增多，伴中性粒细胞计数增多，常提示细菌感染；嗜酸性粒细胞增高提示寄生虫感染、真菌感染或过敏，患者目前不排除肺炎，血常规检查可协助诊断(选 A)。结核菌素试验广泛应用于检出结核分枝杆菌的感染，而非检出结核病。结核菌素试验对儿童、少年和青年的结核病诊断有参考意义，患者目前肺结核可能性大，应完善此检查(选 B)。痰抗酸染色检查是诊断肺结核简单、快速、易行和可靠的方法，由于非结核性分枝杆菌致病的机会非常少，故痰中检出抗酸杆菌对诊断肺结核有极重要的意义。结核分枝杆菌培养为痰结核分枝杆菌检查提供准确、可靠的结果，灵敏度高于涂片法，常作为结核病诊断的金标准，药敏试验为临床耐药病例的诊断、制定合理的化疗方案以及流行病学监测提供依据。结核感染 T 细胞斑点试验可以区分结核分枝杆菌自然感染与卡介苗接种和大部分非结核分枝杆菌感染，因此诊断结核感染的特异性明显高于 PPD 试验。患者目前肺结核可能性大，应完善上述检查(选 C、D、F)。尿常规和大便常规多用于泌尿系统疾病和消化系统疾病的诊断，患者目前不考虑上述疾病，故不选(不选 E、G)。

【教材定位】《内科学》P65~66(第 9 版)。

74.【参考答案】C。

【押题点】肺结核的鉴别诊断。

【答案精析】肺结核的诊断有赖于临床表现、影像学以及实验室检查。根据患者的症状体征，PPD 试验强阳性，痰抗酸染色、结核感染 T 细胞斑点试验阳性，可诊断肺结核(选 C)。肺脓肿是由多种病原体所引起的肺组织化脓性病变，临床特征为高热、咳嗽和咳大量脓臭痰，多伴有 WBC 明显升高，患者无脓臭痰，血常规未见明显异常，暂不考虑(不选 A)。上呼吸道感染起病较急，主要表现为鼻部症状，如打喷嚏、鼻塞、流清水样鼻涕，也可表现为咳嗽、咽干、咽痒或烧灼感甚至鼻后滴漏感，一般 5~7 天痊愈。患者咯血，无鼻部症状，且症状持续 2 周，故不考虑(不选 B)。肺炎起病急骤，高热、寒战，全身肌肉酸痛，体温在数小时内升至 39~40 ℃，可伴有患侧胸部疼痛，痰少，可带血或呈铁锈色，WBC 升高，胸部 CT 可见实变影。患者咯血，盗汗，血常规未见明显异常，排除肺炎(不选 D)。慢性阻塞性肺疾病多见于有长期吸烟史的中老年人，常见症状有咳嗽、咳痰、呼吸困难、喘息等，肺功能检查为阻塞性通气功能障碍。患者是中年男性，偶有喘憋，结核分枝杆菌检查阳性，排除慢性阻塞性肺疾病(不选 E)。支气管哮喘典型症状为发作性伴有肺部听诊哮鸣音的呼气性呼吸困难，可伴有气促、胸闷或咳嗽，症状可在数分钟内发作，并持续数小时至数天，肺功能检查可诊断，患者症状持续 2 周，肺部听诊无哮鸣音，排除哮喘(不选 F)。支气管扩张主要症状为持续或反复的咳嗽、咳痰或咳脓痰，随着感染加重，可出现痰量增多和发热。胸部 CT 可见柱状及囊状改变，患者发热、咯血，结核分枝杆菌检查阳性，暂不考虑支气管扩张(不选 G)。

【教材定位】《内科学》P69(第 9 版)。

75.【参考答案】ABCEF。

【押题点】肺结核的治疗。

【答案精析】肺结核化学治疗的原则是早期、规律、全程、适量、联合。常用抗结核病药物有异烟肼、利福平、吡嗪酰胺、乙胺丁醇、链霉素。故异烟肼+利福平+吡嗪酰胺+乙胺丁醇治疗正确(选 A)。咯血是肺结核的常见症状，一般小量咯血，可用云南白药、氨基己酸、氨甲苯酸(止血芳酸)、酚磺乙胺(止血敏)、卡巴克洛(安络血)等药物止血。大咯血时用垂体后叶素静脉滴注。垂体后叶素收缩小动脉，使肺循环血量减少而达到较好止血效果。高血压、冠状动脉粥样硬化性心脏病、心力衰竭患者和孕妇禁用(选 B、C、F)。氨溴索可用于化痰治疗，患者间断咳嗽、咳痰 2 周，痰为黄绿色，可使用氨溴索化痰(选 E)。有效的抗菌药物如头孢哌酮/他唑巴坦、阿奇霉素多用于细菌、支原体感染，患者诊断肺结核，不需用头孢哌酮/他唑巴坦、阿奇霉素治疗(不选 D、G)。

【教材定位】《内科学》P70~73(第 9 版)。

【拓展】2023 年考点：对 ALT 升高伴有总胆红素升高或黄疸等症状的患者，待 ALT 降至<3 倍正常值上限(ULN)及总胆红素<2 倍 ULN 时，可加用链霉素或阿米卡星、乙胺丁醇和氟喹诺酮类如左氧氟沙星药物。若肝功能进一步恢复则加用异烟肼，待肝功能恢复正常后，视其结核病严重程度及基础肝脏情况等考虑是否加用利福喷丁或吡嗪酰胺。

76.【参考答案】ABDE。

【押题点】抗结核药物的不良反应。

【答案精析】异烟肼的主要不良反应是周围神经炎，偶有肝功能损害；利福平的主要不良反应是肝功能损害、过敏反应；乙胺丁醇不良反应为视神经炎；吡嗪酰胺的主要不良反应是肠胃不适、肝功能损害、高尿酸血症和关节痛。故该病治疗过程中，不良反应有肝功能损害、周围神经炎、视神经炎、胃肠道反应(选 A、B、D、E)。肺结核病治疗过程中，不良反应有肝功能损害、周围神经炎、视神经炎、胃肠道反应等，不包括心肌损伤和皮肤溃疡，故不选(不选 C、F)。听力障碍、肾功能损害为链霉素主要不良反应。该患者初始治疗方案中不包括链霉素(不选

G、H)。

【教材定位】《内科学》P71(第9版),《药理学》P373(第9版)。

【拓展】2023年考点:①类赫氏反应是指肺结核强化治疗期,异烟肼、利福平特别是利福平的强烈杀伤结核菌的作用,造成大量菌体蛋白、磷脂、肽糖及代谢毒素的产生,这些物质作为一种抗原刺激机体产生的一种超敏反应。多表现为结核病治疗过程中,特别是菌阳治疗的强化期4~8周,症状缓解或消失,痰菌阴转,胸部X线检查病灶明显恶化,新的结核病灶出现,呈现矛盾现象,甚至出现大量胸水腹水、胸壁结核、腹股沟淋巴结核。②类赫氏反应的治疗:继续原抗结核方案治疗,同时使用糖皮质激素,如合并胸水腹水必要时抽水。

图书在版编目(CIP)数据

内科学(中级)考前冲刺1000题／丁香医考教学研究中心主编. —长沙：中南大学出版社，2024.1

ISBN 978-7-5487-5608-8

Ⅰ. ①内… Ⅱ. ①丁… Ⅲ. ①内科学—资格考试—习题集 Ⅳ. ①R5-44

中国国家版本馆CIP数据核字(2023)第205993号

内科学(中级)考前冲刺1000题

NEIKEXUE (ZHONGJI) KAOQIAN CHONGCI 1000 TI

丁香医考教学研究中心　主编

□出 版 人　林绵优
□责任编辑　王雁芳
□责任印制　李月腾
□出版发行　中南大学出版社
社址：长沙市麓山南路　　邮编：410083
发行科电话：0731-88876770　　传真：0731-88710482
□印　　装　长沙市宏发印刷有限公司

□开　　本　889 mm×1194 mm　1/16　□印张 20.25　□字数 783 千字
□版　　次　2024年1月第1版　□印次 2024年1月第1次印刷
□书　　号　ISBN 978-7-5487-5608-8
□定　　价　168.00元

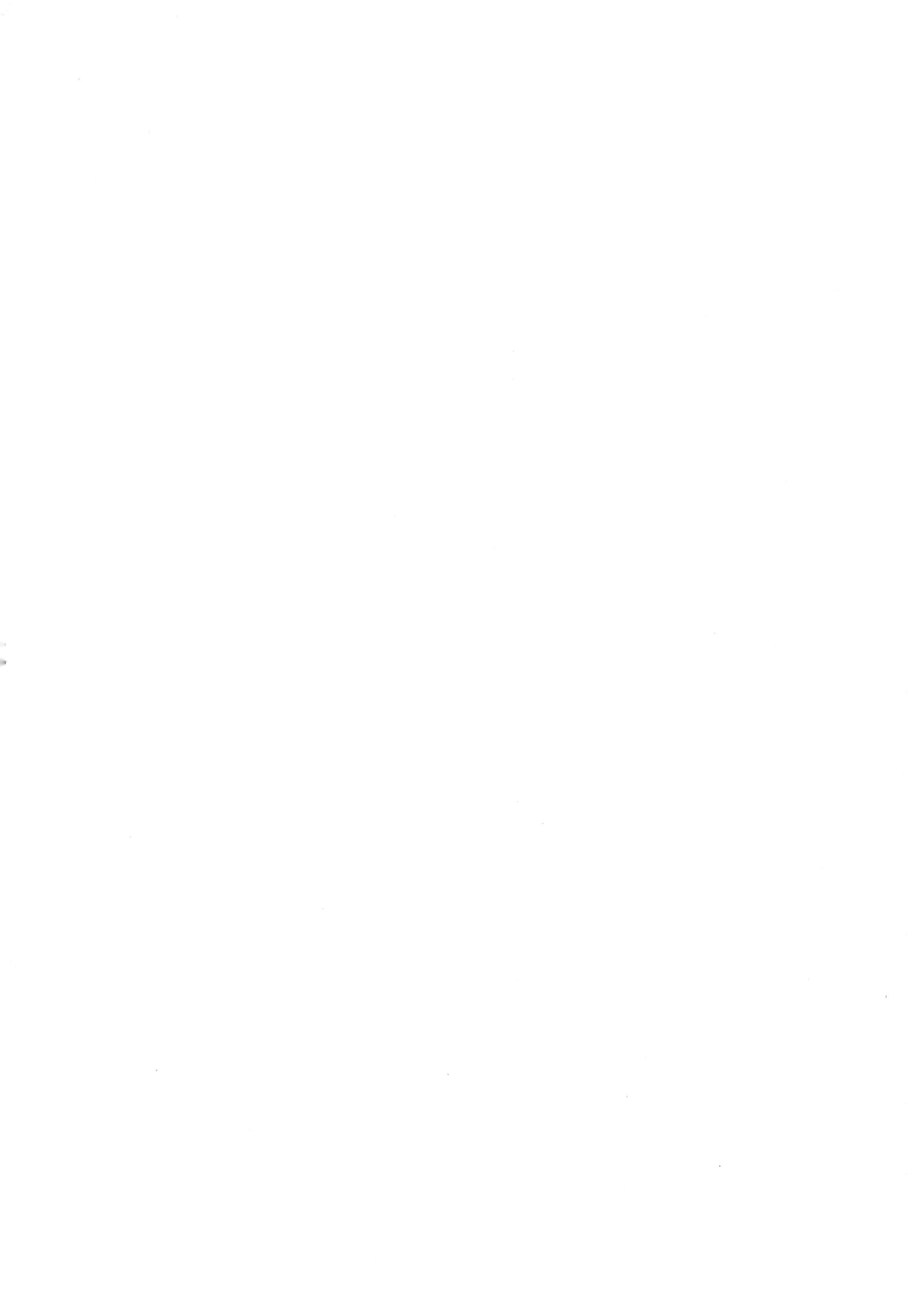

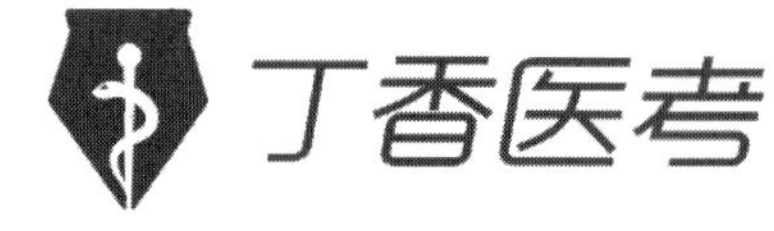
丁香医考

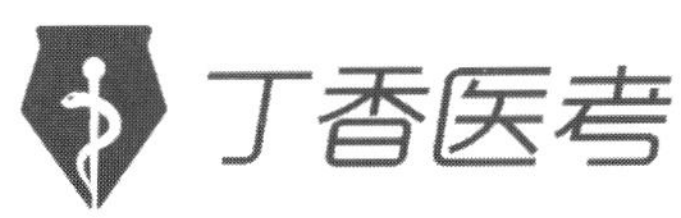

押题卷

内科学(中级)考前冲刺1000题

主编 ◎ 丁香医考教学研究中心

基础知识

卷　三

试卷题量	100道
建议时间	90分钟
考试成绩	

微信扫码关注

领取更多考试冲刺资料 →

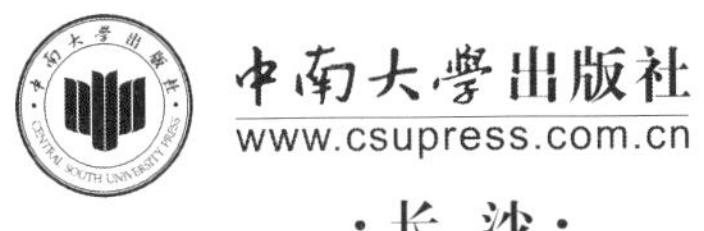

·长 沙·

使用说明

亲爱的同学们，很快就要进行2024年度卫生专业技术资格考试(中级)了，最后的复习阶段尤为重要。怎样才能在冲刺阶段快速抓住重点高效刷题呢?

丁香医考教学研究中心首创医考**频率复习法**，能够帮助同学们快速明确重点、掌握核心考点、在冲刺阶段快速提分!

丁香医考教学研究中心通过对近十年考题进行细致的分析，将考试大纲所有考点按照考查频率划分为四个阶梯：

①高频必做：为核心考点，历年考题经常考查，必须认真掌握。

②中频应做：为重要考点，历年考题也考查过不止一次，建议应该会做。

③低频可做：为非重要考点，但历年考题有时也会考查，建议要刷一遍。

④极低频选做：为选学考点，历年考题未考查过，本书不涉及此类考点题。

本书覆盖全面又重点突出：在包含卫生专业技术资格考试(中级)内科学303专业考试大纲90%以上的考点的基础上，标注了哪些是需要重点掌握的**高、中频考点题**，哪些是近三年考查过的题。此外，解析中还有200多个**拓展内容**对考点进行了串联和延伸，帮助同学们高效提分。

丁香医考教学研究中心诚挚地预祝各位考生顺利通过考试!

特别说明：

①2024年考试大纲虽有一些变动，但新增考点并不一定为考试重点，故本书并未纳入。同学们如果想刷考试大纲新增考点相关题目，可以扫描下方左侧二维码进入APP刷题。

②本书内容虽经多次核对，但难免会有疏漏，同学们刷题过程中如发现问题，可扫描下方右侧二维码联系我们反馈，同时也可通过扫码查看修改、补充的内容。

考试大纲新增考点相关题目
请扫码获取

本书更新内容
请扫码查看

基础知识卷三

本卷均为单项选择题，请从 A、B、C、D、E 五个备选项中选择一个最佳答案，考试中选对 1 题即得 1 分。

1.（高频必做，2022 年）下列疾病表现为弛张热的是
A. 布鲁氏菌病
B. 败血症
C. 大叶性肺炎
D. 霍奇金淋巴瘤
E. 疟疾

2.（高频必做）体温波动在 39~40 ℃或以上，24 h 内体温波动范围<1 ℃，属于哪种热型的临床表现
A. 稽留热
B. 弛张热
C. 间歇热
D. 波状热
E. 回归热

3.（高频必做）体温在 39 ℃以上，最低温度与最高温度温差大于 2 ℃，但最低点仍高于正常水平的体温曲线类型属于
A. 间歇热
B. 弛张热
C. 稽留热
D. 不规则热
E. 波状热

4.（高频必做）不直接通过体温调节中枢，仅需内源性致热原发挥作用的致热原是
A. 肿瘤坏死因子
B. 嗜酸性粒细胞
C. 病原微生物
D. 干扰素
E. 白介素-1

5. 患者，女性，25 岁。因发热、右侧胸膜性胸痛 6 天，伴咳嗽就诊。胸部 X 线检查示右侧中等量胸膜腔积液。CT 示肺实质未见病变。此疾病的咳嗽属于
A. 犬吠样咳嗽
B. 刺激性咳嗽
C. 干咳
D. 阻塞性咳嗽
E. 带金属调咳嗽

6. 以下疾病中不会出现咯血的是
A. 支气管扩张
B. 纵隔肿瘤
C. 肺结核
D. 二尖瓣狭窄
E. 子宫内膜异位症

7. 皮肤黏膜出现发绀时，毛细血管血液还原血红蛋白浓度可达到
A. 70 g/L
B. 50 g/L
C. 10 g/L
D. 60 g/L
E. 30 g/L

8.（高频必做）下列关于心绞痛和急性心肌梗死胸痛的鉴别特点，叙述正确的是
A. 两者发病部位基本相同，在胸骨下段之后
B. 心绞痛发作常无明显诱因，而急性心肌梗死多于劳累后诱发
C. 心绞痛疼痛发作不频繁，急性心肌梗死胸痛发作频繁
D. 硝酸甘油可缓解心绞痛，对急性心肌梗死常无效
E. 均为压榨性或窒息性胸痛，心绞痛较剧烈

9.（中频应做）夜间阵发性呼吸困难主要见于
A. 心包积液
B. 胸腔积液
C. 急性左心功能不全
D. 急性右心功能不全
E. 慢性阻塞性肺疾病

10. 肠梗阻、急性胃扩张、幽门梗阻引起的呕吐为
A. 中枢性呕吐
B. 反射性呕吐
C. 神经性呕吐
D. 前庭障碍性呕吐
E. 以上都不是

11. 腹泻的发病机制较为复杂，下列不引起分泌性腹泻的是
A. 霍乱
B. 甲亢

C. 胃肠道内分泌肿瘤，如胃泌素瘤等所致的腹泻
D. ETEC(肠产毒性大肠杆菌)
E. 血管活性肠肽

12. (2022 年)腹泻物呈洗肉水样，伴有恶臭，最可能是以下哪种疾病
A. 出血坏死性肠炎
B. 霍乱
C. 细菌性痢疾
D. 副溶血性细菌肠炎
E. 阿米巴痢疾

13. (2021 年)消化性溃疡活动性出血时，大便隐血试验阳性提示出血量至少
A. <1 mL
B. 5 mL
C. 10 mL
D. 50 mL
E. 100 mL

14. 对鉴别肝细胞性黄疸最具诊断价值的是
A. 腹部 B 超
B. 腹部 CT
C. 腹部磁共振
D. 放射性核素检查
E. X 线检查

15. 下述哪种腹腔积液属于渗出性腹腔积液
A. 心源性
B. 肝源性
C. 肾源性
D. 炎症性
E. 压迫性

16. Budd-Chiari 综合征时，肝大是由于
A. 肝淤血
B. 代谢异常
C. 肿瘤
D. 血液病
E. 中毒

17. 不会导致全身性淋巴结肿大的是
A. 急性白血病
B. 系统性红斑狼疮
C. 食管癌
D. 布鲁氏菌病
E. 结节病

18. 下列可致脾大的疾病不包括
A. 病毒性肝炎
B. 布-加综合征
C. 血吸虫病
D. 再生障碍性贫血
E. SLE

19. 下列可引起多尿的原因中，不正确的是
A. 精神性
B. 糖尿病
C. 慢性肾炎
D. 急性间质性肾炎
E. 原发性醛固酮增多症

20. 有关尿路刺激征的说法，错误的是
A. 感染是引起尿路刺激征的最常见原因
B. 肿瘤不会导致尿路刺激征
C. 大量饮水、使用利尿药常出现尿频
D. 神经源性膀胱常引起尿急、尿频
E. 尿道梗阻除引起尿路刺激征，还会导致排尿困难

21. (高频必做)以下有关泌尿系统疾病的诊断，说法正确的是
A. 血尿伴腹痛是泌尿系统感染的基本特征
B. 血尿伴膀胱刺激症状最多见于急性肾盂肾炎
C. 无症状血尿常见于 IgA 肾病
D. 血尿与年龄性别无关
E. 血尿伴发热只见于泌尿系统感染

22. (高频必做)非均一性红细胞血尿多为
A. 肾小球源性
B. 非肾小球源性
C. 尿路感染
D. 肾病综合征
E. 肾炎综合征

23. 患者，女性，20 岁，反复发作性右半侧头痛 2 年，每次劳累后易发作，伴呕吐，休息数小时后可缓解，每年发作三四次，头痛不发作时一切正常，查体无异常。患者母亲也有反复头痛病史。诊断考虑为
A. 偏头痛
B. 脑肿瘤
C. 脑血管畸形
D. 高血压头痛
E. 功能性头痛

24. 角膜反射和瞳孔对光反射减弱的意识障碍类型是
A. 意识模糊
B. 嗜睡
C. 中度昏迷
D. 深昏迷
E. 浅昏迷

25. (中频应做)糖尿病患者常出现哪种异常步态
A. 慌张步态
B. 剪刀步态

C. 蹒跚步态

D. 跨阈步态

E. 间歇性跛行

26. (中频应做) 关于正常淋巴结，说法正确的是

A. 浅表淋巴结正常时较小，直径多为 0.3~0.6 cm

B. 质地较韧，表面光滑

C. 与毗邻组织黏连

D. 不易触及

E. 有压痛

27. (中频应做) 检查皮肤弹性一般选取的位置是

A. 大腿内侧

B. 手背或上臂内侧

C. 上臂外侧

D. 腹部

E. 脸颊

28. (中频应做) 以下淋巴结的触诊顺序正确的是

A. 腋窝淋巴结按照中央群、胸肌群、尖群、肩胛下和外侧群顺序

B. 下肢淋巴结先腘窝部后腹股沟部

C. 上肢淋巴结先腋窝后滑车上

D. 头部淋巴结检查顺序：耳前、耳后、枕部、颏下、颌下

E. 颈部淋巴结检查顺序：颈后、颈前和锁骨上

29. (中频应做) 扁桃体超过咽腭弓，但不超过咽后壁中线，应为

A. 扁桃体高度肿大

B. 扁桃体Ⅰ度肿大

C. 扁桃体Ⅱ度肿大

D. 扁桃体Ⅲ度肿大

E. 扁桃体中度肿大

30. (中频应做) 眼球运动的检查，目标物的位置应在受试者眼前

A. 20~30 cm

B. 30~40 cm

C. 40~50 cm

D. 50~60 cm

E. 60~70 cm

31. (中频应做) 患者，男性，28 岁。查体见胸廓前后径不及左右径的一半。他的胸形为

A. 正常胸形

B. 桶状胸

C. 鸡胸

D. 漏斗胸

E. 扁平胸

32. (中频应做，2023 年) 慢性阻塞性肺疾病的叩诊音为

A. 清音

B. 鼓音

C. 浊鼓音

D. 浊音

E. 过清音

33. (中频应做) 以下有关疾病与呼吸困难之间的因果表述，正确的是

A. 重度贫血因红细胞携氧减少造成了氧的输送障碍引起的呼吸困难

B. 气道梗阻属于呼气性呼吸困难

C. 支气管哮喘属于呼气性呼吸困难

D. 夜间阵发性呼吸困难是急性右心衰竭的典型表现

E. Kussmaul 呼吸仅见于糖尿病酮症酸中毒

34. (中频应做) 胸部叩诊音呈浊鼓音可见于

A. 空洞型肺结核

B. 肺炎充血期

C. 胸膜肥厚

D. 肺气肿

E. 气胸

35. (高频必做) 患者，女性，64 岁。因心前区不适来诊，心电图显示完全性左束支传导阻滞。该患者心脏听诊可闻及

A. S2 反常分裂

B. S2 生理性分裂

C. S2 通常分裂

D. S2 固定分裂

E. S1 分裂

36. (高频必做) 仰卧位和左侧卧位听诊最清晰的心音是

A. 第一心音

B. 第二心音

C. 第三心音

D. 第四心音

E. 第五心音

37. (高频必做) 奇脉见于

A. 左心功能不全

B. 二尖瓣狭窄

C. 高血压

D. 大量心包积液

E. 主动脉瓣关闭不全

38. (高频必做，2021 年) 下列可闻及大炮音的疾病是

A. 甲状腺功能亢进症

B. 心房扑动

C. 完全性房室传导阻滞

D. 二尖瓣狭窄

E. P-R 间期缩短

39. (高频必做)心尖部闻及粗糙的舒张期隆隆样杂音，应考虑为
A. 二尖瓣关闭不全
B. 主动脉瓣关闭不全
C. 二尖瓣狭窄
D. 肺动脉瓣狭窄
E. 三尖瓣狭窄

40. (高频必做)一风湿性心脏病二尖瓣疾病患者，因发热 1 周住院。查体：肺底水泡音，肝大伴压痛，下肢水肿。心电图示心率 130 次/min，P-R 间期 0.28 s。心脏听诊可听到哪种奔马律
A. 左心室奔马律
B. 右心室奔马律
C. 重叠型奔马律
D. 火车头奔马律
E. 房性奔马律

41. (中频应做)轻度肿大的脾脏在仰卧位时触不到，医生可用双手触诊，患者应取哪种体位
A. 右侧卧位，右下肢伸直，左下肢屈曲
B. 左侧卧位，右下肢屈曲，左下肢伸直
C. 右侧卧位，左下肢屈曲
D. 左侧卧位，双下肢屈曲
E. 左侧卧位，双下肢位置相同

42. (中频应做)关于脾的大小和位置，说法正确的是
A. 脾的正常叩诊浊音区位于左侧腋中线第 8 肋间与第 11 肋间，4~7 cm
B. 只要在左侧肋弓下触及脾下缘就是脾大
C. 脾脏的触诊需用双手触诊、左侧卧位，排除同侧肾的位置及发育异常
D. 脾下缘超过肋下 2 cm，但在脐水平线以上，提示脾脏高度肿大
E. 正常情况下，脾的前方不超过腋前线

43. (中频应做)肝硬化患者有腹腔积液时，其腹部外形可能是
A. 局部膨隆
B. 腹平坦
C. 舟状腹
D. 蛙状腹
E. 尖腹

44. (中频应做)检查脊柱的压痛的方法和临床意义，说法正确的是
A. 应使患者侧卧位，使椎旁肌肉放松
B. 用右手拇指自下而上逐个按压脊椎棘突
C. 脊柱两旁肌肉有压痛时，常为慢性肌肉劳损所致
D. 腰椎的棘突上有腰肌的起止点，腰肌急慢性损伤时，常在棘突上有不同程度的压痛
E. L3 横突损伤，局部可有压痛，并沿大腿向下肢放射

45. 患者取仰卧位，下肢自然伸直，医生一手托患者枕部，一手置于患者胸前，然后使患者头部前屈；阳性表现为两侧膝关节和髋关节屈曲。这是以下哪种病理征的检查方法
A. 颈项强直
B. Brudzinski 征
C. Kernig 征
D. Oppenheim 征
E. Babinski 征

46. (中频应做，2021 年)COPD 行肺功能检查，不会出现的是
A. TLC 增加
B. RV 下降
C. MMEF 下降
D. VC 下降
E. $FEV_1/FVC<70\%$

47. (中频应做)对 COPD 的发病机制，说法不正确的是
A. 多种炎性细胞释放多种炎性介质造成
B. 蛋白酶和抗蛋白酶失衡导致 COPD 的发生
C. 氧化与抗氧化失衡导致 COPD 的发生
D. 气道黏膜充血、水肿等使管壁增厚导致 COPD
E. 感染是关键诱发机制

48. (高频必做)导致支气管哮喘气流受限的机制不包括
A. 气道壁炎性细胞浸润
B. 气道平滑肌痉挛
C. 气道黏膜水肿
D. 肺泡弹性回缩力下降
E. 腺体分泌亢进

49. (高频必做)哮喘的发病机制中，符合神经-受体失衡学说的是
A. 肾上腺素能神经的 α 受体兴奋后收缩支气管
B. 肾上腺素能神经的 β 受体兴奋后可收缩支气管
C. 胆碱能神经的 M1 和 M3 受体兴奋后引起支气管舒张
D. 胆碱能神经的 M2 受体兴奋后可舒张支气管
E. 支气管哮喘患者的气道中，α 受体功能不足，β 受体功能加强

50. (高频必做)下列关于抗生素的说法中，不合理的是
A. 应用万古霉素后可出现红人综合征
B. 喹诺酮影响软骨发育，未成年慎用
C. 青霉素过敏者慎用头孢
D. 碳青霉烯类药主要应用于重症感染
E. 氨基糖苷类药物可应用于肾功能不全

51. Ⅱ 型呼吸衰竭的诊断标准为
A. PCO_2>50 mmHg，PO_2>60 mmHg
B. PCO_2>50 mmHg，PO_2<60 mmHg
C. PCO_2<50 mmHg，PO_2<60 mmHg
D. PCO_2<50 mmHg，PO_2>60 mmHg
E. PCO_2>50 mmHg，PO_2<50 mmHg

52. (2023 年)肾上腺素的作用是
A. 降低心脏前负荷
B. 降低心脏后负荷
C. 降低心脏前后负荷
D. 增加心脏前负荷
E. 增加心脏后负荷

53. 慢性心力衰竭急性加重的最常见诱因是以下哪项
A. 心律失常，特别是心房纤颤
B. 肺栓塞
C. 呼吸道感染
D. 贫血和出血
E. 输液过多过快

54. (中频应做，2022 年)患者，男性，24 岁，因血尿就诊，测血压 180/130 mmHg，血肌酐 200 μmol/L，尿蛋白(++)，最可能的诊断是
A. 肾实质性高血压
B. 肾血管性高血压
C. 原发性高血压
D. 急进型高血压
E. 嗜铬细胞瘤

55. (中频应做)RAAS 的哪项活性物质与高血压的持续进展及靶器官损害密切相关
A. 醛固酮
B. 肾素
C. 血管紧张素Ⅰ
D. 局部组织中的血管紧张素Ⅱ
E. 循环中的血管紧张素Ⅱ

56. (中频应做，2023 年)患者，男性，50 岁，胸痛 4 h，于清晨时出现，来医院后行心电图检查，心电图示除 avR 导联之外其余导联 ST 均抬高，心肌酶正常。半小时后胸痛缓解，复查心电图，ST 段恢复正常，该病的发病机制为
A. 冠状动脉痉挛
B. 冠状动脉内血栓破裂闭塞
C. 冠状动脉狭窄
D. 冠状动脉粥样硬化
E. 冠状动脉钙化

57. (中频应做)慢性稳定型心绞痛的大多数发病机制是
A. 冠脉管腔狭窄 50%～75%，运动等心肌需氧量增加时出现的氧供不平衡造成的心肌缺血
B. 动脉粥样硬化斑块破裂、出血、溃疡和糜烂后，血小板聚集及不同程度的血栓形成
C. 冠脉痉挛、收缩，远端血管栓塞导致冠脉管腔狭窄程度急剧加重
D. 短暂的反复缺血发作可对心肌起到保护作用以减少心肌坏死范围或延缓心肌死亡
E. 心肌功能下调以减少能量消耗，以维持心肌细胞的存活，避免心肌坏死；当供血恢复后，心肌功能可完全恢复正常

58. (中频应做，2021 年)严重的风湿性瓣膜病患者，除二尖瓣狭窄外，最可能出现的体征是
A. 胸骨左缘第 3、4 肋间舒张期杂音
B. 胸骨右缘第 2 肋间舒张期杂音
C. 胸骨左缘第 2 肋间舒张期杂音
D. 胸骨左缘第 3、4 肋间收缩期杂音
E. 胸骨左缘第 2 肋间收缩期杂音

59. (高频必做)下列不属于抗心律失常药物 Vaughan Williams 分类的是
A. Ⅰ类：钠通道阻滞药
B. Ⅱ类：β 肾上腺素能受体拮抗药
C. Ⅲ类：钾通道阻滞药
D. Ⅳ类：钙通道阻滞药
E. Ⅴ类：洋地黄类

60. (中频应做)肝硬化的典型病理学特征为
A. 肝细胞坏死
B. 肝纤维化
C. 假小叶形成
D. 肝脏体积缩小
E. 中央静脉缺如

61. (中频应做)门脉性肝硬化引起脾大的根本机制是
A. 门脉压力增加
B. 肝动脉压力增高
C. 侧支循环的建立
D. 腹腔积液的压迫
E. 肝静脉压力增高

62. (中频应做，2023 年)患者，男性，20 岁，空腹痛，进食后腹痛减轻，伴反酸，嗳气，诊断考虑为
A. 急性胰腺炎
B. 胃溃疡
C. 反流性食管炎
D. 十二指肠溃疡
E. 胆囊结石

63. (中频应做，2021 年)下列属于胃黏膜保护因素的是
A. COX 抑制药

B. 组胺
C. 5-羟色胺
D. 表皮生长因子
E. 胃酸

64. (中频应做)患者，男性，28 岁，感冒后自服感冒药治疗，后出现呕血、黑便，其上消化道出血的原因最可能是
A. 食管-胃底静脉曲张破裂
B. 消化性溃疡
C. 胃癌
D. 食管贲门黏膜撕裂伤
E. 急性糜烂出血性胃炎

65. (中频应做)对上消化道出血的方式，哪种说法是错误的
A. 幽门以上出血常同时有呕血和黑便
B. 幽门以下的出血，量多时可引起呕血
C. 幽门以下出血可表现为黑便
D. 幽门以上出血量少时可以无呕血
E. 上消化道出血的方式与出血部位无关

66. (中频应做)在胰腺内部存在的具有生物活性的消化酶是以下哪种
A. 磷脂酶原 A
B. 弹力蛋白酶原
C. 胰淀粉酶
D. 激肽酶原
E. 胰舒血管素原

67. (中频应做)尿培养查大肠杆菌菌落数需在多少以上才有诊断意义
A. 10^3 CFU/mL
B. 10^4 CFU/mL
C. 10^5 CFU/mL
D. 10^6 CFU/mL
E. 10^7 CFU/mL

68. (中频应做)泌尿系感染的最常见细菌是以下哪项
A. 大肠埃希菌
B. 粪链球菌
C. 变形杆菌
D. 肺炎克雷伯菌
E. 白色葡萄球菌

69. (中频应做)在我国，肾衰竭最常见的病因为以下哪项
A. 代谢性疾病
B. 结缔组织疾病性肾损害
C. 肾血管性疾病
D. 原发性肾小球肾炎
E. 多囊肾病

70. 多器官功能衰竭常最先受累的器官是
A. 心脏
B. 肺
C. 胃肠道
D. 肝脏
E. 肾脏

71. (中频应做，2023 年)患者，男性，46 岁，常感胃灼热，近 1 周解黑便，查血常规示 Hb 54 g/L，网织红细胞 2%，红细胞比容 22%，红细胞平均体积 73 fl，平均血红蛋白浓度 0.28，白细胞、血小板正常。该患者铁代谢检查结果可能为
A. 血清铁降低、总铁结合力降低、转铁蛋白饱和度增高
B. 血清铁增高、总铁结合力正常、转铁蛋白饱和度正常或增高
C. 血清铁降低、总铁结合力升高、转铁蛋白饱和度正常
D. 血清铁正常、总铁结合力升高、转铁蛋白饱和度降低
E. 血清铁降低、总铁结合力升高、转铁蛋白饱和度降低

72. (中频应做)下列各项中不符合贫血时机体代偿现象的是
A. 血液循环时间缩短
B. 心排血量增加
C. 红细胞内 2，3-二磷酸甘油酸浓度降低
D. 心率加快
E. 血红蛋白与氧亲和力降低，氧解离曲线右移

73. (中频应做)关于 M3 型白血病的特征性染色体变化，说法正确的是
A. t(11；14)(p13；q11)
B. t(15；17)(q22；q12)
C. t(9；22)(q34；q11)
D. t(11；19)(q23；p13)
E. t(3；5)(q25；q34)

74. (中频应做)我国成人中最常见的白血病类型是
A. 急性淋巴细胞白血病(ALL)
B. 慢性髓性白血病(CML)
C. 急性髓系白血病(AML)
D. 慢性淋巴细胞白血病(CLL)
E. 骨髓增生异常综合征

75. 以下关于特发性血小板减少性紫癜的叙述，正确的是
A. 血小板血栓形成特征的血栓性疾病
B. 免疫介导的抗血小板自体抗体生成，引起血小板破坏增加
C. 骨髓中血小板生成减少

D. 骨髓纤维化造成

E. 血小板功能障碍

76. (高频必做)患者有糖尿病病史数年，近2个月来视力明显减退，眼底检查可见纤维血管增殖、玻璃体机化，患者属于糖尿病视网膜病变的

A. Ⅱ期

B. Ⅲ期

C. Ⅳ期

D. Ⅴ期

E. Ⅵ期

77. (高频必做，2023年)患者，男性，75岁，腹泻3天，血糖33.6 mmol/L，钠离子155 mmol/L，尿糖(++++)，酮体(±)，患者出现意识模糊考虑

A. 高渗性昏迷

B. 糖尿病酮症酸中毒

C. 中毒性菌痢

D. 脑卒中

E. 肝性脑病

78. (高频必做)1型糖尿病(T1DM)的发病机制中最主要的因素是以下哪种

A. 遗传因素

B. 环境因素

C. 自身免疫因素

D. 病毒感染

E. 饮食因素

79. (中频应做，2023年)对甲状腺结合球蛋白没有影响的是

A. 妊娠

B. 雄激素，糖皮质激素

C. 肾病综合征，低蛋白

D. 亚急性肝炎，重症肝炎

E. 肺部感染

80. 与系统性红斑狼疮发病无关的因素是以下哪种

A. 免疫遗传，多基因相互作用的结果

B. 性激素，与雌激素升高，雄激素降低有关

C. 紫外线，日光照射可使上皮细胞核的DNA解聚为胸腺嘧啶二聚体

D. 病毒感染

E. 头孢类抗生素

81. (中频应做，2023年)类风湿因子的靶抗原是

A. 细胞核

B. 丝氨酸蛋白酶-3

C. 髓过氧化物酶

D. 变性IgG分子Fc段

E. 核酸组蛋白

82. (中频应做)脑梗死的发病原因中，最主要的病因是

A. 动脉粥样硬化

B. 血脂血症

C. 高血压

D. 血液高凝状态

E. 血管炎

83. (中频应做)短暂性脑缺血发作(TIA)的一般治疗不包括

A. 抗凝治疗

B. 抗血小板治疗

C. 扩容治疗

D. 溶栓

E. 控制血糖

84. 脊髓亚急性联合变性最常合并的疾病为

A. 夜盲症

B. 坏血病

C. 佝偻病

D. 巨幼红细胞性贫血

E. 骨质疏松

85. (中频应做)哪种类型的坐骨神经痛较多见

A. 原发性

B. 干性

C. 根性

D. 丛性

E. 特发性

86. HIV病毒破坏$CD4^{+}$T细胞的方式是以下哪项

A. 感染骨髓干细胞

B. CTL作用和ADCC作用

C. Th1破坏$CD4^{+}$

D. Th2弱化$CD4^{+}$

E. 免疫复合物破坏$CD4^{+}$

87. 伤寒的典型病理表现是以下哪项

A. 肝大

B. 脾大

C. 伤寒小结

D. 淋巴结增生坏死

E. 玫瑰疹

88. (2023年)患者，男性，25岁，农民，因发热伴剧烈头痛、频繁呕吐、抽搐2天，于8月份来就诊。查体：T 39.8 ℃，意识不清，皮肤无皮疹，瞳孔等大等圆，对光反射存在，Kernig征及Babinski征(+)。实验室检查：血WBC 15×10^{9}/L，中性粒细胞百分数0.75。CSF检查：压力230 mmH_2O，外观清亮，有核细胞数200×10^{6}/L，单核细胞百分数0.9，蛋白轻度升高，糖、氯化物正常。为进一步明确诊断，首选的检查是

A. 脑脊液培养

B. 脑脊液细胞学检查
C. 乙脑血清特异性IgM测定
D. PPD试验
E. 血培养

89. (高频必做, 2022年)患肺结核患者, 采用四联抗结核治疗, 出现口角、手指发麻, 应停用的药物是
A. 吡嗪酰胺
B. 异烟肼
C. 利福平
D. 乙胺丁醇
E. 对氨基水杨酸

90. (高频必做)成人最常见的结核类型是以下哪种
A. 渗出浸润型肺结核
B. 增生型肺结核
C. 慢性纤维空洞型肺结核
D. 原发复合征
E. 粟粒性肺结核

91. 一氧化碳中毒主要损害的器官是
A. 肾脏
B. 肝脏
C. 大脑和心脏
D. 肺脏
E. 血液系统

92. (中频应做)有机磷杀虫剂进入人体的途径通常不包括
A. 呼吸道
B. 胃肠道
C. 皮肤
D. 血液
E. 黏膜

(93~94题共用备选答案)
A. 突发的中上腹剧烈刀割样痛, 烧灼样痛
B. 中上腹持续性剧痛或阵发性加剧
C. 阵发性剑突下钻顶样疼痛
D. 持续广泛性剧烈腹痛伴腹壁肌紧张或板样强直
E. 右下腹压痛

93. 以下哪种腹痛的性质和程度可作为急性弥漫性腹膜炎病因诊断的参考依据

94. 以下哪种腹痛的性质和程度可作为急性胃炎或胰腺炎病因诊断的参考依据

(95~96题共用备选答案)
A. 不减慢 V_{max}, 缩短动作电位时限
B. 阻断钾通道, 延长复极
C. 减慢 V_{max}, 减慢传导与轻微延长动作电位时程
D. 阻断β肾上腺素受体
E. 阻断慢钙通道

95. (高频必做)利多卡因的作用机制为

96. (高频必做)胺碘酮的作用机制为

(97~98题共用备选答案)
A. 抗HAV-IgM
B. 抗-HBs
C. 抗HDV-IgM
D. 抗-HBe
E. 抗-HBc

97. 具有保护力的是

98. 有早期诊断价值的抗体是

(99~100题共用备选答案)
A. 异烟肼
B. 利福平
C. 乙胺丁醇
D. 吡嗪酰胺
E. 链霉素

99. (高频必做, 2021年)仅对细胞外碱性环境中的结核菌有杀菌作用的药物是

100. (高频必做, 2021年)抑制结核菌DNA和细胞壁合成的药物是

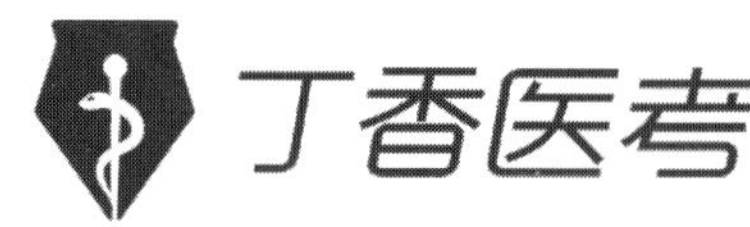
丁香医考